Mit eigenen Augen

ORF-Korrespondenten berichten

Roland Adrowitzer (Hg.)

Mit eigenen Augen

ORF-Korrespondenten berichten

styria premium

INHALT

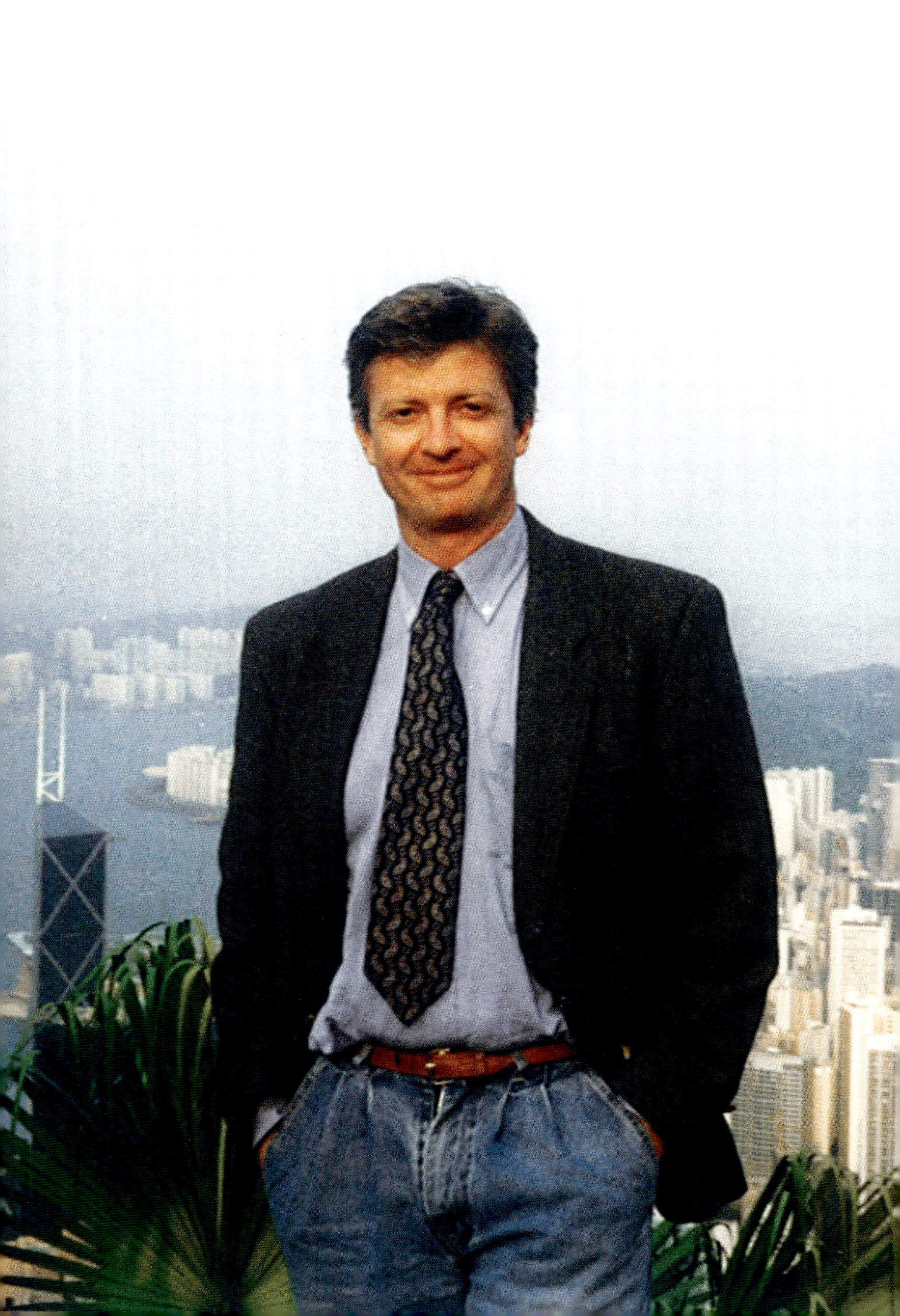

ROLAND ADROWITZER

VORWORT

Beruf: Reporter. Ein Kultfilm. Jack Nicholson spielt einen Reporter, der die Identität eines verstorbenen Waffenhändlers annimmt.

So geht Hollywood mit dem Thema Auslandskorrespondenten um, die Realität ist allerdings eine ganz andere. In den meisten Fällen verrichten sie ganz normale Journalistentätigkeiten, gehen zu Terminen, führen Hintergrundgespräche, konsumieren Tag und Nacht die örtlichen Medien, treffen Informanten. Nur halt nicht zu Hause, sondern im Ausland. In Washington oder Brüssel, in Moskau oder Berlin, in Paris oder Rom, Istanbul oder Kairo.

Und dann gibt es die speziellen Einsätze, die den Job des Auslandskorrespondenten so einzigartig machen: Der Fall der Berliner Mauer, die Samtene Revolution in Prag, das Ende der Sowjetunion, Saddam Husseins Sturz, Gaddafis Tod.

Es berichten entweder jene Korrespondenten, die ständig in dem Land oder der Region stationiert sind, oder eine Kategorie von Journalisten, die man in der Branche Fallschirmreporter nennt. Sie reisen von Krisenschauplatz zu Krisenschauplatz, landen quasi mit dem Fallschirm am nächsten Einsatzort und üben ihr Handwerk aus. Oberflächlich und reißerisch die einen, von denen hier nicht die Rede sein soll, fundiert und einfühlsam die anderen, zu denen ich etwa den ORF-Haudegen Fritz Orter zähle. Er kommt trotzdem nicht als Autor in diesem Buch vor. Nur derzeit ständig im Ausland für den ORF arbeitende KollegInnen haben Beiträge für dieses Buch verfasst.

Als der Styria Verlag an mich als Leiter des ORF-Korrespondentenbüros mit der Idee herangetreten ist, unsere Korrespondentinnen und Korrespondenten dazu zu bewegen, ein gemeinsames Buch zu verfassen, habe ich begeistert zugestimmt. Wir waren uns schnell einig: Es darf kein politisches Jahrbuch werden, die nüchternen Fakten werden ohnehin täglich in den Informationssendungen

Linke Seite:
1997 bei der Übergabe von Hongkong an China

des ORF in Fernsehen und Radio berichtet. Die Leser sollen einen Eindruck bekommen: Was sind das für Menschen, die wir alle aus dem Fernsehen und dem Radio kennen? Wie leben sie in Tel Aviv, in Peking und in Istanbul? Wie berichtet man aus dem Bürokratenmoloch Brüssel, was heißt es, im nicht nur klimatisch heißen Kairo zu leben und über die arabische Revolution zu berichten, wenn das Büro unmittelbar am Tahrir-Platz liegt?

Der ORF leistet sich für einen verhältnismäßig kleinen Sender ein verhältnismäßig großes Netz an Auslandsbüros. Es ist ja ehrend, wenn wir mit Riesen wie dem ZDF, der ARD oder der BBC verglichen werden, aber die wahren Bezugsgrößen für uns sind der belgische, der holländische oder der Schweizer Rundfunk. In diesem Vergleich schneidet der ORF hervorragend ab.

Der ORF ist derzeit in sechzehn Staaten mit Korrespondenten vertreten, sechsundzwanzig Kolleginnen und Kollegen berichten täglich in Fernsehen, Radio und Internet aus dem Ausland. Das im internationalen Vergleich große ORF-Korrespondentennetz geht in seinen Ursprüngen eindeutig auf einen Mann zurück: Gerd Bacher. Der Tiger, insgesamt drei Mal ORF-Generalintendant in den Jahren 1967 bis 1994, wollte das Fenster zur Welt aufstoßen. Ihm war Österreich immer viel zu klein, der Kirchturm als Horizont war ihm ein Gräuel.

Unter Bacher und dem langjährigen zentralen Chefredakteur sowie späteren Generalintendanten Gerhard Weis hat der Aufbau des Korrespondentennetzes begonnen, seine Nachfolger haben es zum Glück nicht reduziert, zum Teil sogar noch ausgebaut. Unter Gerhard Zeiler wurde das Büro Paris privatisiert, Eva Twaroch leitet es als Unternehmerin. Ein Jahr vor den Olympischen Spielen 2008 eröffnete der ORF ein Büro in Peking, Cornelia Vospernik leistete als erste Bürochefin fantastische Pionierarbeit in schwieriger Umgebung. Im Vorjahr hat Generaldirektor Alexander Wrabetz ein neues Büro in Istanbul eröffnet, in diesem faszinierenden Schnittpunkt von Orient und Okzident. Mit Christian Schüller berichtet einer der erfahrensten ORF-Journalisten aus der aufstrebenden Wirtschaftsmacht Türkei. Große Verdienste um den Ausbau des Korrespondentennetzes haben sich außerdem der unvergessene „Ziehvater" einer ganzen Korrespondentengeneration Max Eissler sowie die zentralen Chefredakteure Gerhard Vogl und Walter Seledec erworben.

Eine besondere Leistung des fanatischen Antikommunisten Gerd Bacher war 1980 die Gründung der Osteuroparedaktion. Unter der Leitung von zunächst Barbara Coudenhove-Calergi und später Paul Lendvai war der ORF in der Zeit des Kalten Krieges europaweit führend in der Berichterstattung aus dem damaligen Ostblock. Bacher wollte, dass der ORF eine ähnliche Rolle spielen sollte wie Radio Beromünster zur Zeit der Herrschaft Nazi-Deutschlands über Europa. Der ORF sollte die Stimme der Freiheit für die Tschechen, Slowaken, Ungarn und Polen sein, und wie sehr er es war, habe ich selbst bei der Samtenen Revolution 1989 in Prag erlebt. Da sind alte Menschen Barbara Coudenhove-Calergi weinend um den Hals gefallen und haben sich dafür bedankt, dass sie ihnen die ganze Zeit über als einzige die Wahrheit vermittelt hat – berührende Eindrücke, die ich nie vergessen werde.

Eine Osteuroparedaktion gibt es nach dem Zusammenbruch des Kommunismus naturgemäß nicht mehr, das Engagement des ORF in den östlichen Nachbarstaaten ist allerdings unverändert stark. Wir unterhalten fixe Büros in Budapest und Belgrad, die beiden Korrespondenten Ernst Gelegs und Christian Wehrschütz betreuen den Raum von Polen bis Griechenland, in Warschau und Prag arbeiten lokale Journalistinnen den beiden zu.

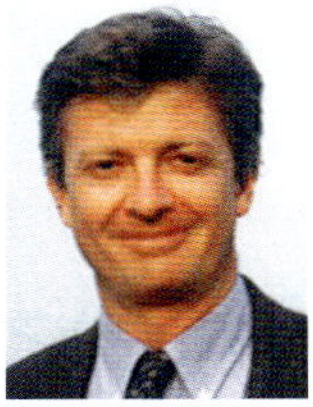

Roland Adrowitzer

Das größte Büro mit mittlerweile vier Mitarbeitern ist Brüssel. Ich selbst habe es vier Jahre lang geleitet. Brüssel ist eine Tretmühle, ein Hamsterrad, das ununterbrochen produziert, vor allem fürs Radio. Alle unsere Korrespondenten sind bimedial, im Gegensatz etwa zur ARD, die haben getrennte Radio- und Fernsehbüros. Internet kommt jetzt noch als drittes Medium dazu. Das Radio hat klarerweise mit seinen über den ganzen Tag verteilten Journalen und stündlichen Nachrichten viel mehr Sendefläche, im Fernsehen ist der Kampf um Auftrittsmöglichkeiten viel härter. Brüssel mit seinen ständigen Krisengipfeln, Eurorettungsschirmen etc. braucht sich allerdings nicht über zu wenig Arbeit beklagen.

Brüssel ist eigentlich Innenpolitik, denn Österreich ist ja Teil einer Union. Gedanklich sind viele Österreicher jedoch auch siebzehn Jahre nach unserem Beitritt nach wie vor nicht in Brüssel angekommen. Das Niveau der Europadiskussion ist teilweise beschämend, die Aufgabe der Brüssel-Korrespondenten daher umso wichtiger.

Im ORF besteht übrigens das Paradoxon, dass die Europaberichterstattung im Radio zum Ausland gehört, im Fernsehen zum Inland, aber auch nur, weil ein Europafreak, Hans Bürger, Innenpolitikchef ist und er unbedingt die Europaberichterstattung bei sich haben wollte. Hans Bürger war selbst Korrespondent in Brüssel, gemeinsam mit dem unvergessenen Günter Schmidt, der leider nicht mehr unter uns weilt.
Auch ihm war der österreichische Hang zur Nabelschau immer ein Gräuel,

ebenso wie dem langjährigen Auslandschef und Berlin-Korrespondenten Paul Schulmeister, der uns leider ebenfalls viel zu früh verlassen hat. Wir fühlen uns ihrem Erbe verpflichtet.

Je drei Mitarbeiter gibt es in Berlin, Washington und Paris, zwei in Moskau und Rom, die restlichen Standorte sind Ein-Mann- bzw. Eine-Frau-Büros. Im Jahr liefern die Kolleginnen und Kollegen ca. 7 500 Beiträge für Radio und Fernsehen, das entspricht einer Sendezeit von 14 000 Minuten. Und das unter Bedingungen, unter denen etwa die Kollegen der öffentlich-rechtlichen deutschen Sender niemals arbeiten würden.

Ich möchte Ihnen, sehr geehrte Leserinnen und Leser, nichts vorjammern oder unser Arbeitsleid vor Ihnen ausbreiten – es ist zum Großteil zweifellos Leiden auf hohem Niveau. Dennoch eine Geschichte zur Illustration: Mein geschätzter Kollege Hanno Settele hat mir erzählt, wie die Berichterstattung über die US-Wahlen im Jahr 2008 personell beim ORF im Vergleich zu den Kollegen von ARD und ZDF ausgesehen hat. Für den ORF sind außer Anchorman Armin Wolf, der zwei Sonder-ZiB 2-Sendungen aus Washington moderiert hat, genau fünf zusätzliche Journalisten aus Österreich gekommen. Sie haben die gesamte Berichterstattung für Radio und Fernsehen bestritten, einer davon war ich selbst, ich war in Chicago in der Wahlkampfzentrale von Barack Obama. Wir sind erst wenige Tage vor der Wahl angereist, um die Kosten so gering wie möglich zu halten.

Im Vergleich dazu haben ARD und ZDF bereits einen Monat (!) vor den Wahlen 120 Techniker und Journalisten mit einem Sonderflug aus Deutschland nach Washington gebracht.

Sie wissen sicherlich, dass Fernsehmoderatoren zwar zweifellos Genies sind, aber auch wieder nicht so große, dass sie alle Anmoderationen der Beiträge frei und auswendig in die Kamera sprechen könnten. Für diesen Zweck gibt es die so genannte Autocue, das heißt, der Text läuft in der Kamera herunter und der Moderator liest ihn ab. Bedient wird diese Autocue meist von einer Sekretärin, die die Geschwindigkeit, mit der sie die Wörter in die Kamera bringt, vom Sprechtempo des Moderators abhängig macht.

Die von uns für die Abwicklung der Sonder-ZiB 2 engagierte Kamerafirma sagte zu, eine Mitarbeiterin für die Bedienung der Autocue abzustellen. Das Problem war nur: Sie konnte kein Wort Deutsch. Also war sie nutzlos, und Hanno Settele, der an sich als Live-Interviewgast mit Armin Wolf die Wahlsendung präsentierte, hüpfte während der Moderationen von Armin jeweils hinter die Kamera und bediente den Textcomputer selbst. Wenn man das von einem ARD- oder ZDF-Kollegen verlangen würde, geschweige denn von einem CNN- oder BBC-Star, gäbe es Mord und Totschlag. Wir machen mangelnde persönliche und finanzielle Ressourcen durch Kreativität und Flexibilität wett. Die deutschen Kollegen hatten zwar 20 Mal mehr Leute im Einsatz, 20 Mal besser waren sie deswegen aber noch lange nicht.

Worin besteht nun die Aufgabe eines Auslandskorrespondenten? Von Auslandskorrespondenten spricht man, wenn ein inländischer Mitarbeiter aus dem Ausland für sein Land oder eine Region berichtet. Sie beherrschen idealerweise die Sprache des Gastlandes und bringen grundlegende Vorkenntnisse über die politische Situation und Kultur mit. Diese Korrespondenten decken das gesamte Themenspektrum ab, von Politik bis Kultur, wobei sie für das heimische Publikum die Rolle des erklärenden Interpreten spielen. Gefragt sind vor allem Hintergrundberichte und Kommentare sowie Reportagen.

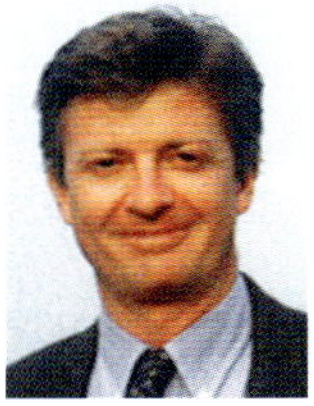

Roland Adrowitzer

Die wichtigste Aufgabe des Korrespondenten ist die Einordnung der Geschehnisse, aus Brüssel natürlich auch die Erläuterung, was das für Österreich bedeutet. Ein Korrespondent sollte Orientierungshilfen liefern, nicht Meinung. In Fällen von Naturkatastrophen oder großen Unglücken ist die Funktion des Berichterstatters natürlich, vor Ort Anwesenheit zu demonstrieren, mit so genannten Aufsagern und Schaltungen, mit dem Logo des Senders. Man will den Gebührenzahlern ja auch zeigen, seht her, wir sind selbst da, wir informieren euch aus erster Hand, mit österreichischem Tonfall. Natürlich kann man über die Verwüstungen des Hurricans Kathrina auch mit Agenturbildern berichten, aber wenn es Hanno Settele gelingt, in einem Altenheim Exil-Österreicher aufzutreiben, dann ist das unbezahlbar. Korrespondent ist ein 24-Stunden-, 7-Tage-Job, aber er macht unglaublichen Spaß.

Der Arbeitsalltag eines Auslandskorrespondenten ist weniger romantisch, als es sich vielleicht viele vorstellen. Er besteht im Wesentlichen aus Zeitung lesen, Radio hören, Fernsehen, Gespräche führen, Informanten treffen – und das rund um die Uhr. Man muss das Land, in dem man lebt, atmen. Zu Terminen, wie etwa Pressekonferenzen oder Parlamentsdebatten, geht man eher selten bis nie – mit Ausnahme Brüssel. Dort ist das tägliche Pressebriefing der Kommission ein Pflichttermin, ebenso die zahlreichen Hintergrundgespräche, die von der österreichischen Ständigen Vertretung oder von den Vertretungen anderer Länder abgehalten werden. Wir gehen meist zu den Deutschen und den Briten, die Deutschen kommen auch gern zu uns und lassen sich über die österreichische Sicht der Dinge informieren.

Wörtliches Zitieren aus diesen Gesprächen ist nicht erlaubt, man hilft sich dann mit Formulierungen, wie aus Diplomatenkreisen verlautet, aus dem Umfeld hört man etc. Die Deutschen haben, wie es generell ihre Art ist, ganz strenge Regeln. Da heißt es „unter 1, unter 2 oder unter 3". Im ersten Fall darf man zitieren, auch den Namen der Quelle sagen. Unter 2 ohne Namensangabe, und unter 3 ist nicht zu zitieren. Wer dagegen verstößt, wird nicht mehr eingeladen.

In den meisten Fällen ist Auslandskorrespondent kein gefährlicherer Job als Journalist im Inland, es sei denn, man ist in Krisenregionen im Einsatz. Zunächst einmal: Es wird niemand dazu gezwungen. Nicht jeder ist gleich mutig oder wagemutig veranlagt, ein Extrembeispiel ist mit Sicherheit unser alter Haudegen Fritz Orter. Es ist wirklich unglaublich, was dieser Mann alles erlebt hat. Angefangen hat seine Krisenreporterkarriere beim Aufstieg der polnischen Gewerkschaft Solidarność unter ihrem Anführer Lech Walesa. Die österreichischen Journalisten waren damals bei der Berichterstattung aus Polen führend, weil Österreicher im Gegensatz zu Deutschen oder anderen Reportern kein Visum für Polen brauchten.

Die Straßen- und Telekommunikationsbedingungen waren vor dreißig Jahren noch ganz anders als heute. Das größte Problem war damals, mit der Redaktion in Wien Kontakt aufzunehmen. Von Handys war noch keine Rede, die Berichte wurden im Hotelzimmer geschnitten – das ist heute auch oft noch so –, dann ging es stundenlang mit dem Auto von Danzig nach Warschau, wo die einzige Möglichkeit zur Überspielung bestand. Wer hätte damals davon geträumt, dass man einmal aus jedem Tal im Hindukusch mit einem tragbaren Satellitenspiegel jederzeit live auf Sendung gehen kann? Ich selbst bin noch Ende der 70er-Jahre jeden Tag in Salzburg zum Hauptbahnhof gefahren und habe einen Filmsack nach Wien für das „Österreich-Bild" aufgegeben. Heute werden Beiträge auf einem Laptop geschnitten und per Internet ohne Kosten nach Wien überspielt – man braucht nur eine gute Internetverbindung, dann ist ein Beitrag in wenigen Minuten aus China in Wien. Es kann aber auch sein, dass die Überspielung eines 2-Minuten-Beitrags mehr als eine Stunde dauert – wenn das Netz überlastet oder die Leitung schlecht ist.

Aber zurück zu Fritz Orter: Sein journalistische Karriere wird immer mit dem schrecklichen Jugoslawien-Krieg verbunden sein. Einmal sind er und sein Kameramann serbischen Freischärlern in die Hände gefallen. Es ist ihnen gelungen, ihre Bewacher so lange zum Slibowitztrinken zu animieren, bis sie sorglos geworden sind. Dann haben die beiden mit ihrem Auto Gas gegeben und sind abgehaut – die Freischärler schossen ihnen nach, zum Glück war ihre Zielfähigkeit bereits ein wenig beeinträchtigt.

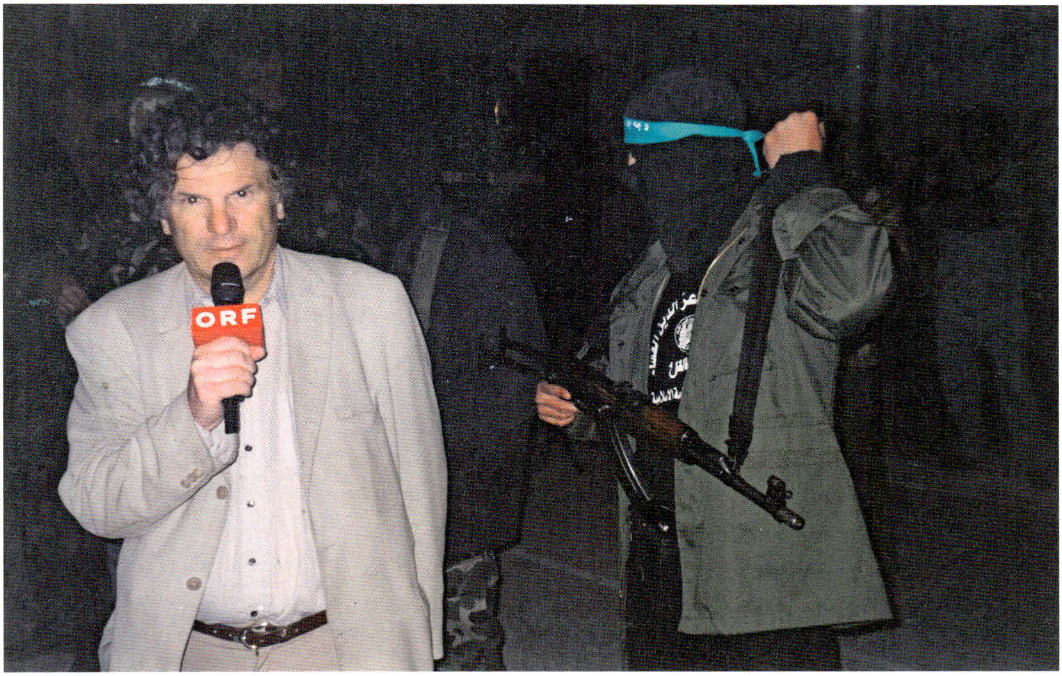

Fritz Orter 2004 im Gaza-Streifen mit Hamas-Kämpfern

Unvergessen sind die Bilder, als Orter und sein Team in dem kleinen kroatischen Städtchen Petrinja unter schweren Beschuss vom Boden und aus der Luft gekommen sind. Sie wären vermutlich dort umgekommen, wenn sie nicht ein Priester mit seinem alten Auto durch Maisfelder in Sicherheit gebracht hätte. Ein serbischer General hat dann Fritz Orter in einer Pressekonferenz beschuldigt, die Schießerei inszeniert zu haben, um die Deutschen und die Österreicher zur Anerkennung Kroatiens zu bringen. Gerd Bacher hat daraufhin Orter aus Sicherheitsgründen abgezogen, nach drei Wochen war der Abenteurer wieder dort. Im letzten Sommer hat er den General in Belgrad wieder getroffen, er war sehr freundlich und meinte nur, ach Sie waren das damals.

In Sarajewo hat ein Heckenschütze jeden Tag auf ihn geschossen, als Orter in der Früh die Schüssel seines Satellitentelefons ausgerichtet hat. Er wollte immer nur zeigen, hallo, mich gibt es auch noch, ist Orter überzeugt, sonst hätte er nicht jedes Mal knapp daneben geschossen. In Albanien sind er und seine Begleiter bis auf die Unterhose ausgeraubt worden, Auto, Kamera, Geld, alles weg, bis auf die 700 Dollar, die er noch in der Wäsche verstecken konnte. Die haben ihm dann andere Mafiosi abgenommen, die das Team aber wenigstens bis zum Bus nach Tirana gebracht haben. Der Anführer hat dem Busfahrer gesagt, die brauchen nichts zu zahlen. Hätten sie auch nicht gekonnt, denn sie waren endgültig mittellos.

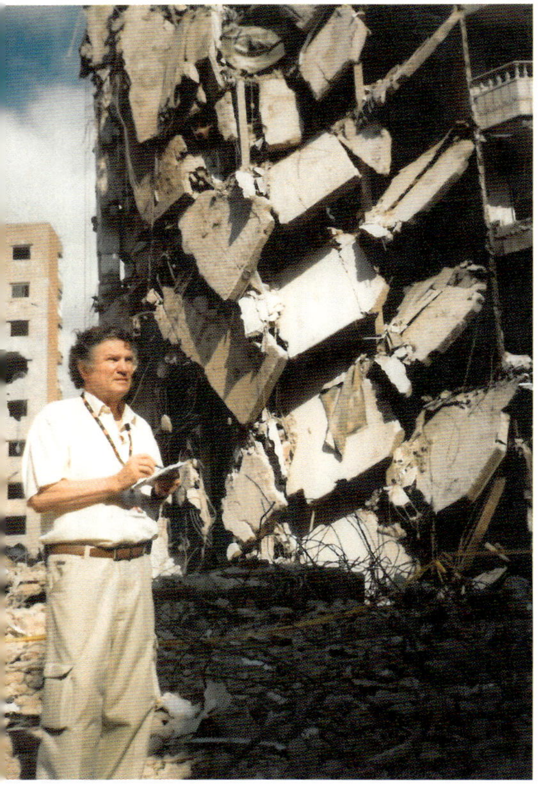

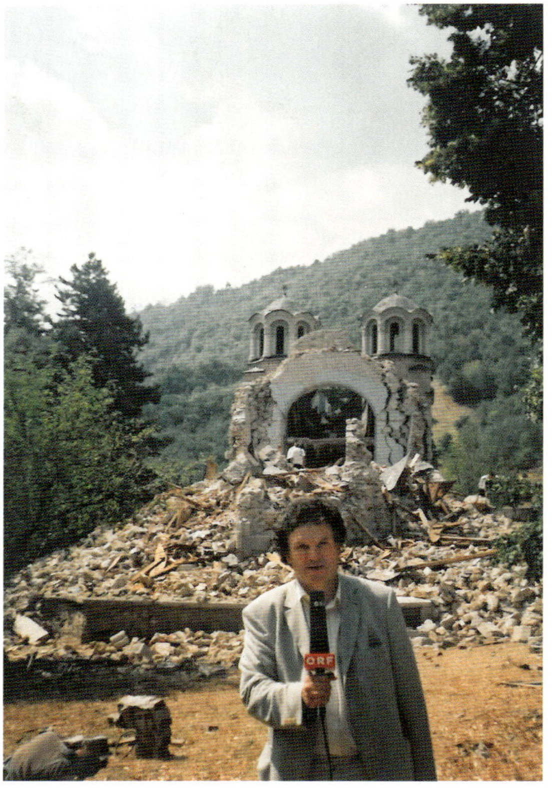

Fritz Orter: Im kriegszerstörten Beirut, 2006 (links)

In Mazedonien zur Zeit der bürgerkriegsartigen Unruhen, 2001 (rechts)

Orter hat unzählige weitere gefährliche Situationen erlebt, in Afghanistan, im Irak. Einmal wollten sie Al Kaida-Anhänger aufhängen, vier andere vermeintliche Spione baumelten bereits an einer Brücke. Der Kameramann war ein gebürtiger Araber, er konnte die Al Kaida-Leute davon überzeugen, dass sie auf ihrer Seite seien und der Welt die Wahrheit sagen wollten. Das hat ihnen das Leben gerettet. Am gefährlichsten hat er persönlich aber einen Zwischenfall in einem Hotel in Bagdad empfunden, als der Stromgenerator ausfiel und er in einem Lift steckte. Es hatte 50 Grad, und er wäre vermutlich erstickt, wenn sein Producer nicht einen 10-Liter-Benzinkanister organisiert hätte, um den Generator wieder in Betrieb zu setzen.

Ich habe Fritz Orter gefragt, war es das alles wert? Er gibt zu, dass vieles Wahnsinn war, als Resumee meint er aber, es habe sich gelohnt. Sein schönstes Erlebnis war, einer Familie in Sarajevo einen Ofen organisiert und sie damit vor dem Erfrieren gerettet zu haben. Nach dem Krieg haben sie ihm ein goldverziertes Mokkaservice geschenkt.

Natürlich prägt ein derart ereignisreiches Leben. Orter hat tausende Leichen gesehen, hunderte zu Tode Gefolterte. Er ist in Sarajevo auf dem Weg zu einer ZiB 2-Schaltung über einen abgetrennten Unterschenkel gestolpert. Die traurige Bilanz seines Reporterlebens lautet: Das Projekt Mensch ist gescheitert. Fritz Orter hat seine aktive Karriere in diesem Herbst beendet, er bleibt für uns alle ein menschliches und professionelles Vorbild. Ich bin sicher, sein Ruhestand wird eher ein Unruhestand werden.

Im Vergleich dazu habe ich ein risikoarmes Reporterleben geführt. Aber auch mich schaudert es im Rückblick, wenn ich an die Steine denke, die uns in Nordirland um die Ohren geflogen sind. Oder ein Verkehrsunfall im zweiten Kroatienkrieg auf dem Rückweg von einer tollen Reportage in einem soeben von den Kroaten eroberten Dorf, als mein Tonmann voll in einen stehenden Autobus hinein gekracht ist, ich dösend auf dem Beifahrersitz. Das Auto war ein Totalschaden, wir blieben unverletzt. Ich bin dann Autostopp mit meinen Cassetten nach Zagreb gefahren, der Fahrer hat kein Wort Deutsch oder Englisch verstanden, hat mich in Zagreb am Stadtrand aussteigen lassen. Ich habe mich nach dem Fernsehzentrum durchgefragt, zwei Geschichten für ZiB 1 und ZiB 2 geschnitten und ein Live-Gespräch mit dem unvergessenen Robert Hochner in der ZiB 2 geführt – inzwischen war mein Team nachgekommen –, und dann haben wir uns in der Fernsehkantine dem kroatischen Schnaps gewidmet, den Schock bekämpft.

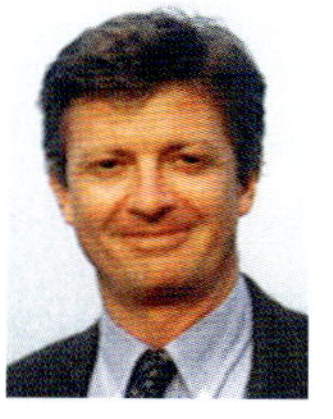
Roland Adrowitzer

Ich war insgesamt zwölf Jahre Auslandskorrespondent, in Bonn, London und Brüssel. Ich habe das kleine Bonn vor und nach dem Fall der Berliner Mauer als Hauptstadt erlebt, war in Berlin, als Ronald Reagan am Brandenburger Tor sein berühmtes „Mr. Gorbatschow, open this gate, tear down this wall“ rief.

Helmut Kohl hat es als einen der am schwersten zu ertragenden Anblicke seines Lebens bezeichnet, als über dem Bundeskanzleramt in Bonn die DDR-Flagge wehte. Erich Honecker kam zu Besuch, und neben der bundesdeutschen wurde auch die „Spalterflagge“ mit dem Zirkel aufgezogen. Helmut Kohl schluckte seinen Ärger hinunter, er wollte Erleichterungen für die Landsleute im anderen Teil Deutschlands.

Honecker ging auf kommunistische Wallfahrt. Er pilgerte zu den Geburtshäusern von Marx und Engels in Trier und Wuppertal, ich berichtete für den ORF. In Trier hielt ein Demonstrant ein Schild mit der Aufschrift in die Höhe, „Eine deutsche Arbeiterkarriere: Vom Dachdecker zum Mauerbauer“. In Wuppertal schenkte Udo Lindenberg jenem Mann eine Gitarre, den er im „Sonderzug nach Pankow“ aufgefordert hatte, ihn in Ostberlin auftreten zu lassen. Dazu kam es nicht mehr, ein knappes Jahr später waren Honecker und ein weiteres Jahr später seine spießige DDR Geschichte.

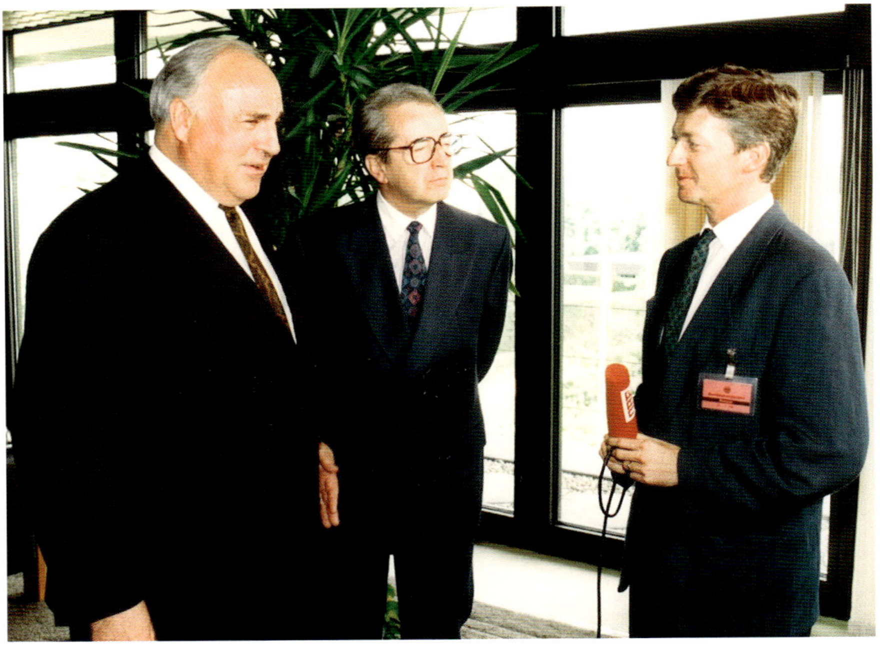

1992 mit dem deutschen Bundeskanzler Helmut Kohl und dem österreichischen Außenminister Alois Mock im Bundeskanzleramt in Bonn

In London war ich Zeuge der Endphase der „Eisernen Lady" Margaret Thatcher. Ihr inniges Verhältnis zu Michail Gorbatschow, ihre Abneigung gegen Helmut Kohl waren Themen unzähliger Stories in Radio und Fernsehen. Aus London ging damals die Kampagne radikaler Moslems gegen den Autor Salman Rushdie los, seine „Satanischen Verse" wurden öffentlich verbrannt. Ein Auslandsreport aus einer der Hochburgen der Moslems in Großbritannien, Bradford, zeichnete ein beklemmendes Stimmungsbild.

Wenige Themen haben mich in meiner Zeit als Auslandskorrespondent so fasziniert wie der Nordirland-Konflikt. Ich konnte nicht verstehen, wie in Westeuropa Ende des 20. Jahrhunderts ein derartiger Hass zwischen Katholiken und Protestanten herrschen kann. Man muss die historischen und gesellschaftlichen Wurzeln kennen, um halbwegs Verständnis für die Spannungen, nicht jedoch für die Gewalt aufzubringen.

Das Interview mit Martin McGuiness, heute stellvertretender Regierungschef in Nordirland, damals hochrangiger IRA-Mann, wird mir ewig in Erinnerung bleiben. Ein völlig kahler Raum, zwei Stühle, meterdicke Betondecke gegen Mörserbeschuss, vergitterte Fenster, ein eiskalter Martin McGuiness. 1990 hätte ich nie geglaubt, dass die Queen einmal jenem Mann die Hand schütteln wird, dessen Terrorgruppierung für den Mord an ihrem Cousin Lord Mountbatten verantwortlich ist.

Mein Kameramann war Katholik, der Tonmann Protestant. Sie sind Freunde, erzählen mir, der Konflikt betreffe nur 10 % der Bevölkerung, der Rest wolle nur ganz normal leben. Wir interviewen im katholischen Herzstück von Belfast, in Springhill, wo Sinn Fein, der politische Arm der IRA, fast 100 Prozent der Stimmen erhält, einen jungen Mann, dem ein Plastikgeschoss der Armee neun Zähne ausgeschlagen hat.

Plötzlich fällt unsere Lampe um, der Kameramann ruft „Bill", sein Assistent fängt sie auf. Die Atmosphäre wird immer gereizter, der Tonmann drängt zum Aufbruch. Im Stiegenhaus sagt er, er könne nie wieder hierher kommen, sein Leben wäre in Gefahr. Der junge Mann, vermutlich ein IRA-Mitglied, wisse jetzt, dass er Protestant ist. Warum, frage ich. Kein Katholik in Nordirland heißt Bill, erklärt er. Der protestantische König William of Orange war der Sieger in der Battle of the Boyne, einer der entscheidenden Niederlagen der Katholiken gegen die Protestanten in der blutigen Geschichte Irlands. Jahrhunderte der Unterdrückung folgten.

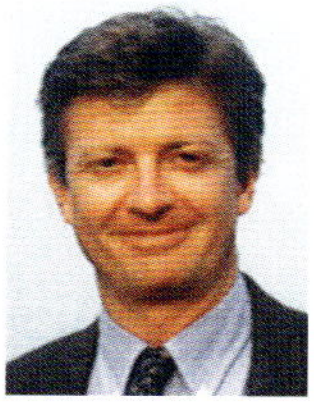

Roland Adrowitzer

Bill erzählt mir später beim Bier im Pub, dass eine Schulfreundin mit dem gleichen protestantischen Mittelklassehintergrund wie er eine lebenslange Haftstrafe absitzt, weil sie in einer protestantischen Terrorgruppe gemeinsam mit anderen eine abtrünnige Genossin zu Tode geprügelt hat. Und Bill sagt, weißt du, das Schlimmste ist, ich weiß nicht, warum sie sich so entwickelt hat und ich jetzt mit diesem katholischen Idioten und dir da sitze.

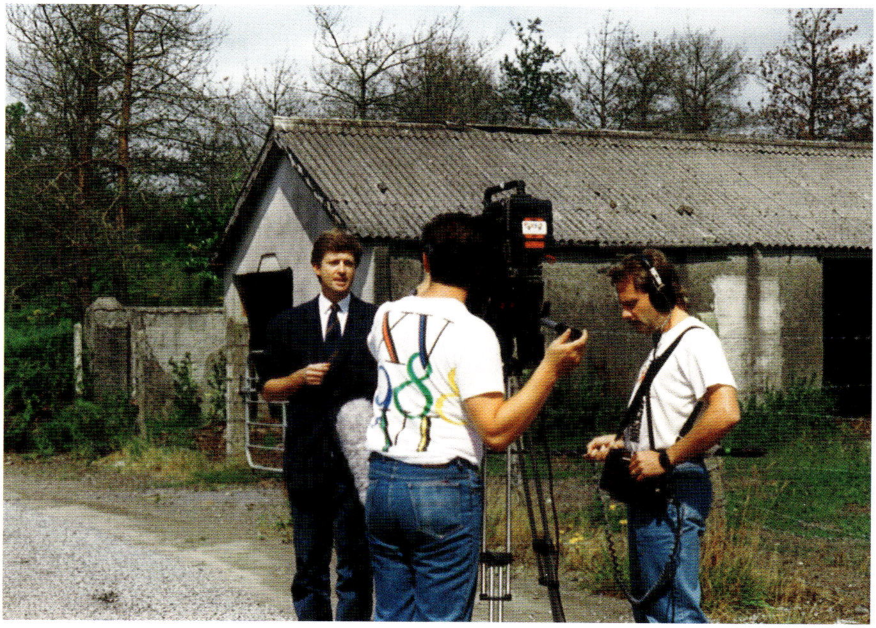

Aufsagerfoto 1989 an der irisch-nordirischen Grenze, zum 20. Jahrestag der Unruhen.
Mit Kameramann Paul Terrins und Tonmann Bill Moody.

Ich könnte Ihnen noch seitenlang ähnliche Geschichten meiner Kollegen aus Ägypten, Libyen oder Israel erzählen, aber ich glaube, Sie wissen, was ich Ihnen damit sagen will. Was es heißt, etwa in Kairo praktisch auf dem Tahrir-Platz zu leben, wie Karim El-Gawhary, ins vom Bürgerkrieg zerrissene Libyen hinein zu fahren, in Tel Aviv mit der ständigen Angst vor Bombenanschlägen zu leben, wie jahrelang Ben Segenreich. Er hat mir erzählt, er und seine Frau haben auf dem Höhepunkt der Attentatswelle Ende der 90er-Jahre tagelang beraten, ob sie mit ihren Kindern zu einer Spielzeugausstellung gehen sollen oder nicht. Eine derartige Entscheidung, über die wir hier keine Sekunde nachdenken würden, kann eine Entscheidung über Leben und Tod sein.

Der Job des Reporters kann gefährlich sein, aber niemand wird dazu gezwungen. Nach Angaben der Organisation Reporter ohne Grenzen sind seit Jahresbeginn 2012 dreiundzwanzig Journalisten bei der Ausübung ihres Jobs ums Leben gekommen. Früher war die Aufschrift „Press" auf einem Fahrzeug oder einer Schutzweste tatsächlich ein Schutz, heute macht das gerade Journalisten oft zu bewussten Zielen von Fanatikern.
Kriegsberichterstattung ist aber auch noch aus einem anderen Grund vermintes Terrain. Wie heißt es klischeehaft? Das erste Opfer des Krieges ist immer die Wahrheit. Die Amerikaner etwa haben aus dem Dilemma von Vietnam gelernt, wo sie freie Berichterstattung zugelassen haben, was zu Hause nicht nur die Jugend empörte. Die US-Armee musste geschlagen aus Vietnam abziehen.

Seither herrscht Zensur. Es werden nur noch Bilder freigegeben, die vom Pentagon zuvor ausgewählt wurden. Im zweiten Golfkrieg gab es den Begriff der „Embedded Journalists", Berichterstatter also, die in die Truppen eingebettet sind und mit ihnen an die Front ziehen. Man kann sich vorstellen, wie objektiv die Berichterstattung dann sein kann.

Als erster Kriegsreporter gilt übrigens William Howard Russell, der 1854 für die Times vom Krimkrieg berichtete. Vorher waren Offiziere mit der Aufgabe betraut worden, schriftliche Berichte für die Presse zu verfassen, die mit der Post geschickt wurden. Eine Folge dieser neuen realistischen Schilderungen war, dass der britische Oberkommandierende, General William John Codrington, im Februar 1856 die Zensur einführte. Sie sehen, es hat sich nicht viel geändert.

Eine Gratwanderung ist es für Auslandskorrespondenten, aus Diktaturen zu berichten. Ich habe meine Kollegin Cornelia Vospernik gebeten, dazu ein paar Erfahrungen aufzuschreiben:
„Ich habe meine Arbeit in China gerne als eine zwischen zwei Mühlsteinen beschrieben: der eine war die Erwartungshaltung der Heimatredaktionen, die

man erst dafür sensibilisieren musste, dass es in China nicht nur Unterdrückung, Elend und soziale Spannung gibt, sondern auch Modernität, Universitäten und Fortschritt, und der andere war die chinesische Zensur, oder besser, Propaganda, die in jedem ausländischen Journalisten zu allererst einmal einen Feind des Landes sieht. Ich habe das immer als einigermaßen absurd empfunden, die meisten ausländischen Berichterstatter, die nach China kommen, wollen nicht ein vorgefertigtes Chinabild bestätigen, sondern sehnen sich danach, ein anderes, differenzierteres China zu zeigen. Und so ruft die Haltung der Behörden oft erst eine Berichterstattung hervor, die es ansonsten gar nicht gäbe. Aus dem Bericht über eingestürzte Schulen wird dann ein Bericht darüber, wie man daran gehindert wird, über eingestürzte Schulen zu berichten, etwas, was mir oft genug selbst geschehen ist.

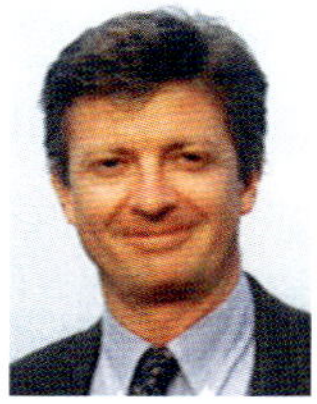
Roland Adrowitzer

Das mag für Menschen, die nie in China waren, vielleicht schwer nachzuvollziehen sein. Wenn man dort lebt, bemerkt man aber, wie Unfreiheit und ein Gefühl persönlicher Freiheit doch Hand in Hand gehen können. Das chinesische Wachstumsmodell verspricht den Menschen einen immer höheren Lebensstandard im Austausch für die Anerkennung der Vormacht der Partei. Und es ist ein Deal, der noch sehr gut funktioniert. Wenn man in China lebt, erfährt man wie in kaum einem anderen Land, wie die Freiheit des Konsums tatsächliche Unfreiheit überdecken kann. Ich persönlich hatte in China nie Angst. Aber ich wusste auch, dass ich nicht wirklich Angst haben musste. Das Schlimmste, was einem westlichen Journalisten drohen kann, ist, des Landes verwiesen zu werden. Echten Repressalien werden nur Einheimische ausgesetzt."

Soweit Cornelia Vospernik. Ähnliches könnten die Kolleginnen und Kollegen berichten, die zur Zeit des Kalten Krieges aus Moskau und Prag berichtet haben, Susanne Scholl, Franz Kössler, Otto Hörmann, die „grande dame" Barbara Coudenhove-Calergi. Sie hatten noch dazu nicht die technologischen Möglichkeiten von heute, funktionierende Handys, Internet etc.

Zurück in die Gegenwart: Was erwartet Sie, sehr verehrte Leserinnen und Leser, in MIT EIGENEN AUGEN?

Bürochef *Raimund Löw,* einer der längstdienenden ORF-Journalisten, sowie seine Mitarbeiter *Cornelia Primosch* und *Ernst Kernmayer* geben Einblick über die Arbeit im Moloch Brüssel.

Carola Schneider lebt im heutigen Putin-Moskau, sie schreibt über die neue Protestbewegung gegen Putin und seinen Machtapparat, erstmals seit zwanzig Jahren gehen Unzufriedene massenhaft auf die Straßen, wird es endlich gelingen, Russland in ein offenes und demokratisches Land zu wandeln? Oder wird Ex-KGB-Chef Putin, der jetzt mit repressiven Gesetzen die Daumenschrauben anzieht, die Geburt einer aktiven russischen Zivilgesellschaft im Keim ersticken?

Ebenso Inhalt dieses Buches ist die Situation im krisengebeutelten Spanien, wo *Josef Manola* lebt und berichtet. Die radikalen Sparmaßnahmen des Staates lösen immer wieder Massenproteste aus.

Mathilde Schwabeneders Büro in Rom ist zwar nur wenige hundert Meter vom Vatikan entfernt, aber sie beschäftigt sich im Buch nicht mit den mafiaartigen Intrigen im Kirchenstaat, sondern mit der echten Verbrecherorganisation.

Christian Schüller stellt die Veränderung der Türkei anhand zweier anatolischer Familien dar. Beide Väter haben als Gastarbeiter in Österreich gedient. Der eine ist nach seiner Rückkehr reich geworden und hat sich mit den AKP-Machthabern arrangiert. Der andere steht als alevitischer Kurde in Opposition – und ist arm geblieben.

Peter Fritz beschäftigt sich aus Berlin mit der „Kaiserin von Europa“, Angela Merkel. Er beschreibt Berlin als die Stadt, in der nie etwas fertig wird (und die auch noch stolz darauf ist), und er nimmt zwei Sorten von Rebellen unter die Lupe: die Piraten, die ihr Aufbegehren über das Internet organisieren, und die Guerilla-Gärtner, die ihre sanfte Rebellion im alternativ verpackten Schrebergarten anzetteln.

Bettina Madlener beschreibt, wie anders die Briten „ticken“ als ihre europäischen Nachbarn. Sie erzählt, was es heißt, für „Austrian“ und nicht „Australian“ Television zu arbeiten – davon könnte ich auch ein Lied singen. In ihrem Beitrag „Überleben in England“ erklärt sie, warum die Ausschreitungen im letzten August kein Zufall waren.

Eva Twaroch beschreibt uns Menschen in Frankeich, den Marionettenspieler der französischen Version von „Spitting Image“ etwa, oder den Fischer aus Marseille. Eva lebt seit Jahrzehnten in Paris, ihre Liebe zu Land und Leuten kommt in den sehr menschlichen Portraits deutlich rüber.

Ben Segenreich, auch seit Jahrzehnten für den ORF im Einsatz, nennt seinen Beitrag: „Zwischen Selbstbewusstsein und Existenzangst – Israel und die Furcht vor der iranischen Bombe“.

Jörg Winter war in einem chinesischen Fischerdorf, das Rot sieht – aber nicht so, wie es die kommunistischen Machthaber gewohnt sind. Er war in Hallstatt, China – der zweifelhaften Kopie des Weltkulturerbes aus dem Salzkammergut. Die Christuskirche ist dort ebenso zu bestaunen wie die Nachbildung des Hotels „Grüner Baum".

Christian Wehrschütz schildert den Kampf ums tägliche Brot auf dem krisengeschüttelten Balkan, und stellt uns auch einen Balkan jenseits von Kosovo, Haager Tribunal und EU vor.

Hanno Settele und *Tim Cupal* beschreiben uns, was vom amerikanischen Traum in den Vereinigten Staaten Barack Obamas übrig geblieben.

Esther-Maria Merz betreut als freie Korrespondentin den riesigen Halbkontinent Südamerika – die aufstrebende Wirtschaftsmacht Brasilien ebenso wie Argentinien, das als Anschauungsunterricht für Staatspleiten dient.

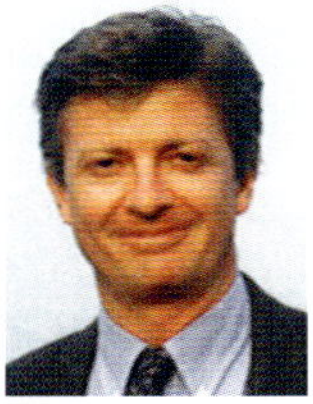

Roland Adrowitzer

Worüber sollte *Karim El-Gawhary* sonst schreiben, als über den Arabischen Frühling, der so verheißungsvoll begonnen hat und nun mehr oder weniger schnell verblüht?

Ernst Gelegs lebt im Budapest Viktor Orbáns, das Land kämpft nicht nur mit der Wirtschaftskrise, die politischen Lager sind tief gespalten, die Stimmung ist explosiv.

Raphaela Stefandl schließlich versucht, uns die Schweiz näher zu erklären. Wie funktioniert die direkte Demokratie in unserem Nachbarland, und wie kommt man als Nicht-Schweizer mit dem Schwyzerdütsch zurecht.

Meine sehr geehrten Damen und Herren! Ich wünsche Ihnen bei der Lektüre von MIT EIGENEN AUGEN viel Vergnügen. Vielleicht sehen Sie in Zukunft meine Kolleginnen und Kollegen im Ausland mit ein bisschen anderen Augen. Ich danke allen Autorinnen und Autoren, den Kolleginnen und Kollegen von der ORF-Enterprise, sowie dem Styria Verlag, besonders Frau Mag. Gerda Schaffelhofer, von der die Idee stammt, und Herrn Reinhard Deutsch, dem für dieses Buch zuständigen Lektor, für ihre Geduld mit uns kreativen Chaoten.

Roland Adrowitzer
Leiter des ORF-Korrespondentenbüros *im Herbst 2012*

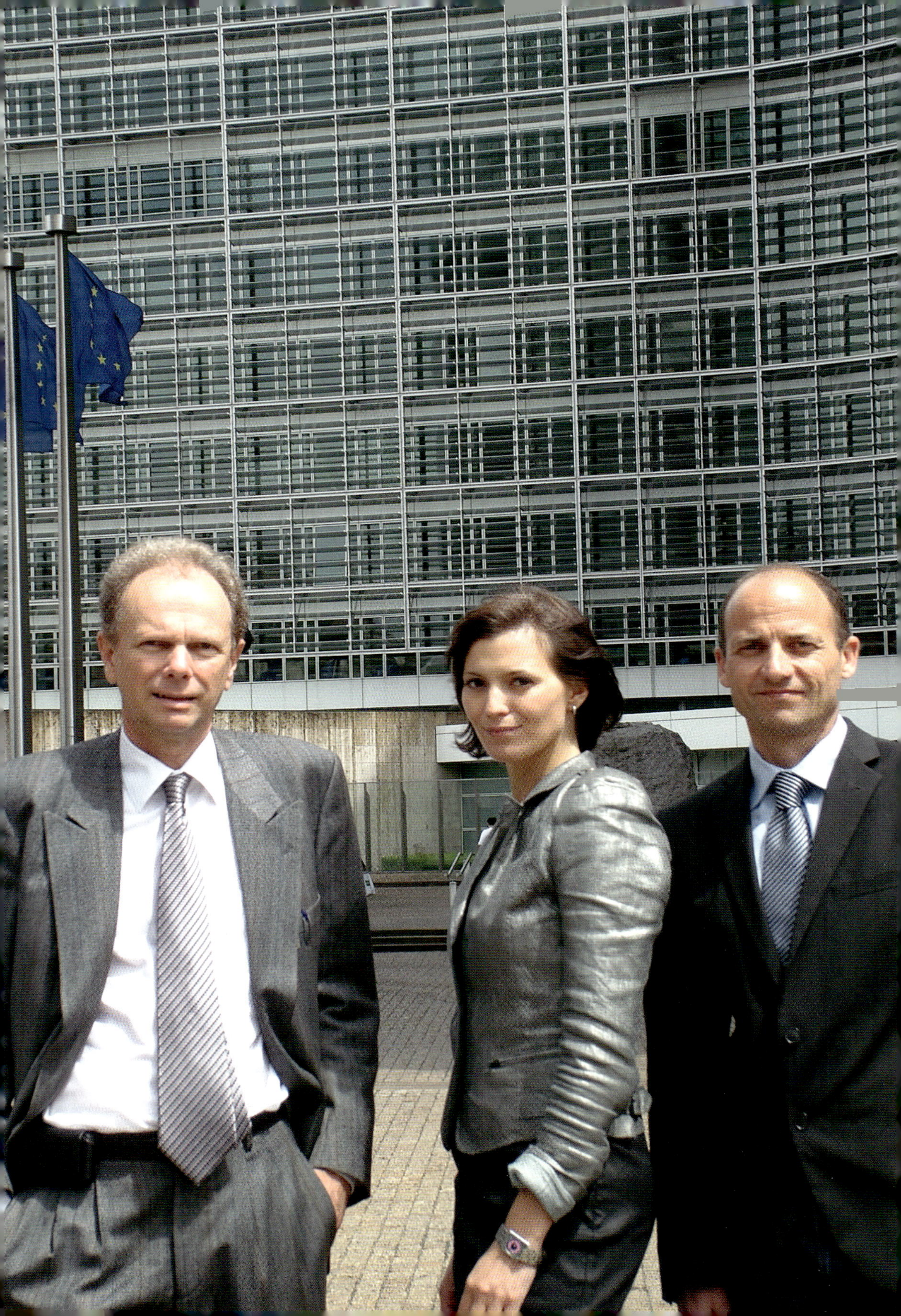

ERNST KERNMAYER
CORNELIA PRIMOSCH
RAIMUND LÖW
aus Brüssel

EUcalypse now?

„In Brüssel scheint jeden Tag einmal die Sonne" – gute Wünsche für Neuankömmlinge in der belgischen Hauptstadt. Was die Mitarbeiterin in der Österreichischen Botschaft nicht dazugesagt hat, ist, dass es in Brüssel durchschnittlich 200 Regentage im Jahr gibt.

Brüssel also. Diese verregnete Stadt mit dem schönen Platz im Zentrum, einem ludelnden Knirps als inoffiziellem Wahrzeichen und den vielen Pommes-Frites-Buden, in der auf einem knappen Quadratkilometer ein neuer Erdmittelpunkt entstanden ist. Diese Ansammlung von uneinsehbaren Tintenburgen, um die herum ein ständiges Sprachen-Babylon herrscht, bevor Freitagabend die Gehsteige hochgeklappt werden, weil die Eurokraten die Stadt in Richtung Heimat verlassen.

Wer als Korrespondent in die Zentrale der Europäischen Union versetzt wird, wird selten beneidet, wie bei einer Entsendung in begehrte Einsatzorte wie Washington oder Paris. Die Kollegen in Wien machen sich keine Sorgen, wie bei einer Versetzung nach Moskau oder vor einer Dienstreise in ein Kriegsgebiet. Von unübersichtlichen Entscheidungsprozessen und einer scheinbar undurchdringlichen Brüsseler Bürokratie ist die Rede. Man bekommt gute Wünsche für eine Aufgabe, die viele eigentlich für unerfüllbar halten: der skeptischen österreichischen Öffentlichkeit aufzuschlüsseln, wie Europa funktioniert und wohin die Reise geht.

Uns – Ernst Kernmayer, Cornelia Primosch und Raimund Löw – hat diese Reise also nach Brüssel verschlagen. Jeder von uns stammt aus unterschiedlichen Redaktionen. Cornelia Primosch hat sich zuvor in der „Zeit im Bild" um Innenpolitik gekümmert. Ernst Kernmayer war viele Jahre beim Politmagazin „Report" im Einsatz. Raimund Löw ist direkt aus der amerikanischen Hauptstadt Washington, D.C. nach Brüssel gekommen.

Ein politisches Zentrum, das weder mit Kompass noch mit Landkarte erforscht werden kann. Die bekannten Referenzwerte und Orientierungspunkte gelten hier nicht. So hat die amerikanische Politik das Weiße Haus in Washington, D.C. als ihr Zentrum. Der Amtssitz von Barack Obama, nach wie vor der mächtigste Mann der Welt, verfügt über eine Ausstrahlung, die sich über den gesamten Globus erstreckt. Die Wiener Innenpolitik wird zwischen Ballhausplatz und Parlament gemacht. Als Akteur im Konzert der Nationen versteht sich der Kleinstaat Österreich in realistischer Selbsterkenntnis nur selten. Europa dagegen wird von einer Baustelle regiert. Riesige Kräne und offene Baugruben umgeben seit Jahrzehnten die wichtigsten Amtsgebäude der EU an der Rue de La Loi im Europaviertel der belgischen Hauptstadt.

In dem nach einem früheren Frauenkloster benannten „Berlaymont“ residieren die 27 EU-Kommissare mit Kommissionspräsident José Manuel Barroso an der Spitze. Direkt gegenüber liegt das Ratsgebäude, benannt nach dem flämischen Rechtsphilosophen Justus Lipsius, wo die Staats- und Regierungschefs zu ihren häufigen Gipfeln zusammenkommen. Viele internationale Journalisten, darunter auch der ORF, haben ihre Büros in einem Pressezentrum, das wenige Schritte entfernt in den Resten eines Jugendstilgebäudes namens „Résidence Palace“ etabliert ist.

Und dann ist da auch noch das EU-Parlament, das nicht nur in zwei verschiedenen Gebäudekomplexen, sondern auch in zwei verschiedenen Ländern untergebracht ist. Die Ausschuss-Arbeit der Europaabgeordneten findet im Parlament in Brüssel statt, die Plenartagungen und Debatten hingegen im fast 500 Kilometer entfernten Straßburg in der französischen Region Elsass. Der monatliche Wanderzirkus, an dem sich alle EU-Parlamentarier und Parlamentsmitarbeiter beteiligen müssen, kostet den europäischen Steuerzahler jedes Jahr 200 Millionen Euro. Eine Verschwendung, die vor allem die EU-Abgeordneten kritisieren und beenden wollen, doch in den Europäischen Verträgen ist Straßburg, das symbolhaft für die deutsch-französische Aussöhnung steht, festgeschrieben. Der doppelte Parlamentsstandort bleibt damit erhalten.

Aber schon hier beginnt das Problem. Alle Amerikaner kennen das Weiße Haus in Washington, D. C. Die meisten Österreicher sind mit dem Bundeskanzleramt, dem Sitz des Bundeskanzlers, und der gegenüberliegenden Hofburg als Amtssitz des Bundespräsidenten vertraut. Aber kaum ein Europäer kennt das Berlaymont. Die wenigsten Bürger wissen, wie genau die Rolle der EU-Kommission definiert ist. Nichtsdestotrotz posieren Touristen vor dem Regierungsgebäude der EU mit der schmucklosen zweisprachigen Aufschrift „Commission Européenne. Europese Commissie“. Schmucklos, ohne Ausstrahlung – dabei ist es die EU-Kommission mit ihrem multinational zusammengesetzten Kollegium der EU-Kommissare, die für Europas Gesetzgebung wesentliche Verantwortung trägt. Die Kommission hat das Vorschlagsrecht, Beschlüsse fassen die Mitgliedsstaaten und das EU-Parlament. Aber die Initiative geht von der Kommission aus, umgesetzt werden die Ideen von den 38 000 Beamten, die für 500 Millionen Europäerinnen und Europäer arbeiten.

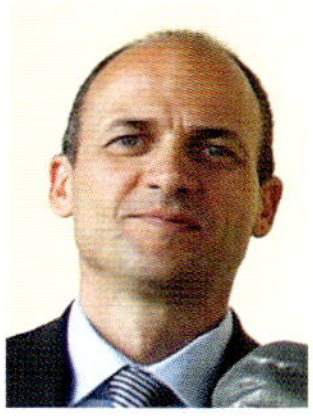

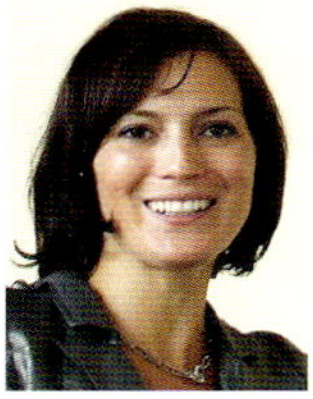

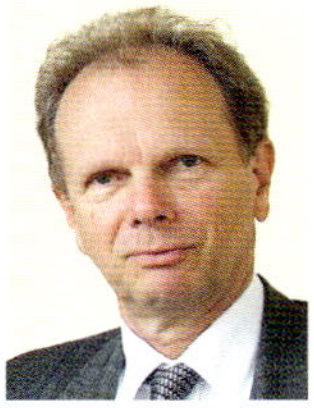

Ernst Kernmayer
Cornelia Primosch
Raimund Löw
aus Brüssel

Der Portugiese José Manuel Barroso ist bei Fernsehinterviews spontaner und lebendiger, als bei den häufigen Pressekonferenzen. Die Distanz der Bürger zu Europa begleitet ihn als Problem seit seinem Amtsantritt 2004, wie er uns bei einem ORF-Interview 2009 bestätigt: „Es gibt weltweit eine Entfremdung der Menschen von der Politik. Natürlich – ich tue mein Bestes, um Fehlentwicklungen zu korrigieren. Aber das müssen wir mit allen nationalen Führern gemeinsam tun. Europa ist nicht nur Brüssel oder Straßburg, Europa ist auch Wien, Linz oder Graz. Europa ist eine Verantwortung, die wir alle teilen. Daher appelliere ich an alle Verantwortlichen zusammen zu stehen und zu erklären, warum wir mehr denn je eine starke Europäische Union brauchen."

Nun, zu den Verantwortlichen zählen wir als Journalisten auch – doch diese funktionale Anonymität der Europäischen Union stellt einen Fernsehkorrespondenten vor ein Problem: Wo sollen die so genannten „Stand Ups" gemacht werden, wenn Reporter oder Reporterin direkt in die Kamera sprechen und die Quintessenz ihres Berichts zusammenfassen? Als Amerikakorrespondent weiß man, das Weiße Haus ist der ideale Ort. Mit dem Sitz des amerikanischen Präsidenten im Hintergrund signalisieren TV-Reporter unmissverständlich, aus welchem Blickwinkel sie berichten. Einschätzungen zur österreichischen Innenpolitik geben Fernsehreporter gerne vom Ballhausplatz ab, die Symbolbedeutung des österreichischen Regierungssitzes ist klar. In Brüssel steht kein öffentlicher Platz, mit dem sich die Bürger in irgendeiner Weise identifizieren können, für das gemeinsame Europa.

Viele Fernsehreporter behelfen sich bei ihren Stand Ups schließlich mit einem EU-Fahnenwald. Die Alternative, zu der wir ORF-Korrespondenten uns immer wieder entschließen, ist auch nicht befriedigend: Es ist der Triumphbogen im Brüsseler „Parc du Cinquantenaire", der unmittelbar an die wichtigsten EU-Gebäude anschließt. Mit seinen verwitterten Monumenten erinnert der Park an den europäischen Kolonialismus des 19. Jahrhunderts. Der Menschheit haben Welteroberungsfeldzüge nichts Gutes gebracht. Sie endeten in den mörderischen europäischen Bürgerkriegen des 20. Jahrhunderts. Aber das ist lange her. Ein Identität stiftendes Symbol für das geläuterte Vereinigte Europa fehlt.

Die Gesichtslosigkeit der EU ist gewollt. Jedes neue Symbol europäischer Macht würde von den Regierungen in den Nationalstaaten als Symbol des Machtverlustes interpretiert. Und so ist die Europahymne, Beethovens Neunte Symphonie, nicht die offizielle Hymne der Europäischen Union. Und auch die Europaflagge mit ihren zwölf Sternen ist nicht die offizielle Fahne der EU. Zumindest ist die vertragliche Festschreibung dieser Symbole seit dem Scheitern der Europäischen Verfassung Geschichte.

Und so wurde im vergangenen Jahrzehnt die gemeinsame Währung, der Euro, das wichtigste identitätsstiftende Verbindungsband der Europäer. Ausgerechnet der Euro stellt in der Folge der internationalen Finanzkrise die Europäer vor die größte Zerreißprobe: entweder sie riskieren den Zerfall oder sie versuchen in Richtung Vereinigte Staaten von Europa zu gehen. In eben diese Phase sind wir drei ORF-Korrespondenten eingetaucht:

Ultima Ratio – ein Begriff, der stellvertretend für den derzeit stattfindenden europäischen Wandel steht. Denn im Frühling 2010 hat Angela Merkel, die mächtige deutsche Bundeskanzlerin und wahrscheinlich mächtigste Politikerin Europas, noch jede finanzielle Hilfe für hochverschuldete Euroländer ausgeschlossen. Sie könne gar nicht anders, denn die Europäischen Verträge verbieten, so lautet das Argument, gegenseitige Finanzhilfe an Euroländer. Es sei denn, es tritt der Fall der von Angela Merkel so bezeichneten „Ultima Ratio" ein, dass also aufgrund der finanziellen Situation eines Staates die Stabilität und Zukunft der gesamten Eurozone auf dem Spiel steht. Anders ausgedrückt also muss die Eurozone vor einer drohenden Katastrophe stehen. Erst dann dürfe dem Problemland finanziell unter die Arme gegriffen werden. Dieser Katastrophenfall, der sich zunächst wie ein Gewitter zusammengebraut hat und sich schließlich zu einem Unwetter von noch nie dagewesenem, bis dahin unvorstellbarem Ausmaß auswachsen sollte, dessen Folgen auf zahlreiche andere Euroländer überschwappen, heißt seit Jahresbeginn 2010 Griechenland. Denn kurz zuvor hatte das kleine Euroland in der Ägäis offen ausgesprochen, was eigentlich alle gewusst haben oder zumindest wissen konnten: Griechenland hatte über all die Jahre der Euromitgliedschaft falsche Zahlen an die EU gemeldet. Staatsschulden und Budgetdefizit betragen ein Vielfaches dessen, was in der Währungsunion erlaubt ist. Selbstgemachte Probleme, dramatisch verschärft durch die internationale Finanzkrise, die das Land nicht mehr alleine stemmen kann.
Nach langem Zögern haben sich die Euroländer schließlich im März 2010 auf ein bilaterales Hilfsprogramm geeinigt – doch das konnte gerade einmal gut einen Monat lang für Beruhigung sorgen. Und so mussten die Euroländer nachlegen, um die berüchtigten Finanzmärkte zu besänftigen und zu signalisieren, dass es sich nicht lohnt, gegen den Bestand der Eurozone zu speku-

lieren. Und so haben sich die damals noch sechzehn Eurostaaten auf einem nervenzerreibenden Krisengipfel im Mai 2010 schließlich dazu durchgerungen, eine milliardenschwere Schutzmauer zu errichten, um Angriffe gegen den Euro abzuwehren. Das aber haben die Staats- und Regierungschefs nicht bei einem Kaffee beschlossen. Sie haben sich dazu an einem Freitag Anfang Mai bei einem Krisengipfel, der sich zum Marathon auswachsen sollte, durchgerungen. Denn keine 48 Stunden nach dem Treffen der politischen Spitzen sind die Euro-Finanzminister im Brüsseler Ratsgebäude zusammengekommen und haben die Details zum kollektiven Eurorettungseinsatz ausgearbeitet. Bis zum Öffnen der Börsen in Asien am folgenden Montag Morgen wollten die Finanzminister einen soliden Kompromiss auf den Tisch legen, und so wurde um 2 Uhr nachts der Eurorettungsschirm aus der Taufe gehoben. Das Kind hatte zwar mit „EFSF“ (European Financial Stability Facility) einen durchaus merkwürdigen, unaussprechlichen Namen, doch mit bis zu 750 Milliarden Euro (die allerdings in erster Linie aus Garantien bestanden) sollte es Problemländern künftig helfen und gleichzeitig ob dieser schier unbeschreiblichen Summe mit den vielen Nullen die Spekulanten abschrecken und so die gemeinsame Währung absichern. Ein historisches Ereignis in der Europapolitik, das uns Korrespondenten Zeit, Nerven und Schlaf geraubt hat.

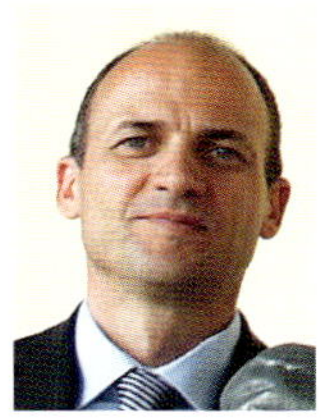

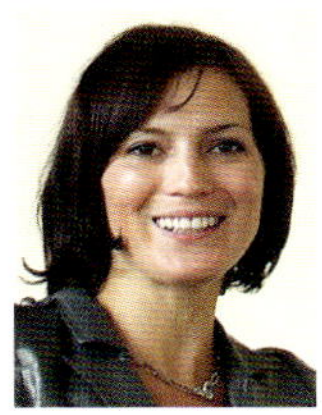

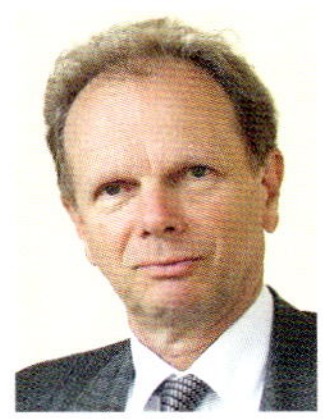

Ernst Kernmayer
Cornelia Primosch
Raimund Löw
aus Brüssel

Immerhin zählen EU-Gipfel und die Treffen der Eurogruppe, also der siebzehn Finanzminister der Euroländer, zu den wichtigsten Ereignissen im Berufsalltag eines EU-Korrespondenten. Sie finden stets im EU-Ratsgebäude statt, ein Bunker, der weder durch Charme noch durch Tageslicht besticht. Die EU-Gipfel, die Treffen der siebenundzwanzig Staats- und Regierungschefs, die planmäßig im März, Juni, Oktober und Dezember stattfinden, ziehen hunderte zusätzliche Journalisten aus allen EU-Staaten eigens an, die ihre Kollegen, die permanent aus Brüssel berichten, unterstützen. Der Ablauf entspricht einem strengen Protokoll, das auch aus dem Fernsehen bekannt ist: Die Gipfelteilnehmer reisen mit ihren dunklen Limousinen beim so genannten VIP-Eingang vor dem Ratsgebäude an. Der Protokoll-Chef des Europäischen Rates, der österreichische EU-Spitzenbeamte Leopold Radauer, empfängt die Gäste mit einem Händedruck. Gleich anschließend stellen sie sich den Fragen der unzähligen wartenden Journalisten, die hinter Absperrungen um Interviews oder Statements bitten. Platzangst ist hier unangebracht, denn Kameraleute, Tontechniker und Reporter kämpfen unerbittlich um den besten Platz. Die Gipfelteilnehmer verkünden ihre Meinung, Erwartungen und Forderungen an den EU-Gipfel, geben also vor, wie weit sie bereit sind zu gehen. Je komplizierter der Sachverhalt, desto schweigsamer sind die Spitzenpolitiker, und zahlreiche Repräsentanten aus den EU-Ländern gehen wortlos an den Journalisten vorbei. Schweigende Politiker sind der Alptraum eines EU-Korrespondenten. Zum einen bleibt damit

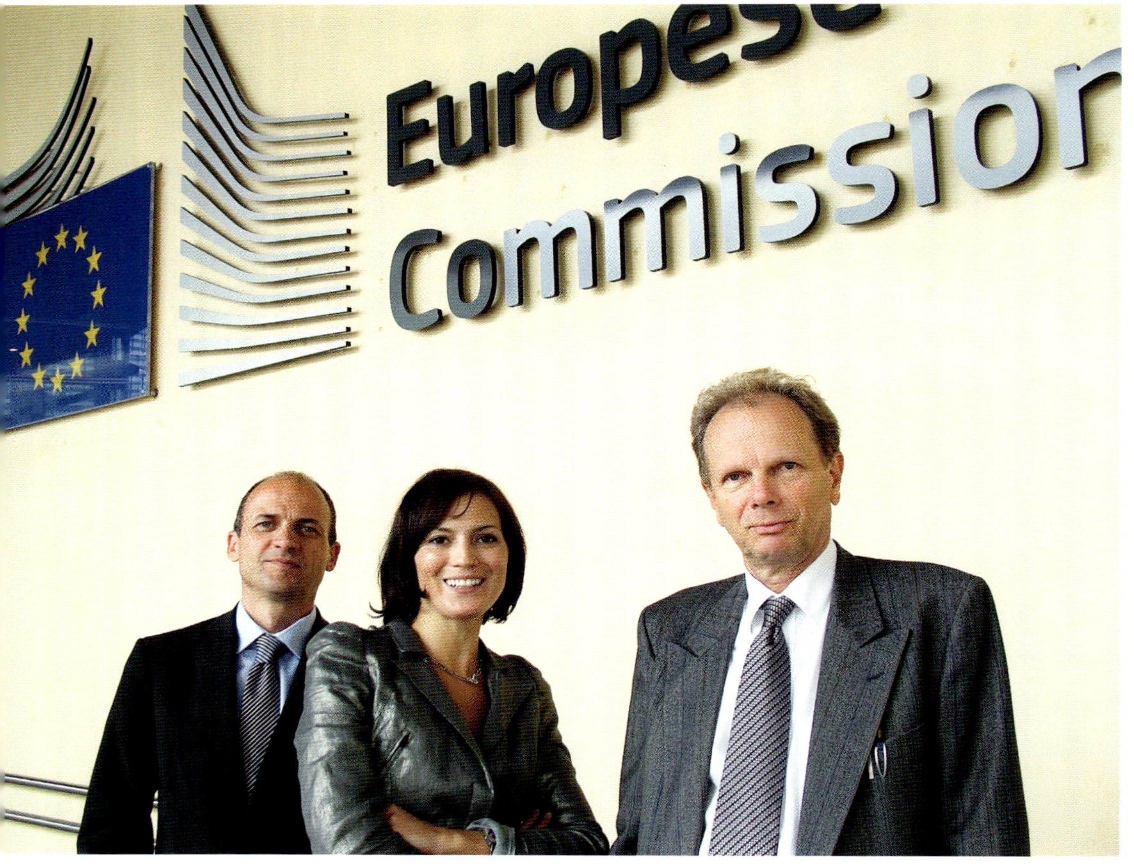

die Meinung und Position des jeweiligen Mitgliedsstaats unbekannt, was das Einordnen des Sachverhalts erschwert, zum anderen kann der Berichterstatter über nichts berichten. Denn Originaltöne, also mitgeschnittene Interviews oder zumindest Hintergrundinformationen, sind der Rohstoff der EU-Korrespondenten.

Entsprechend zermürbend sind für uns Journalisten die langen Sitzungen des Europäischen Rates, für die strenge protokollarische Regeln wie auch die Geheimhaltungspflicht gelten. Den Rahmen der Sitzung bildet meist ein Abendessen, es werden mehrere Gänge kredenzt, doch für Essen bleibt meist keine Zeit. Im Mittelpunkt steht viel mehr das Tischgespräch. An diesen Abendessen dürfen nur die siebenundzwanzig Staats- und Regierungschefs, der Präsident des Europäischen Rates und der Präsident der EU-Kommission teilnehmen. Selbst enge Berater der Politiker müssen den Raum verlassen, nur die Übersetzer dürfen bleiben. Während dieser Zeit dringen so gut wie keine Informationen nach draußen. Erst nachdem sich der Europäische Rat auf eine Schlusserklärung geeinigt hat, wird die Presse darüber in Kenntnis gesetzt. Wir versuchen dann möglichst viele Pressekonferenzen, die ebenso im Ratsgebäude stattfinden, zu besuchen, um ein breites Meinungsspektrum zu bekommen. Schließlich setzt jeder Gipfelteilnehmer andere Akzente.

Am zuverlässigsten ist die EU-Kommission, wenn es um Informationsbeschaffung geht – und sie ist aufgrund ihrer Rolle im europäischen Gesetzgebungsprozess auch die wichtigste. Die EU-Kommission hat ihre Informationspolitik formalisiert: Jeden Tag um Punkt 12 leert sich unser Korrespondenten-Büro schlagartig. Nein, nicht das Mittagessen, sondern das so genannte „Midday Briefing" lockt. Es ist die tägliche öffentliche Pressekonferenz der EU-Kommission im Berlaymont-Gebäude. Hier wird eben das serviert, was im Brüsseler Journalistenleben dem täglichen Brot gleichkommt: Informationen. Im großen Pressesaal stellen die Pressesprecher des Kommissionspräsidenten und jedes einzelnen EU-Kommissars ihre Themen vor, referieren über die Verbesserung der Rechte von Flugpassagieren, über Vertragsverletzungsverfahren – also Klagen gegen jene Mitgliedsstaaten, die etwa die europäische Luftqualitätsrichtlinie nicht einhalten oder über die aktuellen Entwicklungen in der Eurokrise. Jeder Sprecher steht geduldig Rede und Antwort. Und allzu gerne nehmen engagierte Journalisten die Sprecher mit peinigenden Fragen in die Zange und haken nach, lassen die Repräsentanten der EU-Kommission nicht aus dem Schwitzkasten. Freilich sind die Sprecher auch Experten darin, wenn es darum geht, unangenehmen Fragen auszuweichen, doch nur selten heißt es „Kein Kommentar". Immerhin wird bei dieser Pressekonferenz europäische Politik betrieben, das Handeln Europas erklärt. Was das Sprecherteam dort vor versammelter Presse und laufenden Kameras erklärt, ist die Meinung des Präsidenten der Europäischen Kommission und seiner Kommissare, also der Quasi-Regierung der EU. Damit demonstriert die EU-Kommission schon seit jeher einen Willen zur Transparenz. Die österreichische Bundesregierung steht der gesamten Presse übrigens nur einmal pro Woche nach dem Ministerrat regelmäßig für Fragen zur Verfügung. Die tägliche Pressekonferenz der EU-Kommission steht aber nicht nur Journalisten offen. Über die Internetseite des audiovisuellen Dienstes der EU-Kommission kann sie jeder auch von zuhause aus mitverfolgen.

Soweit zu den öffentlichen Presseerklärungen der EU-Kommission. Wesentlich spannender wird es hingegen, sobald die Kameras ausgeschaltet sind und sich die Kommissionssprecher auf den Weg zum Mittagessen machen. Dieser Weg kann sehr lange sein, denn je nachdem, welches Thema die Öffentlichkeit gerade beschäftigt, wird der damit befasste Kommissionssprecher plötzlich von Journalisten umkreist und belagert. Dann wird Klartext geredet und auf diplomatische Worthülsen verzichtet. Die Goldene Regel für alle Ohren lautet

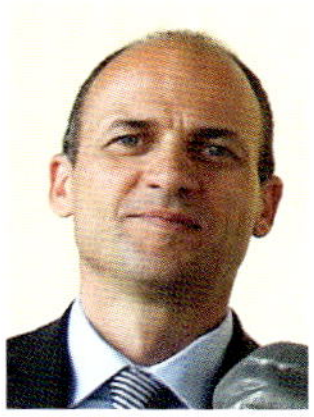
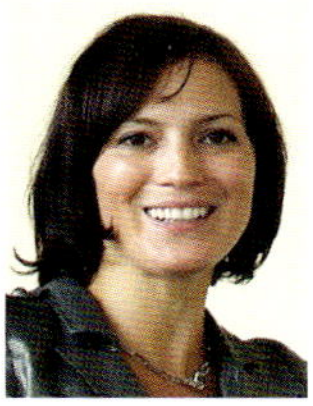
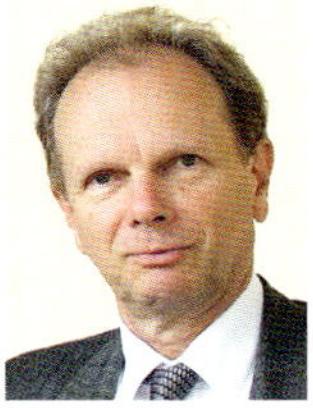

Ernst Kernmayer
Cornelia Primosch
Raimund Löw
aus Brüssel

dann „off the record“. Der Sprecher darf nur anonym und ohne Verweis auf seine Funktion zitiert werden. Das ist der Augenblick, wenn wir Journalisten in unseren Berichten „EU-Kreise“ oder „EU-Diplomaten“ als unsere Quelle nennen. Gebrochen wird diese Goldene Regel nicht. Zu groß ist die Gefahr, dass diese wichtige Informationsquelle versiegen könnte. Außerdem kennt das Sprecherteam die Journalisten – und umgekehrt. Es ist eine voneinander abhängige Zweckgemeinschaft. So ist der Ton stets freundlich-neutral, man spricht sich beim Vornamen an. Ein Rechercheanruf um 21 Uhr ist kein Problem, selbst zu dieser Uhrzeit stehen die einzelnen Sprecher noch für Informationen bereit.

Auch die anderen EU-Institutionen laden regelmäßig, wenn auch nicht täglich zu Pressegesprächen ein. Vor EU-Ministerräten, also Treffen der jeweiligen Ressortminister aus den einzelnen Mitgliedsländern, oder vor Gipfeltreffen der Staats- und Regierungschefs informieren die Ständigen Vertretungen der Mitgliedsstaaten oder die zuständigen Ministerialbeamten jedes EU-Landes, welche Position ihre Regierung vertreten wird. Da zeichnen sich schon im Vorfeld die Konflikte und die Streitthemen ab. Allerdings finden im Gegensatz zu den Pressekonferenzen der EU-Kommission, die auf Englisch und Französisch übersetzt werden, die Hintergrundgespräche der Mitgliedsländer meist nur in der jeweiligen Landessprache statt. Deshalb ziehen die Briefings in der österreichischen EU-Botschaft gerne auch deutsche und Schweizer Journalistenkollegen an. Zudem sind auch diese Informationen aus den Hintergrundgesprächen der so genannten Ständigen Vertretungen, also der EU-Botschaften, strikt „off the record“.

Doch es gibt auch das laute Ausposaunen von Meinungen und Positionen. Das passiert dann bei den bereits erwähnten EU-Ministerräten oder den EU-Gipfeltreffen der Staats- und Regierungschefs in Brüssel. Was hier gesagt wird, macht Schlagzeilen. Zu den von den Journalisten begehrtesten Gesprächspartnern zählen jene Politiker, die sich kein Blatt vor den Mund nehmen. So sind die Auftritte des langjährigen Chefs der Eurogruppe, Jean-Claude Juncker, legendär wegen seiner scharfsinnigen Kommentare, seines unorthodoxen Umgangs mit Journalisten und seines beißenden Humors. Von wegen „beißend“: Bei einem informellen Eurogruppentreffen hat Jean-Claude Juncker tatsächlich Anstalten gemacht, in das ORF-Mikrofon beißen zu wollen. Auch das ist nicht als tätlicher Angriff, sondern als erfrischend-ungewöhnlicher Umgang mit Journalisten zu verstehen. Denn Juncker hält sich bei seinen Aussagen trotz aller Deutlichkeit meist an Grundregeln der diplomatischen Vorsicht. Umso spektakulärer sind deshalb die Auftritte der österreichischen Finanzministerin Maria Fekter: Sie hält mit ihrer Meinung höchst selten hinterm Berg, entsprechend begehrt sind ihre Äußerungen bei den EU-Korrespondenten, und immer, wenn Maria Fekter sich zu Wort meldet, bitten uns die internationalen Kollegen um eine möglichst wortwörtliche Übersetzung. Immerhin legt sich die österreichische Finanzministerin auch gerne mit den Großen an.

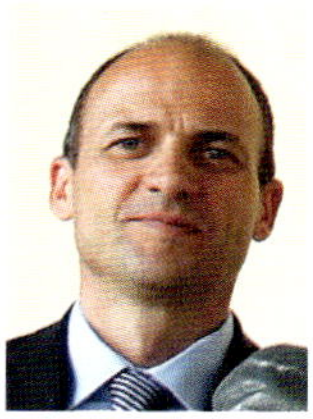

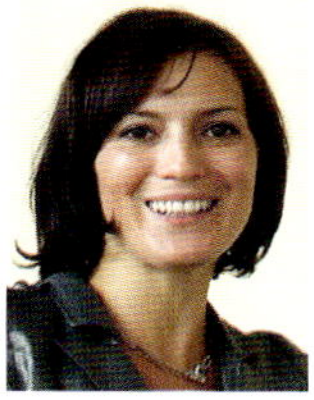

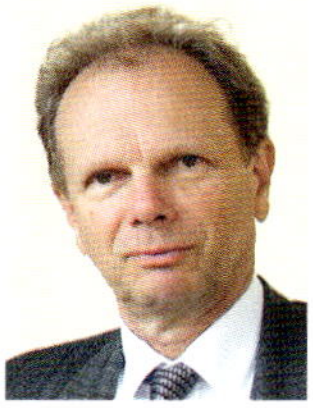

So auch in Breslau im Herbst 2011. Das damalige EU-Ratsvorsitzland Polen lädt Europas Finanzminister zu einem informellen Krisengipfel ein. Wir Korrespondenten reisen über Umwege über Berlin, Frankfurt und Prag an. Manche Kollegen nehmen von Berlin aus das Auto, denn die Flugverbindungen sind schwierig. Aber Breslau ist voller Optimismus. Polen ist nach dem Übergang vom Kommunismus eine Erfolgsgeschichte der EU. Die Altstadt hat die Zerstörung des Zweiten Weltkrieges und die Vernachlässigung des Kommunismus überlebt, die meisten Straßenzüge sind mustergültig restauriert. In unserem Hotel sind sogar deutsche Landsmannschaften gern gesehene Gäste, davon zeugen die Dokumente an den Wänden. Weil die Eurozone im weltweit tobenden Finanzsturm eine erschreckend prominente Rolle eingenommen hat, reist selbst der amerikanische Finanzminister Timothy Geithner nach Breslau, um den Europäern ins Gewissen zu reden. Ausgerechnet die Finanzministerin eines verhältnismäßig kleinen Eurolandes reagiert auf diese amerikanische Einmischung mit scharfer Kritik. „Weil uns die Welt zu erklären, obwohl wir im Hinblick auf die Fundamentaldaten besser dastehen als die USA, und gleichzeitig uns zu erklären, was wir mit Steuergeldern zu tun haben, und gleichzeitig einer Maßnahme sofort eine Absage zu erteilen, das habe ich nicht für gerechtfertigt gefunden", sticht Österreichs Finanzministerin Maria Fekter hervor, weil der amerikanische Vertreter die Europäer auffordert, gegen die drohende Rezession „mehr Geld in die Hand zu nehmen", aber die USA gleichzeitig die von vielen Europäern geforderte Steuer auf Finanztransaktionen ablehnen.

Als Innenministerin hat Maria Fekter früher mit scharfen Wortmeldungen gezielt Schlagzeilen im heimischen Medienwald ausgelöst. Aber nur dort. Was ein Mitglied des EU-Finanzministerrates Ecofin in einer heiklen Phase der Finanzkrise sagt, wird dagegen von den internationalen Presseagenturen innerhalb von Minuten um den halben Erdball transportiert. Diese Dynamik schafft für die gerne polarisierende österreichische Ministerin schwierige Situationen auch im Umgang mit den Ministerkollegen. Einen diplomatischen GAU hat sie etwa beim informellen Finanzministertreffen in Kopenhagen im Frühjahr 2012 ausgelöst. Es ging um die lange und heftig diskutierte Aufstockung des permanenten Eurorettungsschirms ESM (European Stability Mechanism). Die Erwartungen waren enorm, die Thematik hochsensibel, immerhin ging es darum, noch mehr Steuergeld in die Hand zu nehmen, um die weiterhin lodernde europäische Staatsschuldenkrise in den Griff zu bekommen. Die versammelte

Presse harrte der angekündigten Erklärung von Eurogruppenchef Jean-Claude Juncker. Wer aber erscheint noch vor Sitzungsende vor den wartenden Journalisten? Maria Fekter. Die österreichische Finanzministerin wird umzingelt von Kameras, Reporter strecken ihr Mikrofone entgegen und löchern sie mit Fragen. Sie ist es, die die vereinbarte Aufstockung des Eurorettungsschirms auf 750 Milliarden Euro verkündet. Eine Meldung, die sich in Windeseile über die Agenturen und Newsticker verbreitet. Und wohl auch auf Jean-Claude Junckers Handy landete. Denn dieser sagte aus Protest spontan seine Pressekonferenz ab. Ein noch nie dagewesener Schritt. Maria Fekter muss sich dafür später bei beim Eurogruppenchef entschuldigen.

Weitere Aufregung löst Maria Fekter nur wenige Wochen später aus. Bei einem Finanzministertreffen in Brüssel stellte sie Griechenland die Rute ins Fenster. Ein Austritt aus der Eurozone sei aus ihrer Sicht bei einem Bankrott des Landes nicht möglich, sehr wohl aber ein Austritt aus der Europäischen Union an sich. Und wenn Griechenland dann wieder der Union beitreten wolle, werde man sehr genau auf die Zahlen schauen. Es würde den Griechen also nicht leicht gemacht, wieder in die EU zurückzukehren. Diese Äußerung führte zu einer verwunderten Anfrage des deutschen Bundeskanzleramtes in Wien, ob sich die österreichische Linie verändert habe. Als „Hexe aus dem Süden" werde die österreichische Ministerin scherzhaft bezeichnet, ließ der Vertreter eines nordeuropäischen Landes gar die Reporterin der *Süddeutschen Zeitung* wissen.

Doch immerhin versteckt Maria Fekter nur wenig ihre wahren Emotionen – denn meist ist das Gegenteil der Fall, vor allem dann, wenn sich die Finanzminister immer neue Maßnahmen zur Krisenbewältigung ausdenken müssen, weil die zuvor gefällten Entscheidungen an den misstrauischen Finanzmärkten wenig bis keine Wirkung gezeigt haben und verpufft sind. Ein Szenario, das sich seit Ausbruch der Eurokrise unzählige Male wiederholt hat und wofür den Entscheidungsträgern die Erklärungen ausgehen. Das war auch in einer Nacht im Juli 2011 der Fall. Wieder einmal treffen sich die Finanzminister der Euroländer. Längst haben nach Griechenland auch schon Irland und Portugal unter dem Rettungsschirm der Partnerländer Zuflucht gesucht. Klar ist, dass die bisherigen Notkredite für Griechenland nicht genügen und ein zweites Rettungspaket notwendig ist. Und in den Tagen zuvor ist Italien in den Blickpunkt geraten, weil die Anleger zunehmend Zweifel daran haben, ob das Land seine Schulden von rund 120 Prozent des Bruttoinlandsprodukts zurückzahlen kann. Also nicht mehr nur kleine Länder wie Griechenland, Irland und Portugal – von der Bedeutung der Wirtschaftskraft vernachlässigbar –, sondern die drittgrößte Wirtschaft der Eurozone ist zum Spielball der Märkte geworden.

Von den Finanzministern werden Antworten erwartet. Antworten, die zahlreiche Journalisten aus allen EU-Ländern, aber auch Kollegen aus China, Japan und den USA transportieren sollen. Im Pressezentrum des EU-Ratsgebäudes tippen die Korrespondenten an ihren Artikeln – meist sind es Wasserstandsmeldungen, denn Lösung ist noch keine in Sicht. In der Pressebar, dem Café Autriche, das 2006 während der zweiten österreichischen EU-Ratspräsidentschaft eingeweiht wurde, versorgen sich die Journalisten mit Koffein und Gerüchten. Denn ab und an lässt sich ein Diplomat, ein Berater eines teilnehmenden Finanzministers im Café Autriche blicken. Er kommt meist gar nicht dazu, einen Kaffee zu bestellen, weil er binnen weniger Augenblicke von Journalisten umzingelt ist. Woran hakt es? Wer blockiert welche Lösung? Wie lange dauert die Sitzung der Eurofinanzminister noch? Wieder einmal dauert es bis Mitternacht, bis ein Papier mit den Minister-Beschlüssen den Weg aus dem Sitzungssaal findet. Ein Papier, über dem die wartenden Journalisten ratlos die Köpfe zusammenstecken. Raimund Löw ist an die Anfänge seines Journalistenlebens in der Sowjetunion erinnert, als Korrespondenten und Kremllogen über Mitteilungen des Zentralkomitees der KPdSU auch stets lange zu brüten hatten, um die Bedeutung hinter den komplizierten Wortgirlanden zu erahnen. Bei der anschließenden Pressekonferenz mit dem Chef der Euro-Finanzminister, dem luxemburgischen Premier Jean-Claude Juncker, fragt der erfahrene Korrespondent des renommierten *Economist*, was das denn zu bedeuten habe, jedes Wort unterlegt mit verlegenem Lachen, das die Ratlosigkeit als Überlegenheit erscheinen lassen soll. Juncker pariert verärgert mit dem Hinweis, dass das alles nicht lustig sei. Zur Aufklärung trägt er nicht bei. Stattdessen verliest er noch einmal das Statement.

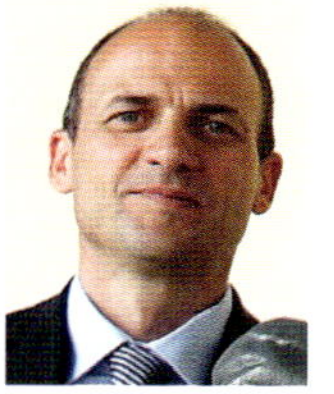

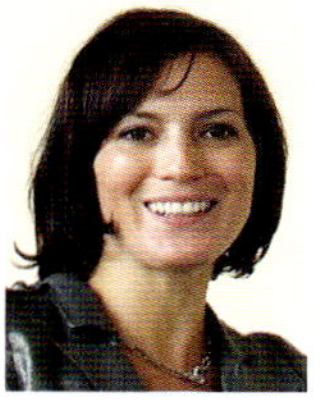

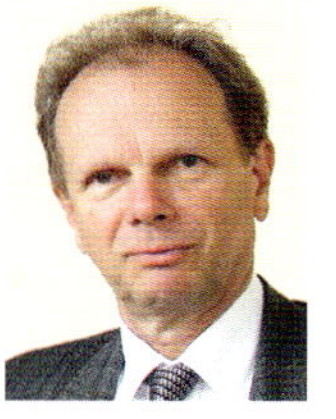

„Die Minister bestärken ihr absolutes Bekenntnis, die Finanzstabilität der Eurozone abzusichern", heißt es da. „Zu diesem Zweck sind die Minister bereit, weitere Maßnahmen zu beschließen, die die systemische Fähigkeit der Eurozone verbessern werden, Ansteckungsrisiken entgegen zu wirken, inklusive einer Stärkung von Flexibilität und Umfang des EFSF einer Verlängerung der Kreditlaufzeiten und verminderter Zinsraten, auch mittels eines Zusatzübereinkommens, wo notwendig."

Alles klar? Kein Wort zu Italien. Da könnten verstörte Anleger ja annehmen, es bestehe wirklich Grund zur Sorge. Da schon lieber das Prinzip Hoffnung mit dem Bekenntnis dazu, „Ansteckungsrisiken entgegen zu wirken". So umfassend wie unverbindlich.

Zehn Tage später dann ein eilig einberufener Krisengipfel der Staats- und Regierungschefs der Euroländer. Ein zweites Griechenlandpaket wird beschlos-

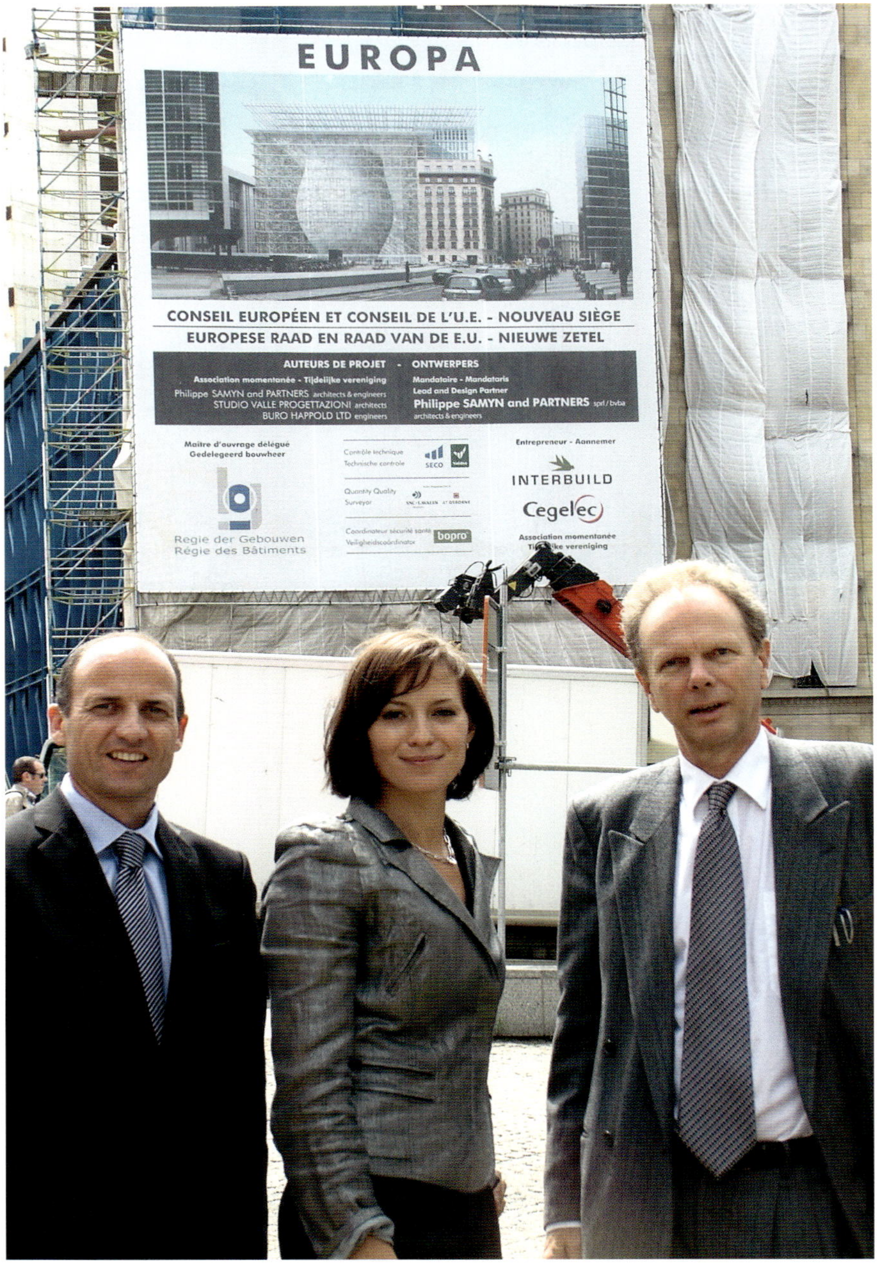

sen, und die beteiligten Politiker loben sich ob ihrer Tatkraft. Zwei Wochen danach ist klar: Die Wirkung der Krisendiplomatie ist schon wieder verpufft. EU-Kommissionspräsident José Manuel Barroso geht selbst überraschend an die Öffentlichkeit und kritisiert die Kurzsichtigkeit und Kleinlichkeit, mit der versucht wird, der Krise beizukommen.

Miniaturen, stellvertretend für die Euro-Krisendiplomatie der letzten Jahre, deren Ergebnis immer wieder ein zu wenig, zu spät ist. Geteilt zwischen Zahlern und Empfängern, getrieben von der Geschwindigkeit stets neuer Katastrophenberichte von den Finanzmärkten, eingebremst von der politischen Notwendigkeit, die jeweilige Stimmung zu Hause nicht außer Acht zu lassen.

Ein Jahr danach, im Juni 2012, geben die Sachzwänge der Krise wieder einmal den Takt vor. Von den ganz großen Lösungen ist die Rede: von Fiskalunion, der gemeinsamen Haushaltspolitik, von Bankenunion, die verhindern soll, dass Probleme großer Banken zu Problemen für das gesamte System werden. Mehr gegenseitige Kontrolle heißt das mit dem Ziel, am Ende gemeinsame Haftung für die Schulden zu übernehmen. Kleine Lösungen greifen nicht mehr, weiß der führende Ökonom des renommierten Brüsseler Think-tanks European Policy Center, Janis Emmanouilidis. „100 oder 200 Milliarden Euro mehr für den Rettungsfonds – die hätten vor ein- oder eineinhalb Jahren noch Eindruck gemacht. Aber heute sind wir an einem Punkt angekommen, an dem man noch weiter gehen muss. Und da ist die Entwicklung in Richtung einer Fiskal- und Wirtschaftsunion der richtige Weg."

In der Zerreißprobe rund um die Staatsschulden Griechenlands, Irlands und Portugals, Spaniens und Italiens sind auf jeden Fall plötzlich wieder die Nationalstaaten ins Zentrum gerückt. Nur sie verfügen über die Mittel, um den Euro zu verteidigen. Die Eurokrise hat damit eine entgegengesetzte Bewegung zu dem vor Jahren heiß umstrittenen Reformvertrag ausgelöst: das Europäische Parlament trat trotz seiner gestiegenen Kompetenzen in den Hintergrund. Kommissionspräsident José Manuel Barroso hat zwar viele Vorschläge gemacht, die von der Einführung einer europäischen Finanztransaktionssteuer bis zu Eurobonds gingen. Entscheidend war jedoch das Zusammenspiel der Nationalstaaten.

Die Europäische Union ist nicht neu gegründet worden in den Jahren der Finanzkrise. Aber ihr Gesicht hat sie deutlich verändert. Viele Milliarden Euro werden in die finanziellen Schutzmauern gepumpt. Die finanztechnische Verschränkung Europas war noch nie so groß wie jetzt. Gleichzeitig hat sich das politische Gewicht dramatisch in Richtung der Nationalstaaten verschoben, besonders nach Deutschland. Jeder einzelne Zug bei der Eurorettung muss nach einer Vorgabe des Bundesverfassungsgerichtes in Karlsruhe vom Deutschen Bundestag genehmigt werden. Berlin entscheidet mehr als Brüssel oder das EU-Parlament in Strassburg. Eine Situation, die auf Dauer nicht haltbar sein kann.

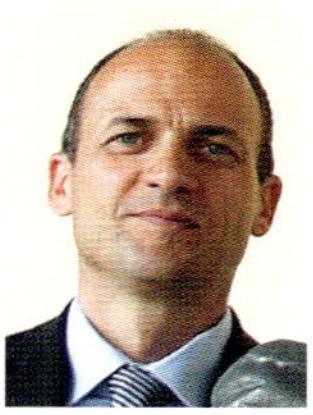

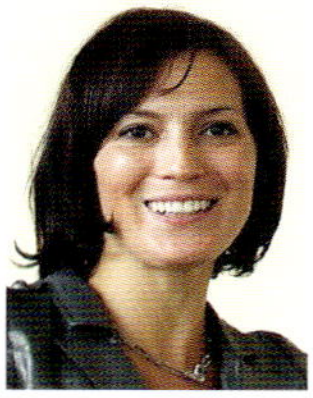

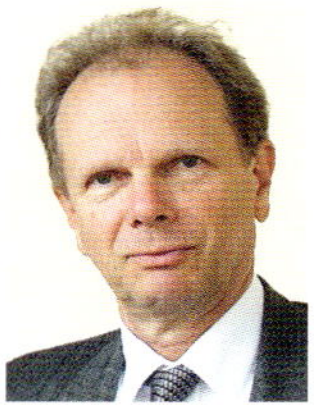

Ernst Kernmayer
Cornelia Primosch
Raimund Löw
aus Brüssel

Dass der Euro bisher die Schockwellen der letzten Jahre überstanden hat, hängt mit den Kosten einer Trennung zusammen. Die kühlen Schweizer Banker der UBS kalkulieren, dass ein Zerfall der Währungsgemeinschaft deutlich teurer wäre als alle Hilfspakete für Griechenland zusammen. 11 500 Euro pro Kopf und Nase würde eine Auflösung des Euroraums allein im ersten Jahr kosten, rechnen die Schweizer Experten. Dazu kämen die verheerenden politischen Folgen eines Zerfalls. Könnten sich doch erstmals seit 1945 Deutschland und Frankreich in unterschiedlichen Allianzen wiederfinden, wenn sich etwa die wirtschaftlich stärkeren Nordstaaten vom stärker unter der Schuldenlast leidenden Süden trennten.

Die Baustelle EU hat mehr Flexibilität und Zähigkeit gezeigt, als viele anfangs vermutet haben. Die Scharniere dieses Mechanismus sind Beamte, Experten, Emissäre, die sich jeden Tag in Brüssel nahe des Rond Point Schuman durch die tatsächlichen Baugruben der Brüsseler Stadtverwaltung abmühen, um zu Treffen und Verhandlungen zu gelangen. Sie kommen direkt vom Internationalen Flughafen im Brüsseler Vorort Zaventem aus den siebenundzwanzig Hauptstädten der Mitgliedsstaaten und eilen zu den Sitzungen einer der zweihundert Arbeitsgruppen, in denen Gesetzestexte, Verordnungen und Richtlinien verhandelt werden.

Die Emissäre aus den Ministerien der Mitgliedsstaaten haben sich in ihren Hauptstädten mit anderen Ministerien, Wirtschaftsverbänden, Gewerkschaften und Parteien abgestimmt. Ein solches Prozedere mal 27 erklärt, warum die europäische Gesetzwerdung in der Regel mehrere Jahre dauert.

Die Emissäre der nationalen Willensbildung ziehen ein Markenzeichen hinter sich her: den Rollkoffer, der das Straßenbild im Brüsseler Europaviertel dominiert. Die Europäische Union hat bekanntlich keine eigene Armee und keinen eigenen Geheimdienst. Zusammen gehalten wird Europa im Alltag durch die Menschen mit den Rollkoffern, die als Kanäle der gemeinsamen Willensbildung fungieren.

Gerne verweisen EU-Politiker auf die historischen Wurzeln der Gemeinsamkeiten in Europa in den Epochen vor dem Aufstieg des modernen Nationalismus. Durch den Boulevard Charlemagne, benannt nach dem Karl dem Großen, dem Frankenherrscher des 8. Jahrhunderts, fahren die EU-Kommissare jeden Tag zur Arbeit. Das damalige Reich wurde durch kein stehendes Heer zusammen gehalten. Die Verbindung lief über reitende Boten, die von Markt zu Markt und Fürst zu Fürst zogen, um die Botschaften über Krieg und Frieden, alte Bündnisse und neue Allianzen zu überbringen. Die Träger der Rollkoffer, die sich durch die Baustellen rund um den Rond Point Schuman mühen, sind mit ihren Computersticks im Gepäck, begleitet von E-Mails über gesicherte Leitungen, die reitenden Boten unserer Zeit. Seit dem Ausbruch der Finanzkrise wird die Tragfähigkeit dieses Systems auf die bisher größte Probe gestellt.

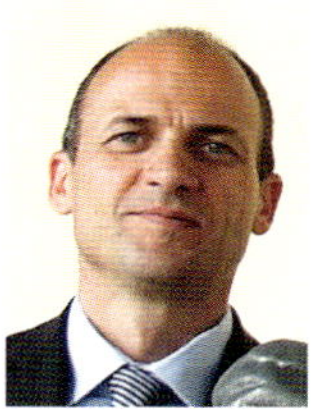

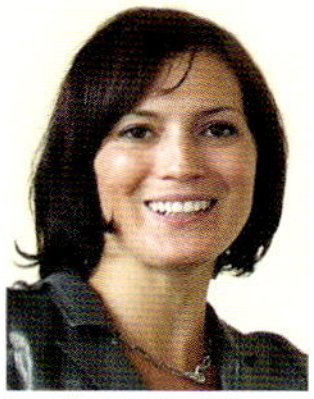

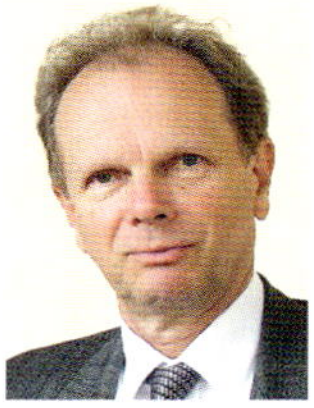

Ernst Kernmayer
Cornelia Primosch
Raimund Löw
aus Brüssel

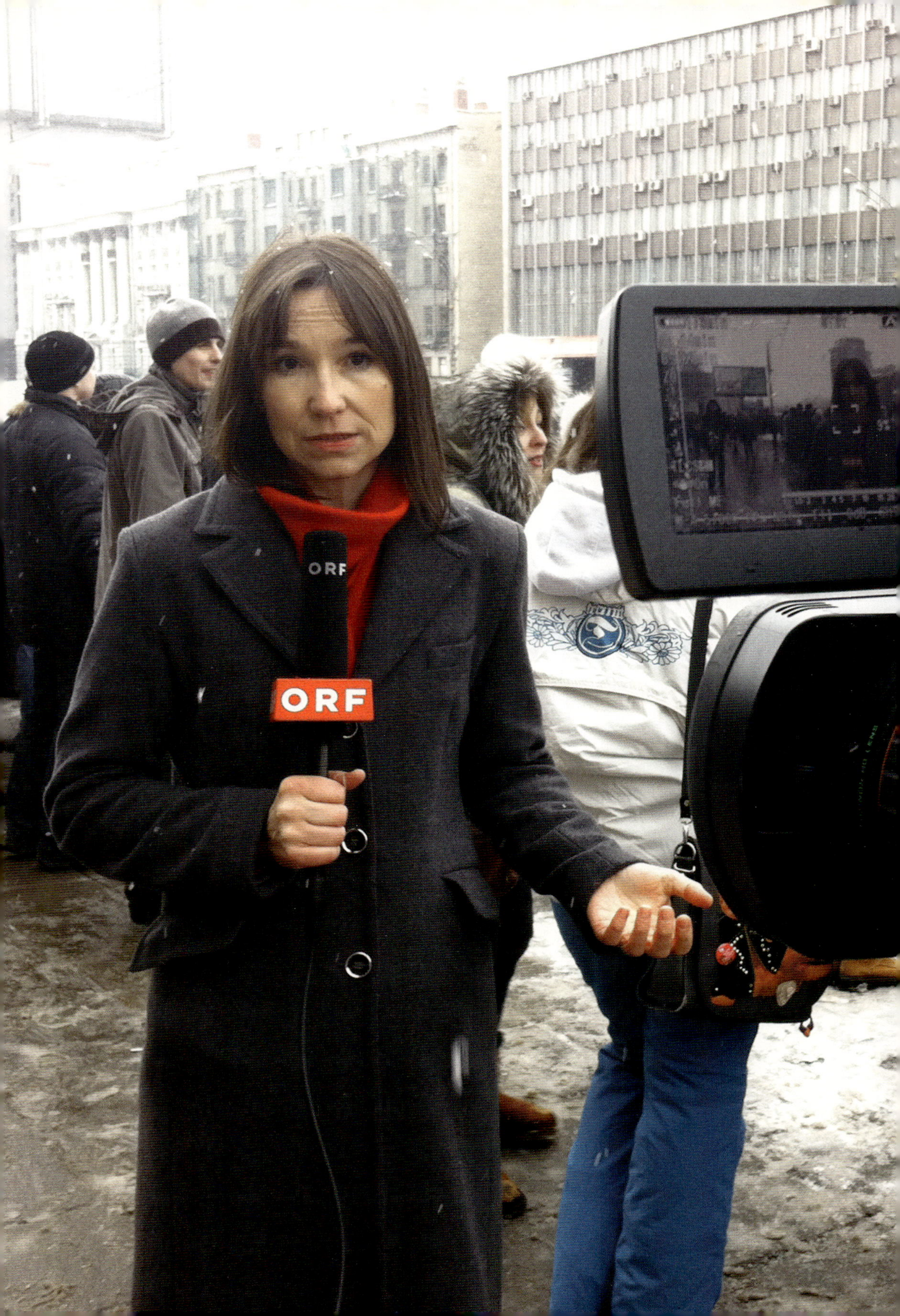
ORF
ORF

CAROLA SCHNEIDER
aus Moskau

ES IST UNS NICHT MEHR EGAL

Grellbunte Streifen ziehen vor dem Fenster des Taxis vorbei. Sie stammen von den blinkenden Leuchtreklame-Schildern, die die Nacht in Moskau gar nicht richtig dunkel werden lassen. Der Fahrer bleibt plötzlich stehen, trotz der späten Stunde stecken wir auf einer der breiten Durchzugsstraßen im Stau: Das Wochenende steht vor der Tür und die Moskauer stürmen die großen Möbelhäuser und Einkaufszentren am Stadtrand, was den Verkehr zusammen brechen lässt. „Wie sich die Stadt verändert hat", denke ich, „sie ist tatsächlich zu einer westlichen Glitzermetropole geworden." Ich bin auf dem Weg vom Flughafen ins Stadtzentrum, am nächsten Tag werde ich meine neue Stelle als ORF-Korrespondentin in Moskau antreten. Es ist Herbst 2011, seit vielen Jahren war ich nicht mehr in Russland. Unvermittelt schießen mir die Bilder meiner Studentenzeit in Moskau durch den Kopf: Anfang der 90er-Jahre, unmittelbar nach dem Zusammenbruch der Sowjetunion. Leuchtreklamen gab es damals noch keine, auch kaum Restaurants und Cafés. Die wenigen Geschäfte waren so leer wie ihre Regale, es gab fast nichts zu kaufen. Wurden irgendwo unerwartet Lebensmittel wie Milch oder Fleisch angeboten, bildeten sich sofort lange Menschenschlangen. Doch viele Menschen konnten sich ohnehin fast nichts leisten, am allerwenigsten die Pensionisten. Ich werde nie die Bilder vergessen, die sich mir damals so eingeprägt hatten, von unzähligen alten Mütterchen, die den Straßenrand bei den U-Bahn-Ausgängen säumten und neben Tomaten und Zwiebeln aus ihrem Garten auch den Hausrat verkauften, um sich ein paar Rubel zu verdienen.

„Was wohl aus Natalja und Juri geworden ist?", frage ich mich, während sich der nächtliche Stau allmählich auflöst und sich das Taxi wieder in Bewegung setzt. Während meines Studienaufenthalts in Moskau wohnte ich bei einem Ehepaar in einem sowjetischen Plattenbau-Hochhaus im Süden der Stadt. Sie vermieteten mir das Zimmer ihres Sohnes, der das Elternhaus bereits verlassen hatte, um sich ein paar hundert Dollar pro Monat dazu zu verdienen. Sowohl

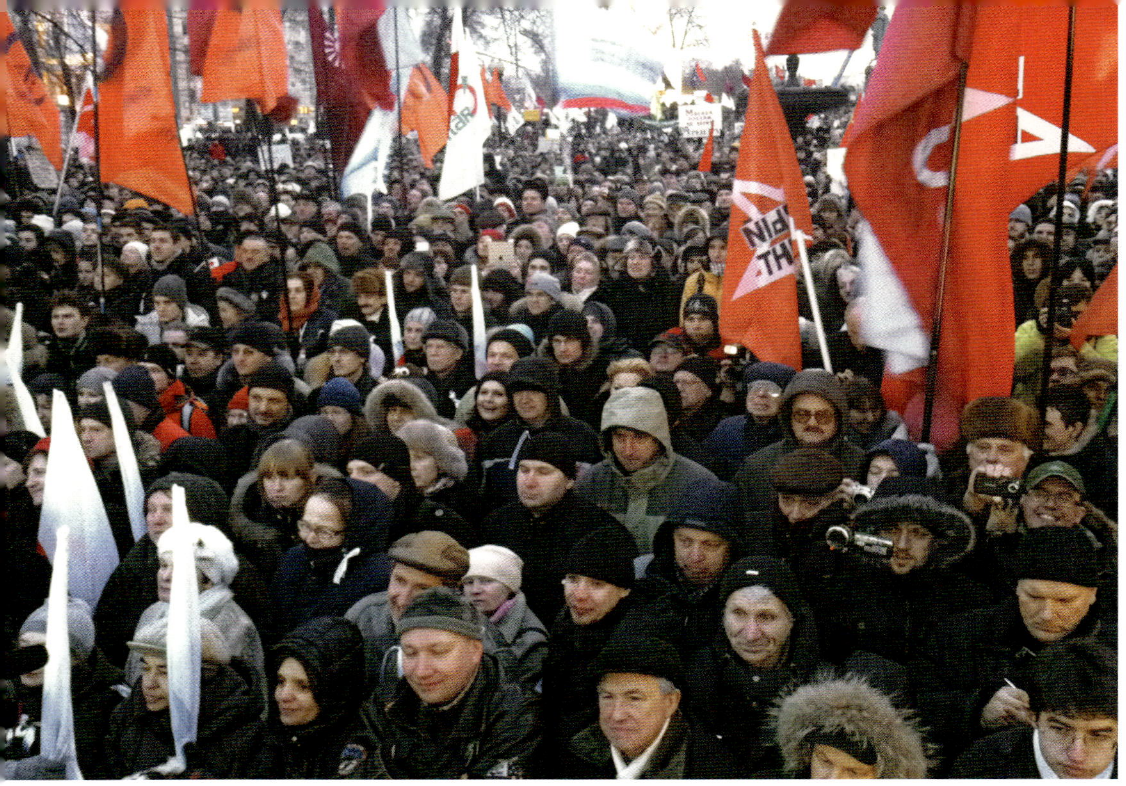

Natalja als auch Juri hatten eine akademische Ausbildung absolviert, Natascha war Chemikerin und in der Sowjetzeit, wie so viele andere auch, in der Rüstungsindustrie tätig. Juri war Informatiker. Nach dem Zusammenbruch der Sowjetunion, als das wirtschaftliche und politische Chaos in den 90er-Jahren ausbrach, konnten sich die beiden mit ihren Gehältern allein nur schwer über Wasser halten. „Heute müssten Natalja und Juri längst in Pension sein", denke ich und nehme mir vor, sie bald zu besuchen.

Mehr als zwanzig Jahre sind vergangen, seit die Russen das letzte Mal in Scharen durch die Straßen von Moskau gezogen sind, um gegen die bereits zusammenbrechende Sowjetherrschaft zu demonstrieren. Nun, im Herbst 2011, liegt wieder spürbare Proteststimmung in der Luft. Es ist Wahlkampf, die Parlamentswahlen stehen vor der Tür, wenige Monate später folgen Präsidentschaftswahlen. Doch viele Russen, vor allem in den großen Städten, sind enttäuscht und wütend. Denn von echten Wahlen kann nicht die Rede sein. Das politische Führungsduo des Landes, Präsident Dmitri Medwedew und Regierungschef Wladimir Putin, die in der Bevölkerung längst als „Tandem" verspottet werden, haben die politische Zukunft Russlands bereits vorher gesagt. An einem Parteitag der Kremlpartei „Einiges Russland" im September, der in die Geschichtsbücher eingehen dürfte, verkündeten Medwedew und Putin, dass sie nun ihre Rollen tauschen würden. Medwedew gebe nach vier Jahren sein Präsidentenamt ab und mache Putin Platz, der wieder als Präsidentschaftskandidat antreten wolle. Schon zweimal hatte er das höchste Amt im Land inne. Weil er aber laut russischer Verfassung kein drittes Mal in Folge antreten durfte, musste er vier Jahre lang mit dem Posten des Regierungschefs vorlieb nehmen. Nun wird für viele Russen offiziell bestätigt, was sie insgeheim längst befürchtet haben: der liberale Medwedew, der ständig von Reformen und Liberalisierung sprach und auch im Westen populär war, war nichts anderes als eine Marionette, ein Platzhalter für Putin, der im Hintergrund auch als Regierungschef die Fäden zog und sich nun anschickt, als Präsident in den Kreml zurückzukehren und Russland für weitere zwölf Jahre autoritär zu regieren. Und nichts dabei findet, diesen Job-Tausch treuherzig als die einzig richtige Entscheidung für das Wohl des Landes zu bezeichnen. Dieser blanke Zynismus ist selbst den autoritätsgewohnten Russen zu viel. Die politische Unzufriedenheit, vor allem in großen Städten, nimmt rasant zu. Endgültig zum Überlaufen bringen das Fass die Parlamentswahlen Anfang Dezember. Die Kremlpartei „Einiges Russland" gewinnt die Wahlen zwar, doch sie muss herbe Verluste einstecken. Dass es trotzdem für die absolute Mandatsmehrheit im Parlament reicht, verdankt die Regierungspartei massiven Manipulationen rund um den Urnengang. Im Internet kursieren zahllose Videos über gefälschte Wählerlisten, nachträglich umgeschriebene Abstimmungsprotokolle, schon vor dem Wahltag gefüllte Urnen und so genannte „Karussells", das sind bezahlte Gruppen von „Wählern", die von einem Wahllokal ins andere gefahren werden und ihre Stimme mehrfach abgeben. Nicht nur unabhängige Wahlbeobachter in Russland, auch die OSZE, die den Wahlkampf und den Abstimmungstag beobachtet hat, beklagen massive Unregelmäßigkeiten.

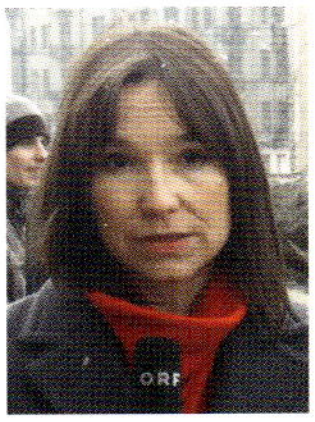

Carola Schneider aus Moskau

Schon am Wahlabend strömen in Moskau und Sankt Petersburg spontan Hunderte Oppositionelle und Regierungskritiker auf die Straße. Lautstark protestieren sie gegen Wahlfälschungen und fordern Neuwahlen. Als in Moskau eine Gruppe wütender Demonstranten die Absperrung der Sicherheitskräfte durchbricht und in Richtung Kreml marschiert, werden Dutzende festgenommen. Am nächsten Tag gehen die Demonstrationen unvermindert weiter. Was in diesen turbulenten Dezembertagen noch niemand ahnt, ist, dass sie die Geburtsstunde einer neuen russischen Protestbewegung sind, die niemand kommen sah. Einer bunten, lauten, chaotischen und unübersichtlichen Bewegung gegen das autoritäre Putin-Regime, die für Schlagzeilen weit über Russland hinaus sorgen und die für ihre sprichwörtliche Passivität bekannte russische Gesellschaft aufrütteln und – vielleicht für immer – verändern wird.

Am zehnten Dezember, eine Woche nach den umstrittenen Parlamentswahlen, sind es erstmals mehrere Zehntausend, die auf dem Moskauer „Bolotnaja"-Platz, auf einer Insel im Moskau-Fluss unweit des Kremls, für ehrliche Wahlen

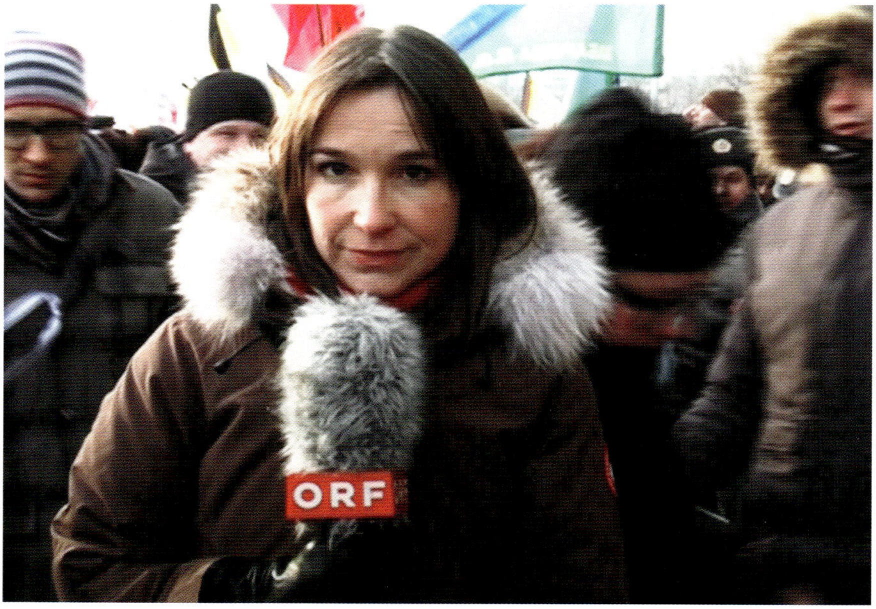

und einen politischen Wandel demonstrieren. Grund genug, dass dieser Platz seither oft mit der neuen Protestbewegung gleichgesetzt wird. In den Wochen und Monaten darauf folgen weitere Massenproteste, denen sich immer mehr Unzufriedene anschließen. Die Demonstrationen gleichen oft einem Volksfest: populäre Rocksänger schmettern Protestlieder aus der Zeit der Perestroika von eilig aufgebauten Bühnen, bevor sie den Oppositionsführern das Mikrofon überlassen. Unter diesen finden sich alte Polit-Haudegen der 90er-Jahre wie Boris Nemzow oder Grigori Jawlinski, aber auch junge, neue Gesichter wie der Anti-Korruptions-Aktivist und Blogger Alexej Nawalnyj. Studenten schwenken selbstgebastelte Plakate und Transparente, auf denen in witzigen und originellen Zeichnungen Putins Abgang und eine Neuwahl des Parlaments gefordert werden. Viele der Demonstranten haben sich weiße Bänder an die Kleider oder Haare geknüpft, das Symbol der neuen Protestbewegung. Und immer wieder bietet sich das gleiche, ungewöhnliche, Bild: Liberale marschieren neben ultraorthodoxen Kirchenanhängern, Nationalisten neben Linksradikalen, Pensionisten neben jungen Eltern, die ihre Kinder auf den Schultern tragen. Sie alle eint die Wut über den Wahlbetrug und der Wunsch, der schon zwölf Jahre dauernden Herrschaft von Putin und seinem korrupten Machtapparat ein Ende zu setzen. Oft freuen sich die Demonstranten darüber, dass westliche Filmteams die Kundgebungen mitverfolgen. Sie erzählen uns bereitwillig vor der ORF-Kamera, warum sie trotz klirrender Winterkälte stundenlang bei Protestaktionen ausharren. „Wir haben einfach genug! Die da oben sollen wissen, dass es uns nicht mehr egal ist, dass man uns betrügt und für dumm verkauft", sagt eine junge Frau. „Mein Mann und ich wurden unter Stalin geboren und wir haben unter Breschnew gelebt", meint eine Pensionistin, „den Gedanken, jetzt auch noch unter Putin zu sterben, können wir nicht ertragen."

Auch viele meiner Bekannten und Freunde haben sich den plötzlich aufgeflammten Anti-Putin-Protesten angeschlossen. Unter ihnen ist die Geologin und Unternehmerin Olga. Ihre Tochter ist, wie so viele andere junge Russen, längst in den Westen ausgewandert. Nach einem erfolgreichen Designer-Studium in London baut sie sich dort eine berufliche und private Zukunft auf. „Auch ich habe oft mit dem Gedanken gespielt, Russland zu verlassen", erzählt Olga freimütig, „aber jetzt bleibe ich. Es tut so gut, zu sehen, dass ich mit meiner Wut und meinem Wunsch, etwas zu verändern, nicht alleine bin."

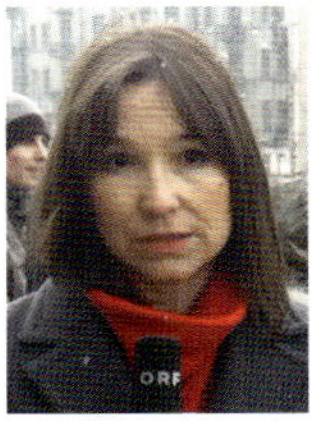

Carola Schneider
aus Moskau

Die Sehnsucht nach dem starken Mann

Außerhalb der russischen Großstädte ist jedoch von der Proteststimmung wenig zu spüren. Ganz im Gegenteil. Als wir im Vorfeld der Präsidentschaftswahlen im März 2012 eine Fernsehreportage in der Industriestadt Kaluga rund 200 Kilometer außerhalb von Moskau drehen und die Menschen auf der Straße nach ihrer Meinung zu den Anti-Putin-Protesten fragen, stoßen wir nur auf Unverständnis. „Ich habe einen sicheren Job und ein Gehalt, für mich ist die Situation im Land gut, wie sie ist. Ich brauche keine Umstürze, keine Revolution", schimpft ein junger Mann. Ja, meint er, vielleicht mache Putin auch Fehler, aber einen fähigeren Kandidaten, um ein Land wie Russland zu führen, sehe er nicht. Auch eine ältere Dame, die zufällig vorbei kommt, hat nur lobende Worte für Putin übrig. Sie werde ihn wählen, das sei keine Frage, meint sie. Zu gut könne sie sich an die 90er-Jahre erinnern, als das Land nach dem Zusammenbruch der Sowjetunion im Chaos versank. „Es war wie im Krieg. Monatelang haben wir keine Gehälter bezahlt bekommen, ich musste trotzdem drei kleine Kinder durchbringen. Als Putin an die Macht kam, wurde alles besser. Er hat das Land aus dem Graben geholt." Nein, Anti-Putin-Proteste gebe es in Kaluga nicht, schüttelt eine junge Frau den Kopf. Warum auch, meint sie, der Region gehe es gut. Ihre Freunde, die vor einiger Zeit der Arbeit wegen nach Moskau gezogen seien, kämen nun wieder zurück. Tatsächlich hat die 350 000-Einwohner-Stadt, die einst von der Rüstungsindustrie lebte, ihr sowjetisches Erbe abgestreift und sich zu einem boomenden Wirtschaftsstandort gewandelt. Mit großzügigen Produktionsflächen und Steuervorteilen werden russische, aber vor allem auch westliche Investoren angezogen. Der Autozulieferer Magna und Volkswagen sind nur zwei der zahlreichen internationalen Konzerne, die in Kaluga eine eigene Produktionsstätte eröffnet haben. 12 000 neue Arbeitsplätze sind hier in den letzten Jahren entstanden, und geht es nach dem Willen des Gouverneurs der Region, der der Kremlpartei „Einiges Russland" angehört, sollen es noch viel mehr werden. Kein Wunder, dass in Kaluga die Bevölkerung alles andere als auf Protest gegen den Kreml eingestellt ist.

Wenig anders ist die politische Stimmung in der Schwarzmeer-Stadt Sotschi. Im Februar 2014 finden dort die Olympischen Winterspiele statt, für uns ein Anlass, genau zwei Jahre vorher die Vorbereitungen für das sportliche Großereignis zu filmen. Die Bauarbeiten, die nötig sind, um den subtropischen Kurort olympiatauglich zu machen, laufen auf Hochtouren. Man sagt, dass an keiner anderen Olympischen Spielstätte bisher so viel in die Infrastruktur investiert werden musste, um die Wettbewerbe durchführen und den Besucheransturm bewältigen zu können. Die Skipisten auf den Bergen im Hinterland von Sotschi haben jedenfalls ihre Generalprobe bereits bestanden, im Februar 2012 wurden mehrere Rennen des alpinen Ski-Weltcup erfolgreich durchgeführt. Unterdessen protestieren Umweltschützer, dass durch die schlecht geplanten und organisierten olympischen Bauarbeiten wertvolle Naturflächen und der wichtigste Fluss in der Region unwiederbringlich zerstört werden. Zugleich sorgen immer wieder Korruptionsgerüchte rund um die Bauprojekte für Schlagzeilen, und viele Arbeiten sind deutlich im Verzug. Trotzdem zweifelt niemand daran, dass im Winter 2014 ein glamouröses und perfekt durchorganisiertes Sportfest über die Bühne gehen wird. Wladimir Putin höchstselbst wird dafür sorgen, sind doch die Olympischen Winterspiele in Sotschi das ganz persönliche Lieblings- und Prestigeprojekt des begeisterten Sportlers und Skifahrers. Wobei er dabei viele Bewohner der Schwarzmeerstadt hinter sich weiß. Als wir kurz vor der Präsidentschaftswahl im Frühling 2012 Passanten in der Innenstadt von Sotschi um ihre Meinung zu Putin fragen, betonen die meisten, dass sie ihn wählen werden. „Schauen Sie sich um, es wird gebaut wie verrückt, es gibt jetzt neue Straßen, neue Hotels und die Müllabfuhr funktioniert besser als früher", sagt ein alter Mann. „Putin sorgt dafür, dass in unsere Region investiert wird, Touristen aus aller Welt werden zu den Olympischen Spielen kommen und sehen, wie großartig es hier ist. Vielleicht kommen sie später noch einmal, um Urlaub zu machen."

Protestaktionen gegen das politische Regime Putins gebe es in Sotschi so gut wie gar nicht, und wenn, dann seien es höchstens ein paar Dutzend Unzufriedene, die auf die Straße gingen, sagt auch Wladimir Gorbatschow von der örtlichen Sektion der Oppositionspartei „Gerechtes Russland". „Wissen Sie", erklärt der Oppositionspolitiker leicht resignierend im ORF-Interview: „Bei uns in der Provinz ist das politische Klima nicht so aggressiv wie in Moskau. Hier arbeiten die unterschiedlichen Parteien zusammen, wir ziehen an einem Strang, um die

Stadt und die Region weiter zu entwickeln. Hier gehen wir nicht auf einzelne Personen los, auch nicht auf Putin, selbst wenn dieser politische Fehler macht."

Die gesellschaftliche und politische Kluft zwischen den russischen Metropolen und der Provinz ist riesig und klafft immer weiter auseinander. In Moskau und Sankt Petersburg, wo sich in den letzten Jahren eine städtische Mittelschicht gebildet hat, die sich über soziale Netzwerke im Internet organisiert, oft eine eigene Wohnung und regelmäßige Urlaube im Ausland leisten kann, haben die Menschen genug vom politischen Stillstand, der grassierenden Korruption und der dauernden Bevormundung durch undurchsichtige Behörden. Rund 100 der 140 Millionen Russen leben aber auf dem Land, teilweise in bitterer Armut und beziehen ihre Informationen aus den vom Kreml kontrollierten Fernsehkanälen. Dazu kommt, dass viele Russen in vom Staat abhängigen Betrieben oder Behörden arbeiten, sei es in Staatsunternehmen, Spitälern, der Armee oder der Polizei, was allzu heftige Kritik am politischen Regime ausschließt. Zudem wollen viele Russen, vor allem auf dem Land, einen starken Mann an der Spitze Russlands sehen. Wladimir Putin erscheint ihnen geeignet, der ehemalige KGB-Chef, der das größte Land der Welt nach den chaotischen Jahren unter Boris Jelzin wieder zu einem ernst genommenen Machtfaktor auf der Weltbühne gemacht und für wirtschaftliche und politische Stabilität gesorgt hat. Und so hat Putin bei den Präsidentschaftswahlen im März denn auch gesiegt. Ein Sieg, der wieder von Wahlmanipulationen überschattet war, weshalb berechtigte Zweifel an den 64 Prozent der Stimmen angebracht sind, die Putin offiziell für sich verbucht hat. Dass er aber auch ohne Unregelmäßigkeiten rund um die Wahl und allen Protestmärschen zum Trotz zum dritten Mal in das höchste Amt des Landes gewählt worden wäre, wenn auch weniger triumphal, bestreiten nicht einmal unabhängige Wahlbeobachter und Oppositionelle. Nicht gewählt wurde Putin allerdings in Moskau, dort erhielt er trotz aller Manipulationen nicht einmal die Hälfte der Stimmen. Russlands starker Mann, der sich unter Tränen am Wahlabend von seinen Anhängern feiern ließ, hat die Unterstützung seiner Hauptstadt verloren. Was in den Augen vieler politischer Beobachter der Anfang vom Ende seiner politischen Ära bedeuten könnte, denn wie kann ein Präsident langfristig ein Land führen, ohne die Bevölkerung der Hauptstadt, die in der Regel die am besten ausgebildete, mobilste und kreativste ist?

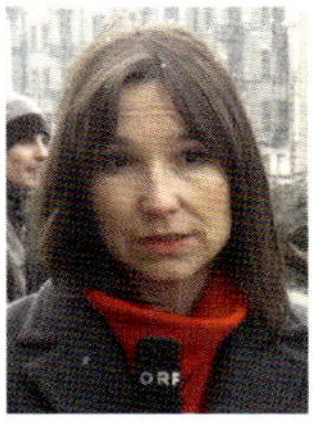

Carola Schneider aus Moskau

Putin 3.0.

Seit Monaten wird in Russland leidenschaftlich darüber diskutiert, wie die dritte Amtszeit des ehemaligen KGB-Spions als Präsident aussehen wird, ob und in welchem Ausmaß er in der Lage und willens ist, längst notwendige und mittlerweile auch von der städtischen Mittelschicht eingeforderte politische und wirtschaftliche Reformen durchzuführen. Fest steht, dass die Bilanz seiner bisherigen zwölf Jahre an der Macht, acht als Präsident, vier als Regierungschef, im besten Fall als durchwachsen bezeichnet werden kann. Unbestritten ist Putins Verdienst als Führungsperson, die nach den turbulenten und bis heute für viele Russen traumatischen 90er-Jahren wieder für Stabilität und Ordnung sorgte. Die reichlich sprudelnden Einnahmen aus dem Öl- und Gasexport erlaubten zudem, dass die Wirtschaft wuchs und der Lebensstandard von breiten Schichten der Bevölkerung anstieg. Doch gleichzeitig zentralisierte Putin sämtliche politischen, juristischen und wirtschaftlichen Entscheidungsbefugnisse und installierte die so genannte „Machtvertikale", die bedeutet, dass so gut wie alle Fäden der Macht in seinen Händen zusammen laufen. Obwohl Putin im Jahr 2000, nachdem ihn der vorige Präsident Boris Jelzin zu seinem Nachfolger gemacht hatte, antrat, mit der epidemischen Korruption in Russland aufzuräumen, tat er dies bis heute nicht. Im Gegenteil, zwar wurden einige der Oligarchen, die sich in den 90er-Jahren die ex-sowjetischen Staatsbetriebe raubtierartig unter den Nagel rissen, entmachtet, ins Ausland getrieben oder ins Gefängnis gesteckt – wie der ehemalige Ölmagnat Michail Chodorchowski, der ein scharfer PutenKritiker war und ist und sich in dessen Politik einzumischen versuchte. Nun büsst er eine langjährige Haftstrafe ab, unter anderem wegen angeblicher Steuerhinterziehung und Veruntreuung. Doch Putin installierte stattdessen seine Vertrauenspersonen aus der KGB-Zeit oder seiner Heimatstadt Sankt Petersburg an den Schalthebeln der Macht. Zudem schränkte Putin die in den 90er-Jahren erstmals relativ große Unabhängigkeit der Medien ein, vor allem im Fernsehen, das für die überwiegende Mehrheit der Russen noch immer die wichtigste Informationsquelle darstellt. Heute sind alle Fernsehkanäle mehr oder weniger unter der Kontrolle des Kremls.

Kontrolle und Stabilität sind denn auch das wichtigste politische Ziel Putins, diesen beiden Maximen ordnet er alles unter. Deshalb bezeichnet der Politologe und ehemalige Kreml-Insider Stanislaw Belkowski die bisherigen zwölf Jahre Putins an der Spitze Russlands als verlorene Jahre für die Entwicklung des Landes. „Nichts, aber auch gar nichts wurde zugelassen, was die Stabilität und Ordnung gefährden hätte können", sagt Belkowski. Keine politischen und keine wirtschaftlichen Reformen. „Es gab kaum Investitionen in die Infrastruktur des Landes, die Industrie ist auf dem Niveau der Zeit Leonid Breschnews stehengeblieben", lautet die ernüchternde Analyse des Politologen. „Das Land hängt stärker als je zuvor von seinen Rohstoffexporten ab, vom Öl- und Gaspreis. Wenn dieser sinkt, stürzt Russland in eine wirtschaftliche Krise. Zudem befinden sich riesige Summen ausländischen Spekulationskapitals in Russlands Finanzmärkten. Russland ist gelähmt, unser wirtschaftlicher Spielraum hängt zur Gänze von Faktoren ab, die wir nicht beeinflussen können."

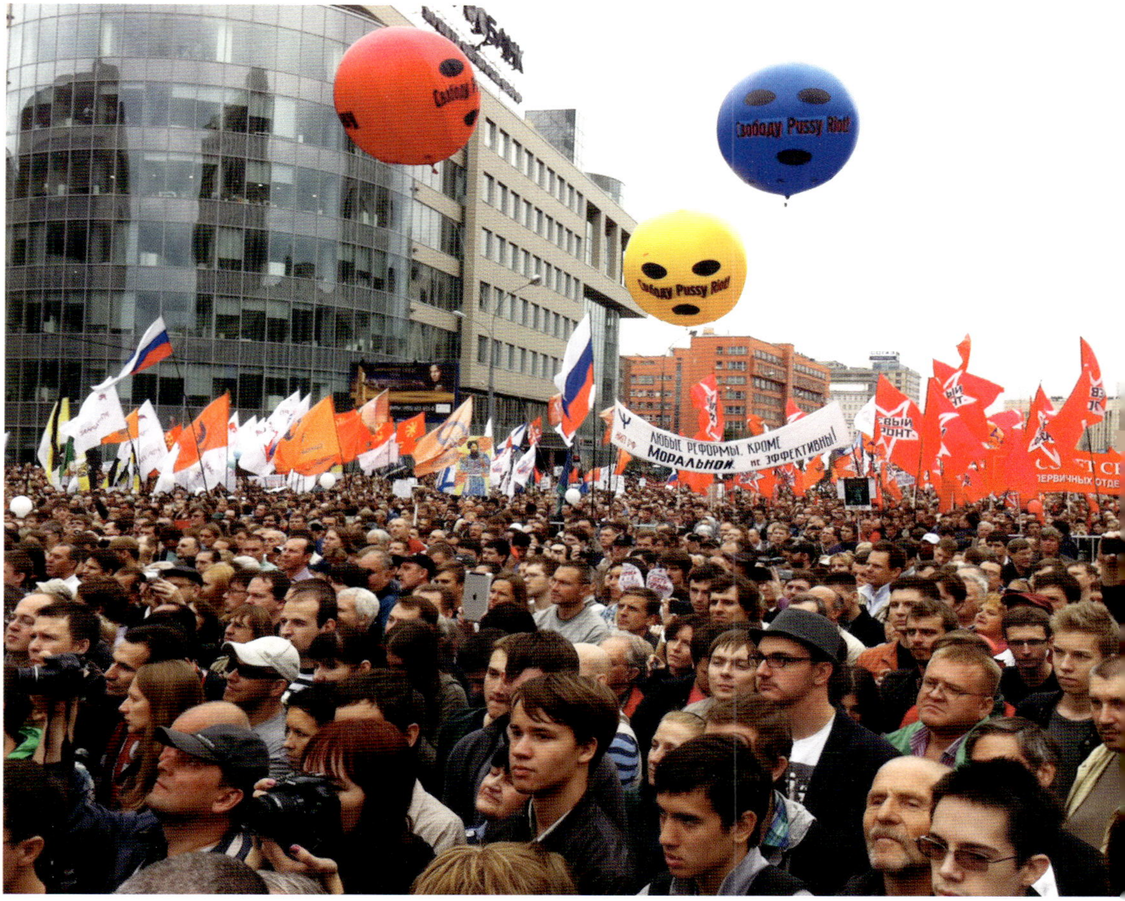

Nicht allzu optimistisch ist die Stimmung auch unter westlichen Geschäftsleuten, die seit Jahren in Russland tätig sind, das trotz aller politischer und bürokratischer Hürden ein Hoffnungsmarkt für ausländische Investoren bleibt. Oft wagen es westliche Geschäftsleute nicht, die aktuelle Situation gegenüber Journalisten offen zu kritisieren.

Johan, ein langjähriger Freund aus meiner Studentenzeit in Moskau, nimmt sich jedoch kein Blatt vor den Mund. Seit fast zwanzig Jahren ist der ausgebildete Jurist aus Belgien als Manager für unterschiedliche Konzerne in Russland und den ehemaligen Sowjetrepubliken tätig. Die grassierende Korruption gehöre zum Alltag eines jeden Unternehmens in Russland, erzählt er freimütig. „Wenn wir mit westlichen Konkurrenten im Wettbewerb um einen Auftrag stehen, fließen keine Schmiergelder, das ist zum Glück sehr oft der Fall, denn das wollen wir nicht", erzählt Johan, der derzeit als General Manager für einen amerikanischen Industrie-Zulieferer arbeitet. Biete man jedoch mit russischen Mitbewerbern um ein Angebot, sei schon von vorneherein klar, dass man den Auftrag höchstwahrscheinlich nicht bekomme, denn die russischen Konkurrenten seien bereit, Schmiergeld zu bezahlen. Konkrete Namen will Johan nicht nennen, sagt aber, es sei unter Geschäftsleuten ein offenes Geheimnis, dass auch und gerade große russische Staatsunternehmen im Energiebereich durch und durch korrupt seien. Er sei enttäuscht von der russischen Führung, die es in den zwanzig Jahren seit dem Zusammenbruch der Sowjetunion trotz sprudelnder Einnahmen durch Ölexporte nicht geschafft habe, die Wirtschaft zu modernisieren, sondern lieber einen Großteil des Geldes in die eigenen Taschen gesteckt habe, sagt Johan. „Russland exportiert heute nur Rohstoffe und Waffen, sonst nichts“, meint er resigniert, „riesige Industrieflächen liegen brach, die Landwirtschaft auch.“ Dennoch glaubt der Manager an die Zukunft und Innovationsfreudigkeit der Wirtschaft in seiner Wahlheimat Russland. Seit Jahren setzt er sich dafür ein, dass sein amerikanisches Zulieferunternehmen in einen eigenen russischen Produktionsstandort im Ural investiert. Daneben arbeitet das Unternehmen eng mit einer nahe gelegenen Universität zusammen, um die Studenten praxisnah für diese Produktionsstätte auszubilden. „Weißt du“, erzählt er mir von seinem Projekt im Ural, „ich möchte nicht nur ausländische Produkte an die russische Rohstoffindustrie verkaufen, ich möchte, dass hier, im Land selbst, Wertschöpfung entsteht. Und dass junge, talentierte Russen nicht auswandern müssen, um eine gute Ausbildung und Zukunftsperspektiven zu erhalten.“ Diese enge Zusammenarbeit von Privatunternehmen und Universitäten, die in vielen westlichen Ländern längst Alltag ist, ist in Russland noch eine Ausnahme. Doch das Projekt zeigt, dass auch in Russland innovative Ideen Platz haben.

Insgesamt jedoch haben sich die Modernisierungsversprechen der letzten Jahre, sowohl von Expräsident Dmitri Medwedew als auch vom wieder gewählten Staatsoberhaupt Wladimir Putin, großteils als leer herausgestellt. Weder wirtschaftlich noch politisch hat Russland wesentliche Schritte nach vorn gemacht. Dass es unter „Putin 3.0“, wie die dritte Amtszeit des neuen alten Präsidenten oft genannt wird, anders wird, mag kaum mehr jemand glauben.

Putin werde höchstens kosmetische Reformen zulassen, prognostiziert etwa der Politologe Stanislaw Belkowski. Zwar habe er als Reaktion auf die Massenproteste der letzten Monate die Registrierung von neuen Parteien massiv erleichtert und die Direktwahl der Gouverneure in den russischen Regionen, die er vor einigen Jahren abgeschafft hatte, wieder eingeführt. Künftig soll also das Volk wieder selbst die politischen Chefs seiner Region wählen dürfen, zurzeit werden diese vom Kreml ernannt. Um die Kontrolle über die Gouverneure aber trotzdem nicht aus der Hand zu geben, ließ Putin mehrere „Filter“ bei der Auswahl potenzieller Kandidaten einziehen. Das bedeutet, dass weiterhin niemand Gouverneur werden kann, der nicht vorher vom Kreml für gut befunden wurde. Wladimir Putin könne, selbst wenn er wollte, gar keine tiefgreifenden Reformen in Russland durchführen, analysiert gewohnt scharfzüngig auch Lilja Schewzowa, Politologin vom Moskauer Carnegie Zentrum. Denn echte Modernisierung, wirtschaftliche und politische Reformen würden freie Medien, freien Wettbewerb in der Wirtschaft, den entschlossenen Kampf gegen die Korruption und eine unabhängige Justiz bedeuten. „Das wäre das Ende des Systems Putin, das ja auf einem korrupten Machtapparat aufgebaut ist“, meint Schewzowa. „Glauben Sie, dass Putin sein eigenes politisches Grab schaufeln würde?“ Eine öffentliche Debatte darüber, wohin in den letzten Jahren das ganze Geld geflossen sei, weshalb ausgerechnet die Freunde und Vertrauten aus Putins Umfeld zu Milliardären geworden sei, sei undenkbar. Im Regime Putin gehe es daher längst nicht mehr um eine zukunftsweisende Politik für Russland, sondern um Machterhalt. Die so genannten „Silowiki“, die Männer der allgegenwärtigen und unter Putin auch sehr mächtig gewordenen Sicherheitsbehörden, würden einen Kampf gegen Korruption nie zulassen. „Putins Machtvertikale garantiert loyalen Verbündeten Straffreiheit, echte Reformen wären das Aus dieses Systems“, so Schewzowa. Wobei Putin bereit sei, auf Konfrontation zu gehen, um sein Regime zu verteidigen. Das zeige ein Blick auf das Staatsbudget des laufenden Jahres: Ein Drittel der Ausgaben seien für Militär, Rüstung und Sicherheitsbehörden vorgesehen, Tendenz steigend. In die Bildung würden jedoch nur vier Prozent des Haushalts fließen, Tendenz sinkend. „Das beweist, dass Putin seine Macht erhalten will, und das um jeden Preis“, sagt Lilja Schewzowa. Der Ex-KGB-Agent wolle das Land mit Angst und Hass unter Kontrolle halten, meint Schewzowa trocken, wie ein Herrscher, der in seiner Festung bedroht sei und sich gegen imaginäre Feinde von außen und innen wehre. Doch dies sei kein Zeichen der Stärke, sondern der Schwäche und bedeute das herannahende Ende der Ära Putin, ist Schewzowa überzeugt.

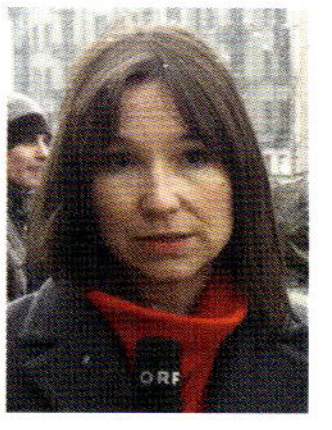

Carola Schneider
aus Moskau

Der Gegenschlag des Kremls

Tatsächlich holt Wladimir Putin wenige Monate nach seiner Wiederwahl als Präsident zum Gegenschlag gegen die Opposition und die neu erwachte, kritische Bürgergesellschaft aus. Er hat verstanden, dass der bisherige langjährige und ungeschriebene „Vertrag“ zwischen der Bevölkerung und seinem Regime nicht mehr gilt. Dieser hat vorgesehen, dass die Bevölkerung relative Freiheiten genießen darf, wie freies Internet, Reisefreiheit und, wer will und kann auch ungezügelten Konsum, doch im Gegenzug hält sie sich aus der Politik heraus. Das hat sich zuletzt schlagartig verändert. Nun wollen viele Russen mehr, sie fordern faire Wahlen, einen Rechtsstaat, politische Freiheit und ein Ende des Korruptionssumpfes, der ihnen das Leben schwer macht. Und sie fürchten sich nicht mehr vor den mächtigen Sicherheitsbehörden, sie gehen trotzdem auf die Straße, sind bereit, sich schlagen und festnehmen zu lassen. Diese neue Zivilgesellschaft will Putin knebeln und einschüchtern.

Zunächst provozieren Polizei-Sondereinheiten auf einer genehmigten und friedlichen Massenkundgebung in Moskau Anfang Mai Zusammenstösse mit den Demonstranten. Kurzfristig riegeln sie den Kundgebungsplatz ab, und als die nichts ahnende Menschenmasse auf das Gelände drängt, entzünden sich blutige Scharmützel mit den Polizeieinheiten. Asphaltstücke und Flaschen fliegen durch die Luft, die Polizei schlägt wehrlose Demonstranten mit Gummiknüppeln nieder und nimmt Dutzende Kundgebungsteilnehmer fest. Manche sofort, manche erst später. Noch Monate später sitzen viele von ihnen in Untersuchungshaft, sie sollen die Ausschreitungen angezettelt haben. Vorwürfe, die zum Teil nicht belegbar sind und laut Bürgerrechtlern von den Behörden frei erfunden wurden. Jedenfalls bilden diese Unruhen den willkommenen Anlass für eine ganze Reihe von Repressions-Maßnahmen gegen die Opposition. Maßnahmen, von denen viele glaubten, dass sie zwanzig Jahre nach der Sowjet-Diktatur nicht mehr möglich sind.

Zunächst werden bekannte Oppositionsführer wie der Blogger Alexej Nawalnij oder der liberale Boris Nemzow von Polizei-Einheiten überrascht, die unangemeldet und rechtswidrig ihre Wohnungen durchsuchen und sämtliche Telefone, Computer und elektronische Geräte beschlagnahmen. Ist ein Oppositioneller nicht zu Hause, wird seine Wohnungstür kurzerhand aufgebrochen. Sind die Aktivisten junge Familienmütter, so stehen plötzlich Unbekannte vor der Tür, die sie als Asoziale beschimpfen und damit drohen, dass die Behörden ihnen die Kinder wegnehmen würden. „Willkommen im Jahr 1937", lauten die wütenden Kommentare in den sozialen Netzwerken im Internet, viele Russen fühlen sich an die Zeit des Stalin-Terrors erinnert.

Kurz darauf drückt die Kremlpartei „Einiges Russland", die nur dank der Wahlmanipulationen bei der Parlamentswahl im Dezember 2011 die absolute Mandatsmehrheit in der Duma halten konnte, im Eilverfahren mehrere Gesetze durch, die gegen die Opposition, Bürgerrechtler und kritische Medien angewendet werden können und wohl auch sollen. Zuerst werden die Strafen für Teilnehmer und Organisatoren von nicht genehmigten Kundgebungen oder von Massenveranstaltungen, an denen es zu Ausschreitungen kommt, drastisch verschärft. Wer an einer solchen Veranstaltung teilnimmt oder auch nur im Internet dazu aufruft, muss bis zu einem Vielfachen eines russischen Jah-

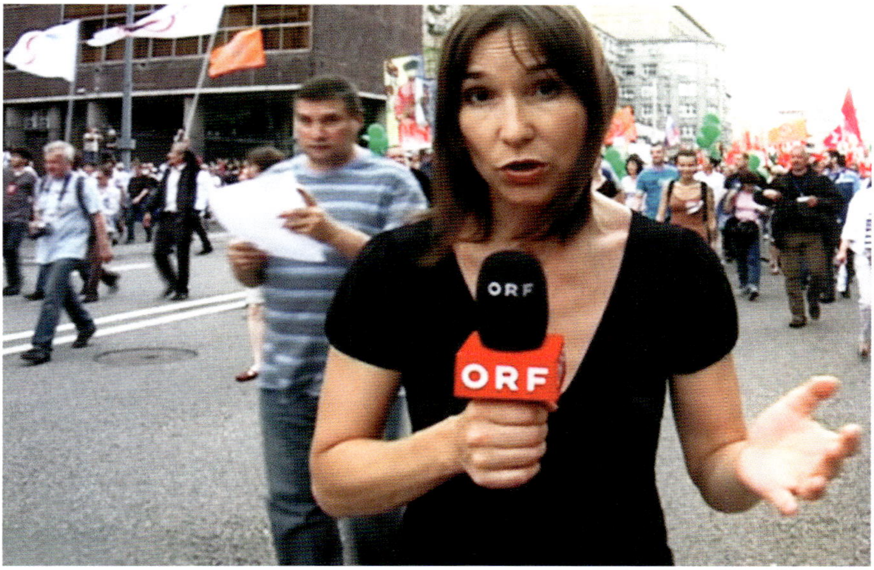

resgehalts an Strafe bezahlen. So sollen Regierungskritiker davon abgehalten werden, weiter an Massenprotesten teilzunehmen. Darauf folgt ein weiteres Gesetz, das russische Nichtregierungsorganisationen, die sich politisch betätigen und aus dem Ausland finanziert werden, verpflichtet, sich als „ausländische Agenten" registrieren zu lassen. Bei allen öffentlichen Aktivitäten, Stellungnahmen oder auch in Medienberichten müssen sich die Nichtregierungsorganisationen als „ausländische Agenten" zu erkennen geben bzw. abstempeln lassen. Tun sie das nicht, drohen empfindliche Geld- und Haftstrafen die Leiter der Organisationen. Offiziell dient das Gesetz der Transparenz. Die Initiatoren der Kremlpartei „Einiges Russland" betonen, die Bevölkerung habe ein Recht darauf, zu erfahren, welche NGO aus dem Ausland Geld erhalte und damit möglicherweise nicht nur pro-russische Ziele verfolge. Dass der Begriff „ausländischer Agent" in Russland für die meisten gleichbedeutend ist mit „Spion" und „Feind", dürfte den Gesetzesmachern durchaus Recht sein. Diese Brandmarkung wird unterdessen das Ansehen vieler NGOs beschädigen und sie in ihrer Arbeit behindern. Für Kremlkritiker ist klar, dass dies der wahre Hintergrund des „Agenten-Gesetzes" ist: Kritische und unbequeme Organisationen sollen zum Schweigen gebracht werden. Präsident Putin macht nie einen Hehl daraus, dass er feindliche Kräfte aus dem Westen hinter den jüngsten Massenprotesten vermutet. Das Ausland finanziere die Opposition in Russland, um das Land zu destabilisieren, schürt Putin immer wieder antiwestliche Stimmung. Die einzige unabhängige Wahlbeobachtungsorganisation in Russland, die von den USA und der EU finanzierte „Golos" etwa, ist Putin schon lange ein Dorn im Auge. Golos deckte rund um die jüngsten Parlaments- und Präsidentschafts-

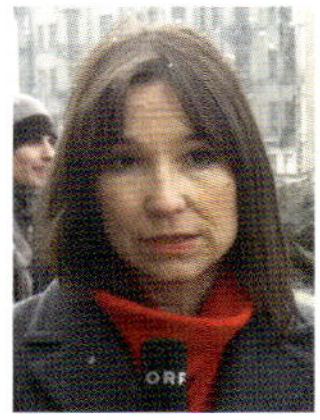

Carola Schneider aus Moskau

wahlen unzählige Wahlmanipulationen auf und veröffentlichte sie im Internet. Doch auch die renommierte Menschenrechtsorganisation „Memorial" oder die von der ehemaligen Sowjetdissidentin Ludmilla Alexejewa geleitete Moskauer Helsinki-Gruppe müssten künftig ihre Arbeit mit dem wenig schmeichelhaften Attribut „ausländische Agenten" versehen. Die Auswirkungen des neuen Gesetzes auf jene Organisationen, die sich in Russland oft als einzige um die Wahrung von Menschen- und Bürgerrechten sowie den Aufbau der Zivilgesellschaft bemühen, bleiben abzuwarten. Geld vom Staat oder von russischen Sponsoren erhalten sie in der Regel nicht, daher wäre der Verzicht auf westliche Finanzquellen existenzbedrohend. Der Stempel „Ausländischer Agent" aber wohl auch. Die 85-jährige Grande Dame der russischen Menschenrechtsszene, Ludmilla Alexejewa, jedenfalls kündigt an, sich und ihrer Organisation, der Moskauer Helsinki-Gruppe, die Erniedrigung ersparen zu wollen, sich als „ausländische Agenten" zu registrieren. Wenn es keinen anderen Ausweg gebe, verzichte man eben auf ausländische Geldmittel, sagt Alexejewa und erklärt kämpferisch, ihr wertvolles Porzellan zu verkaufen, um die Organisation über Wasser zu halten. „Falls wir zusperren müssen, soll die ganze Welt sehen, dass die Moskauer Helsinki Gruppe unter Präsident Putin ihre Arbeit einstellen muss. Eine Menschenrechts-Organisation, die sogar die Sowjet-Diktatur überlebt hat."

Nicht nur den Nichtregierungsorganisationen droht Ungemach. Auch das bisher freie Internet in Russland wird nun gezügelt bzw. zensuriert. Ein weiteres, auch international aufs Schärfste kritisierte Gesetz, das übrigens wieder aus der Feder der Kremlpartei „Einiges Russland" stammt, ermöglicht es, ohne Gerichtsverfahren bestimmte Internetseiten zu schließen. Offiziell werden damit Jugendliche vor Pädophilen und vor Aufrufen zum Selbstmord oder Drogenkonsum im Internet geschützt. Tatsächlich aber sind die Entscheidungskriterien, welche Seiten auf die „Schwarze Liste" kommen und blockiert werden, bewusst schwammig ausgelegt. Kritiker befürchten, dass nun willkürlich Seiten von oppositionellen Blogs, freien Medien oder kremlkritischen Organisationen geschlossen werden können. Damit wäre auch im russischen Netz der Grundstein gelegt für eine „Chinesische Firewall", die Internetzensur, wie sie in China bereits seit langem Alltag ist. Ein Protestschrei geht durch Russland, immerhin ist angesichts der vorwiegend kremltreuen Massenmedien das Internet längst zur wichtigsten Plattform der Opposition und Bürgergesellschaft geworden. Dort darf – bisher – die politische Obrigkeit ungestraft kritisiert werden, dort organisieren sich zivilgesellschaftliche Initiativen und wird zu Massenprotesten aufgerufen, und nicht zuletzt werden dort Korruptionsfälle, in die politische Funktionäre verwickelt sind, und Wahlmanipulationen veröffentlicht. Wird das Internet in Russland eingeschränkt, verlieren sowohl die wenigen unabhängigen Medien als auch die kritische Öffentlichkeit ihre letzte Möglichkeit, sich einigermaßen frei auszudrücken und zu organisieren.

Weil diese von Kritikern als „Maulkorbgesetze" bezeichneten Einschränkungen Putin und seiner Machtvertikale aber offenbar noch nicht ausreichen, beschließt das Parlament noch ein höchst umstrittenes Gesetz, das wiederum auf die Einschränkung der Meinungsfreiheit zielt. Der Tatbestand der Beleidigung und Verleumdung wird wieder als Straftatbestand geahndet, der mit Gefängnisstrafen von bis zu fünf Jahren belegt ist. Erst vor kurzem hat der damalige Präsident Dmitri Medwedew dieses Gesetz liberalisiert, sein Vorgänger und Nachfolger Wladimir Putin macht dies nun wieder rückgängig. Künftig kann jeder, ob Journalist oder Bürgerrechtler, im Gefängnis landen, wenn er es wagt, die Regierung zu kritisieren oder Korruptionsfälle aufzudecken, an denen hohe Funktionäre beteiligt sind. Allein in den letzten Jahren sind hunderte russische Journalisten wegen übler Nachrede verurteilt worden, ihnen drohen künftig mehrjährige Haftstrafen.

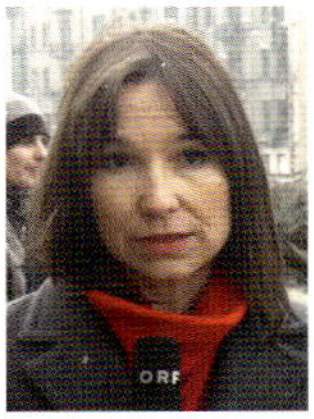

Carola Schneider aus Moskau

Wie unerbittlich und willkürlich Putin gegen Protest und Kritik vorzugehen bereit ist, zeigt auch der Fall Pussy Riot, der bereits weltweit traurige Berühmtheit erlangt hat. Im Februar 2012, kurz vor den Präsidentschaftswahlen, stimmt die Mädchen-Punk-Band Pussy Riot in Russlands wichtigster Kirche, der Moskauer Erlöserkathedrale, ein „Punk-Gebet" gegen Putin an. „Gottesmutter erlöse uns von Putin", singen die wie immer mit bunten Sturmhauben maskierten jungen Frauen. Wobei sie eigentlich in der Kirche selbst gar nicht singen, sondern nur wenige Sekunden lang herumhüpfen, bevor sie von den Wächtern hinauskomplimentiert werden. Das berühmte Skandal-Video, auf dem die Punkgruppe in der Kirche lautstark das Anti-Putin-Lied schmettert, entsteht erst hinterher im Tonstudio.
Diese Kunstaktion schlägt wie eine Bombe ein und spaltet bis heute Russland. Drei der jungen Frauen, die am Punk-Gebet beteiligt waren, werden monatelang in Untersuchungshaft gesteckt, obwohl zwei von ihnen Mütter von Kleinkindern sind. Das widerspricht auch in Russland dem Gesetz. Die Orthodoxe Kirchenführung mit dem engen Vertrauten von Präsident Putin, Patriarch Kirill, an der Spitze spricht von Gotteslästerung und fordert eine harte Bestrafung der Mädchen. Auch Putin selbst, der sich immer wieder gern als streng gläubiger orthodoxer Christ gibt, lässt verlauten, die Protestaktion habe ihm gar nicht gefallen. Die Ermittlungsbehörden lassen sich das nicht zweimal sagen: den drei Mädchen wird wegen „organisiertem Rowdytums" der Prozess gemacht und sie werden zu zwei Jahren Lagerhaft verurteilt.
Weil sie die jahrhundertealte Tradition der Orthodoxen Kirche verhöhnt, interreligiösen Hass geschürt und die Gefühle der Gläubigen verletzt hätten, lautete

die Anklage. Künstler und Prominente aus allen politischen Lagern, liberale Kirchenkreise, Bürgerrechtler und nicht zuletzt auch Amnesty International protestieren gegen den politischen Schauprozess. Denn um nichts anderes handelt es sich, wenn drei junge Frauen für eine Kunstaktion, die man zwar geschmacklos finden kann, bei der aber weder Personen noch Sachen zu Schaden gekommen sind, zu Lagerhaft verurteilt werden. Dies in einem Land, das keine unabhängige Gerichtsbarkeit kennt und in dem oft Schwerverbrecher mit Geldstrafen davon kommen, weil sie politische Rückendeckung haben. Für unabhängige Beobachter ist klar, dass niemand Geringerer als Putin selbst beim harten Vorgehen gegen die Pussy Riot die Fäden zieht.

„Putin verliert die Unterstützung der Massen in Russland, seit Jahren sinkt seine Beliebtheit", analysiert der renommierte Bürgerrechtler Lew Ponomarjow. „Einzig die straff organisierte Orthodoxe Kirche mit Patriarch Kirill an der Spitze hält noch bedingungslos zu ihm. Mit dem Bestrafen der Pussy Riot will sich Putin diesen Rückhalt der Kirche weiter sichern und so im Land populär bleiben."

Der Geist ist aus der Flasche

Ich treffe Lew Ponomarjow zum Interview, kurz nachdem das Parlament die umstrittenen Gesetze gegen die Bürgergesellschaft verabschiedet hat und die Untersuchungshaft der Pussy Riot trotz ihrer Rechtswidrigkeit zum wiederholten Mal um mehrere Monate verlängert worden ist.

„Was bedeutet dieses Verhalten von Putin, dieses brutale Ersticken jeglicher Kritik? Ist das Ende der neu entstandenen Protestbewegung in Russland?", möchte ich von Ponomarjow wissen. Der Menschenrechtsaktivist und liberale Politiker empfängt uns, wie immer, in seinem winzigen Büro im Stadtzen-trum von Moskau. „Wir haben in Russland ein autoritäres Regime und totalitäre Traditionen", meint er und rückt seine Brille zurecht, als die Kamera zu laufen beginnt. „Die Staatsmacht ist es nicht gewohnt, auf die Bürger zuzugehen, sie verachtet die Zivilgesellschaft, das war schon immer so." Nach den nicht enden wollenden Massenprotesten gegen Putin erlebe Russland jetzt de facto einen anti-konstitutionellen Putsch, sagt Ponomarjow: „Diese neuen Maulkorb-Gesetze sind nichts anderes als ein Putsch der Obrigkeit gegen die Zivilgesellschaft." Nein, es werde nicht gelingen, das Rad der Zeit zurückzudrehen und eine Diktatur wie zur Zeit der Sowjetunion zu schaffen, obwohl viele Kritiker jetzt Vergleiche mit dem Stalin-Terror ziehen würden, sagt Ponomarjow. Das sei im 21. Jahrhundert nicht mehr möglich, zu frei sei die Gesellschaft bereits, zu transparent der Informationsfluss im Zeitalter des Internets, auch wenn der Staat jetzt versuche, dieses einzuschränken. Auch die Proteststimmung in den Städten werde nicht nachlassen, im Gegenteil. „Je unverschämter und dreister sich die Machthaber benehmen, desto mehr bringen sie die Menschen gegen sich auf, das war schon immer in Russlands Geschichte so." Putin riskiere eine neue blutige Revolution. „Niemand, außer ein paar radikalen Oppositionellen, will eine Revolution in Russland. Aber Putin lässt es genau darauf ankommen." Er selbst bleibe jedoch Optimist, meint Ponomarjow, er sei überzeugt davon, dass die neue Bürgergesellschaft und die Opposition das Regime zum Dialog zwingen könne. Doch dafür seien noch breiter abgestützte Massenproteste notwendig und nicht zuletzt auch der Druck aus dem Westen. Dieser werde sicher nicht zulassen, dass es in der Atom-Supermacht Russland zu blutigen Straßenrevolten komme, meint Ponomarjow. „Sie sind eine westliche Fernsehanstalt", sagt Ponomarjow ins ORF-Mikrofon: „Deshalb sage ich gerade Ihnen so deutlich, die europäischen Staatschefs müssen handeln und Putin die Rute ins Fenster stellen." Russland habe die Europäische Menschenrechtskonvention unterschrieben, verletze aber mit den neu beschlossenen Gesetzen eine ganze Reihe von grundlegenden Menschenrechten. „Warum organisieren die europäischen Staatschefs keine internationale Konferenz, auf der die groben Menschenrechtsverletzungen Russlands und mögliche Sanktionen öffentlich diskutiert werden? Putin soll sehen, dass er in Europa genau beobachtet wird", schlägt Ponomarjow vor und beantwortet seine Frage gleich selbst: Die Europäer, die vom russischen Öl und Gas abhängig seien, hätten Angst vor Putin. Lachhaft sei das, meint der Bürgerrechtler sarkastisch, wo sich doch nicht einmal mehr die Russen selbst vor Putin fürchteten.

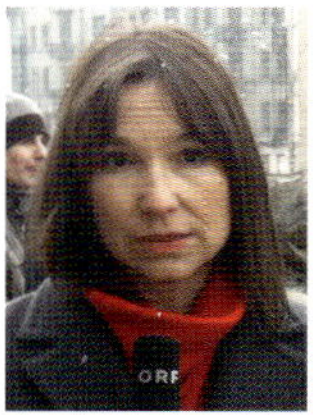

Carola Schneider aus Moskau

Tatsächlich lassen sich Regierungskritiker und Oppositionelle von den neuen gesetzlichen Schranken und den drastischen Strafen nicht abschrecken. Regelmäßig rufen sie zu neuen Massenkundgebungen gegen das autoritäre Putin-Regime auf. Werden diese nicht genehmigt, suchen die Organisatoren nach kreativen Auswegen und veranstalten Aktionen, die keine behördliche Erlaubnis verlangen. Und so schließen sich schon einmal Zehntausende Moskauer an einem Sonntagnachmittag einem so genannten „literarischen Spaziergang" an, der von prominenten Schriftstellern wie dem Krimi-Starautor Boris Akunin organisiert wird und der nur scheinbar dazu dient, Autogramme an Bücherfans zu verteilen. In Wahrheit zeigen die „Spaziergänger", die stundenlang durch Moskau marschieren, der Obrigkeit, dass sich die Bevölkerung aus den Straßen der eigenen Stadt nicht vertreiben lässt. Auch eine russische „Occupy-Bewegung" erblickt kurzzeitig das Licht der Welt. Ganz nach dem Vorbild der „Occupy-Bewegung" in den USA besetzen Regierungskritiker friedlich öffentliche Plätze in Moskau, um dort zu singen und zu diskutieren. Wenn

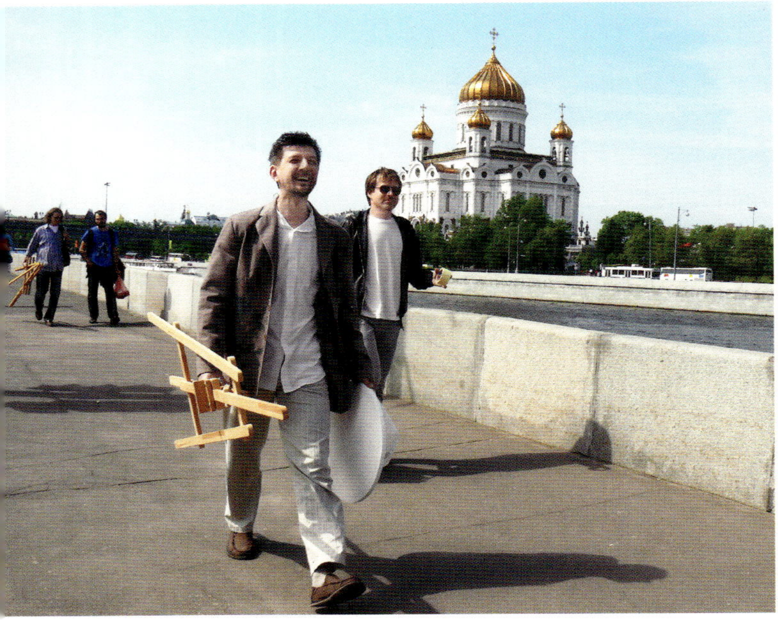

sie unter fadenscheinigen Begründungen von den Sicherheitskräften weggescheucht werden, ziehen sie einfach weiter und eröffnen ein neues Lager.

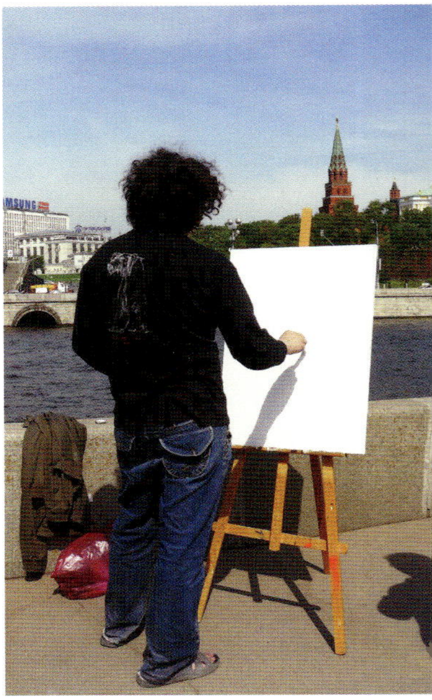

„Der Protest wird nicht wieder aufhören, der Geist ist aus der Flasche", ist auch Ludmilla Alexejewa von der Moskauer Helsinki-Gruppe überzeugt.

Wir treffen die greise Aktivistin bei einer Veranstaltung von Bürgerrechtlern und Anwälten, die die zahlreichen Rechtsverletzungen ausforschen und veröffentlichen wollen, die Sicherheitskräfte bei den Verhaftungen und Ermittlungen rund um die Ausschreitungen bei der Massendemonstration Anfang Mai in Moskau begangen haben. „Im 19. und 20. Jahrhundert konnte man Proteste in Russland noch niederschlagen, das ist nicht mehr möglich", schüttelt die 85-jährige Alexejewa ihren schlohweißen Kopf. „Die Gesellschaft hat sich verändert, erstmals überhaupt in der Geschichte Russlands ist eine Bürgergesellschaft entstanden." Diese zeige sich nicht nur in den Straßenprotesten, sondern im zivilgesellschaftlichen Engagement vieler Menschen, was, anders als im Westen, in Russland bisher eher unüblich sei. In vielen Städten, nicht nur in den Metropolen, lassen sich Freiwillige als Wahlbeobachter schulen, um Manipulationen zu verhindern helfen. Außerdem, fügt Alexejewa hinzu, entstünden überall private Vereine und Initiativen, die sich um menschenwürdige Lebensbedingungen im russischen Alltag bemühten und so eigentlich die Arbeit machten, die die Politik nicht fähig oder willens sei, selbst zu leisten. Ich muss an die Tausenden von Freiwilligen denken, die sich nach den verheerenden Überschwemmungen in

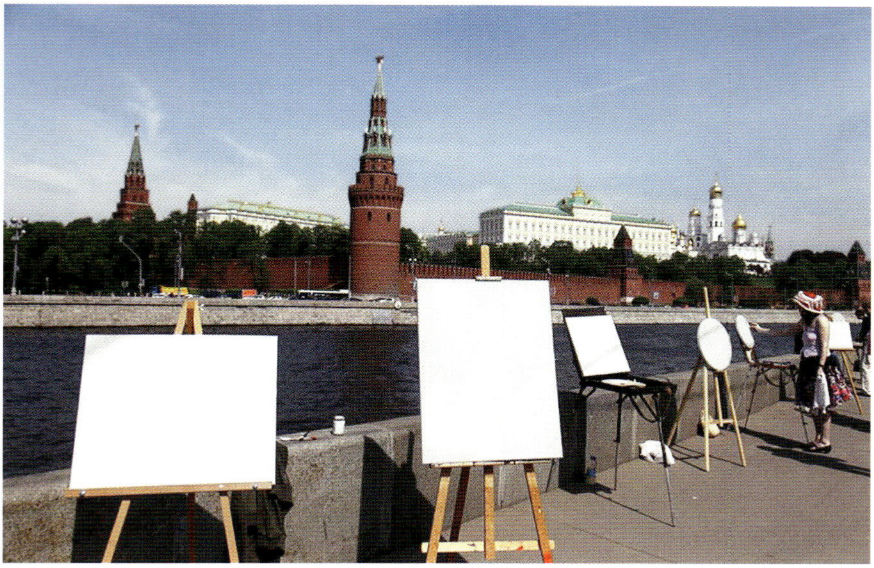

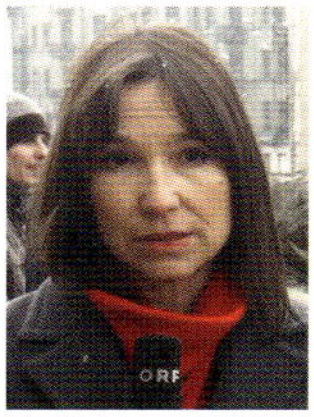

Carola Schneider
aus Moskau

Südrussland im Juli dieses Jahres ins Katastrophengebiet aufmachten und den Flutopfern weit effizienter und unbürokratischer Hilfe leisteten, als es die korrupten staatlichen Strukturen imstande sind.

In einer anderen, spontanen Protestaktion versammeln sich unterdessen ein Dutzend russische Maler, darunter auch berühmte Namen, am Ufer des Moskau-Flusses gegenüber des Kremls zu einer „Plein Air"-Aktion, ganz in der Tradition der Impressionisten. Mit dem Unterschied, dass die russischen Künstler im Gegensatz zu ihren französischen Kollegen keine farbig leuchtenden Motive malen, sondern mit weißer Farbe auf weißem Hintergrund. Damit wollen sie auf künstlerische Art zum Ausdruck bringen, dass das autoritäre Putin-Regime im Kreml, den sie auf der Leinwand festhalten, inhaltsleer und alles andere als inspirierend ist.

Eine „Aktivistin der Zivilgesellschaft" ist auch meine Moskauer Freundin Julia. Die ausgebildete Künstlerin nimmt nicht nur regelmäßig an den Massenprotesten gegen das Putin-Regime teil, sondern verbringt ihre Freizeit damit, sich für Umweltschutz einzusetzen. Eine Tätigkeit, die im Rohstoffland Russland, in dem Energiesparen, Mülltrennung und Naturschutz nach wie vor Fremdwörter sind, einer Sisyphusarbeit gleicht. Unter anderem organisiert Julia gemeinsam mit Rechtsanwälten und Umweltaktivisten Mahnwachen gegen die Abholzung eines Teils eines Waldes in ihrem Wohnviertel. „Ich habe der Moskauer Staatsanwaltschaft einen Protestbrief geschrieben", erzählt sie mir, als sie mich wie so oft an einem Sonntagnachmittag zum Teetrinken und Plaudern besuchen kommt. Sie packt selbstgebackene Kekse und eingelegte Zitronen für den Schwarztee aus und antwortet auf meinen fragenden Blick: „Die Stadtregierung will eine U-Bahn-Station mitten in den Erholungswald bauen, damit die Bewohner von nahegelegenen Luxushäusern eine Verkehrsanbindung haben. Als ob die jemals in eine U-Bahn hinabsteigen würden", schnaubt Julia wütend. „Und die Familien, die hier leben und mit ihren Kindern im Wald spazieren möchten, bleiben auf der Strecke." Es seien weder die notwendigen geologischen Gutachten eingeholt, noch die lokale Bevölkerung wie gesetzlich vorgeschrieben informiert worden, deshalb habe sie der Staatsanwaltschaft einen Brief geschrieben, mit der Bitte um Untersuchung des Falls. „Natürlich weiß ich, dass das nichts nützt und die Antwort der Behörde, falls ich jemals eine bekomme, kenne ich jetzt schon. Aber sie sollen wissen, dass ihr unverschämtes Vorgehen nicht unbemerkt bleibt." Dann erzählt mir Julia stolz, dass sie in dem Unternehmen, in dem sie zurzeit arbeitet, um sich zum brotlosen Künstlerdasein etwas dazuverdienen, trotz anfänglicher Widerstände die Mülltrennung durchgesetzt hat. Als kleinen Anreiz habe sie kurzerhand einen Abfall-Sortier-Wettbewerb unter den Mitarbeitern veranstaltet. Als Preise winkten kleine Kunstwerke von ihr.

Als ich Julia frage, warum sie sich so unermüdlich für eine Gesellschaft engagiert, die für ihre sprichwörtliche Passivität bekannt ist, sieht sie mich verständnislos an. Schon zu Sowjetzeiten, als kleines Kind, habe sie es kaum ertragen können, von allen zu hören, dass man selbst nichts am Leben und der Gesellschaft verändern könne. „Ich will in einem menschenwürdigen Land unter menschenwürdigen Bedingungen leben, dazu gehört neben vielen anderen Dingen auch eine intakte Umwelt", erklärt Julia und redet sich in Rage: „Ich habe zu wenig Geld, um wie viele andere das Land zu verlassen, ich möchte hier anständig leben. In einer Gesellschaft, in der es nicht nur Gier und Korruption geht, sondern um Respekt. In der ich mir eine eigene Wohnung leisten und mit anderen Menschen über Kunst reden kann und sich nicht alles nur um Geld dreht." Natürlich wisse sie nicht, ob ihr Einsatz jemals Früchte trage, sagt Julia. „Aber wenn jeder so denkt und sich niemand engagiert, bleibt jedenfalls alles so, wie es ist."

Endlich schaffe ich es, Natalja und Juri, meine ehemaligen „Gasteltern" aus meiner Studentenzeit zu besuchen. Einige Versuche sind gescheitert, die beiden waren nicht zu Hause. Ich möchte sie überraschen und stehe mit einer Packung Schweizer Pralinen vor der Tür. Als Natalja die Tür öffnet, erkennt sie mich sofort wieder und ist außer sich vor Freude über das unerwartete Wiedersehen. Sie bittet mich in die Wohnung. Diese ist offensichtlich renoviert worden, und doch scheint mir, als habe sie sich in den vergangenen zwanzig Jahren nicht verändert. Wie auch Natalja und Juri nicht, die noch völlig gleich aussehen, lediglich die Haare sind weißer geworden. Als ich mit den beiden Tee trinke, sprechen wir nicht nur über die Ereignisse, die seit unserem letzten Kontakt vor vielen Jahren passiert sind, sondern auch über die aktuelle politische Stimmung in Russland. „Wir sind maßlos enttäuscht von Putin und der Kremlpartei", erzählt Juri. „Seit langem stimmen wir bei Wahlen weder für Putin noch für die Regierungspartei. Aber es gibt leider auch keine echte Opposition. Also haben wir zuletzt die Kommunisten gewählt. Die kennen wir wenigstens von früher." Dann beklagt sich Juri, dass sie sich mit den beiden schmalen Pensionseinkommen kaum das Leben leisten könnten. Erst vor kurzem sind die Preise für kommunale Dienstleistungen, Strom und Gas massiv angehoben worden, die Ausgaben fressen einen Großteil des Einkommens auf. „Es gibt keine zukunftsgerichtete Politik, nichts, das auf ein besseres Morgen hoffen lässt. Alles wird immer schlimmer." Juri schüttelt resigniert den Kopf. Mir schießen die Prognosen zahlreicher russischen Politologen durch den Kopf, die davor warnen, dass sich auf Russlands Straßen bald nicht nur politische, sondern auch soziale Proteste entladen werden. Spätestens dann, wenn eine neuerliche Weltwirtschaftskrise den Ölpreis drastisch sinken lässt und Präsident Putin seine teuren Wahlversprechen nicht halten kann.

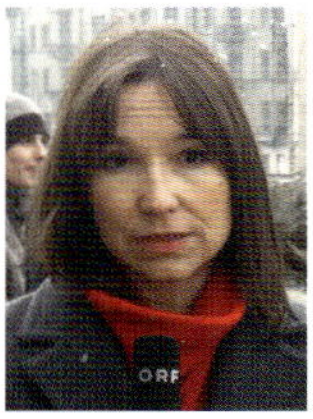

Carola Schneider aus Moskau

Natalja und Juri jedenfalls haben bisher trotz ihrer Wut auf die Politik nicht an den Massenprotesten in Moskau teilgenommen und haben dies auch nicht vor. „Das bringt doch alles nichts. Wir haben das Vertrauen in unsere Gesellschaft und Politik längst verloren", meint Natalja und blättert in einem Fotoalbum mit Bildern einer schon Jahre zurück liegenden Reise durch Österreich und die Schweiz. Sie will mir Fotos aus Zürich zeigen, nachdem sie gehört hat, dass ich dort gelebt habe, bevor ich nach Moskau zog. „Wir wollen auch in den nächsten Jahren ein wenig reisen, falls das Geld noch reicht", sagt Natalja. „Um Politik kümmern wir uns nicht mehr."

Ganz anders sieht dies Julia, die ich wenig später treffe. Sie ist fest entschlossen, an der am nächsten Tag geplanten Massenkundgebung gegen Putin teilzunehmen. Es ist die erste Protestaktion seit der Einführung von drastischen Geldstrafen für Verstöße bei Massenveranstaltungen. „Du wirst sehen, es werden noch mehr Teilnehmer kommen, als je zuvor", ist Julia überzeugt. Mein Telefon klingelt, es ist meine Freundin Olga. „Hör zu, sie haben Pascha verhaftet", schimpft sie am anderen Ende der Leitung. Pascha, ein Bekannter von ihr, ist soeben bei der Auflösung eines friedlichen Protestlagers auf einem Moskauer Platz von Sondereinheiten der Polizei abgeführt worden. Auch Olga will am nächsten Tag wieder demonstrieren gehen. Jetzt erst recht.

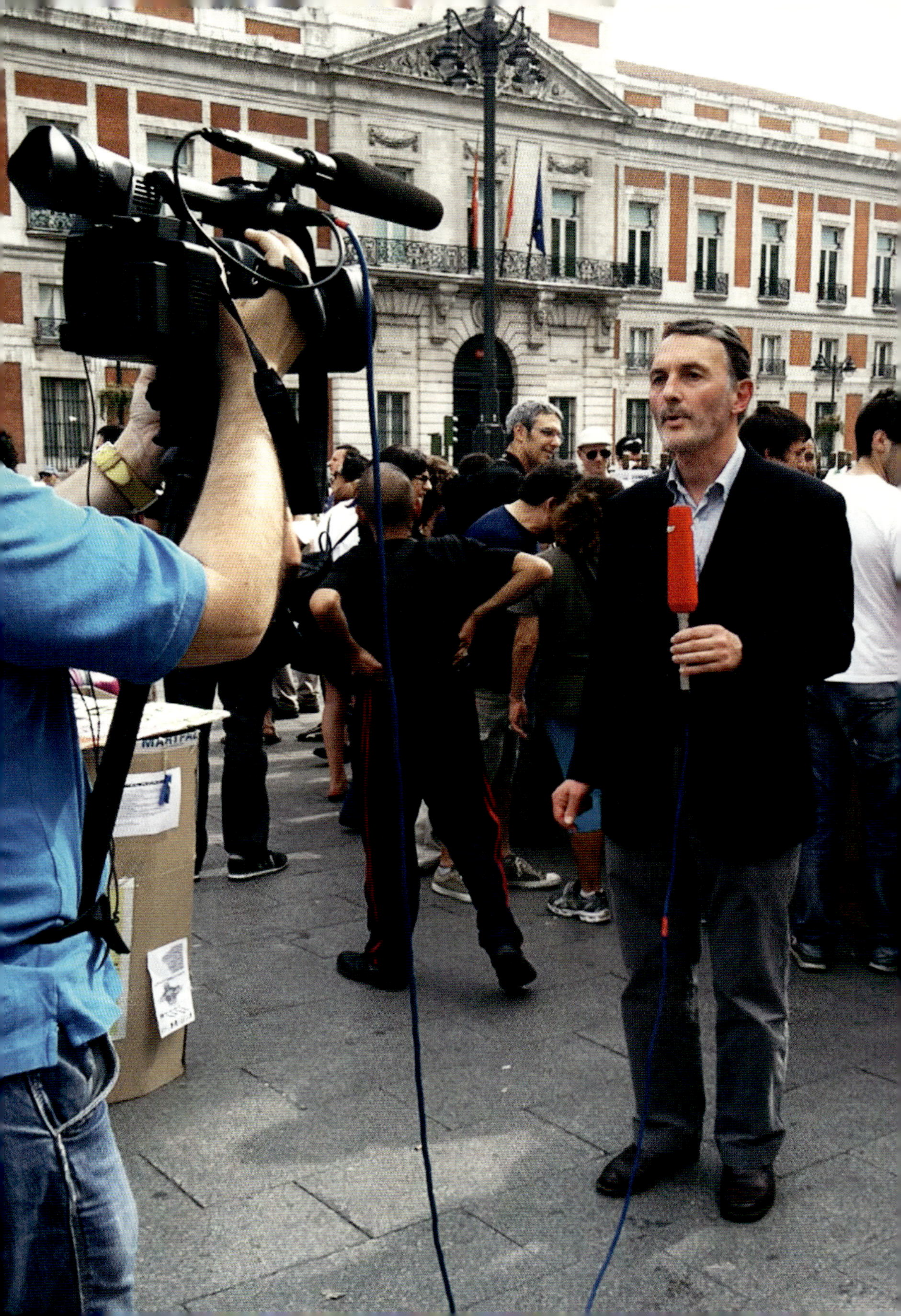

JOSEF MANOLA
aus Madrid

NACHTMUSIK IN DEN STRASSEN VON MADRID

Als ich das erste Mal auf dem weiten Platz im Zentrum Madrids stand, machte die Puerta del Sol auf mich einen unfertigen Eindruck. Das „Sonnentor" ist kartografisch betrachtet der Mittelpunkt Spaniens – ein im Boden eingelassener „Null-Kilometer" zeigt an, dass hier die Kilometerzählung der in alle Richtungen strebenden Nationalstraßen beginnt. Architektonisch war der Platz alles andere als ein repräsentativer Mittelpunkt des Königreichs.

Ende der 80er-Jahre. Ich war in mehrtägiger Tour auf meinem Motorrad von Wien bis Madrid gefahren. Die ersten Streifzüge auf der *R 100* durch die noch unbekannte Stadt, die für mich zum Lebensmittelpunkt und zur „zweiten Heimat" werden sollte, hatten mich zu allererst ins Stadtzentrum geführt.

In dem brütend heißen Sommer bot Madrid das Bild einer anarchischen Stadt: Eineinhalb Jahrzehnte nach dem Tod von Diktator Franco war Spanien dabei, Freiheiten mit einer Verve neu zu entdecken, die einem Mitteleuropäer wie eine Verheißung erschien.

Movida nannte sich die frenetische Aktivität, mit der Künstler, Musiker oder Filmer das Nachtleben zum Tag und Tabubrüche zu einer Selbstverständlichkeit machten. In den Lokalen, in denen der junge, noch unbekannte Pedro Almodóvar als schriller Hardrock-Sänger (!) auftrat, kannte man keine Sperrstunde. Auch im Straßenverkehr waren Gebote verpönt, Verkehrsregeln wurden freizügig ausgelegt. Die Helmpflicht wurde von fast allen Motorradfahrern ignoriert, auch bald schon von mir.

Die weite Puerta del Sol, die aus der Luft betrachtet die Form eines hin gekritzelten Rechtecks hat, war einer von vielen Verkehrsknoten im Strom der

Fahrzeuge, die die Fünf-Millionen-Metropole pausen- und scheinbar ziellos durchquerten.

Zu jeder Stunde herrschte auf dem Platz höllischer Lärm, der in der Nacht noch stärker auffiel. Boccherinis *Musica Notturna delle Strade di Madrid* hatte mir Glockenklänge und die verhallenden Rufe der *pasacalles* verheißen – stattdessen umtoste mich das prosaische Dröhnen der Motoren.

Verkehrsampeln waren damals nur Beiwerk im Straßenbild; ihre reglementarische Bedeutung eröffnete sich den wenigsten Verkehrsteilnehmern: Sobald es der Verkehrsfluss zuließ, setzten die Madrider ihre Fahrten ungeachtet des Rotlichts fort.

Mai 2011

Mehr als zwanzig Jahre später muss ich an die Unbekümmertheit im Umgang mit Verkehrsregeln denken, als ich zwei junge Besetzer der Puerta del Sol dabei beobachte, wie sie den Straßenverkehr zu regeln versuchen. Der Wandel, den die *Indignados* mit ihrem spontanen Protest für das Selbstverständnis einer Generation bedeuten, wurde mir in dieser Szene deutlich.

Die inzwischen architektonisch aufgefrischte Puerta del Sol – auch dies ein Bauprojekt, das dazu beitrug, Madrid im Verlauf zweier gescheiterter Olympia-Kandidaturen auf Jahrzehnte in Schulden zu stürzen – hat nichts von ihrem abweisenden Charakter eingebüßt: Trotz neu gestalteter Straßenführung und einer mittig am Platz aufragenden U-Bahn-Station sind Fußgänger im Sommer der Sonne und im Winter den kastilischen Stürmen ausgesetzt.

Mehr Menschen als sonst sind an diesem Frühlingstag auf der Puerta del Sol. Angesichts des gefährlichen Gewühls von Passanten haben sich Jugendliche dazu entschlossen, den Autoverkehr zu regeln – trotz des Ausnahmezustands hatten sich einige ahnungslose Lenker nicht davon abbringen lassen, den besetzten Platz zu queren.

Die mit Armschleifen gekennzeichneten Ordner erfüllen die Aufgabe der Exekutive, während die Polizei nach mehreren gescheiterten Versuchen, den Platz gewaltsam zu räumen, in sicherer Entfernung darauf wartet, dass Seinesgleichen geschehe ...

Die *Indignados,* wie sich die Protestbewegung von jungen und nicht mehr ganz jungen Unzufriedenen in Spanien in Anlehnung an Stéphane Hessels *Empört Euch* nennt, hatten Behörden (und auch die Medien) mit der Besetzung der Puerta del Sol überrascht. Nicht geplant, sondern spontan hatte sich eine Bewegung formiert, die in der Ablehnung des bestehenden politischen Systems ihren gemeinsamen Nenner fand.

Ordnung ins heillose Chaos der improvisierten Okkupation zu bringen, schien ihre erste Aufgabe. Die Besetzer waren entschlossen, den in Beschlag genommenen Stadtteil zu verwalten – dazu gehörte auch, den Verkehr in Absenz von Ordnungskräften zu regeln.

Die Demonstranten, die von Opponenten und einem Teil der Presse als „Systemgegner" bezeichnet wurden, augenscheinlich aber nicht ins Bild von Anarchisten passten, leisteten einen Einsatz für die zivile Ordnung! Die beiden Studenten, die gestikulierend den Autoverkehr in Fluss hielten, bringen für mich den Geist der Revolte der Empörten, die auf der Puerta del Sol begann, auf den Punkt.

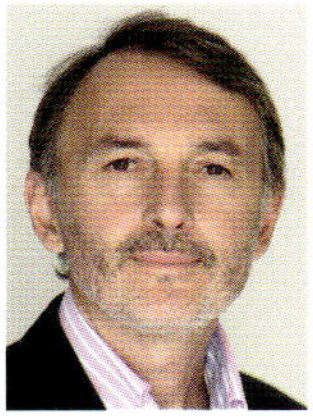

Josef Manola
aus Madrid

Eine Woche zuvor

Eine Kundgebung, an der mein deutscher Fernsehkollege Markus B. und ich an einem sonnigen Sonntagnachmittag eher zufällig teilnahmen, gilt als Geburtsstunde der Bewegung, die von den Zeitungen bald schon als „Spanische Revolution" bezeichnet wurde. Manche Demonstrationen, besonders wenn große Beteiligung zu erwarten ist, sind für die Spanien-Berichterstattung von Interesse und werden – in Absprache mit den Redaktionen in Wien – von den Korrespondenten und deren Kamerateams „gecovert". Diese war es eindeutig nicht.

Studenten wollten gegen die Kürzung des Schul- und Universitätsbudgets protestieren – eine von vielen Kundgebungen gegen die Sparpakete der sozialistischen Regierung. Keiner der Anwesenden ahnte damals, dass sie zum Ausgangspunkt einer Protestbewegung werden sollte, die in vielen Städten Europas, auch in Amerika und Japan Nachahmer fand.

Der von Trommeln und Sprechchören begleitete Zug, an dem nach meiner Schätzung ein- bis zweitausend Jugendliche teilnahmen, begann auf dem Plaza de Cibeles und führte zur Puerta del Sol. Alles verlief friedlich, das Interesse der Medien hielt sich in Grenzen.

Ich führte Gespräche mit einigen Teilnehmern, konnte aber nicht ahnen, dass sie einen gewissen dokumentarischen Wert erlangen würden: Eine Woche später, als der Madrider Frühling weltweites Interesse erregte und als *#spanishrevolution* mehrere Tage trending topic auf Twitter war, interessierte man sich auch dafür, wie denn alles begonnen hatte …

Eine Philologin erzählte mir vom wachsenden Frust ihrer Altersgenossinnen, die trotz Uni-Abschluss und Postgraduate-Studien keine Aussicht auf einen Arbeitsplatz hatten. Ein 28-Jähriger bestätigte mir, dass die Mehrzahl der Demonstranten Studenten seien: „Ich bin Biologe und arbeite an meiner Dissertation", erzählte Manuel, „und verdiene als wissenschaftlicher Assistent 850 Euro. Nach dem Doktorat werde ich insgesamt zehn bis zwölf Jahre in meine Ausbildung gesteckt haben. Aufgrund der Kürzungen der wissenschaftlichen Budgets habe ich keine Garantie auf einen fixen Arbeitsplatz. Vermutlich werde ich, wie viele meiner Freunde, ins Ausland gehen müssen, um ein Auskommen zu finden."

Am Ende des Umzugs besetzte eine kleine Gruppe von Demonstranten den Platz der Puerta del Sol. Entgegen allen Erwartungen – auch ich irrte mich – war das keine Eintagsfliege im spanischen Jugendprotest.

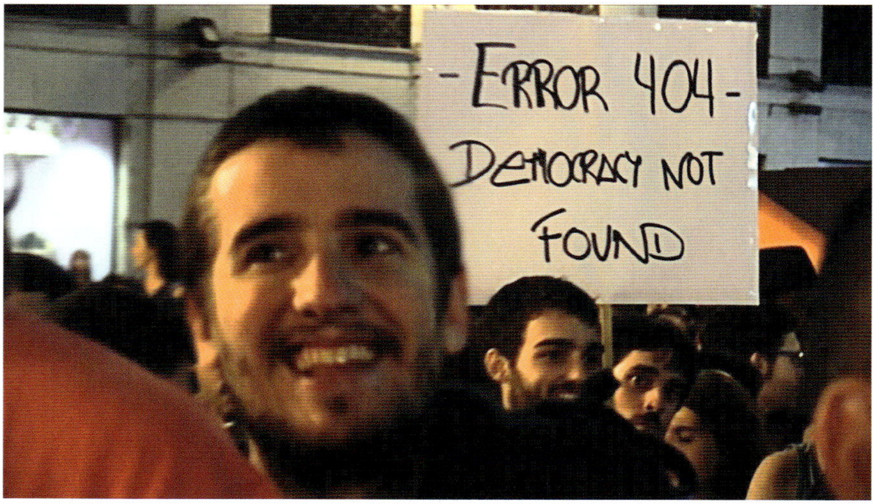

Einige Tage später

Nach dem Einschreiten der Polizisten, die die Jugendlichen mit Schlagstöcken vertrieben hatten, kehrten die *Indignados* zurück. Sie brachten Planen, Schlafsäcke und Proviant mit – und waren entschlossen, sich auf dem Platz für längere Zeit einzurichten.

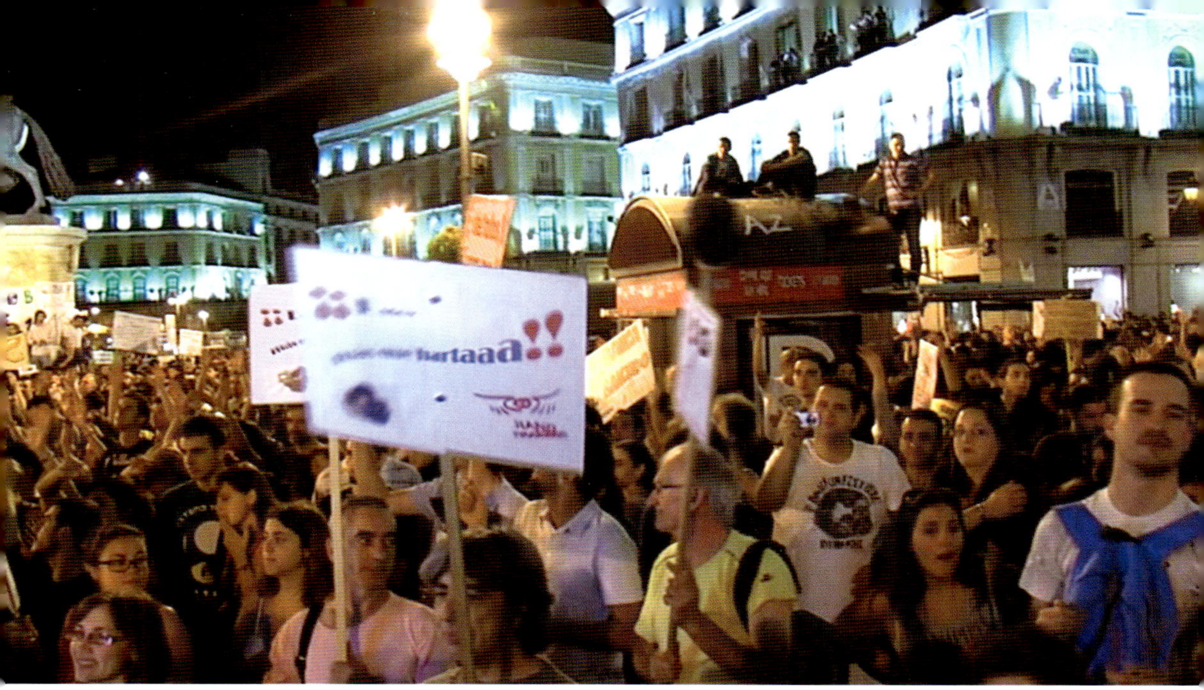

Das Spielchen wiederholte sich: Nach jedem Polizeieinsatz wurde die Zahl der Besetzer nicht – wie von Bürgermeister und Innenminister erhofft – geringer, sondern sie wuchs. Die Puerta del Sol begann, sich zu verwandeln: Aus dem Sonnentor, auf dem sich für gewöhnlich Touristen, Lotterieverkäufer und ambulante Goldhändler tummelten, wurde ein bunter Marktplatz, auf dem Ideen und revolutionäre Slogans offeriert wurden.

15. Mai 2011

Über soziale Netzwerke riefen 200 Bürgervereine und Initiativen in 58 Städten zu Großkundgebungen auf. Den Politikern wollten die Besetzer der Puerta del Sol zeigen, dass sie mit ihrer Forderung nach einer Wende des Wirtschaftssystems, nach basisdemokratischer Mitbestimmung in politischen Fragen nicht alleine standen.

Der Beweis gelang, die Beteiligung war eindrucksvoll, der Platz und die benachbarten Straßen füllten sich mit Menschen. *Indignados* aller Altersklassen skandierten Parolen gegen das politische Establishment, forderten statt des Spardiktats eine Besinnung auf soziale Werte, mit einem Wort: die Wende in der Politik.
Von diesem Tag an war die Puerta del Sol für mehr als 50 Tage in ihrer Hand. Vor den Augen überraschter Politiker und hilfloser Behörden wuchs eine Stadt unter Plastikplanen heran, in der mehrere hundert Menschen rund um die Uhr ausharrten – trotz Regens, Hitze und dem Druck von Behörden.

In der Zeltstadt machten sich alle an die Arbeit. Architekten entwarfen Schlaf- und Aufenthaltsräume. Nach einem Spendenaufruf über die sozialen Netzwerke, die als Kommunikationsmittel in diesen Tagen auf die Probe gestellt wurden, langte das notwendige Baumaterial ein und die Arbeiten begannen: Die Besetzer brachten persönliche Kenntnisse und handwerkliches Geschick ein.

Bald schon wurde gehämmert und gesägt: Unter der Anleitung von Tischlern wurden Podeste für Schlaflager gebaut, Sitzmöbel und Regale zusammengeschraubt. Techniker zapften die öffentlichen Elektrizitätsleitungen an und verlegten Kabel, um die Ministadt mit Strom zu versorgen. Auf Kopiergeräten wurden Mitteilungen und Aufrufe vervielfältigt. In einer Gemeinschaftsküche wurden die täglich abgegebenen Lebensmittel von Kochtrupps verarbeitet und sowohl an *Indignados* als auch an Passanten kostenlos ausgegeben.

Ein Ordnungsdienst wurde aufgestellt, der nicht nur für die Sicherheit in der Zeltstadt bei Nacht sorgte, sondern auch die Regelung des Verkehrs auf der Puerta del Sol übernahm. Die Aufbruchsstimmung hatte nicht nur die Besetzer erfasst; immer mehr Menschen, die anfangs aus Neugierde vorbeischauten, wurden vom Geist der Puerta del Sol angesteckt, dem Gefühl, die Stunde sei gekommen, etwas zu „unternehmen".

Santiago, der 52-jährige Augenarzt, kam fast jeden Tag nach seinem Dienst in der Ordination vorbei und schoss Fotos. „Mich erinnert das an meine Universitätszeit, unmittelbar nach dem Tod Francos", erklärte er mir. „An den Unis brodelte es damals. Es gab – trotz gegensätzlicher politischer Meinungen – den gemeinsamen Willen, das faule System zu erneuern, es besser zu machen. Die Stimmung hier erinnert mich an diese Zeit."

Einige Tage später traf ich den Arzt wieder: „Auch wir hatten den Wunsch, es besser zu machen, als die Elterngeneration. Uns ist es nicht gelungen", sagte er nachdenklich. „Vielleicht sind wir sogar schuld an dem Wirtschaftssystem, das für die heutige Misere, die Finanzkrise, die sozialen Einschnitte verantwortlich ist. Ich wünsche den *Inidgnados* jedenfalls mehr Glück mit ihrem Projekt, als wir es gehabt haben."

Juni 2011

Mit ihren originellen Aktionen brachte die Protestbewegung frischen Wind in eine raumplanerische Einöde. Die Puerta del Sol bekam doch noch ein Dach, das – aus billigen Plastikplanen zusammengebastelt – den Menschen jetzt

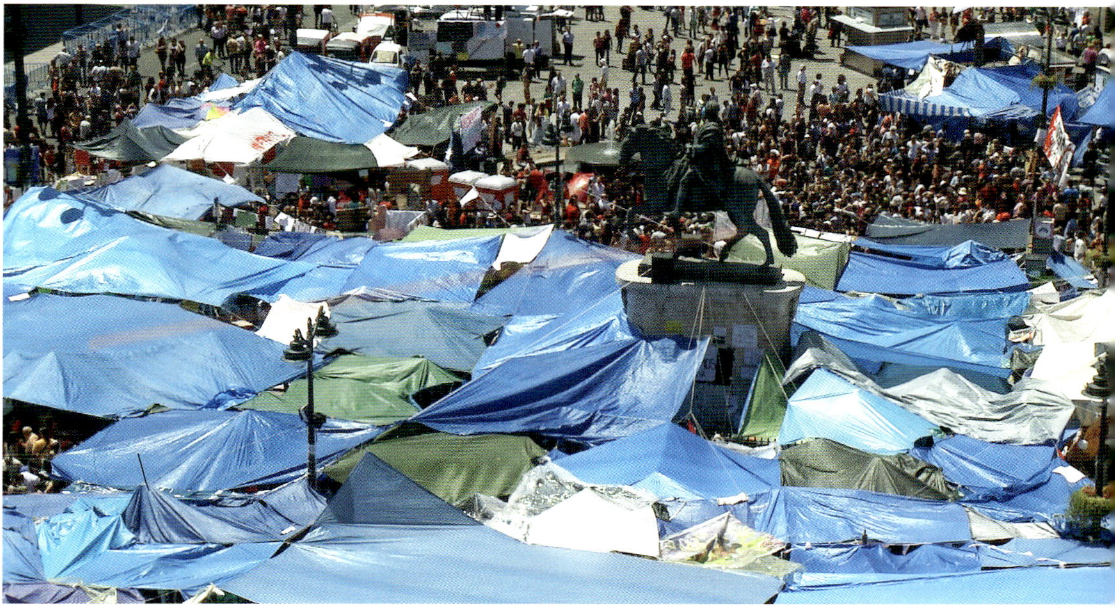

Schutz vor der prallen Sonne bot. Als dann der große Regen kam, fanden manche auch davor Zuflucht unter dem Baldachin.

Der von den Besetzern an den Tag gelegte Eifer auf der Suche nach Lösungen für Alltagsprobleme, ihr Organisationstalent und das hohe Maß an Eigenverantwortung brachten ihnen Sympathien ein – auch von Seiten älterer Menschen, die dem Protest anfangs skeptisch gegenüber standen.

Im Lauf der Wochen, in denen der „Spanische Frühling" spross, hat sich ihm eine immer größere Zahl von Menschen angeschlossen, die auch das von den Medien immer wieder verwendete Attribut von der „Jugendbewegung" korrigierten.

Eines der ersten Interviews, die ich mit Vertretern dieser Eltern- oder Großeltern-Generation führte, ist mir in Erinnerung geblieben: ein eleganter Herr mit Panamahut und hellem Sakko hatte meine Aufmerksamkeit erregt: Ob es sich um einen neugierigen Zaungast im Menschengewühl der Puerta del Sol handelte, wollte ich wissen?

Manuel, ein Pensionist, klärte mich bereitwillig auf: „Ein solcher Aufstand war schon lange überfällig ..." Aus seinen Sympathien für die Besetzer machte er keinerlei Hehl: „Die Polizei hat doch auf friedliche Demonstranten eingedroschen, das sah man ganz deutlich im Fernsehen."

Den 78-Jährigen hatte nicht nur Solidarität mit den Opfern der Polizeiwillkür hierher gebracht. Durch die eigene Biografie fühlte sich der frühere Iberia-Flugzeugmechaniker dem Widerstand der *Indignados* verbunden; auf besondere Weise auch dem Ort des Geschehens …

Manuel war in seiner Jugend aktiver Gegner der Franco-Diktatur, mehrmals war er mit der Obrigkeit in Konflikt geraten. Im Gebäude der Regionalregierung, das an einer Seite der Puerta del Sol von der Polizei vor Übergriffen geschützt wurde, befand sich zu jener Zeit die staatliche Sicherheitsdirektion – hier nahm Francos Geheimpolizei Regimegegner wie Manuel in die Mangel.

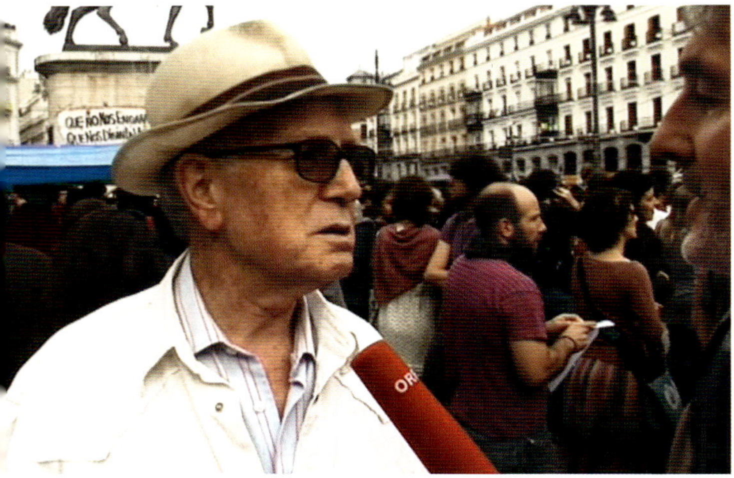

Der Pensionist ließ seinen Blick über Platz und Besetzer schweifen: „Sie erinnern mich an meine Jugend, als auch ich mich für den Widerstand entschieden hatte und in diesem Haus in U-Haft saß.“
Für die Sympathie, die Eltern der unerwarteten Vehemenz des Protests ihrer Kinder entgegenbrachten, sollte ich noch weitere Beispiele finden: so begegnete ich eines Abends dem Manager eines Staatsunternehmens, Chef von mehreren tausend Angestellten, mit dem ich ein Gespräch über seinen Betrieb und die Zukunftsperspektiven des öffentlichen Verkehrs in Spanien geführt hatte.

Der Generaldirektor erzählte mir, hier zu sein, um seinen an der Besetzung der Puerta de Sol beteiligten Sohn nicht nur mit Lebensmitteln zu versorgen: Die vom Manager – nicht ohne väterlichen Stolz – ins Spiel gebrachten Argumente, warum er den Junior unterstütze, wurden auch von anderen Sympathisanten der *spanish revolution* immer wieder genannt: Die als „unpolitisch“ verschrieene Studentengeneration, die einer weit verbreiteten Meinung zufolge nicht an den sozialen Fragen, sondern am möglichst raschen Erklimmen der Karriereleiter interessiert sei, habe durch ihr unerwartetes Engagement Eltern und Ältere eines Besseren belehrt.

Die Protestkultur gegen das politische Establishment, das aufgrund der Repression während der Franco-Herrschaft im europäischen Vergleich spät in Schwung kam, war in den 90er-Jahren abgeflaut. Die EU-Mitgliedschaft hatte neue Prioritäten geschaffen: ganz oben auf der Agenda der großen Parteien stand das Ziel, den Rückstand Spaniens gegenüber Europa – das wirtschaftliche Erbe einer über 40 Jahre dauernden Isolation – wett zu machen. Den Lebensstandard und das Lohnniveau des Nachbarn Frankreich zu erreichen, lauteten die scheinbar realistischen Vorgaben sowohl im linken wie auch im konservativen Lager.

Resignation machte sich unter politisch engagierten Jugendlichen breit, als der mit großer Mehrheit gewählte Sozialist Felipe González sein Wahlversprechen, den NATO-Austritt Spaniens zu vollziehen, nicht einlöste. In der dritten Amtsperiode wurde das Kabinett González durch massive Korruptionsvorwürfe und Indizien diskreditiert, staatsterroristische Aktionen im Kampf gegen die ETA gebilligt zu haben.

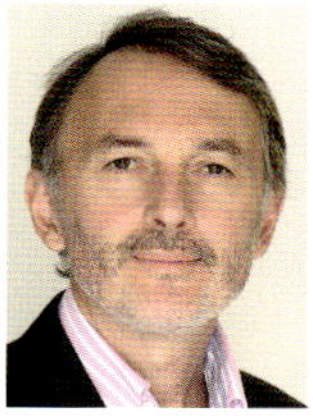

Josef Manola
aus Madrid

Der konservative Nachfolger José María Aznar, der die Amtsgeschäfte 1996 übernahm, suchte das Heil in neoliberalen Rezepten. Dank reichlich fließender EU-Subventionen folgten Jahre des Wachstums, das spanische Wirtschaftswunder machte von sich reden.

Finanzjongleure waren die neuen Vorbilder: Ihr rasanter Erfolg an der Börse oder im Bankgeschäft machte sie zu Idolen der Studentengeneration. Beispiele vom kinderleichten Triumph im Geschäftsleben, der einen sorglosen Lebensstil zwischen Mallorca und Marbella ermöglichte, füllten die Illustrierten und Promi-Magazine.

Der Profit als ideologische Maxime bereitete den Boden für eine Immobilienspekulation, die auch von Privaten praktiziert wurde – in der Hoffnung, so wie die medialen Vorbilder zu Reichtum und arbeitslosem Einkommen zu gelangen.

Ohne das Risiko der drohenden Immobilienblase einschätzen zu können, stürzten sich Familien in Schulden: Banken lockten mit Hypothekarkrediten zu Niedrigzinsen und Sonderkonditionen, die den Kreditnehmern vorgaukelten, der Kauf und Verkauf von Wohnungen sei ein spannendes Gewinnspiel.

Korrupte Politiker, bedenkenlose Banker, raffgierige Spekulanten waren Verursacher und Nutznießer der Schuldenkrise, die die Bevölkerung jetzt ausbaden soll. Weder der konservative Aznar noch die Regierung seines sozialistischen Nachfolgers José Luis Rodríguez Zapatero, der die Amtsgeschäfte 2004 übernahm, wollten sich um die Erträge der Immobilienspekulation bringen: der schwunghafte Immobilienhandel ließ die Staatseinnahmen steigen, heizte den

Konsum an und warf – in Form von politischer Korruption im Umfeld der Immobiliengeschäfte – auch Profit für die dominierenden Parteien ab.

Dass der ab 2008 spürbare Einbruch und die folgende Rezession Spaniens Entwicklung auf Jahre, vielleicht Jahrzehnte bestimmen würden, will niemand vorhergesehen haben. Der Diplomat und Autor José María Ridao spricht in diesem Zusammenhang von „somnambulen" Politikern ohne Weitblick, die sich durch Realitätsflucht jahrelang ihrer Verantwortung in der Schuldenkrise entzogen haben.
Vielen Schulabsolventen hat die Krise den Zugang zum Arbeitsmarkt versperrt und sämtliche Illusionen geraubt: Rund die Hälfte der Spanier unter 28 ist ohne Arbeit. Auch ein Studienabschluss ist keine Garantie für einen Arbeitsplatz. Immer mehr Akademiker kehren nach einer kostspieligen Ausbildung der Heimat den Rücken und suchen ihr Glück in anderen Ländern.

Die *Indignados* hatten die Fehler somnambuler Politiker und Banker als erste angeprangert – zu einem Zeitpunkt, als Premier Zapatero von einer „Krise" nicht sprechen wollte und vielen Spaniern das wahre Ausmaß der Finanzkrise noch nicht bewusst geworden war, lehnten sie das „System" ab, das die Empörten für soziale Ungerechtigkeiten, wie die steigende Zahl privater Konkurse und dem folgenden Verlust von Wohnungen verantwortlich machten.

Die Empörten sind keine „Wutbürger", auch wenn durch Aktionen gewaltbereiter Gruppen, die im Windschatten der Bewegung am liebsten öffentliches Mobiliar demolieren oder Bankomaten in Brand stecken, dieser Eindruck entstand. Im Gegenteil, die in der Mehrzahl friedfertigen Mitglieder setzen sich dafür ein, durch konkrete Maßnahmen zum Aufbau einer Zivilgesellschaft beizutragen. So gehört die Unterstützung von Menschen, die in die Schuldenfalle geraten sind und von Delogierung bedroht sind, bereits zum Alltag der *Indignados*.

Oktober 2011

So lernte ich Isabel kennen, die ihr Schicksal mit vielen Opfern der Immobilienblase teilt: Bei zwei Einkommen schien der 34-Jährigen die Aufnahme eines Darlehens in der Höhe von 110 000 Euro angemessen. Gemeinsam mit ihrem Partner wollte sie eine bescheidene Eigentumswohnung im Stadtteil Getafe kaufen. In der Bank bot ihr der Filialleiter mit den schönen Worten „So gehen sich noch einige private Anschaffungen aus ..." einen Kreditrahmen an, der deutlich über dem Kaufpreis der Wohnung lag.

Ich sitze Isabel in ihrer Ein-Zimmer-Wohnung gegenüber. Die meisten Möbel hat sie schon weggeschafft, der Exekutor hat sich für morgen früh angemeldet. Nur das Sofa und ein Einbaukasten stehen noch da. Als der Partner sie verließ, wurde Isabel bald klar, dass ihr Gehalt für die Kreditraten nicht mehr ausreichen würde, trotz der Unterstützung der Mutter, die eine Mindestpension bezieht.

„Ich habe versucht, mit der Bank eine Einigung auszuhandeln, um die Wohnung nicht zu verlieren", erzählt Isabel. „Ich bot alle möglichen Sicherheiten an, um einen Zahlungsaufschub zu erwirken. Aber sie sagten Nein."
Durch den Preisverfall am Immobilienmarkt ist Isabels Wohnung nur mehr einen Bruchteil des ursprünglichen Kaufpreises wert. Mit der Exekution wird sie nicht nur ihr Zuhause, sondern auch die bereits bezahlten Raten verlieren.

Doch auch für die Banken sind Versteigerungen kein lukratives Geschäft mehr: Viele Geldinstitute sitzen auf „faulen" Krediten und wissen nicht, was sie mit immer mehr Häusern oder Wohnungen tun sollen, deren Besitzer die Raten nicht mehr begleichen können. Die meisten Immobilien haben stark an Wert verloren; die Beträge, zu denen sie in den Bilanzen der Banken und Kassen verbucht sind, entsprechen längst nicht mehr der Realität.
Die geplatzte Immobilienblase hat also nicht nur ahnungslose Käufer, sondern auch von „Experten" geführte Geldinstitute in ernste Schwierigkeiten gebracht. Ein Milliarden-Hilfspaket der EU muss den in Not geratenen Instituten („Bankia") jetzt aus der Patsche helfen.

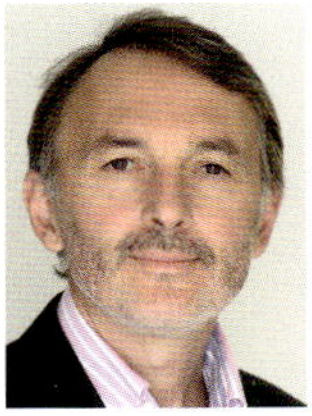

Josef Manola aus Madrid

Den rund eineinhalb Millionen Familien, die einer Schätzung zufolge mit der Rückzahlung ihrer Kredite in Verzug geraten sind, wollen die *Indignados* zur Seite stehen. Sie haben per Flugzettel Nachbarn und Gleichgesinnte mobilisiert, um am kommenden Morgen die Delogierung Isabels zu verhindern.

Isabel, die ihren Job bei einer Wachgesellschaft verloren hat, gewährt mir und meinem Kameramann Pedro B. Einblick in ihr Privatleben: Familienfotos, die noch in einem Regal stehen oder das Urteil im Delogierungsverfahren, das sie uns freimütig in die Kamera hält. Solche Details sind wertvoll, weil sie in einer Fernsehreportage jene zusätzlichen Informationen liefern, die den Zuschauer nicht nur mit einem Sachverhalt konfrontieren, sondern die Lebensumstände der Protagonisten beleuchten.
Dabei ist die Grenze zwischen relevanten Daten und der Privatsphäre oft fließend, und bei der Montage eines Berichts fällt es nicht immer leicht, zwischen beiden zu unterscheiden und Voyeuristisches wegzulassen.

Ignacio Murgi, der vor acht Uhr früh mit mehreren Dutzend Aktivisten eine Mauer aus Menschen vor Isabels Haus formiert hat, ist nicht das erste Mal mit

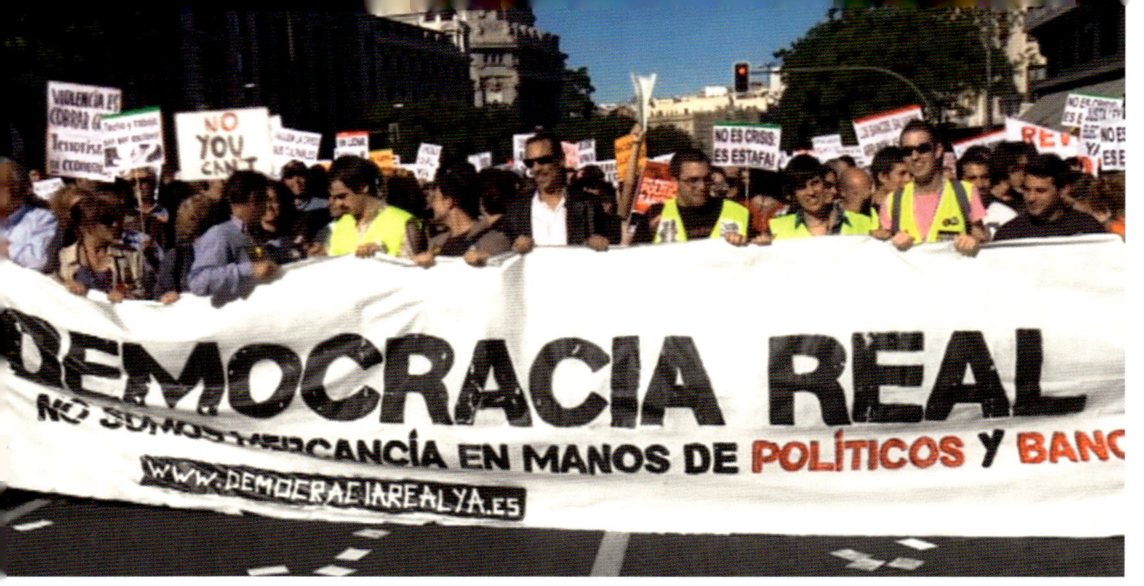
DEMOCRACIA REAL
CANCÍA EN MANOS DE POLÍTICOS Y BANC
WWW.DEMOCRACIAREALYA.ES
NO YOU
NO ES CRISIS ES ESTAFA!

dabei, eine Delogierung zu verhindern. Er erklärt mir: „Die Bank argumentiert in solchen Fällen vor Gericht mit dem gesunkenen Wert der Immobilie. Die Frau, die enteignet werden soll, wird nicht nur ihre Wohnung verlieren. Sie muss aufgrund des Gerichtsbeschlusses für die Schulden, die aufgelaufenen Zinsen und damit auch den Wertverlust gerade stehen – es geht um viele tausend Euro."

Das Polizeiaufgebot vor Isabels Wohnhaus musste nicht einschreiten. Angesichts der entschlossenen Menschenmenge, die mit Sprechchören in der Nachbarschaft für gehöriges Aufsehen sorgte, blies der Gerichtsvollzieher zum Rückzug. Die Zwangsräumung wurde auf ein späteres Datum verschoben.
Es war nicht das erste Mal, dass die *Indignados* die Arbeit des Vollstreckers verhindern. Inzwischen werben sie bei den politischen Parteien für eine Gesetzesänderung: in Zukunft sollen Kreditnehmer mit der Rückgabe ihrer Wohnung alle aufgelaufenen Schulden und auch die Kosten des Gerichtsverfahrens begleichen können.

Im Zusammenspiel mit den Medien ist es den Besetzern der Puerta del Sol gelungen, das Bewusstsein der Öffentlichkeit für ihre Anliegen zu schärfen. Dessen wurde ich mir bewusst, als ich den Medienrummel am Morgen der geplanten Delogierung vor Isabels Wohnhaus beobachtete.

Das Morgenmagazin eines Privatsenders hatte einen Übertragungswagen geschickt, ein Reporter berichtete *live* vom Geschehen, und die überglückliche Wohnungsbesitzerin gab, nachdem Gerichtsvollzieher und Polizei abgezogen waren, mehrere Interviews. Ohne die Anwesenheit der Fernsehteams wäre die Zwangsvollstreckung vielleicht anders verlaufen ...

Ob wir Journalisten von den *Indignados* für ihre Sache „eingespannt" werden?

Zweifellos agieren sie professionell, liefern Informationen und vermitteln Kontakte zu Betroffenen. Sie haben sich einiges von Lobbys und den PR-Abteilungen großer Firmen oder Interessensvertretungen abgeschaut.

Das war aber nicht immer so. In den ersten Tagen der Okkupation waren wir auf der Puerta del Sol schlicht unerwünscht. Nachdem einige TV-Sender die Besetzer als Chaoten und Systemgegner denunziert hatten, bekamen alle Berichterstatter die feindselige Haltung der *Indignados* zu spüren: Reporter wurden beschimpft, Kameras und Mikrophone weggeschoben, Interviews verweigert.

Erst als das internationale Echo auf die Madrider Protestbewegung den handelnden Personen zeigte, dass im Ausland weitgehend vorurteilsfrei berichtet wurde, änderte sich die Stimmung gegenüber den Korrespondenten schlagartig: Von da an konnten wir uns ungehindert zwischen den Zelten bewegen und waren sogar willkommen.

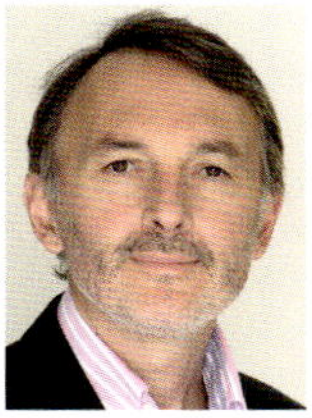

Josef Manola
aus Madrid

Im Verhältnis der Politiker zur Presse spürt man in Spanien manchmal noch das autoritäre Erbe, das ein Relikt aus Zeiten ist, als die Medien gleichgeschaltet waren. Den Hang von Politikern oder Behörden, unliebsame Ereignisse zu verschweigen oder unangenehme Tatsachen zu verschleiern, bekam auch ich im Lauf der Jahre als Korrespondent mehr als einmal zu spüren …

11. März 2004

Es war ein Donnerstag im Frühling. Wie an jedem Morgen, an dem es meine Zeit erlaubt, fuhr ich unsere Kinder zur Schule, die keine 15 Minuten von zuhause entfernt ist. Für diesen 11. März hatte ich mir für den Vormittag schon einiges vorgenommen: in drei Tagen wählten die Spanier, und mehrere Beiträge für Radio und Fernsehen, die bereits fix geplant waren, mussten vorbereitet werden.

Im Autoradio läuft auch an diesem Morgen – zum Unwillen meiner musiksüchtigen Kinder – der Sender Radio 5, ein 24-Stunden-Infosender, der jede Viertelstunde die aktuellsten Nachrichten für Informationshungrige wie mich zusammenfasst.

Bei besonderen Ereignissen unterbricht Radio 5 die laufende Sendung, ein charakteristischer Musikjingle mit der dazugehörenden Ankündigung von „neuesten Meldungen“ lässt mich instinktiv aufhorchen.

Obwohl in der Vorab-Meldung vage von einer „Explosion unbekannten Ursprung" in einem Schnellbahnzug in der Nähe des Bahnhofs Atocha die Rede ist und der Sprecher eine „unbestimmte Zahl von Verletzten" nennt, ist mir augenblicklich klar, dass es sich – drei Tage vor dem Wahlgang – um einen ernsten Zwischenfall handeln muss.

Attentate der baskischen Terrororganisation ETA gehören seit den 60er-Jahren zum Madrider Korrespondenten-Alltag. Wer aus Spanien berichtete, musste sich notgedrungen ein Grundwissen an Sprengstofftechnik und Terrortaktik aneignen.

Während der so genannten „ETA-Offensiven" gab es Wochen, in denen gleich mehrere tödliche Anschläge in der Hauptstadt verübt wurden: Der weithin hörbare Knall einer Explosion, die folgenden Sirenen der Einsatzfahrzeuge und die entschlossenen Gesichter von schwer bewaffneten Polizisten an Straßensperren – das sind die Eindrücke, die ich mit den Attentaten aus jener Zeit verbinde.

19. Juli 1989

Kurz nach 11 Uhr meldet das Radio ein ETA-Attentat in der Avenida de Barcelona, ganz in der Nähe des Bahnhofs Atocha. Gemeinsam mit Alain T., einem französischen Fernseh-Korrespondenten, mache ich mich auf den Weg. Schon oft hat sich das Motorrad als schnellstes Fortbewegungsmittel im Madrider Verkehrschaos erwiesen; so auch an diesem Vormittag. Auf meiner BMW langen wir am Tatort ein, bevor die Polizei ihre Absperrungen aufgebaut hat.
Es war meine erste Begegnung mit der kruden, gewalttätigen Realität des Terrorismus: Ich sehe zwei tote Offiziere im Fond ihres Fahrzeugs. Die Scheiben sind von den Schüssen zertrümmert, Projektile haben tiefe Löcher ins Blech der Karosserie gebohrt – Kaliber 7,62 und 9 Millimeter werden die Ballistiker später feststellen.

Ein 18-jähriger Soldat, Fernando Vilches Herranz, der seinen ersten Dienst als Fahrer leistete, war von drei Schüssen getroffen und schwer verletzt worden. Nach 140 Tagen sollte er wiederhergestellt aus dem Spital entlassen werden, seinen Beruf als Tischler hat er danach nicht mehr ausüben können.

Für den Armee-Major Ignacio Barangua und Oberst José María Martín Posadillo kommt jede Hilfe zu spät. Zwei ETA-Terroristen wurden wegen der beiden Morde verurteilt: Der in Algerien geborene Henri Parot, der an jenem 19. Juli 1989 fünf Schüsse aus seiner Sig Sauer-Pistole abgegeben hatte, wurde 1990 in Sevilla bei einer Fahrzeugkontrolle verhaftet, in mehreren Gerichtsverfahren in 26 Fällen

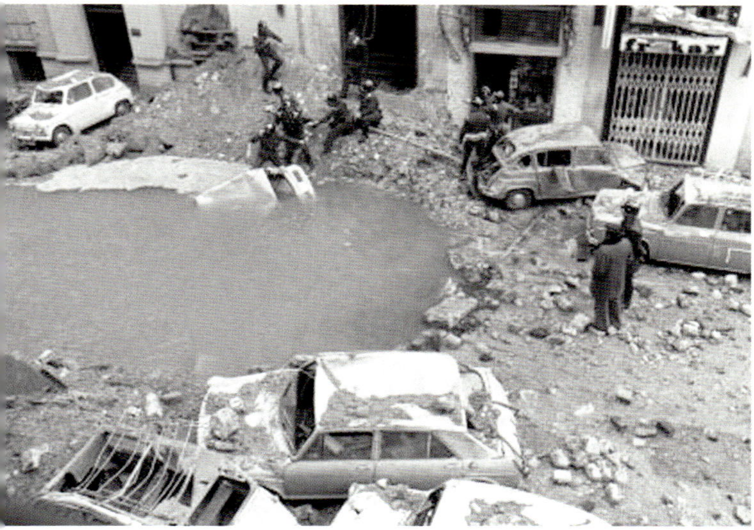

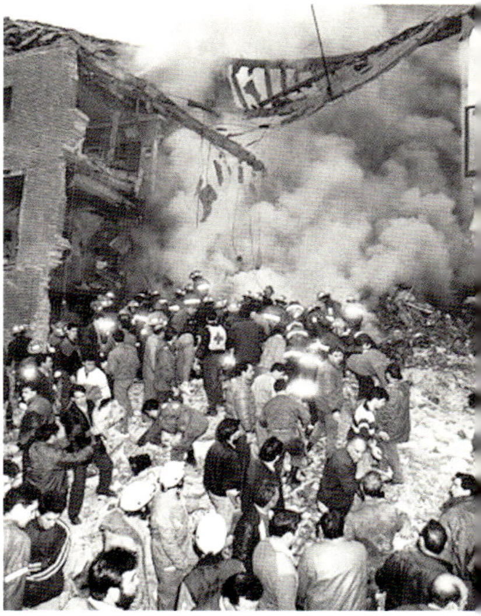

schuldig gesprochen und zu insgesamt 4 800 Jahren Gefängnisstrafe verurteilt. Jacques Esnal, der 26 Schüsse aus einem Kalaschnikow-Sturmgewehr abgefeuert hatte, erhielt im Jahr 1997 in Paris eine lebenslängliche Strafe.

Links: Ihren spektakulärsten Anschlag verübte die ETA 1973 in Madrid, als sie das Auto von Francos Regierungschef Luis Carrero Blanco in die Luft jagte. Zurück blieb ein mächtiger Bombentrichter.

Rechts: Eines ihrer verheerendsten Attentate verübte die ETA am 11. Dezember 1987 mit einer Autobombe auf eine Kaserne der Guardia Civil in Saragossa. Elf Menschen starben, darunter fünf Kinder.

Die vom Kameramann Nacho A. gedrehten Bilder vom Tatort gingen nur zum Teil auf Sendung. Die Nahaufnahmen der Leichen haben wir gelöscht. Den Anblick der in seltsam friedlicher Haltung erstarrten Körper der beiden Offiziere habe ich bis heute nicht vergessen.
Sie veranlassten mich, noch oft in Gesprächen mit baskischen Separatisten nach den Beweggründen für solche Gewaltaktionen zu fragen, denen im Lauf der vergangenen Jahrzehnte in Spanien über 800 Menschen zum Opfer fielen. Immer wieder habe ich bei ehemaligen Mitgliedern und Sympathisanten der baskischen ETA nachgefragt, wie sie den Tod von Unbeteiligten, auch von Kindern, mit dem Kampf um die Unabhängigkeit „ihres" Baskenlandes rechtfertigen: Eine befriedigende Antwort erhielt ich nie.

Zurück ins Jahr 2004. In Radio 5 ist in immer kürzerem Abstand von den Explosionen beim Bahnhof Atocha die Rede. Ich entscheide mich, den Terminplan umzuwerfen und zum Bahnhof zu fahren, der mir als regelmäßigem Benützer der Schnellbahn bestens vertraut ist.

Schon auf dem Weg in den Süden Madrids werde ich von zahlreichen Rettungsfahrzeugen überholt. Aus der gesamten Umgebung Madrids scheinen Einsatzfahrzeuge mobilisiert worden zu sein. Kein Zweifel, der Zwischenfall war größer, als es die ersten Meldungen erwarten ließen.

Erst Tage später wurde die offizielle Opferbilanz veröffentlicht: Insgesamt sind an jenem Morgen in vier *Cercanias*-Zugsgarnituren durch die Explosionen über 2000 Personen zum Teil schwer verletzt worden, 191 Personen starben bei dem größten Terroranschlag in Spaniens Geschichte.

Im Gegensatz zu anderen Attentaten war es Journalisten an jenem Morgen nicht erlaubt, sich dem Tatort zu nähern – unmöglich, sich ein Bild des Ereignisses oder der Ausmaße der Zerstörung zu machen. Weiträumig waren die Gleiskörper vor dem Bahnhof Atocha abgesperrt, naheliegende Häuserblöcke waren abgeriegelt: angesichts der Dimensionen des Hilfseinsatzes, der mehrere tausend Hilfskräfte rund 18 Stunden in Atem hielt, eine verständliche Maßnahme.

So waren die ersten, ungewissen Stunden nach den Anschlägen dem Sammeln der wenigen Informationen gewidmet, die uns zur Verfügung standen: Gerüchte, Spekulationen, Mutmaßungen. Durch die Befragung von Augenzeugen oder Bemerkungen von vorbeilaufenden Sanitätern, die Verletzte zu ihren Rettungsfahrzeugen trugen, versuchte jeder Journalist, sich ein Bild des Geschehens zu machen, so gut er konnte.
Das Bedürfnis der Seher und Hörer, die rasche und vor allem zuverlässige Informationen einfordern, konnte dabei nicht immer befriedigt werden.

Den Verantwortlichen im Innenministerium und den amtierenden Premierminister Aznar sollte die Nachrichtensperre, die Vertuschung gefundener Bekennerschreiben und die – wohl mit Rücksicht auf den bevorstehenden Wahlgang – zögerliche Aufklärung der Hintergründe teuer zu stehen kommen: Weil das konservative Kabinett den „natürlichen“ Feind, die baskische ETA, vorschnell zum Täter gestempelt hatte, wurden Hinweise auf radikale Islamisten unter den Teppich gekehrt.

Die Opposition wies auf einen Zusammenhang mit Spaniens Kriegseinsatz im Irak hin und machte die Regierung für den mutmaßlichen Racheakt von Islamisten verantwortlich. Die Wähler schlossen sich den Argumenten an und machten die Sozialisten beim Wahlgang, der am folgenden Sonntag noch ganz unter dem Eindruck der Terroranschläge stand, zur stärksten Partei.

Dass bei den Ermittlungen Fehler passiert sind und beispielsweise die von den Explosionen betroffenen Waggons samt der Explosionsherde auffallend schnell und restlos beseitigt wurden, lässt bis heute Zweifel an der offiziellen Tatversion laut werden. Immer noch kursieren Verschwörungstheorien, die von einigen Journalisten vehement vertreten werden, wonach hinter den Anschlägen vom 11. März 2004 mehr stecke als die Tat radikaler Islamisten.

Nach einem Mammutprozess, bei dem sieben der achtundzwanzig Angeklagten mangels Beweisen frei gesprochen wurden, sind sowohl ausländische Islamisten als auch Spanier verurteilt worden. Im Richterspruch ist von einem durch Al-Kaida „inspirierten“, aber von diesem Terrornetzwerk unabhängig vorbereiteten Anschlag die Rede.

Alljährlich am Europäischen Gedenktag für die Opfer des Terrorismus, der in Erinnerung an die Madrider Anschläge jeden 11. März abgehalten wird, gedenkt das offizielle Spanien aller Terroropfer, der Toten vom Bahnhof Atocha und der über 800 ETA-Opfer.

Die von der Regionalregierung an der Puerta del Sol mit militärischer Parade, Trauermarsch und einer Kranzniederlegung absolvierte Gedenkstunde wirkt dabei wie eine Pflichtübung, mit der man sich einer unangenehmen Aufgabe entledigt.

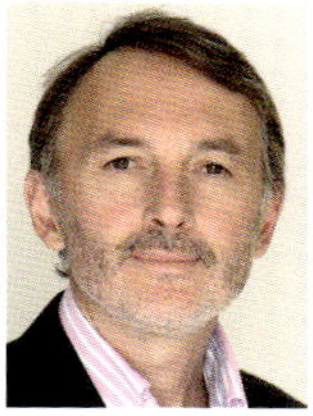

Josef Manola
aus Madrid

An den schwarzen Tag, der mit den Bombenexplosionen in der Schnellbahn verbunden wird, will außer den Opfern und der Angehörigen der Toten niemand erinnert werden. Die Überlebenden, die uns mit erstaunlicher Offenheit von ihren Erfahrungen berichteten, leiden auch Jahre nach dem 11. März 2004 an den körperlichen und psychologischen Folgen der Explosionen.

Wenn sie von ihrem frustrierenden Kampf um Anerkennung, Aufklärung oder Entschädigung erzählen, fällt es mir schwer, ihnen die Einsicht zu vermitteln, dass die Attentate von Atocha heute nur mehr Historiker interessieren – oder einen Auslandskorrespondenten, der seine Erinnerungen niederschreibt.

2012

An einer belebten Ecke der Puerta del Sol, wo jeden Morgen tausende Menschen aus den unterirdischen Gängen der Schnellbahn ans Tageslicht treten, wo meist vor Weihnachten Lotterieverkäuferinnen ihre Verkaufsstände aufstellen, um Menschen auf der Suche nach etwas Glück den „todsicheren“ Treffer der Weihnachtslotterie zu verkaufen und in letzter Zeit immer mehr Händler in gelben Jacken mit der Aufschrift „Kaufe Gold“ den von Gläubigern bedrängten Schuldnern für deren Familienjuwelen einen Bestpreis versprechen – an dieser Ecke findet man im dichten Menschengedränge zum Eingang der Konditorei La Mallorquina.
In dem schlichten Lokal, das den Charme der 80er Jahre versprüht, werden Mehlspeisen rund um die Uhr verkauft: Eilige Passanten nehmen einen schnellen Imbiss, zum Stehkaffee eine Süßigkeit. Wer ein wenig mehr Zeit hat und die

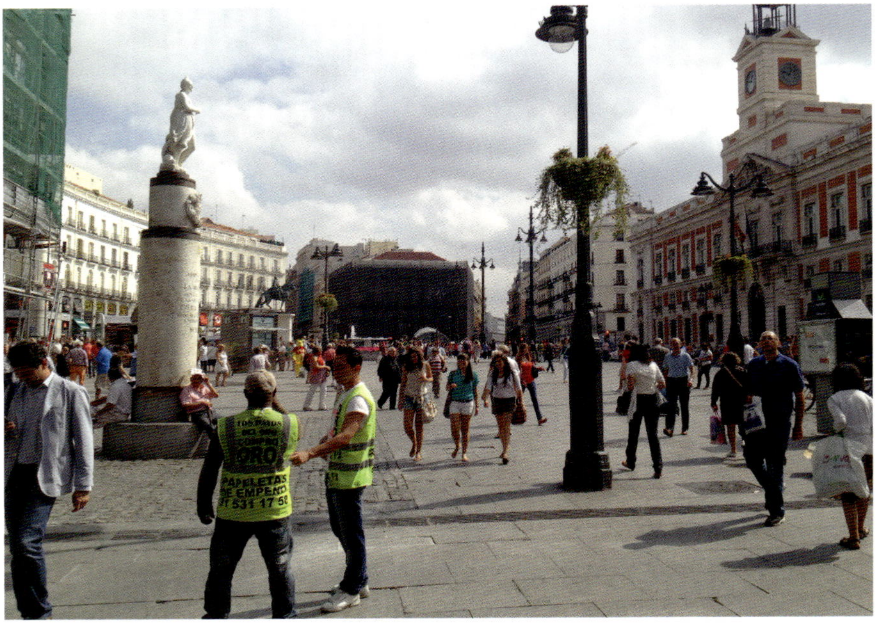

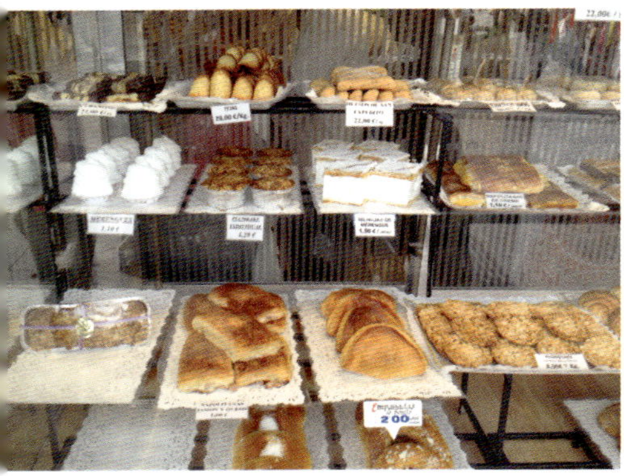

Spezialität des Hauses – die mit zartbitterer Schokolade gefüllte Napolitana oder den Tortel aus feinem Germteig – genießen möchte, kann sich im oberen Stockwerk nach einen Sitzplatz umsehen.

Mit etwas Glück ist der Tisch am großen Fenster frei, von dem aus die Puerta del Sol zu überblicken ist, wie von der Kommandobrücke eines Schiffes.

Der Platz, der im 16. Jahrhundert aus einem breiten Straßenzug entstanden sein dürfte und den ein Autor als „Gravitationszentrum" der Stadt bezeichnete, war schon immer Schauplatz bedeutender Ereignisse: hier nahm im Jahr 1808 der Aufstand der Madrider Bevölkerung gegen die französischen Invasoren seinen Anfang, 1931 wurde die Zweite Republik hier ausgerufen, und noch heute finden die meisten Kundgebungen hier ihr Ende.

Von diesem Fenster habe ich beobachten können, wie sich nicht nur der Platz im Lauf der Jahre gewandelt hat. Auch Spanien hat sich in den Jahren, die ich in Madrid verbracht habe, verändert – es verlor nach dem Betritt zur Europäischen Gemeinschaft seinen herben Charme, wurde zivilisierter, „europäischer".

Das könnte die Kluft, die sich durch die Krise Europa gegenüber auftut, wieder ändern: Die höchste Arbeitslosenrate und eine anhaltende Rezession zeigen bereits Wirkung.

Vom Mallorquina-Fenster im ersten Stock sind immer öfter Demonstrationszüge zu beobachten, die auf der Puerta del Sol zu Ende gehen. Beamte protes-

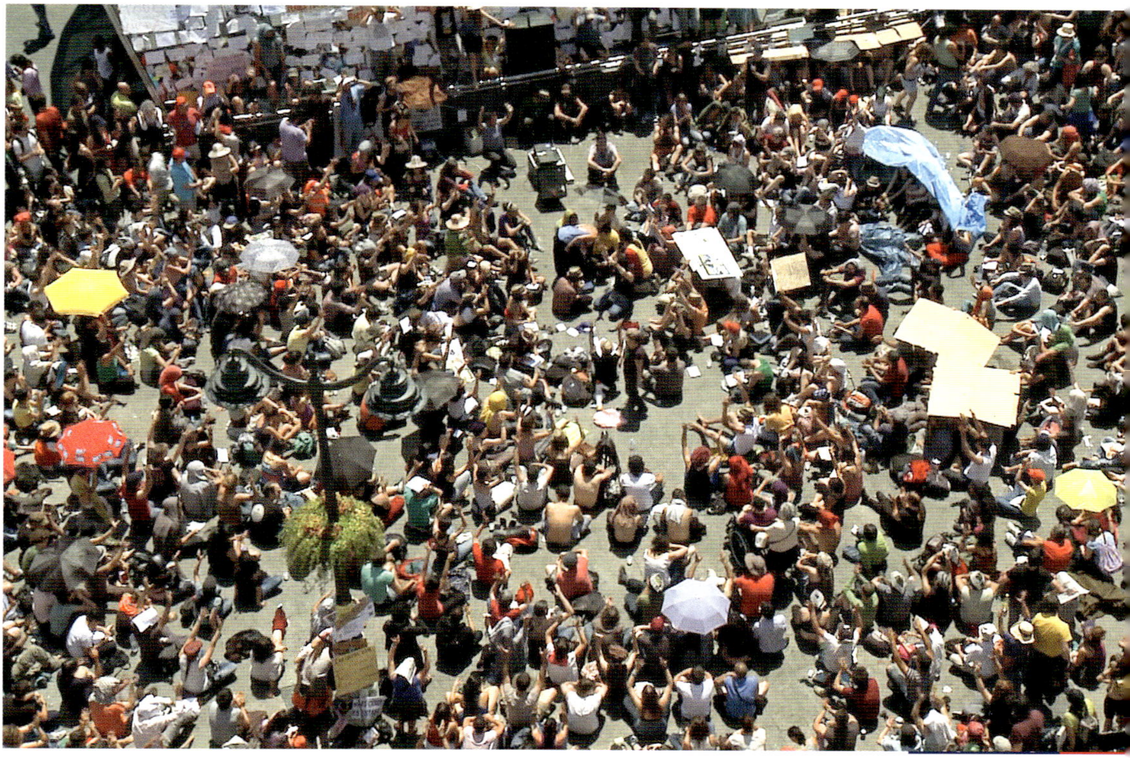

tieren gegen Einschnitte, mit denen die Regierung die Defizitvorgaben von EU und IWF zu erfüllen sucht.
Während die Staatsbediensteten sich gegen Lohnkürzungen wehren, sehen Schüler und Studenten die Qualität ihrer Ausbildung oder schlicht ihre Zukunftsperspektiven in Gefahr.
Auch die Bewegung „Echte Demokratie Jetzt" (¡Democracia Real YA!) hat die Puerta del Sol zum Ort ihrer regelmäßigen Stelldichein gemacht. Die Teilnehmer wollen sich mit dem Konsumismus der Boom-Jahre nicht mehr zufrieden geben und träumen von einer Gesellschaft jenseits des monetär messbaren Erfolgs.
Kritiker sprechen der von Parteien unabhängigen Gruppe, die als Netzwerk von Basisgruppen in den Bezirken funktioniert, jede Fähigkeit ab, die Realpolitik zu beeinflussen. Sympathisanten sehen in der Bewegung eine Kraft abseits der traditionellen Blöcke, die Spanien in Zukunft sehr wohl verändern könnte.

Wir werden sehen.

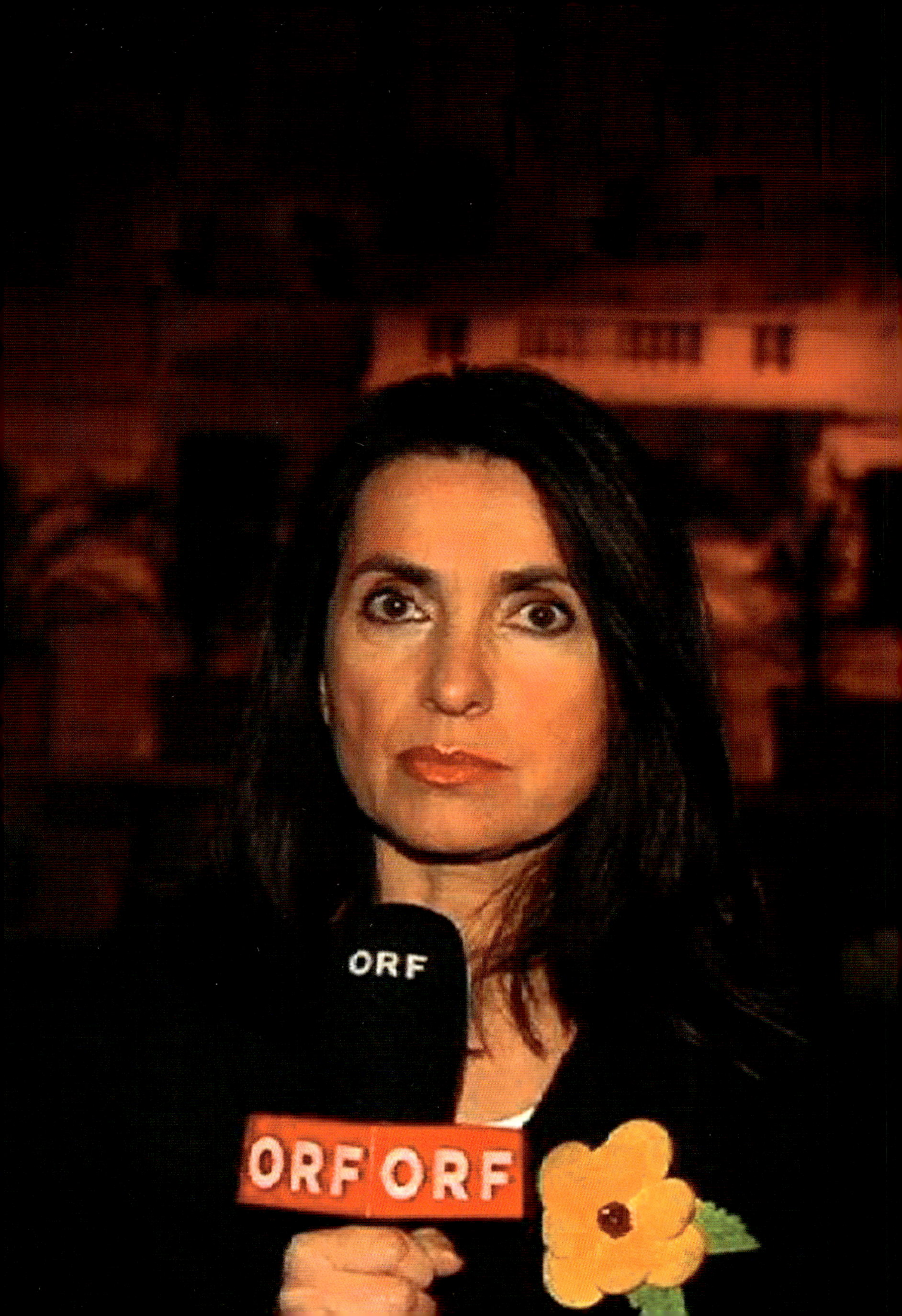
ORF
ORF ORF

MATHILDE
SCHWABENEDER
aus Rom

GEMEINSAM GEGEN DIE MAFIA

La mafia non è affatto invincibile. E un fatto umano. E come tutti i fatti umani ha un inizio e avrà una fine. (Giovanni Falcone)
(Die Mafia ist durchaus nicht unbesiegbar. Sie ist von Menschen gemacht. Und wie alles von Menschen Gemachte, hat sie einen Anfang und wird sie ein Ende haben.)

Ich erinnere mich noch ganz genau an jenen 23. Mai 1992. Es war ein schöner und heißer Samstag. Viele Touristen bevölkerten die Straßen und Plätze der Ewigen Stadt. Viele Römer machten bereits einen Ausflug ans nahe Meer. Es war ein kleiner Vorgeschmack auf den nahenden Sommer. Alles deutete auf einen ruhigen und strahlenden Sonntag hin.

Plötzlich stand ein Gerücht im Raum: In Sizilien sei etwas Schreckliches passiert. Eine schwere Explosion. Ein Attentat auf Italiens berühmtesten Richter, Giovanni Falcone.

Wir brachen unseren Bummel durch die Stadt ab und liefen nach Hause. Im italienischen Fernsehen jagte eine Sondersendung die andere. Die Live-Bilder ließen den Atem stocken. Es waren Bilder, wie man sie sonst nur von Kriegsschauplätzen kennt. Das verheerende Attentat auf der Autobahn zwischen dem Flughafen und der Stadt Palermo hatte einen riesigen Krater in die Fahrbahn gerissen. Wohin die Kamera schwenkte, überall eine Spur der totalen Verwüstung. Darunter, teilweise kaum noch erkennbar, einige Autowracks.

Eine halbe Tonne Sprengstoff war für diesen mörderischen Anschlag verwendet worden. Die Wucht war derartig groß, dass der Seismograph auf dem Monte Cammerata im Herzen Siziliens einen starken Erdstoß registrierte. Doch das, was im ersten Augenblick wie ein Erdbeben aussah, war die Arbeit eines Killerkommandos, dessen Auftrag es war, den Mafia-Jäger Giovanni Falcone zu

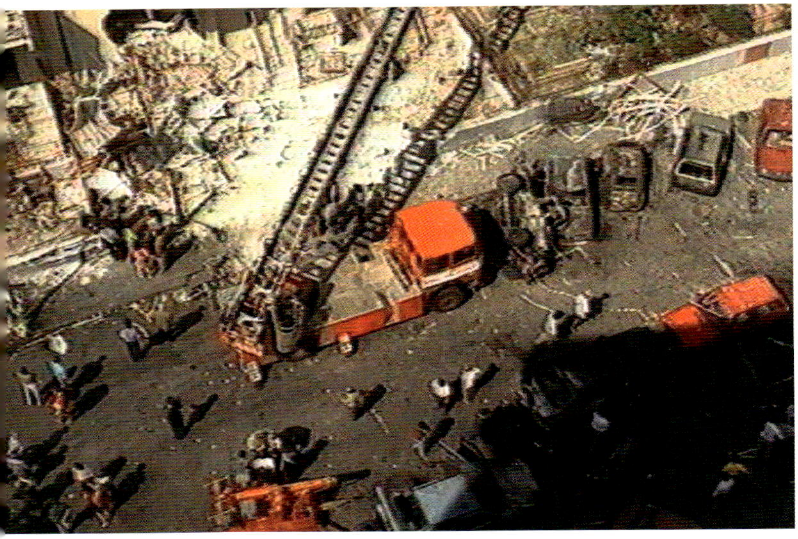

Via D'Amelio

beseitigen. Falcone starb wenige Stunden nach der Explosion im Krankenhaus – in den Armen seines Freundes und Mitstreiters Paolo Borsellino. Mit Falcone starben seine Frau, die Richterin Francesca Morvillo, und seine drei Leibwächter. Eine Schockwelle ging durch ganz Italien. Wie viele andere an diesem Tag, saß auch ich vor dem Fernseher und weinte.

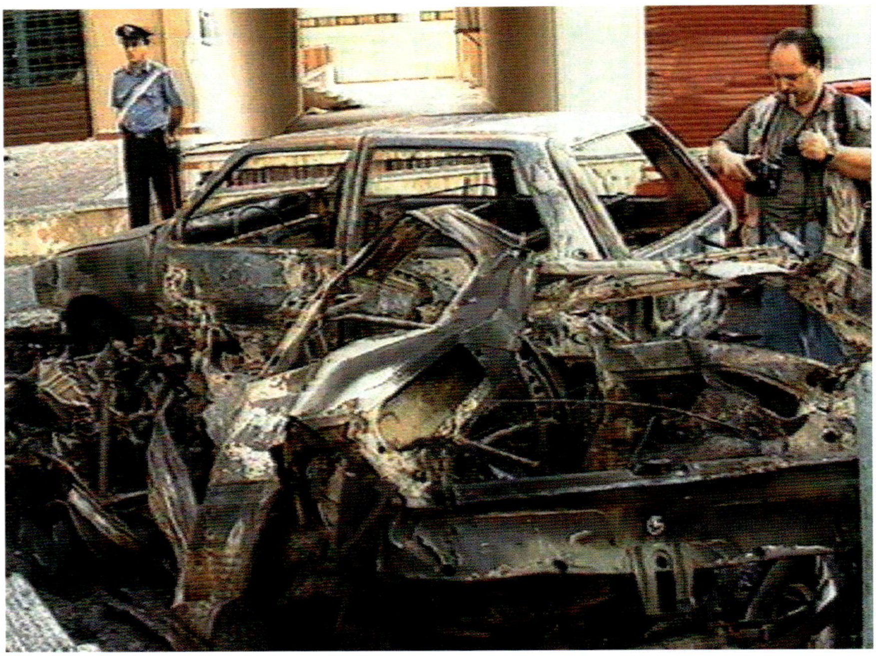

Der Mord an Borsellino

Nur 57 Tage später erschütterte ein neuer Anschlag Palermo. Ein vor dem Haus der Mutter Paolo Borsellinos geparkter, mit Sprengstoff gefüllter Fiat 126 war zur Explosion gebracht worden. Genau in jenem Augenblick, in dem der Richter mit seiner Eskorte vor dem Haus vorfuhr. Borsellino war sofort tot. Seine fünf Leibwächter – darunter die erste Frau in dieser Funktion – wurden ebenfalls getötet.

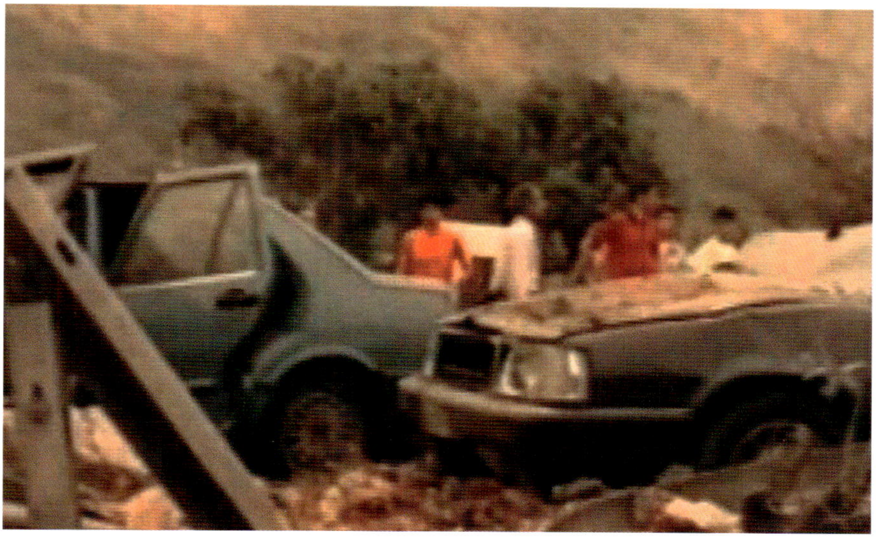

Der Mord
an Falcone

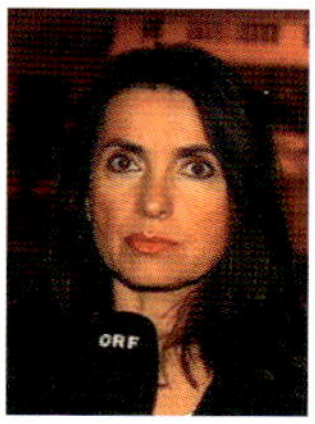

Mathilde Schwabeneder
aus Rom

Wie aus späteren Untersuchungen hervorging, wusste der Richter, dass er bald sterben würde. Dass auch er wie sein Freund auf einer Abschussliste stand. Denn Borsellino war nicht nur Falcones engster Vertrauter, er war wie dieser auch Mitglied eines in den 80er-Jahren gegründeten „Anti-Mafia-Pools". Dieser erste Versuch einer Generalmobilmachung gegen das organisierte Verbrechen hatte von Anfang an viele Feinde. Und das nicht nur bei den Mafiosi: Selbst innerhalb der Justiz gab es Widerstand. Borsellino war also – wie Falcone – vielen im Land ein Dorn im Auge. Mit dem Attentat in der Via D'Amelio wurde er ein für alle Mal zum Schweigen gebracht, und auch sein berühmtes rotes Notizbuch – das die wichtigsten geheimen Informationen enthielt und von dem er sich nie trennte – ging mit dem Mordanschlag für immer verloren.

Womit die Attentäter nicht gerechnet hatten, war die Welle der Empörung, die die Ermordung der beiden Richter nach sich zog. Palermos Bevölkerung ging erstmals spontan und in Massen auf die Straßen. Kilometerlange Menschenschlangen bildeten sich. Slogans gegen die Mafia und für die Gerechtigkeit wurden skandiert. Von den Balkonen hingen weiße Leintücher mit Aufschriften wie „Mafia bedeutet Tod" und „Palermo leistet Widerstand". Und vor allem zigtausende Schüler und Studenten marschierten vereint für eine Zukunft ohne Angst und Gewalt.

Das Schweigen, die *omertà,* war gebrochen, ein Wendepunkt in der Haltung der Bevölkerung erreicht. Die Welt blickte damals auf Palermo. Und so verstärkte auch die Regierung ihren Kampf gegen das organisierte Verbrechen. Der Weg für eine breit verankerte Anti-Mafia-Bewegung war damit frei.

Der Staatsanwalt
Piero Grasso

Als ich im Oktober 2007, nach zwölfjähriger Abwesenheit, nach Rom zurückkehrte, um meine Korrespondententätigkeit anzutreten, hatte ich bald darauf über einen spektakulären Schlag der Polizei zu berichten. Dank monatelanger großflächiger Abhöraktionen war es einer Sondereinheit der Carabinieri gelungen, Salvatore Lo Piccolo zu verhaften. Seit 1983 war dieser fast allmächtige Boss der Cosa Nostra flüchtig gewesen.

Zum Zeitpunkt des Zugriffs befand er sich mit seinem Sohn und zwei weiteren Mafiosi in seinem Versteck, einer kleinen Villa. Lo Piccolo galt als der König der Schutzgelder. Rund dreißig Millionen Euro trieb er pro Monat ein. Gleichzeitig hatte er die alten Mafia-Bande mit den USA wiederaufleben lassen. In seinem Unterschlupf fanden die Ermittler nicht nur die berühmten *pizzini* – kleine Zettelchen, mit denen die Mafiosi kommunizieren, um Abhöraktionen zu umgehen –, sondern auch einen eigenen Kodex. Die zehn Gebote der Mafia. Oberstes Gebot ist demnach die Treue zur Cosa Nostra. Gleich das zweite Gebot heißt: die Frauen unsere Freunde sind tabu. Gebot Nummer sieben: Respekt gegenüber der Ehefrau. Ein ordentlicher Mafioso muss außerdem pünktlich sein und die Wahrheit sagen. Gebot Nummer zehn lautet: Wer einen Polizisten in der Familie hat, darf nicht der Mafia beitreten.

Um mehr über die Hintergründe dieses Falls zu erfahren, wandte ich mich an die Institution, bei der alle Fäden zusammenlaufen: an die DNA, die Direktion der Nationalen Antimafia-Behörde. Jene 1992 entstandene Staatsanwaltschaft, für deren Errichtung Giovanni Falcone bis zu seiner Ermordung gekämpft hatte. Ihr Chef ist seit 2005 Piero Grasso.

Italiens oberster Mafia-Jäger, Jahrgang 1945, wusste schon als kleiner Bub in Palermo, welchen Beruf er ausüben würde. „Ich werde Richter", sagte er jedem, der es wissen wollte. Mit 21 schloss Piero Grasso sein Jus-Studium ab, drei Jahre später war er Richter und bald darauf auch Ehemann und Vater. Seine ersten Sporen verdiente er sich in einem kleinen Ort im sizilianischen Hinterland.

Die Begegnung mit Giovanni Falcone hat sein Leben verändert, betont er jetzt bei unserem Gespräch im Sitz der DNA, einem früheren Gefängnis des Kirchenstaates in der prachtvollen römischen Via Giulia. Von ihm habe er viel gelernt. „Denn Falcone", sagt er, „behandelte einen Moped-Diebstahl mit der gleichen Sorgfalt wie einen Mordfall." Er war an Akribie und Hartnäckigkeit nicht zu überbieten.

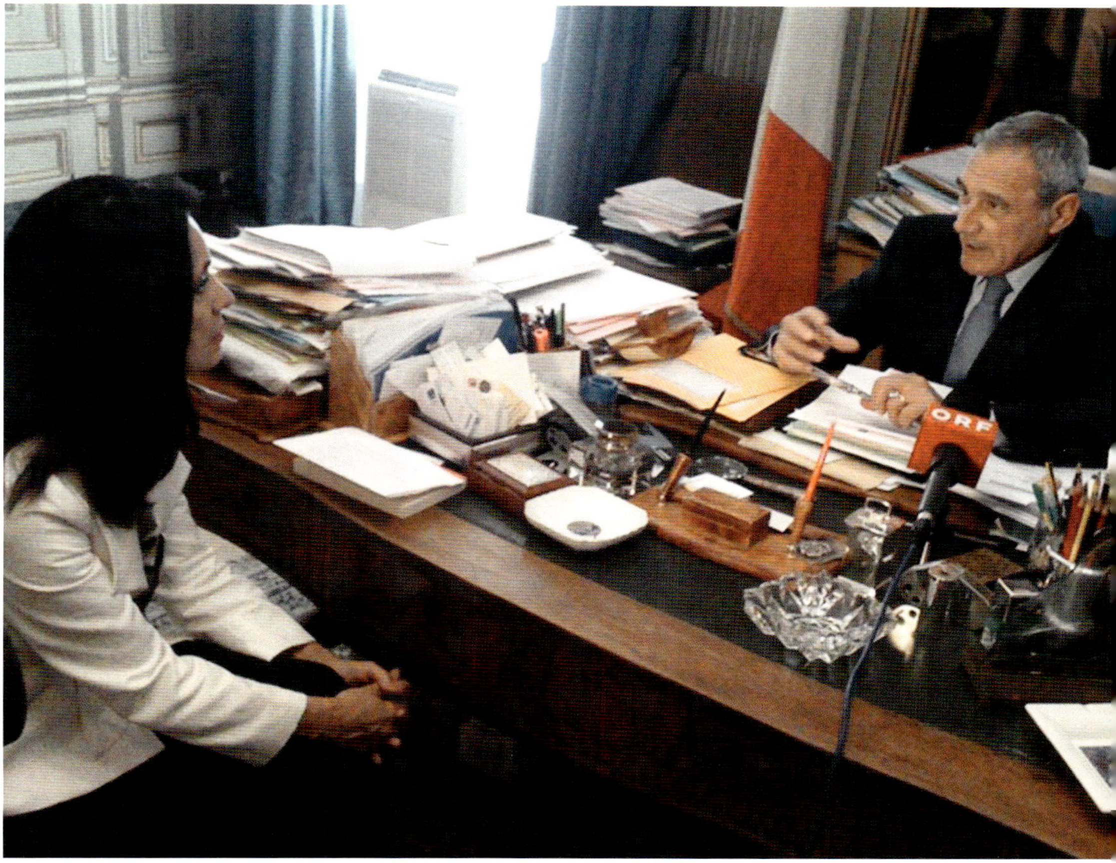

Als Piero Grasso 1985 im spektakulären, so genannten ersten „Maxi-Prozess" gegen die Cosa Nostra – mit 475 Angeklagten und 500 akkreditierten Journalisten aus aller Welt – an den Schwurgerichtshof berufen wurde, wandte er sich sofort an Richter Falcone. Der Richter, erinnert er sich heute, schmunzelte. „Ich zeige dir den Prozess", sagte er und führte den jüngeren Kollegen in einen gepanzerten Raum, in dem die Akten gestapelt waren: vier Wände bis an die Decke gerammelt voll mit Ordnern; rund 400 000 Seiten Material. Da wusste er, dass nichts mehr in seinem Leben so wie früher sein würde, sagt Piero Grasso heute mit einem kleinen Lächeln.

Halte immer den Kopf hoch und folge deinem Gewissen, hatte ihm ein Lehrer mitgegeben. Und Piero Grasso hat sich dieses Motto immer wieder vergegenwärtigt. Vor allem in schwierigen Zeiten: als ein Mordkomplott gegen ihn aufgedeckt worden ist; als das Leben seines Sohnes auf dem Spiel stand, Intrigen gegen ihn liefen und bahnbrechende Entscheidungen getroffen werden mussten.

35 Tage bleiben Richter und Geschworene 1987 am Ende des Maxi-Prozesses eingeschlossen, um zu einem Urteil zu kommen. 19 Mal lebenslänglich und insgesamt tausende Jahre Haft, so lautet letztendlich die Entscheidung in jenem Verfahren, das erstmals die Strukturen der Cosa Nostra offen gelegt hat. Die rund siebentausend Seiten lange Urteilsbegründung obliegt Piero Grasso. Acht Monate braucht er dazu. Der Kampf gegen das organisierte Verbrechen wird ihn nie mehr loslassen. Piero Grasso lässt sich nicht einschüchtern.

Allein in seiner Zeit als Oberster Staatsanwalt von Palermo werden 1 779 Personen wegen Mafia-Delikten verhaftet. Unter ihnen dreizehn aus der Liste der dreißig gefährlichsten Mafiosi. Nicht zuletzt wegen seiner Durchschlagskraft wird der Cosa-Nostra-Experte an die Spitze der Nationalen Antimafia-Behörde berufen. Erst dort lässt sich aber 2006 eines seiner wichtigsten Ziele verwirklichen: die Verhaftung von Bernardo Provenzano. Jenes Mannes, der vierzig Jahren lang als nicht fassbar galt. Damit sind heute – sagt er – alle großen Cosa Nostra-Bosse, bis auf Matteo Messina Denaro, in Haft.

In der DNA, dem Hauptquartier des Kampfes gegen das organisierte Verbrechen, muss sich Piero Grasso mit allen Mafia-Organisationen auseinandersetzen. Ein Stab von zwanzig Staatsanwälten steht ihm dabei zur Seite. Die Arbeit geht ihnen trotz täglicher Erfolge nicht aus. Nicht im eigenen Land, wo Camorra und 'Nndrangheta der Cosa Nostra den Rang abgelaufen haben, und nicht in anderen Ländern, in denen die organisierte Kriminalität wie ein Krebsgeschwür wuchert.

Piero Grasso setzt bei seiner Arbeit auf die Fortschritte der Technologie. Als erster hatte er die Bedeutung einer Justiz-Datenbank erfasst, die heute das hochentwickelte Rückgrat der Antimafia-Behörde darstellt. Ein ausgeklügeltes Softwaresystem ermöglicht deren Einsatz auch im Bereich der Terrorismusbekämpfung.

„Vernetzung ist alles“, sagt Piero Grasso, „auch international.“ Und er beklagt, dass der Globalisierung des Verbrechens keine adäquate vereinheitlichte Rechtsprechung gegenüber steht. Hier muss man ansetzen, ist Italiens oberster Anti-Mafia-Staatsanwalt überzeugt, der am 23. Mai 1992 nur durch einen Zufall nicht wie vorgesehen mit Giovanni Falcone auf dem Weg zurück nach Palermo war. Falcones Abreise aus Rom hatte sich verschoben. Grasso beschloss daher, wie ursprünglich geplant einen Tag vorher nach Sizilien zurückzukehren.

Noch heute bewahrt er den Abschnitt des Flugtickets auf, das ihm das Leben gerettet hat.

Der Bruder
Giovanni Impastato

Der Beginn der Cosa Nostra geht weit in die Geschichte Siziliens zurück. Lange Zeit war sie von den tief verankerten feudalen Strukturen dieser größten Mittelmeerinsel geprägt. Erst in den 70er-Jahren kam es zu einer grundlegenden Veränderung. Die Cosa Nostra war durch ihr De-Facto-Monopol auf den Heroinhandel in den USA und in Europa unendlich reich geworden. Und unendlich mächtig. Innere Fehden führten nicht nur zum so genannten Mafia-Krieg mit nahezu tausend Toten, sondern auch zu den „omicidi eccellenti" – zur Ermordung jener, die öffentlich gegen sie Position bezogen. Richter, Polizeiangehörige, Politiker, Priester und Journalisten.

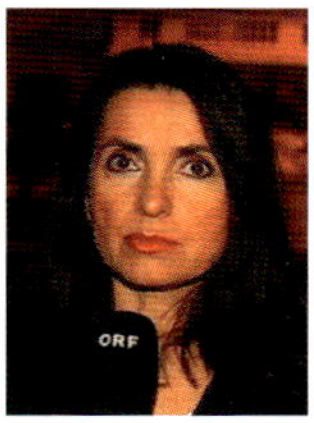

Mathilde Schwabeneder aus Rom

Einige der schwer geschockten Angehörigen widmeten sich daraufhin – wie später die Schwester des Richters Paolo Borsellino, Rita – dem Kampf gegen das organisierte Verbrechen. Auch Giovanni, der Bruder des ermordeten Journalisten Giuseppe Impastato, hat sich dieses Anliegen zur Lebensaufgabe gemacht.
Als ich Giovanni Impastato für ein Interview kontaktiere, bittet er mich, nach Cinisi zu kommen, zu seinem ehemaligen Elternhaus, das heute als Gedenkstätte und Informationszentrum dient. Cinisi ist eine Kleinstadt mit sandfarbenen zweistöckigen Häusern und einer Kirche, die architektonisch an die spanischen Eroberer erinnert. Ein auf den ersten Blick pittoresker Ort, dessen Geschichte jedoch blutgetränkt ist.
Impastatos Haus liegt in der schnurgeraden Hauptstraße und ist für mich von weitem erkennbar. Eine Gruppe US-amerikanischer Studenten steht aufmerksam zuhörend davor. Sie studieren den Fall Impastato, erzählen sie mir, und sie drehen einen Dokumentarfilm über den unbeugsamen, 1978 ermordeten Journalisten. Giovanni steht mitten unter ihnen und erzählt die tragische Geschichte seines Bruders.

Giuseppe und der jüngere Giovanni stammen aus einer der wichtigsten Mafia-Familien der Gegend. Den ersten Mafia-Krieg in den 60er-Jahren erlebt der 1948 geborene Giuseppe aus nächster Nähe. Wut und Abscheu wachsen in ihm. Seine Ablehnung alles Mafiösen führt zum Bruch mit dem Vater. Frei von den väterlichen Zwängen beginnt Giuseppe, von allen Peppino genannt, sich politisch zu engagieren. Mit siebzehn Jahren tritt er der Italienischen Sozialistischen Partei der Proletarischen Einheit bei und gründet eine Zeitung, die allerdings schon bald darauf beschlagnahmt wird. Ein nicht genehmer Artikel über einen Friedensmarsch bedeutet das Ende des Blattes *Die sozialistische Idee*. 1975 ruft der charismatische Peppino einen Kulturverein ins Leben und trifft damit genau die Erwartungen vieler junger Sizilianer, die begeistert mittun.

Doch Peppino will mehr. Ihm schwebt ein regelrechter Kulturwandel vor. Und so greift er die großen Themen seiner Zeit auf, engagiert sich für eine moderne Rolle der Frau sowie für eine atomfreie Welt.

Zu seiner journalistischen Hochform läuft er jedoch mit seinem 1977 gegründeten und selbstfinanzierten Radiosender „Radio Aut" auf. Als Stilmittel wählt Peppino Impastato die Satire. Seine Zielscheibe ist die Mafia. Vor allem in der Gestalt des mächtigen Capomafia, Gaetano Badalamenti, dessen Haus gleich schräg gegenüber dem seinen liegt. *Onda pazza* (verrückte Welle), so der Titel des Programms, erfreut sich großer Beliebtheit. Im Jahr darauf beschließt er für die Democrazia Proletaria bei den Wahlen zu kandieren. Gleichzeitig bereitet er eine Ausstellung vor, die die Verwüstungen durch die Bauspekulation der Mafia aufzeigt. Bald darauf wird der zerfetzte Leichnam des 30-Jährigen aufgefunden. Bei unserem Gang durch das Haus zeigt mir Giovanni die Zeitungsausschnitte über den Tod seines um fünf Jahre älteren Bruders. Von einem Terroranschlag ist da die Rede. Einem, den Peppino ausführen wollte und bei dem er aus Versehen ums Leben gekommen war. Von Selbstmord ist in anderen die Rede. Vom linken Journalisten, der sich selbst in die Luft gesprengt hat.

Giovanni schenkt mir bei unserem Rundgang einen kleinen Notizblock, der zum Verkauf aufliegt. Die „Pizzini der Legalität", wie sie in Anspielung an die Mafia-Zettelchen heißen, geschrieben von der Mutter der beiden Brüder. „Es regnete an dem Tag, als sie meinen Sohn ermordet haben", schreibt Felicia Impastato. „Wir sollten uns im Haus meiner Cousine treffen. Aber zu diesem Treffen ist es nie gekommen. Diese Bastarde haben ihn mit Gewalt verschleppt, bevor sie ihn umgebracht haben."

Nur der Hartnäckigkeit von Mutter und Bruder ist es zu verdanken, dass die Wahrheit ans Licht gekommen ist. „Meine Mutter", sagt Giovanni, „wollte nie Rache, sie wollte Gerechtigkeit."

Felicia war die erste Frau einer Mafiafamilie, die offen gegen die *omertà,* das verordnete Schweigen, auftrat. Unermüdlich kämpfte sie dafür, dass der Auftraggeber des brutalen Mordes an ihrem Sohn, Gaetano Badalamenti, zur Verantwortung gezogen werde. Ein harter Weg voller Tief- und Rückschläge. Mehrfach wurde das Verfahren niedergeschlagen, mehrfach wurde die Familie verleumdet. Erst 24 Jahre nach dem feigen Attentat auf Peppino wird der gefürchtete Boss verurteilt. Wenige Monate vor dem Urteil, im Dezember 2001, hatte die Parlamentarische Antimafia-Kommission der Familie Impastato einen Bericht überreicht. Darin erkennt die Kommission einstimmig die Schuld etlicher Richter und Polizeiangehöriger an. Sie hatten das Verfahren bewusst verschleppt.

Seit dem Tod der 2004 verstorbenen Mutter betreut Giovanni das Erbe seines Bruders. Das Haus des Bosses Badalamenti wurde als Mafiagut beschlagnahmt und ist heute ein kleines Museum. Hundert Schritte trennen es vom Elternhaus Impastatos. *Hundert Schritte* heißt daher auch der Film, der 2001 für den Golden Globe nominiert war und Peppinos Geschichte international bekannt gemacht hat. Giovanni selbst wird nicht müde, auf die Gefahren des organisierten Verbrechens aufmerksam zu machen. „Die Mafia heute", sagt er, „hat ihr Aussehen der modernen Welt angepasst. Heute haben wir es nicht mehr mit ungebildeten Bauern zu tun. Heute verfügt die Mafia über ein gebildetes Bürgertum. Und um dieses zu bekämpfen, bedarf es neuer Strategien."

Bei unserem Abschied fixiert Giovanni bereits einen neuen Termin. Studenten aus Norditalien wollen das Zentrum besuchen. Er freut sich, denn nur wer weiß und versteht, sagt er, kann mithelfen, diese Gesellschaft zu verändern.

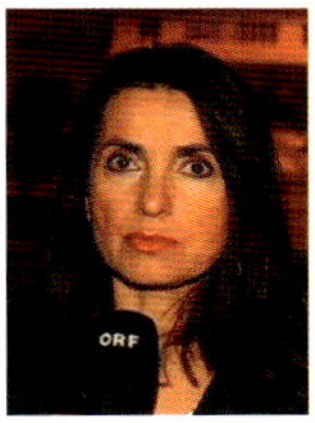

Mathilde Schwabeneder aus Rom

Die Journalistin: Rosaria Capacchione

Sich mit ihr in Verbindung zu setzen, war nicht einfach. Die Nummern, die mir vertraulich gegeben wurden, erwiesen sich als nicht zielführend. Mailboxen, die ins Leere gingen. Anschlüsse, die nicht existierten. Eine Redaktion, die keine Auskünfte erteilte. Als ich sie endlich erreichte, war die Erklärung einfach. Sie sei im Ausland gewesen. Im Urlaub. Die einzige Zeit im Jahr, in der sie ohne Polizeischutz ganz für sich sein könne.

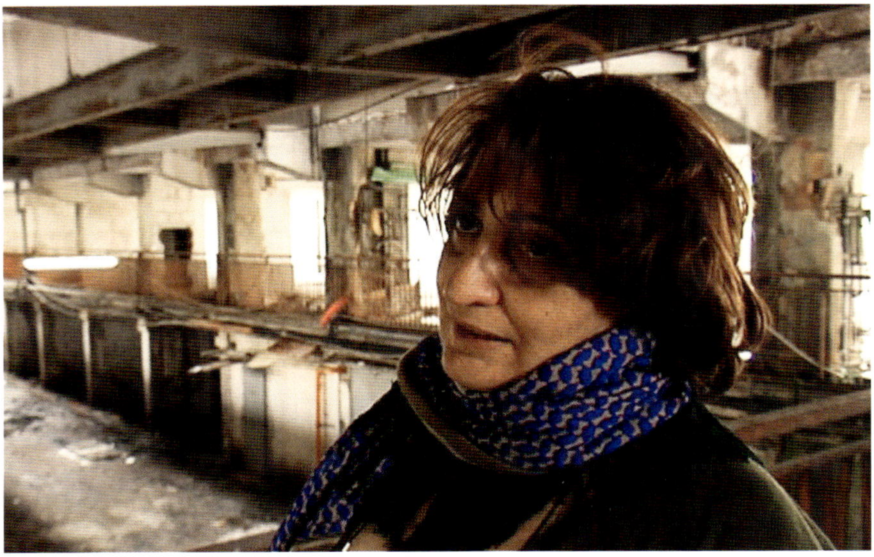

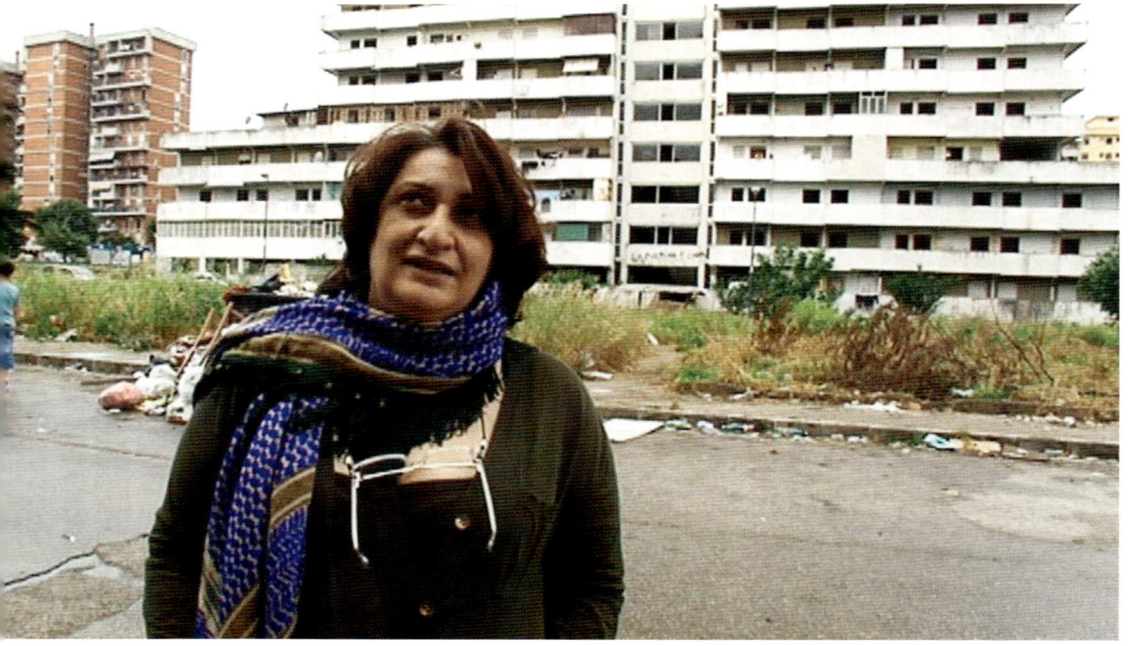

Rosaria Capacchione ist seit 1985 Journalistin. Seit damals schreibt sie für die 1892 gegründete neapolitanische Tageszeitung *Il Mattino*. Kein wichtiger Fall, den die Gerichtsreporterin dieser bedeutendsten Tageszeitung Süditaliens nicht penibel recherchiert.

Unsere erste Begegnung findet im Hauptsitz des *Il Mattino* statt. In einem kleinen Raum. Nicht in ihrer Redaktion. „Die Kollegen leiden ohnehin oft genug durch meine Präsenz", sagt sie, die durch ihre Tätigkeit selbst zum Objekt journalistischer Begierden geworden ist. Ihre Leibwächter stehen mit undurchdringlicher Miene vor der Türe.

Die hochgewachsene Frau mit den großen, melancholisch blickenden Augen spricht mit leiser Stimme. Sie ist eine, der man nichts vormachen kann, das sieht man auf den ersten Blick. Eine, die nicht aufgibt, wenn sie glaubt, die richtige Sache zu vertreten. Eine Vielarbeiterin, die mit Herzblut schreibt und dabei bis tief in die Nacht hinein Kette raucht.

Als im September 2009 in Castel Volturno sechs afrikanische Einwanderer von einer mit Maschinenpistolen bewaffneten Killertruppe niedergemetzelt wurden, war Rosaria Capacchione wie immer bald darauf am Tatort. Ihr war sofort klar: Das war das Werk der Casalesi. Jenes Camorra-Clans, der mit größter Brutalität die Landstriche rund um Neapel unter Kontrolle hält. Rosaria Capacchio-

nes Bemühen, in vielen Artikeln die Strukturen hinter den Killern aufzuzeigen, brachte ihr wieder einmal Morddrohungen ein. „Sie nennen mich beharrlich", sagt Rosaria, die mich inzwischen duzt, „ich erzähle aber nur Dinge, die ich gesehen habe. Ich bin daher so etwas wie ihr historisches Gedächtnis".
Und damit lebt es sich gefährlich. Nein, Kinder habe sie keine, sagt sie, auch keinen Ehepartner. Ihre Familie, das sind die Geschwister samt Anhang. Und die wissen, dass Rosaria nicht zu stoppen ist. Wie oft wurde sie schon bedroht? „Sehr oft; aber was zählt ist, ich lebe noch."

Rosaria kennt die Region Kampanien wie ihre Westentasche. Vor allem deren Schattenseiten. Will man das organisierte Verbrechen bekämpfen, ist sie überzeugt, dann gibt es nur Eines: Man muss es am Lebensnerv treffen, muss ihm die wirtschaftlichen Grundlagen entziehen. Und so trägt ihr 2008 veröffentlichtes Buch den Titel *L'Oro della Camorra*. Darin zeigt Rosaria die Entwicklung des Casalesi-Clans auf, dessen Bosse heute als Manager agieren und Müll buchstäblich zu Gold machen. Allein im Jahr 2007, schreibt sie, haben die italienischen Ökomafien 18,4 Milliarden Euro umgesetzt. Und die mächtigen Casalesi – geht aus einem von ihr veröffentlichten Bericht der Anti-Mafia-Kommission hervor – spielen beim Handel mit Giftmüll eine ganz besonders große Rolle. Dabei agiert der Camorra-Clan durchaus in Symbiose mit anderen verbrecherischen Organisationen und kriminellen Freimaurerlogen. Auf rund 30 Milliarden Euro wird inzwischen der jährliche Umsatz des Casalesi-Business geschätzt.

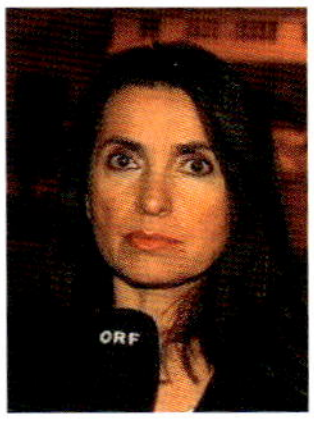

Mathilde Schwabeneder aus Rom

Ein übermächtiger Koloss, dem Rosaria mit Fakten zu Leibe rückt. Sie publiziert freigegebene Prozessakten, zeigt wirtschaftliche Verstrickungen auf und nennt die „colletti bianchi" beim Namen. Jene scheinbar über jeden Verdacht erhabenen, ehrenwerten Bürger, die als Bindeglied zur Mafia tätig sind. Fast überflüssig zu erwähnen, dass Rosaria auch in den Reihen der Politik fündig geworden ist.

Soviel Wille zur Akribie schafft gefährliche Feinde. Als der berüchtigte Casalesi-Boss, Giuseppe Setola, 2009 verhaftet wurde, fand die Polizei in seinem Unterschlupf auch ein Buch Rosarias. Nicht nur Morddrohungen gingen daher an Rosaria, auch ihr Ruf sollte mehr als einmal ruiniert werden. Schmutzkübelkampagnen, um sie mundtot zu machen.

Rosaria nimmt das inzwischen gelassen. Weniger gelassen sieht sie den Umstand, dass sie eigentlich wie eine Gefangene lebt. Bewacht rund um die Uhr. Ein Kinobesuch? „Kommt nicht vor." Abendliche Treffen mit Freunden? Sie schüttelt den Kopf. Das sei nicht zumutbar, „weder für die Freunde, noch für die Leibwächter". Und wie ist das mit der Angst? Die habe sie am Anfang gehabt, sagt die für ihren Mut mehrfach ausgezeichnete Journalistin, jetzt nicht mehr. Zu viele wichtige und berichtenswerte Fälle warten auf sie. Ihr besonderes Augenmerk gilt inzwischen den Verstrickungen von Mafia und Politik. Erst recht kein Gebiet, das ruhigen Schlaf garantiert.

Der Schriftsteller
Roberto Saviano

Die einzige Waffe, die noch nicht gegen die Camorra eingesetzt worden war, hat funktioniert – läßt sich Roberto Saviano gerne zitieren. Und er meint damit die Literatur.

Roberto Saviano ist 26 Jahre alt, als im März 2006 beim italienischen Verlag Mondadori sein erstes Buch veröffentlicht wird. *Gomorra* ist eine geniale Mischung aus journalistischer Reportage, für die er als Hafenarbeiter verdeckt ermittelt hat, und literarischen Elementen. Im Handumdrehen wird der Roman zum Bestseller. Zahllose Übersetzungen folgen. Insgesamt wird das Buch in fünfzig Ländern verlegt. 2007 erscheint *Gomorrha – die Reise in das Reich der Camorra* im Hanser Verlag auf Deutsch.

Doch der Erfolg über Nacht hat seine Schattenseiten. Auch der in Kampanien aufgewachsene Roberto Saviano erfährt, dass der Preis für Ermittlungen gegen das System – denn so nennen die Camorristen ihre Organisation – hoch ist. Auch sein Leben wird bedroht. Das System vergisst nicht. Und es verzeiht nicht.

Meine Interviewanfrage 2009 an den zum Medienstar avancierten Schriftsteller wurde zwar rasch positiv beantwortet, Zeitpunkt und Ort blieben aber vorerst offen. Mehrmals gab es blinden Alarm. Saviano, erklärte man mir, habe aus Sicherheitsgründen keine fixe Bleibe. Aus denselben Gründen verschiebe sich daher auch oft sein Terminkalender. Technik der Irreführung nennen das seine Bodyguards.

Als es endlich soweit ist, heißt es zuerst warten. Sicherheitskräfte durchkämmen das Gebäude und die Umgebung. Erst als alles unbedenklich scheint, wird Roberto Saviano vorgelassen. In Jeans und T-Shirt betritt er den Raum. Fast schüchtern stellt er sich vor. Entschuldigt sich für die Unannehmlichkeiten. Nicht nur Sicherheitsfragen, fügt er hinzu, auch logistische Probleme erschweren zu diesem Zeitpunkt seine Mobilität. Die staatlichen Mittel für seinen Personenschutz und sein gepanzertes Auto seien wegen der Finanzkrise gekürzt worden. Das sei wie ein Käfig im Käfig. „So weiterleben ist fast wie sterben

– oder noch schlimmer. Auch wenn das verrückt klingt. Ich lebe völlig isoliert. Manchmal weiß ich nicht, ob ich mich beschützt oder wie in Geiselhaft fühlen soll."

Zum Zeitpunkt unseres Interviews steht Roberto Saviano kurz vor seinem dreißigsten Geburtstag. Ein Leben in wechselnden Kasernen, das war nicht das, was er sich ursprünglich vorgestellt hatte. Auch die Tatsache, dass er für seine Familie eine Gefahr darstellen könne, laste schwer auf ihm. Er selbst habe keine Angst vor dem Tod mehr. Er und seine ragazzi – wie er die ihm zur Seite gestellten Sicherheitskräfte nennt – hätten sich daran gewöhnt, in Gefahr zu leben. Angst vor Verleumdungen, Angst davor, dass sein Kampf gegen das organisierte Verbrechen vergeblich sein könnte, hat er hingegen schon.

Um das organisierte Verbrechen tatsächlich zu bekämpfen, dazu brauche es vor allem mutige Richter und Staatsanwälte. Wie Filippo Beatrice, dessen Ermittlungen 2004 das Wirtschaftsimperium Camorra mit all seinen Verzweigungen aufgedeckt haben, sagt er. Und: mutige Medien. „Die Medien müssen das Scheinwerferlicht auf all diese Dinge lenken. Auch mit dem Risiko Fehler zu machen. Es ist besser einer falschen Spur hinterherzulaufen, als nichts zu tun und alles im Dunkeln zu belassen."

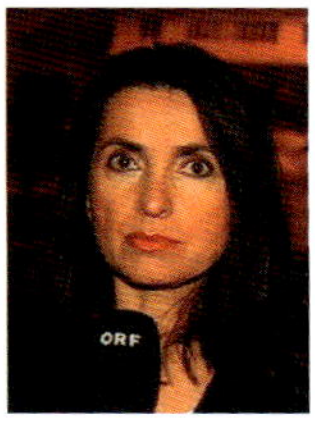

Mathilde Schwabeneder aus Rom

In seinem Buch *Gomorrha* – das von Matteo Garrone verfilmt und in Cannes ausgezeichnet worden ist – gibt Roberto Saviano Einblick in eine kriminelle Organisation, die fast alle Lebensbereiche kontaminiert. Die Anzahl der Gemeindeverwaltungen, die wegen Mafia-Aktivitäten aufgelöst wurden und werden, ist groß. Nirgendwo sonst in Italien gibt es so viele ohne Baugenehmigung errichtete Gebäude wie in Kampanien. Die Region hält auch den traurigen Primat bei Umweltsünden und Drogenkonsum. Die drei Eckpfeiler des „Unternehmen Camorra" sind daher der Drogenhandel, das Müllgeschäft und die Fälschung von Markenartikeln. Mit diesen Aktivitäten hat sich die Camorra auch international – bis hin zum Waffenhandel – breit gemacht. Saviano wird daher nicht müde, auf die Gefahren des globalisierten Verbrechens hinzuweisen. „Die Mafia ist das Problem Nummer eins. Sie kommt weit vor dem Terrorismus. Man bedenke nur, dass auch islamistisch motivierte Terroranschläge in Europa mit Geld aus dem Drogenhandel finanziert worden sind. Hätte man den Handel mit Drogen besser kontrolliert, hätten die Terrorzellen nie das Geld dafür gehabt."

Roberto Saviano plädiert daher für mehr internationale Zusammenarbeit und weniger Naivität im Umgang mit dem Phänomen Mafia. Er wird nicht müde, schonungslos die brutale Welt des organisierten Verbrechens zu analysieren, die auch in Deutschland seit langem Fuß gefasst habe. „Die Ex-DDR wurde komplett übernommen. Und zwar gleich nach dem Fall der Berliner Mauer." Auf meine Frage, in welchen Bereichen die Clans tätig seien, antwortet er: „Im Textilbereich, in der Gastronomie und im Tourismus. Im Drogenbereich sowieso und in allen Aktivitäten, die mit dem Nachtleben zusammenhängen. Aber auch in der Zementindustrie und im Transportwesen."

Und Österreich? „Österreich wird als Durchgangsland, aber auch als Investitionsgebiet angesehen. Verschiedene Mafiosi haben ihr Geld in österreichische Wintersportorte gesteckt. Die Österreicher selbst reagieren da fast naiv. Man kann das auch verstehen. Das Geld kommt ja reingewaschen an."

Das ist das andere Gesicht des organisierten Verbrechens. Das des Big Business bis hin zur Hochfinanz. Von außen nicht wahrnehmbar. Im Ursprungsland der Camorra sieht das anders aus. „Bei uns sagt man: Das ist unser Territorium. Hier werden die Kinder geboren. Hier investiert man. Hier darf man töten."

Seit er 1979 geboren wurde, hat die Camorra fast 4000 Mal zugeschlagen, verdeutlicht er. Fast viertausend Tote. Wie in einem echten Krieg.

Diesen Krieg versucht er seit einiger Zeit auf mehreren Ebenen zu bekämpfen. Mit Essays, Kommentaren, eigenen Fernsehsendungen mit hohen Einschaltquoten. Sein oft kolportierter Wechsel in die Welt der Politik hat bis dato nicht stattgefunden.

Das Konsortium: Goel/Cangiari

Lange Zeit von der internationalen Öffentlichkeit unbemerkt, hat sich neben Cosa Nostra und Camorra in Kalabrien eine ähnliche Organisation entwickelt: die 'Ndrangheta, heute die modernste, gefährlichste und am wenigsten greifbare Mafia Italiens. Wie keine andere baut sie auf echten Familienbanden auf. Kronzeugen – also reuige Mafiosi, die als „Verräter" angesehen werden – sind bei ihnen daher selten. Erst ein Attentat am 15. August 2007 vor einer Pizzeria in Duisburg mit sechs Toten machte klar, dass die 'Ndrangheta schon längst nicht mehr nur in Kalabrien, sondern auch außerhalb Italiens fest verankert ist. Von den kolumbianischen Drogen-Kartellen wird sie wegen ihrer starken weltweiten Präsenz als verlässlicher Partner angesehen.

Rund 60 Familien machen den Kern der durch den Kokainhandel immens reichen Organisation aus. Sie kontrollieren in ihrer Ursprungsregion Kalabrien den Großteil der gesellschaftlichen und familiären Bereiche. Nichts, was nicht von den 'Ndrine, den Familien-Zellen, erfasst wird. Begünstigt wird ihre Präsenz durch die schwierige soziale und wirtschaftliche Lage dieser südlichen Region Italiens.

Bei der Recherche über ein neues Museum in Mailand bin ich zufällig auf ein interessantes Projekt gestoßen. Auf der Homepage der Stadt fand ich neben moderner Kunst auch einen Bericht über die Eröffnung eines Fashion-Stores in einem von der Polizei beschlagnahmten Apartment. Die Wohnung hatte einem Mitglied der 'Ndrangheta gehört. „Cangiari" heißt die Boutique, genauso wie das eigens kreierte Modelabel. Cangiari ist kalabresisch und bedeutet Veränderung.

„Für uns war es wichtig, aus Kalabrien herauszukommen", sagt mir bei meinem Besuch Marina Ferrari. „Hier im Mode-Mekka Mailand können wir nicht nur unsere Produkte bekanntmachen, wir können auch unsere Anliegen besser verbreiten. Denn Mode ist ein gutes Kommunikationsmittel." Die hochwertigen Modelle – Kleider, Hosen, Blusen aber auch Gürtel und Taschen –, die sofort Anklang gefunden haben, stammen alle aus Kalabrien. Denn Cangiari ist Teil des ehrgeizigen Anti-Mafia-Konsortiums „Goel", das bereits 2003 ins Leben gerufen worden ist und aus verschiedenen Kooperativen besteht. Goel – nach dem hebräischen Wort für „erlösen" beziehungsweise „ausgleichen" – hat seinen Sitz in Gioiosa Jonica, einem kleinen Ort in der Locride, dem gefürchteten Headquarter der 'Ndrangheta.

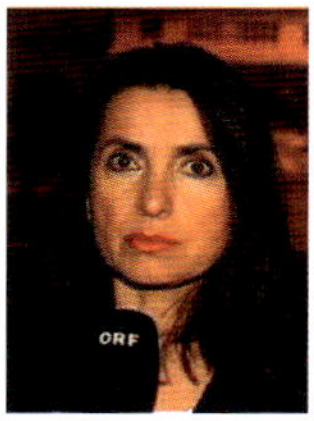

Mathilde Schwabeneder aus Rom

Als wir – mein Team und ich – in Gioisa Jonica ankommen, ist eines gleich klar: Erwünscht sind wir hier bei der Bevölkerung nicht. Dass wir „bei denen von den Kooperativen drehen" hat sich schon vorher herumgesprochen und hält die Menschen auf Distanz. Die 'Ndrangheta? Eine fixe Idee der Medien und keine Realität hier – gibt man uns zu verstehen.

Nur wenige wagen es also, sich aufzulehnen. Einer von ihnen ist Vincenzo Linarello, heute der Kopf von Goel. Von ihm und seinen Mitarbeitern stammt auch die Idee, eine eigene Modelinie zu schaffen. Am Tag unseres Besuches sind Mitarbeiter von Prada bei ihm. Sie geben Rat, wie aus guten Ideen auch international anerkannte Modelle entstehen können. Inzwischen hält Santo Versace seine schützende Hand über die jungen Kreativen im tiefen Süden des Landes.

Vincenzo Linarellos größte Angst ist, die Jugendlichen der Region dem organisierten Verbrechen zu überlassen. „Wir haben eine Jugendarbeitslosigkeit von 75 Prozent hier", erklärt er. „Da ist es nur verständlich, wenn jemand die von einer der Familien angebotene ‚Arbeit' annimmt". Wer kann, geht also weg. Wer bleibt, trägt meist schwer am Gefühl der Ausweglosigkeit. Dagegen kämpft er mit seiner Organisation an. „Denn Veränderung", ist er überzeugt, „ist möglich."

Um verstehen zu können, wie „Cangiari" – sein jüngstes Projekt – funktioniert, begleitet Vincenzo uns weiter ins Landesinnere, nach Gerace. Diese kleine, unglaublich pittoresk auf einem Bergrücken liegende Stadt mit normannischem Dom und atemberaubendem Ausblick, war lange Zeit das textile Zentrum Kalabriens. Im Laufe der Zeit gingen diese Fertigkeiten verloren. Die Nachfrage nach den einst begehrten Produkten war nicht mehr gegeben. Concettina Macri ist es zu verdanken, dass diese Tradition aus der Versenkung gehoben worden ist. Mit viel Geduld und wenigen Mitteln hat sie die einstmals so berühmte Webkunst der Stadt wieder zum Leben erweckt. Ausgangspunkt war ihre Entdeckung eines alten Webstuhls aus dem 19. Jahrhundert. Sie ließ ihn reparieren und drei weitere nachbauen. Außerdem vertiefte sie sich in alte Techniken und Muster. Ein langwieriges Verfahren, an dem sie fast verzweifelt wäre. „Die Muster wurden nur mündlich von den Müttern an die Töchter überliefert", erzählt sie, während sie mir die teils auf griechische Vorlagen zurückgehenden Stoffe zeigt. „Wir hatten daher keine einzige schriftliche Aufzeichnung gefunden. Es gab nur eine Art Gesänge, die wir entschlüsseln mussten, um zu begreifen, wie die Webstühle zu bespannen sind." Jedes dieser seltenen antiken Muster verlangt einen speziellen Aufbau. Die Bespannung ist das Schwierigste, lächelt sie. Aber auch anschließend braucht man viel Liebe und Hingabe. Mit sechs bis acht Stunden Arbeit muss man – je nach Breite der Bahn – für einen Meter Stoff rechnen. Verkaufen konnte sie bisher wenig. Der Markt sei zu klein und die Touristen seien zu wenige. Dank Cangiari hat sich nun einiges geändert. Ihre prachtvollen Handarbeiten werden in die Modelle eingearbeitet.

Doch nicht nur die Stoffe – ausschließlich aus natürlichen und biologisch hergestellten Materialen – stammen aus Kalabrien, auch die Erzeugung findet in der Provinz Locri statt. Goel hat dafür eine Schneiderei gegründet und dadurch Arbeitsplätze geschaffen. Unter Anleitung einer eigenen Designerin lernen Frauen aus der Umgebung, Accessoires und qualitativ hochwertige Couture-Stücke herzustellen. In Kalabrien – sagt Vincenzo Linarello – mussten viele Werkstätten schließen. „Die Produktion wurde ins Ausland verlagert. Dort kam sie billiger. Mit Cangiari haben wir wieder ein echtes Made-in-Italy-Produkt geschaffen."

Und wie schützt sich das Konsortium, das auch Biobauern unterstützt, vor dem organisierten Verbrechen? „Die 'Ndrangheta will sich nicht exponieren, will kein Scheinwerferlicht auf ihren millionenschweren Geschäften. Wir machen genau das Gegenteil. Wir versuchen so oft wie möglich, das öffentliche Interesse für unsere Anliegen zu wecken." Denn mediale Aufmerksamkeit kann schützen.

Unterstützt werden Goel/Cangiari auch von einem der bekanntesten Staatsanwälte Kalabriens, Nicola Gratteri. Er würde sich mehr solcher Initiativen wünschen, sagt er mir. Und vom Staat wünscht sich der unter ständigen Morddrohungen lebende Jurist eine Schule, die auf diese besondere Realität seiner Heimat eingeht. Ihm schwebt eine Ganztagsbetreuung der Kinder vor. Nicht nur Italienisch und Mathematik seien wichtig. Die Kinder müssten eine neue Lebenskultur erlernen. Sprich: Je weniger sie zu Hause seien, desto besser. Denn dort, meint Staatsanwalt Gratteri, nähren sie sich hauptsächlich von der Kultur des organisierten Verbrechens.

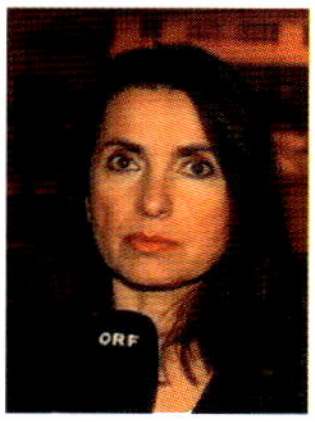

Mathilde Schwabeneder aus Rom

Der Priester
Luigi Ciotti

Eines stellt Don Luigi Ciotti von Anfang an klar. Er will nicht als Anti-Mafia-Priester bezeichnet werden. Denn ein Priester könne gar nicht anders als sich gegen das organisierte Verbrechen zu engagieren. Das Evangelium und die Mafia sind zwei absolut unvereinbare Realitäten, unterstreicht der 1945 in der norditalienischen Provinz Belluno geborene katholische Geistliche, der für sich zwei Koordinaten nennt: die Heilige Schrift und die italienische Verfassung. Aus beiden leitet er seinen Einsatz für sozialen Frieden und Gerechtigkeit ab.
Doch was bei Don Luigi glasklar ist, war vor allem in Sizilien lange Zeit eine oft beschämende Grauzone. Die katholische Kirche konnte sich viele Jahre zu keiner klaren Abgrenzung aufraffen. Durch die Zusammenarbeit der USA mit der Mafia im und nach dem Zweiten Weltkrieg, hatten die Cosa-Nostra-Mitglieder eine Art Freibrief, galten sie doch als anti-kommunistisch und katholisch. Es ist daher der kleinen Kirche der Waldenser zu verdanken, dass es 1963 nach einem Sprengstoffanschlag in Ciaculli, bei dem sieben Polizisten getötet wurden, zu einem ersten christlichen Protest kam. Die protestantische Gemeinschaft bot der Mafia mutig die Stirn. Und sie tut dies – wie ich mich auch bei Dreharbeiten vor zehn Jahren für das ORF-Magazin „Orientierung" überzeugen konnte – weiterhin.

Alle, die weiterhin glaubten, Mitglied bei der Kirche und der Mafia sein zu können, erhielten beim Sizilien-Besuch des Papstes 1993 eine donnernde Absage. Niemals hatte man Johannes Paul II. so in Rage gesehen. „Bekehrt euch!", schrie er wutverzerrt bei seiner Ansprache im Tal der Tempel bei Agrigent. Es war eine Brandrede mit einer klaren Botschaft: Wer einer kriminellen Organisation angehört, ist automatisch exkommuniziert. Eine Kampfansage an die Mafia, die mit Vergeltungsschlägen droht.

Don Luigis Engagement gegen das organisierte Verbrechen begann auf der Straße. Schon als Gymnasiast setzte er sich für jene ein, die am Rande der Gesellschaft lebten. Drogensüchtige, minderjährige Häftlinge, Prostituierte. Mit 20 Jahren gründete er die Organisation „Gruppe Abele", die jenen eine Stimme geben sollte, die keine hatten. Die Straße, sagt Don Luigi, der 1972 zum Priester geweiht wurde, habe ihn viel gelehrt. Vor allem, dass nichts unumkehrbar sei. Irgendwann hat der an vielen Fronten aktive Geistliche festgestellt, dass jeder Drogentote auch ein Opfer der Mafia sei. 1992 – erinnert er sich heute –, als die Richter Falcone und Borsellino ermordet wurden, war er an beiden Tagen in Sizilien. Lehrer hatten ihn zu Vorträgen eingeladen. Es ging um Drogenprävention. Die Wucht der Attentate hatte auch auf ihn eine tiefe Wirkung. Es wurde ihm klar, erzählt er mir, dass es nicht mehr reichte, sich bloß zu empören. Konkretes Handeln war angesagt. Und zwar auf allen Ebenen. Die Mafia, sagt er damals wie heute, kann nur dann besiegt werden, wenn parallel zu den Aktionen von Polizei und Justiz das gesamte Umfeld verändert wird.

Aus dieser Erkenntnis heraus gründete Don Luigi 1995 eine neue Initiative: „Libera". Deren Ziel ist es, das Phänomen Mafia an der Wurzel zu packen und es durch ethische, soziale und kulturelle Veränderungen zu schwächen beziehungsweise auszurotten. 1 600 Gruppen – Schulen und verschiedene Organisationen – machen heute Libera aus. In diesem Jahr ist die einzigartige Initiative von *The Global Journal* in die Liste der weltweit besten einhundert NGO's aufgenommen worden.

Eine der ersten Aktionen von Libera ist eine landesweite Unterschriftenaktion. Don Luigi greift ein vom kommunistischen Politiker Pio La Torre, der 1982 von der Mafia ermordet worden war, angeregtes Gesetz auf. La Torres Idee war es, die Besitztümer von Mafiosi zu beschlagnahmen. Don Luigi und Libera wollen aber nicht nur, dass das Gesetz tatsächlich angewendet wird. Sie wollen dessen Erweiterung: Die beschlagnahmten Güter sollen sozialen Zwecken zugeführt und somit der Gemeinschaft zurückgegeben werden. Ihr Anliegen hat Erfolg: Eine Million Italiener und Italienerinnen unterschreiben. Das neue Gesetz wird verabschiedet.

2010 wird auch eine Nationale Behörde für die Verwaltung der beschlagnahmten Mafiagüter ins Leben gerufen. 12 276 Immobilien, Grundstücke und

Betriebe sind es im Juli 2012. Insgesamt beläuft sich der Wert auf geschätzte 12 Milliarden Euro.

Viele der Grundstücke, freut sich Don Giotti, sind bereits an Kooperativen übergeben. So wie in Castelvolturno, wo vor kurzem eine Büffelzucht begonnen wurde. Auf den Gründen inhaftierter Camorra-Bosse wird nun der „Mozzarella der Legalität" erzeugt. Und in einem Landhaus des gefürchteten Cosa Nostra Bosses Toto Riina können heute Touristen nächtigen. Besonders glücklich ist Don Luigi aber über die rund 6 000 Freiwilligen, meist Schüler und Studenten, die jeden Sommer italienweit in den diversen Kooperativen arbeiten. Diese Böden sind doppelt fruchtbar, sagt Luigi Ciotti, erstens bringen sie wundervolle landwirtschaftliche Produkte hervor, und zweitens produzieren sie Arbeit, Würde und Veränderung.

Mit anderen Worten: eine Anti-Mafia-Kultur.

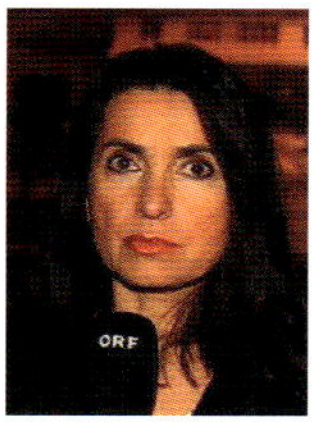

Mathilde Schwabeneder aus Rom

Fazit/Conclusio

Vieles ist seit dem Tod der beiden sizilianischen Richter geschehen. Entwarnung kann aber noch lange nicht gegeben werden, denn das organisierte Verbrechen passt sich wie ein Chamäleon den Herausforderungen einer turbokapitalistischen Welt an und versteckt sich hinter Fonds und Börsenkursen.

Auch der Tod der beiden Richter ist nicht wirklich geklärt. Man kennt die Mörder, die Hand anlegten, man kennt aber nicht die mit großer Wahrscheinlichkeit existierenden Auftraggeber. Falcone selbst sprach nach einem ersten fehlgeschlagenen Attentat auf ihn von „äußerst raffinierten Köpfen", die hinter den Plänen steckten. Wer die sind, ist auch zwanzig Jahre danach noch Gegenstand von Untersuchungen.

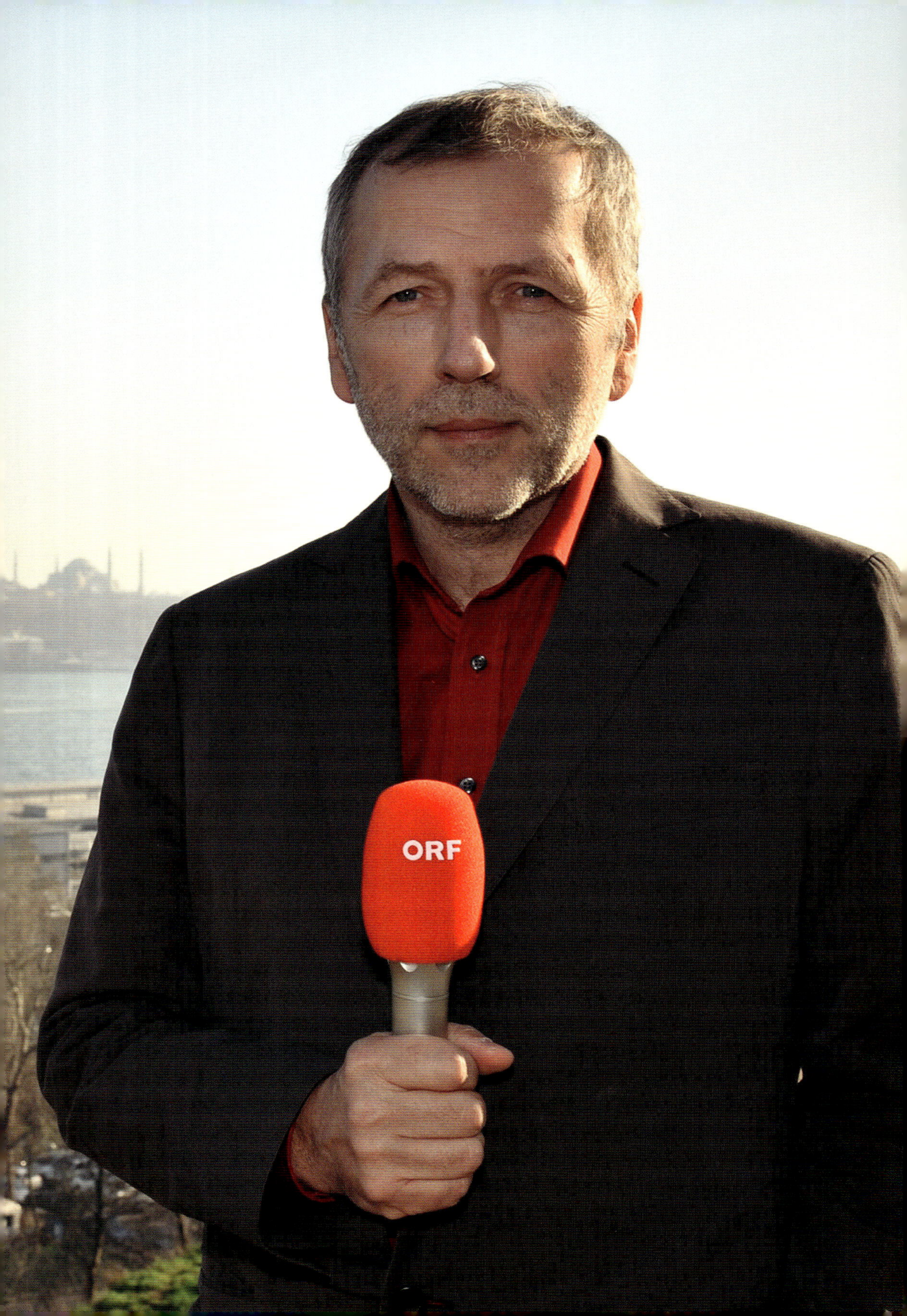
ORF

CHRISTIAN SCHÜLLER
aus Istanbul

ZAUBERWORT VERÄNDERUNG
Drei Anatolische Lebensgeschichten

Dass Ismail Doğan ein reicher Mann ist, sieht man ihm nicht ohne weiteres an. Mit seiner verbeulten Hose, dem handgestrickten Käppchen auf dem Hinterkopf und der Gebetsschnur ums Handgelenk wirkt er wie ein Mindestrentner, der bis ans Lebensende ums Überleben kämpfen muss.

Dabei beherrscht Ismail Doğan ein kleines Imperium. In Akdağmadeni arbeiten fünfundvierzig Menschen für ihn – Bäcker, Schneider, Juweliere, Tankwarte und Lieferanten von Gasflaschen.

Fast könnte man meinen, in der anatolischen Kleinstadt führe kein Weg an ihm vorbei. Kein schlechter Erfolg für den ehemaligen Gastarbeiter. „Auf der Baustelle musste ich immer machen, was der Polier will. Jetzt bin ich mein eigener Polier!“, sagt Ismail verschmitzt und lässt dabei seine makellosen Goldzähne aufblitzen.

Die einzelnen Betriebe hat Ismail bereits an seine drei Söhne und seinen Schwiegersohn übergeben. Aber Schonung kommt für ihn nicht in Frage. Auch wenn seine Knie hin und wieder schmerzen, und der Rücken vom schweren Schleppen strapaziert ist, zieht er mehrmals am Tag seine Runden. Um nachzuschauen, ob die Jungen auch alles richtig machen. Außerdem muss er bei dieser Gelegenheit meistens ein paar Schecks unterschreiben. Denn Geldangelegenheiten laufen weiterhin ausschließlich über ihn.
Das Geld hat schließlich er herbeigeschafft. Damals in Wien hat er nicht nur auf dem Bau gearbeitet, sondern auch als Totengräber. Und das hieß, im Winter auch am Wochenende zeitig aufstehen, um die Gehsteige von Schnee und Eis zu reinigen. Damit von den alten Leute beim Gräberbesuch – Gott behüte! – keiner ausrutscht. Denn auf dem Friedhof ist in Wien immer etwas los, erinnert sich Ismail.

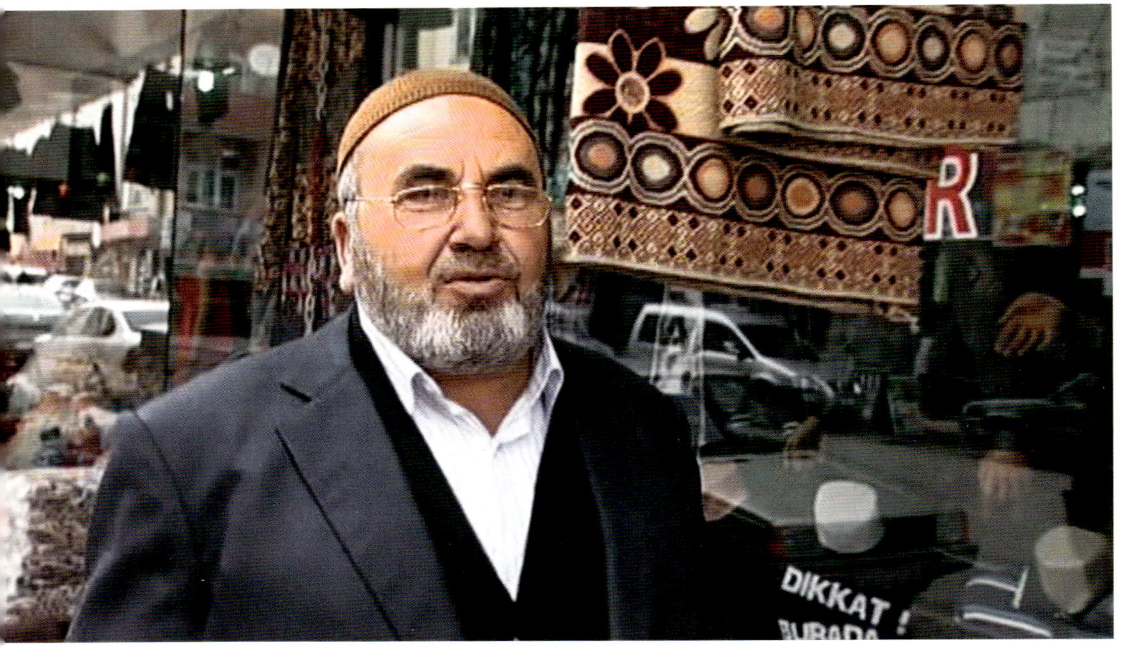

Oben:
Ismail Doğan

Mit dem gesparten Geld hat er zu Hause in Akdağmadeni seinen ersten Laden gekauft, ein Juweliergeschäft, den Grundstein seines späteren Vermögens. Akdağmadeni schien in den 70er-Jahren am Ende der Welt zu liegen. Ein staubiger, verschlafener Ort in der Mitte der Türkei. Heute wird an jeder Ecke gebaut und aufgestockt. Die Straßen sind mit bunten Werbeschildern zugepflastert. Viele ehemalige Gastarbeiter haben es inzwischen zu etwas Wohlstand gebracht, doch niemand konnte Ismail Doğan überholen. Dass er der größte Steuerzahler der Stadt ist, wurde ihm sogar amtlich bescheinigt. Manche nennen ihn respektvoll den „König von Akdağmadeni".

Schon als so genannter „Almancı", der im deutschsprachigen Ausland lebte, war Ismail bereits etwas Besonderes. Nie kam er ohne einen Koffer voller Geschenke nach Hause. Wie sein Alltag in einer Wiener Arbeiter-Baracke aussah, davon machte man sich in Anatolien keine Vorstellung.

Von Zeit zu Zeit musste Ismail ein Foto nach Hause schicken, das dann herumgereicht und kommentiert werden konnte. Für diese Bilder borgte er sich einen Anzug aus, meist trug er sogar Krawatte, manchmal sogar einen Hut. Als Hintergrund wurde ein schmuckes Palais ausgewählt, oder ein blühender Rosengarten.
Um die Details kümmerte sich Hıdır Emir, ein türkischer Fotograf, den Ismail nur flüchtig kannte. Für 20 Schilling machte Hıdır aus jedem Gastarbeiter

einen Gentleman. Einen „Almancı“ eben, der alles das erfüllte, was sich eine anatolische Familie vom Leben in der Fremde versprach.
Hıdır, der Fotograf, arbeitete selbst beim Straßenbau und wohnte, wie Ismail, in einer Baracke. Fotografieren war nur sein Nebenjob. Weil es damals noch kein Internet gab und Anatolien unglaublich weit entfernt schien, ließ sich mit solchen Bildern ein gutes Geschäft machen. Eine Woche dauerte das Entwickeln. Fürs Abholen traf man sich beim Wiener Südbahnhof, dort wo für jeden türkischen Gastarbeiter das Abenteuer in der Fremde beginnt.

Auch Hıdırs Dorf liegt in Anatolien, etwas weiter östlich. So wie Ismail träumte auch er davon, nach seiner Rückkehr ein gemachter Mann zu sein. Deshalb hat er im Laufe der Zeit vieles versucht, was ihm Freunde und Bekannte von zu Hause einredeten.

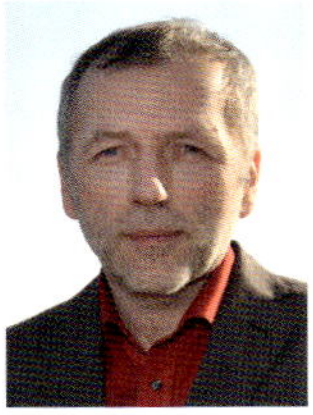

Christian Schüller
aus Istanbul

Du musst ein Café aufmachen! Nein, ein Restaurant! Noch besser, einen Hochzeitssaal!

Jeder hatte eine Idee, was man mit dem hart verdienten Geld eines Anderen auf die Beine stellen konnte. Vieles war damals knapp in Anatolien, aber Träume gab es in Hülle und Fülle.
Doch die großartigen Projekte, die Hıdır schmackhaft gemacht wurden, gingen schief. Geblieben ist immerhin ein mehrstöckiges Haus, in dem der Pensionist heute mit seiner Frau und einigen seiner Kinder und Enkelkinder wohnen kann. Und ein riesiger Obstgarten, wo er Kirschenbäume und Weinreben angepflanzt hat. Sein eigentliches Paradies.

Er sei zufrieden, sagt Hıdır. Auch weil er seinen acht Kindern eine gute Ausbildung ermöglichen konnte. Einer von ihnen lebt sogar als Fotograf in Wien. Aber um ein Unternehmer zu werden wie Ismail, um den Aufstieg in die Oberschicht zu schaffen und vom Bürgermeister zum Essen eingeladen zu werden, muss man andere Wege gehen. Vor allem wenn man Kurde ist und damit eine Muttersprache hat, die jahrzehntelang als unerwünscht galt, als minderwertig oder sogar als gefährlich, je nach den politischen Umständen.

Zwar ist auch Ismail Doğan Kurde. Doch er behält seine Abstimmung lieber für sich, redet zumindest nicht viel darüber. In Wien hatten er und Hıdır ja auch ganz einfach als Türken gegolten. Für das Gastland war es egal, aus welchem Dorf oder welcher Stadt man kam, in welcher Sprache man von daheim träumte. Wichtig war, wie man arbeitete.

Nur das zählte.

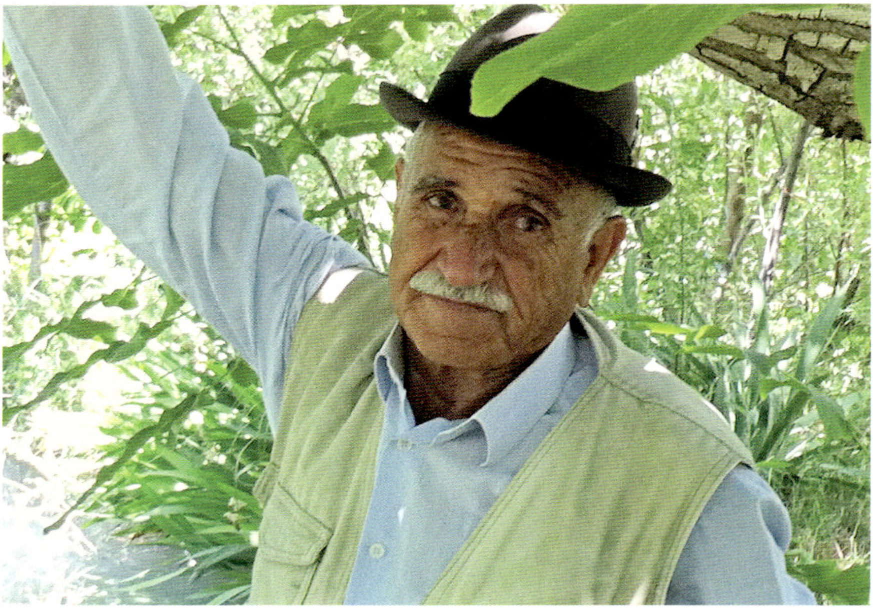

Hıdır Emir in seinem Garten

Und so hat Ismail sich nach seiner Rückkehr nach Anatolien weiter angepasst, hat getan, was von ihm erwartet wurde. Er spendet für den Moscheenverein, hat seine Söhne mit Mädchen aus frommen Familien verheiratet und unterstützt den Bürgermeister. Und damit auch die allmächtige AKP, Erdoğans Partei für Gerechtigkeit und Fortschritt.

Dabei war der Bürgermeister gar nicht von Anfang an bei den Islamisten gewesen. Erst später hat er die Seiten gewechselt, als der Aufstieg Recep Erdoğans und seiner AKP nicht mehr aufzuhalten war. Von einer Partei zur anderen überzutreten, war für türkische Politiker nichts Ungewöhnliches, auch gewählte Abgeordnete haben das öfter getan. In letzter Zeit kommen solche Bekehrungen allerdings viel seltener vor – schließlich ist die AKP bereits seit elf Jahren am Ruder.

Nicht nur in Akdağmadeni hat die AKP es verstanden, Geld und Glauben unter einen Hut zu bringen. Anatolien ist voll von Erfolgsgeschichten, die größtenteils einem ähnlichen Muster folgen: Es wird bis zum Umfallen gearbeitet und wenig konsumiert. Gewinne werden in die Firma gesteckt und in die Ausbildung der Kinder. Eine strenge Auslegung der Religion hilft, die Familien beisammen zu halten und kostspielige Lebenskrisen zu vermeiden.

Obwohl Ismails Söhne schön längst über vierzig sind, reden sie in Gegenwart des Vaters vorsichtig und verzichten auf jeden Widerspruch. Werden sie über ihre Geschäftspläne für die Zukunft befragt, betonen sie, dass der Zusammenhalt der ganzen Familie ihnen über alles gehe. Und das sind nicht nur Worte.

Osman Doğan musste als Jugendlicher den Vater ins Ausland begleiten, um als Bauarbeiter mitzuhelfen. Nach ein paar schweren Monaten in der Fremde wäre er gerne länger dort geblieben, um eine andere Lebensweise kennen zu lernen. Doch das entsprach nicht dem Willen des Vaters. Mit sechzehn wurde Osman zu Hause verlobt, bald darauf auch verheiratet. Und als seine Frau, fast noch ein Kind, schwanger wurde, hieß es nach Akdağmadeni zurück gehen und das neu gekaufte Textilgeschäft übernehmen.
Denn Ismail hatte alles genau geplant. Das erste Geld, das er in Wien zusammen kratzen konnte, wurde in den kleinen Juwelierladen gesteckt. Erst als der funktionierte, wurde in der selben Straße ein Kleidergeschäft gekauft. Sobald auch diese Firma Gewinn abwarf, kam die Tankstelle dazu. Dann die Bäckerei. Ismails Söhne mussten überall dort einspringen, wo sie gebraucht wurden. Für Ausreißer war da kein Platz.

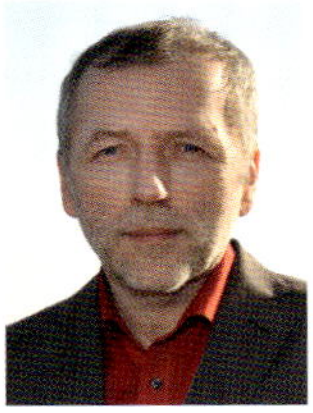

Christian Schüller
aus Istanbul

Auf diese Weise haben viele anatolische Familien es weit gebracht. Ihr Aufstieg hat die politische Landschaft der Türkei verändert und dem Land neue Auslandsmärkte geöffnet. Geschäftsleute mit religiösem Hintergrund tun sich leichter, in den Nachbarländern Geschäfte einzufädeln.

In etwas größeren Städten wie Kayseri sind auf diese Weise zahlreiche Fabriken aus dem Boden geschossen, die Möbel, Stoffe, Farben und Baustoffe in die ganze Welt exportieren. Oft kam das Grundkapital von Gastarbeitern, die ihre Ersparnisse zusammen legten. Der Industriepark von Kayseri umfasst heute zweitausend moderne Betriebe. Über den Blechdächern der Fabriken thront eine massive Moschee.

In den letzten zwanzig Jahren ist eine neue Mittelschicht entstanden, die Konsum und Frömmigkeit auf selbstverständliche Art verbindet. Frauen, die ihr Haar mit modern gestylten Seidentüchern bedecken und sich zum Einkaufen selbst ans Steuer eines Landrovers setzen. Männer, die ihren Reichtum gerne zur Schau stellen, aber fünfmal am Tag an der Tür zur Moschee allen Stolz ablegen, bevor sie sich hinknien und mit der Stirn den Boden berühren.

Bis vor kurzem hatte Wohlstand in der Türkei ein westliches Gesicht und war nur in Städten zu finden, die nach Europa schauen, wie Istanbul und Izmir. Jetzt flanieren durch die schicksten Einkaufszentren Istanbuls Kundinnen aus Anatolien. Und viele von ihnen haben in der trendigen Millionenmetropole zumindest einen zweiten Wohnsitz. Meist in den teuersten Vierteln der Stadt. Für eingesessene Istanbuler ist das ein Anblick, der ihnen Unbehagen bereitet. Das Land, in dem sie aufgewachsen sind, wird gerade neu aufgeteilt. Und die neuen Mitbesitzer denken nicht daran, ihr Selbstvertrauen zu verstecken.

Auch Osman, Ismails Sohn, muss oft nach Istanbul, um neue Ware zu kaufen. Doch er bleibt nicht gerne länger als zwei, drei Tage, wohnt lieber bei Verwandten, meidet die kostspieligen Hotels der Stadt. In seinem Textilgeschäft, das sich mittlerweile über fünf Stockwerke ausbreitet, muss auch er modische Kopftücher und enge Jeans anbieten. Doch der Großteil seiner Ware ist doch auf den ländlichen Geschmack abgestimmt. Und da ist immer noch Bescheidenheit das Maß.

Mögen die Lebensstile innerhalb der neuen islamischen Mittelschicht auch noch sehr unterschiedlich sein, so können doch die Einen wie die Anderen sich auf ein Netzwerk verlassen, das vom anatolischen Dorf bis in die Zentren der Macht reicht, das Polizei, Justiz und Finanzbehörden umfasst. Wer zu diesem Netzwerk gehören will, muss zwar nicht alle islamischen Vorschriften beachten – aber oft in der Moschee gesehen zu werden, ist kein Nachteil.

Hıdır, der einstige Gastarbeiterfotograf, denkt nicht daran, in die Moschee zu gehen, obwohl auch er sich als Moslem fühlt. Lieber betet er still in seinem Weinberg, im Schatten eines uralten Baumes, der so fantastisch aussieht, dass nur Gott ihn hierher gestellt haben kann. Manchmal setzt er sich auch zu einer der vielen Wasserquellen, an denen seine Umgebung reich ist. Manche dieser Quellen werden von seinen Leuten seit Generationen als heilig angesehen.

Hıdır ist Alevit. Von den Sunniten wurden die Alevis niemals als echte Muslime anerkannt. Man misstraut ihnen, weil sie nicht in der Moschee beten und weil bei ihren Gottesdiensten Frauen und Männer gemeinsam feiern. Vor allem aber, weil sie darauf bestehen, dass jeder Mensch an erster Stelle seinem Gewissen folgen muss und dass nicht jede Stelle des Koran wörtlich zu nehmen ist.

Als Alevit und Kurde gehört Hıdır also gleichzeitig zwei Minderheiten an. Jeder fünfte türkische Staatsbürger ist kurdischer Abstammung, und ebenso groß, etwa fünfzehn Millionen, wird die Zahl der Aleviten geschätzt. Aber es gibt türkische und kurdische Aleviten, wie es kurdische und türkische Sunniten gibt, und in manchen Gebieten, wie etwa in Dersim, überschneiden sich beide Gruppen.
Gemeinsam haben sie, dass sie der Zentralmacht der Sultane über Jahrhunderte Widerstand leisteten. Als Hıdırs Vater noch jung war und Atatürk aus der

Türkei ein modernes Land machen wollte, da war eine solche Abstammung noch kein Problem. Im Gegenteil. Kurden hatten gemeinsam mit Türken gegen die ausländischen Besatzungsmächte gekämpft, standen also jetzt auf der richtigen Seite der Geschichte. Und Aleviten konnten sich schnell an die modernen Verhältnisse anpassen. Schließlich wollte Atatürk die Macht der religiösen Tradition beschneiden, und Aleviten hatten ihre religiöse Überzeugung ohnehin nie zur Schau gestellt.

Der Friede sollte nicht lange andauern. In Europa war damals die Zeit massenweiser Umsiedlungen, „ethnischer Säuberungen", und die Türkei bildete keine Ausnahme. Millionen Menschen wurden von Ost nach West, von Süd nach Nord verpflanzt, türkische Griechen gegen griechische Türken ausgetauscht. Ziel war es, eine möglichst homogene Nation zu bilden, türkischsprachig und sunnitisch.

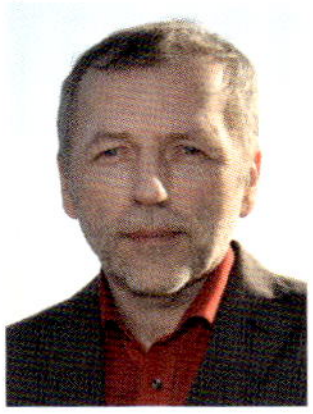
Christian Schüller aus Istanbul

Als Hıdır sechs Jahre alt war, bekam er zu spüren, was das bedeutete. Das Gebiet von Dersim galt als widerspenstig und passte nicht ins gewünschte Bild. Eines Tages wurde sein Vater zusammen mit den anderen Männern im Dorf erschossen. Auch Hıdır und sein Bruder wären nicht verschont worden, hätte sich nicht ihre Mutter, wie die anderen Frauen, schützend über ihre Kinder geworfen. Sie kam mit einem Bajonett-Stich davon.

Etwa zehntausend Menschen sollen beim Massaker von Dersim 1938 getötet worden sein.

Atatürk lag damals bereits im Sterben, und viele Aleviten meinen heute, dass er so etwas niemals zugelassen hätte. Genaue Opferzahlen gibt es jedenfalls bis heute nicht, denn das Verbrechen wurde von der offiziellen türkischen Geschichtsschreibung lang heruntergespielt, als notwendige Gegenwehr des Staates angesichts eines anti-türkischen Aufstands. Hıdır und seine Familie sind der lebende Beweis dafür, dass diese offizielle Geschichte dringend umgeschrieben werden müsste.

Auf jeden Fall den Mund halten, was auch immer passiert, hatte die Mutter den beiden Buben eingeschärft, als die Soldaten begannen, auf die Menge zu zielen. Dieser Ratschlag hat Hıdır durch sein Leben begleitet. Immer noch spricht er wenig, vor allem über seine Kindheit in Dersim. Lieber unterhält er sich über seinen Garten, über den Wein, über den Steirerhut, den er bei der Gartenarbeit gerne aufsetzt, über die angenehmen Seiten des Lebens.

Während seiner Zeit als Gastarbeiter hat er die Wintermonate genutzt, um für seine Familie ein Haus in der Stadt zu bauen, in Elaziğ. Ins Dorf kommt er seither nur mehr selten, und wenn, dann um seinen Bruder zu besuchen. Der wohnt immer noch dort, wo die beiden Buben einst wie durch ein Wunder überlebt haben.

Hıdırs Sohn Mehmet kommt einmal im Jahr aus Wien zu Besuch. Von den Träumen seines Vaters konnte er einige verwirklichen. Er ist Fotograf geworden, professioneller Fotograf, hat an einer Universität studiert und sogar ein Buch geschrieben. *Ich bin immer noch in Wien* heißt es, und besteht aus Briefen, die Mehmet im Lauf der Jahre an seine Eltern geschickt hat.

Immer wenn Mehmet türkischen Boden betritt, muss er seine Rolle wechseln. Dort ist er der Türke, hier der Kurde. Hier fühlt er sich von der türkischen Mehrheit missverstanden. Dort muss er sich immer wieder mit Türken identifizieren, die wie unerwünschte Eindringlinge behandelt werden. Und manchmal bleibt ihm nichts anderes übrig, als sein Wien zu verteidigen.

Aber wenn es ihm zu viel wird mit den vielen Widersprüchen seines Lebens, dann fährt er ins Dorf seiner Vorfahren, um in Ruhe durchzuatmen. Denn hier scheint alles etwas anders als anderswo. Frauen und Männer sitzen nicht voneinander abgesondert, wie es sonst in türkischen Dörfern üblich ist, sondern miteinander, im Schatten eines mächtigen Baumes. Es wird viel gearbeitet, aber auch viel gelacht, und niemand darf sich hier zu wichtig nehmen.

Religion wird bei kurdischen Aleviten als Familiensache angesehen, aber auch andere Glaubensrichtungen sind willkommen. Beinahe jedes Haus ist mit zumindest einem kunstvoll bearbeiteten Ziegelstein verziert, der christliche Symbole aufweist. Die Steine stammen aus den Ruinen armenischer Kirchen. Lange bevor die türkischen Stämme sich zum Islam bekehrten, haben in den Tälern von Dersim christliche Dissidenten Zuflucht gefunden, die vom byzantinischen Kaiser als Ketzer verfolgt wurden. Manche von ihnen wurden später sogar Aleviten.

Eine Zeit lang sah es so aus, als wolle die AKP-Regierung sich mit den blinden Flecken der türkischen Geschichte auseinandersetzen. Kurden, Roma, Armenier, aramäische Christen und Aleviten wurden umworben. Waren nicht sie alle, so wie die Islamisten, Opfer der türkischen Nationalisten gewesen? Zum ersten Mal durften nun die ethnischen und religiösen Minderheiten ihre Probleme benennen und dabei sogar ihre jeweilige Muttersprache benützen.

Diese Politik der Offenheit war für Erdoğan so erfolgreich, dass sie bald wieder beendet konnte. Er, der wegen seiner islamistischen Einstellung im Gefängnis gebüßt hatte, war nun selbst mächtig genug. Die Liberalen, die ihm für die

Öffnung zu den Minderheiten applaudiert hatten, brauchte er nicht mehr. Wer seine Macht in der Türkei festigen will, der muss sich auf die Nationalisten stützen. Kritik an diesem Rechtsruck wird leicht abgeschmettert: Hatten Kurden, Aleviten, Armenier und Aramäer es unter den Kemalisten nicht noch schlimmer als jetzt?

Wo immer Mehmet hinschaut – nie scheint das offizielle Bild mit der Wirklichkeit übereinzustimmen. Das fing schon mit den schöngefärbten Fotos seines Vaters an.

Damals dachte Mehmet, er sei der Sohn eines erfolgreichen Managers. Und mit dieser Illusion war er wohl nicht allein. Das Leben in Europa wurde von vielen Türken verklärt.

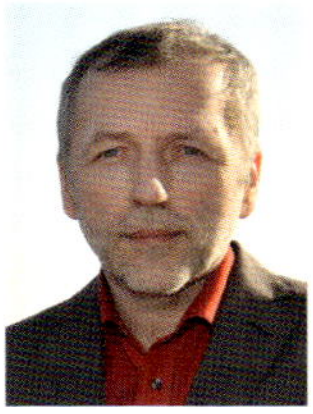

Christian Schüller aus Istanbul

Das hat jetzt ins Gegenteil umgeschlagen. Die Türkei ist so erfolgreich geworden, dass Europa mittlerweile sogar bemitleidet wird. Zumindest klingt das in den Reden mancher türkischer Politiker so durch. Dabei wird übersehen, wie sehr die Wirtschaft der Türkei immer noch auf Europa angewiesen ist.
Wie die wirkliche Türkei aussieht, darüber gehen die Meinungen auseinander. Das Land, in dem Mehmets Eltern und Geschwister leben, scheint ein völlig anderes zu sein, als jenes von Ismail Doğan. In der Welt der Doğans werden Fleiß, Ordnung und Disziplin mit Allahs Hilfe irgendwann alle Probleme überwinden. Für Mehmets Eltern und Geschwister ist die Türkei dagegen ein Land, das an seinen verdrängten Konflikten zerbrechen könnte.

Ismail Doğan und seine Kinder haben gelernt, sich erfolgreich anzupassen. Hıdır Emirs Familie zieht sich zurück und versucht möglichst unauffällig zu bleiben. Die Istanbuler Geschäftsfrau Ayşen Bingöl will weder das Eine, noch das Andere. Als allein erziehende Mutter zweier Töchter führt sie ein kleines Gasthaus und mischt sich in die Politik ein, wann immer ihr etwas gegen den Strich geht.

Auch Ayşens Weg hat einst in Anatolien begonnen. Ihr Vater war ein einfacher Mann in Erzincan. Um seinen beiden Kindern eine gute Ausbildung zu bieten, wäre wohl auch er als Gastarbeiter ins Ausland gegangen. Doch die Behörde, die damals Arbeitskräfte für den Export auswählte, hätte ihn nicht aufgenommen. Nach einem Autounfall fehlte ihm ein Bein, und Europa brauchte gesunde Männer.
Also entschloss sich Ayşens Vater in den 60er-Jahren, nach Istanbul zu über-

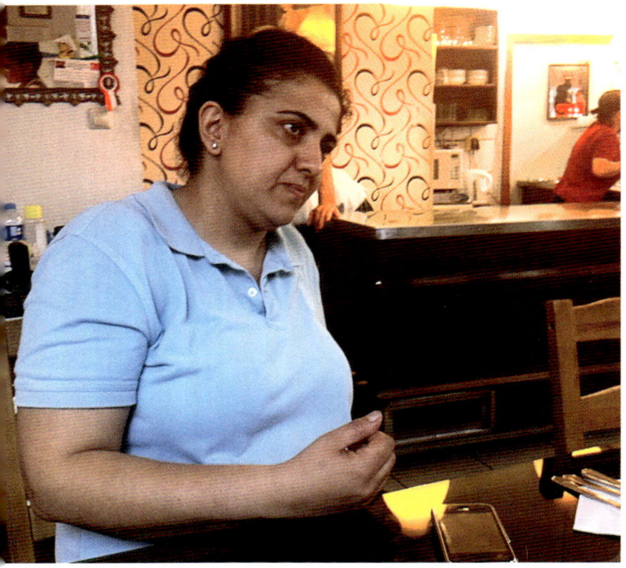

siedeln und dort sein Glück zu versuchen. Millionen Menschen haben in den vergangenen Jahrzehnten das Gleiche getan, haben die melancholische Stadt am Bosporus zur Mega-Metropole anschwellen lassen.

Wie viele Zuwanderer ist Ayşen in einem Gecekondu aufgewachsen, in einem Haus das nie geplant war, sondern eines Tages einfach da stand. Der Vater hat sich zuerst als Hilfsarbeiter auf einer Baustelle durchgeschlagen, dann als Hausbesorger, bis es ihm gelang, in einem der besseren Viertel, in Gümüşsuyu, einen kleinen Lebensmittelladen aufzumachen.

Ayşen Bingöl

Damit hatten er und seine Familie gerade genug, um in Istanbul zu überleben. An eine der teuren Privatschulen war nicht zu denken. Doch dann geschah etwas, wovon die meisten Zuwanderer in Istanbul nur träumen können. Er gewann im Lotto. Genau so viel wie er brauchte, um Ayşen ans St. Georg's Kolleg schicken zu können, die österreichische Schule in der Nähe des Galaturmes.

Wie ihr Vater das geschafft hat, das bringt Ayşen heute immer noch zum Staunen.

Die paar Jahre in der Handelsakademie haben ihr Selbstvertrauen gestärkt, auch wenn sie die Schule vorzeitig abbrechen musste, als der Vater starb. Von einem Tag auf den anderen hatte Ayşen nun ein kleines Geschäft zu führen.

Das ging so lange gut, bis gegenüber ein Supermarkt aufmachte. Ayşen musste sich rasch etwas Neues einfallen lassen. Denn inzwischen waren zwei kleine Kinder da. Ihr Mann hatte sich aus dem Staub gemacht und ihre Ersparnisse mitgenommen. Eine Istanbuler Frauengeschichte.

Was dann folgte, hat Ayşen wohl zu der Persönlichkeit werden lassen, die sie heute ist. Eine Frau, die Hindernisse einfach nicht gelten lässt, und die sich sogar mit dem Premierminister anlegt, wenn es sein muss.
Es begann mit Brote streichen für ein paar Kinder aus der Nachbarschaft und mündete in ihrer Wahl zur Stadtteilvorsteherin. Üblicherweise führt ein

„Muhtar" in seinem Bereich das Melderegister und ist der erste Ansprechpartner, wenn jemand Probleme mit den Behörden hat. Mit Politik hat das noch wenig zu tun, eher mit Verwaltung.

Nicht bei Ayşen. Sie sammelt Unterschriften, wenn eine Stadtautobahn durch ihr Viertel geplant wird, und geht selber demonstrieren.

Zur Zeit kämpft sie gegen das Kulturministerium, das in ihrem Viertel eine Religions-Schule für 10- bis 14-jährige Kinder aufmachen will. Bisher war an dieser Stelle nur eine gewöhnliche öffentliche Mittelschule. Um sich für eine so genannte „Imam Hatip"-Schule zu entscheiden, musste man in der Türkei bisher vierzehn sein. So wollte es ein Gesetz, das Ende der 90er-Jahre beschlossen worden war, um den Einfluss der Islamisten einzudämmen.

Ayşen und Ayter

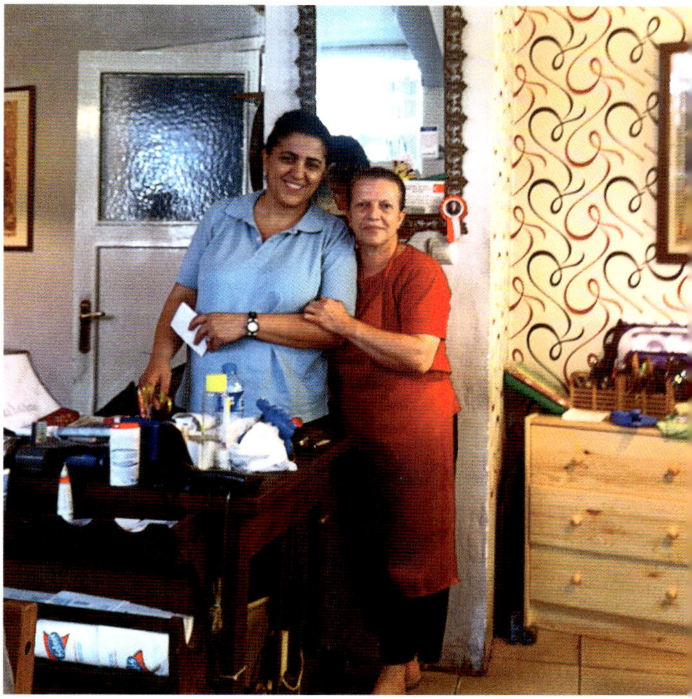

Die AKP-Regierung hat nun die Spielregeln verändert. Ab nächstem Jahr dürfen schon Zehnjährige eine religiöse Schullaufbahn einschlagen. Dem entsprechend werden die Angebote für Kinder aus frommen Familien erweitert, und zwar in allen Bezirken.

Ayşen findet das übertrieben. In ihrem Bezirk wohnen kaum religiöse Leute. Bei den letzten Bezirkswahlen hat hier die CHP dominiert, die sozialdemokratische Oppositionspartei, die sich immer noch als politische Erbin Atatürks versteht. Doch schon längst haben in Istanbul die Islamisch-Konservativen das Sagen. Von hier aus hat ja Erdoğans Siegeszug begonnen. Aus den Gecekondus, wo Stadt und Land aufeinander treffen, ist die Macht seiner AKP gewachsen. Vor allem die ärmeren Stadtbewohner fühlen sich bei den Islamisten besser aufgehoben. Dort bekommen sie Heizmaterial für den Winter und Hilfe in allen Lebenslagen. Die AKP hilft sogar, einen Platz auf dem Friedhof zu finden und organisiert die Anreise zum Begräbnis.
Die weltlichen Parteien hätten die Menschen eben im Stich gelassen, bekommt man immer wieder zu hören. Bei modern lebenden Leuten gebe es keinen

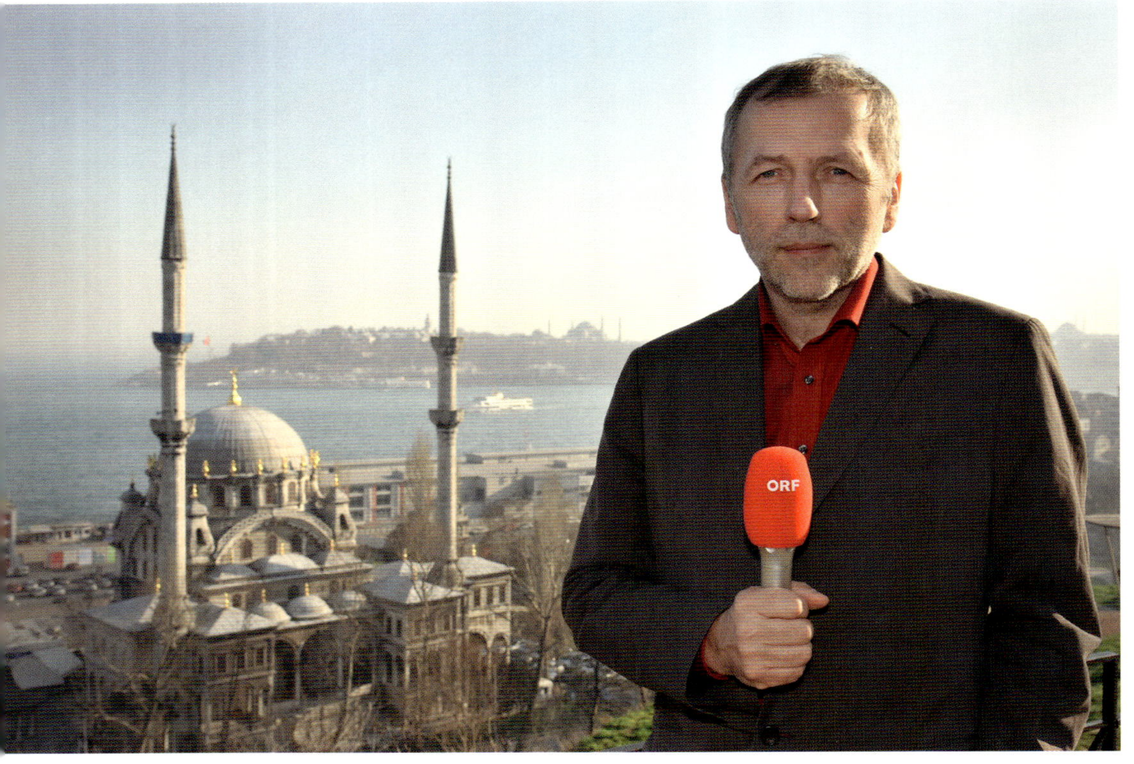

Zusammenhalt, keine Solidarität. Wo der Islam nicht mehr praktiziert werde, dort würden Familien unweigerlich zerbrechen und jeder sei nur mehr auf sich selber angewiesen, so lautet die Propaganda der Islamisten. So steht es in den Büchern des einflussreichen Predigers Fetullah Gülen. Und so argumentiert auch die Regierungspartei.

Ayşen will in ihrem Bezirk das Gegenteil beweisen. Vor allem weil sie selbst eine andere Erfahrung gemacht hat. Als ihr kleiner Lebensmittelladen keinen Gewinn mehr abwarf, wusste sie zunächst nicht, wie sie ihre Kinder durchbringen sollte.

„Mit meiner Freundin Ayfer zusammen habe ich begonnen, Brote zu streichen. Als dann jemand kam und für seine Firma gleich hundert Jausenbrote bestellen wollte, wussten wir nicht, von welchem Geld wir so viel Butter kaufen sollten!", erinnert sie sich.
Nachbarn mussten einspringen, borgten ihr Geld und spendierten zwei kleine Tische, das erste Inventar ihrer künftigen Imbissstube. Dann wurde einfach darauf los gekocht. Schon bald mussten mehr Tische und Stühle her. Lampen, Teppiche, Vorhänge und Geschirr kamen von Leuten aus der Nachbarschaft.

Heute ist Ayşens Lokal täglich voll, und sie muss ihren Tag dreiteilen: Vormittags in ihrem Büro als Muhtar, nachmittags bei den Gästen. Und abends lernt sie für die Universität. Denn nachdem Ayşen ihren Schulabschluss nachgeholt hat, will sie jetzt noch ein Wirtschaftsstudium absolvieren.

Bei aller Bewunderung, die sie für ihre Durchschlagskraft bekommt, habe es doch eine Weile gedauert, bis Männer sie als allein stehende Frau respektieren konnten, erzählt Ayşen. „Türkische Männer haben sich leider kaum verändert. Wozu sollten sie sich auch ändern? Heute werden sie doch von immer mehr Frauen umworben, die einen Partner suchen!" Anders als früher ließen sich zwar viele Frauen jetzt scheiden, aber Unterstützung für die Kinder bekämen sie nicht. Und wenn die Eltern nicht mithelfen, sei man als Alleinerzieherin verloren.

Den Ausweg sieht Ayşen aber nicht in der Rückkehr zu den alten Werten. Im Gegenteil. Es müsste viel mehr getan werden, um Frauen zu stärken und unabhängiger zu machen, findet sie. Doch das wird wohl noch eine Weile dauern. Denn gesellschaftliche Entwicklung und politischer Trend scheinen in der Türkei gegeneinander zu laufen. Das Modell, das die Regierungspartei propagiert, sieht so aus wie die Familie von Ismail Doğan, die auf Gedeih und Verderb zusammen hält. Frauen sollen der Nation mindestens drei Kinder schenken. Nur so sei die Zukunft des Landes garantiert.

Aber auch wenn Erdoğan angekündigt hat, eine neue, religiöse Generation prägen zu wollen, so haben doch beim letzten Mal fünfzig Prozent andere Parteien gewählt.

Und die AKP verdankt ihren Erfolg wohl vor allem den guten Wirtschaftsdaten. Denn das Zauberwort, das alle anderen Losungen in der Türkei schlägt, heißt Veränderung. Und zwar wenn möglich zum Besseren.

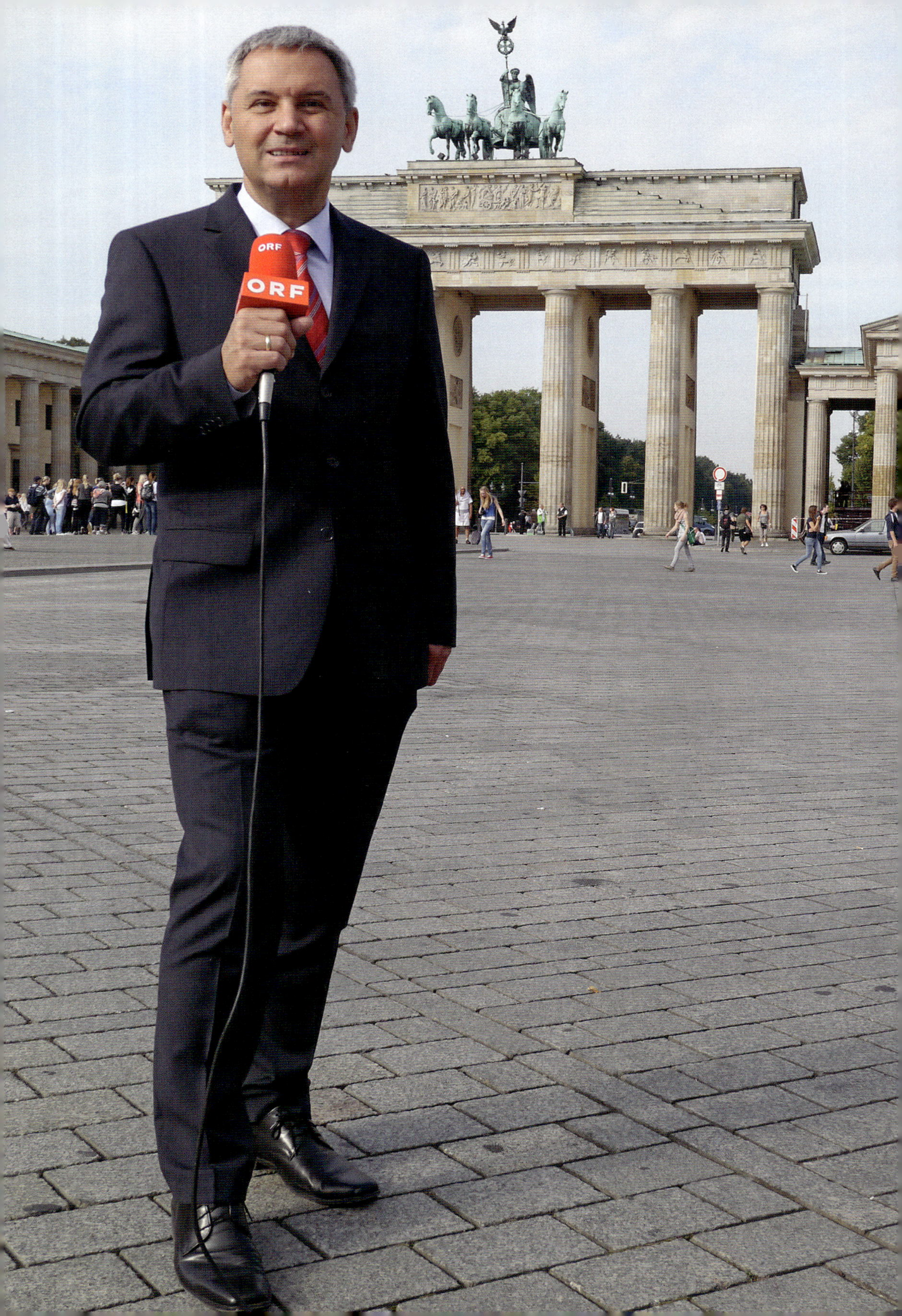
ORF

PETER FRITZ
aus Berlin

DIE KAISERIN VON EUROPA

Es ist später Nachmittag im Berliner Reichstagsgebäude, hell fällt das Sommerlicht durch die gläserne Kuppel in den Plenarsaal. Am Rednerpult steht eine Frau, die kaum geschlafen hat in den letzten Tagen. In den Tagen davor war es auch nicht viel besser, und in den Wochen und Jahren, die noch weiter zurück liegen, muss sich ein Schlafdefizit aufgetürmt haben, das einen Normalsterblichen schon um den Verstand gebracht hätte. Dr. Angela Merkel, Bundeskanzlerin der Bundesrepublik Deutschland, gibt eine Regierungserklärung ab. So ist es nüchtern im protokollarischen Ablauf vermerkt. Die Vorgeschichte zu diesem Auftritt steckt der Kanzlerin in den Knochen, aber sie lässt sich nichts anmerken. Die Frisur sitzt, das Make-up auch, ihr Vortrag bleibt konzentriert, und sie pariert auch noch gekonnt noch so manchen Zwischenruf.

Die Nacht zuvor hat sie sich in Brüssel um die Ohren geschlagen. Es war die Nacht, in die sie mit dem Nimbus der Eisernen Lady hineingegangen ist, um viele Stunden später, kurz vor fünf Uhr früh, als diejenige herauszukommen, die eingeknickt ist und nachgeben musste. Die Staats- und Regierungschefs von Frankreich, Spanien und Italien hatten sie gemeinsam in die Zange genommen und zum Kompromiss gezwungen. Deutschland geht ein gutes Stück weiter ins eigene Risiko, bürgt mit noch mehr Geld für das hochriskante Abenteuer, zu dem der Euro im europäischen Krisentaumel entartet ist.

Und die Kanzlerin? Die tut das, was sie in derlei Situationen besonders gerne tut. Sie gibt vor, es sei ohnehin nicht viel geschehen. Im Grundsätzlichen sei doch alles gleich geblieben. Haftung gebe es nur dann, wenn sie auch mit Kontrolle einhergehe. Sie betont es immer wieder an diesem Tag. Vormittags, nach der langen Verhandlungsnacht, ist sie noch in Brüssel. Sie hat nur eine Stunde geschlafen, wie sie später erzählen wird, aber sie spricht knapp und gefasst vor Dutzenden Kameras. Neben ihr steht Regierungssprecher Steffen Seibert, der Mann, der bei öffentlichen Auftritten nie von ihrer Seite weicht. Er ist einige

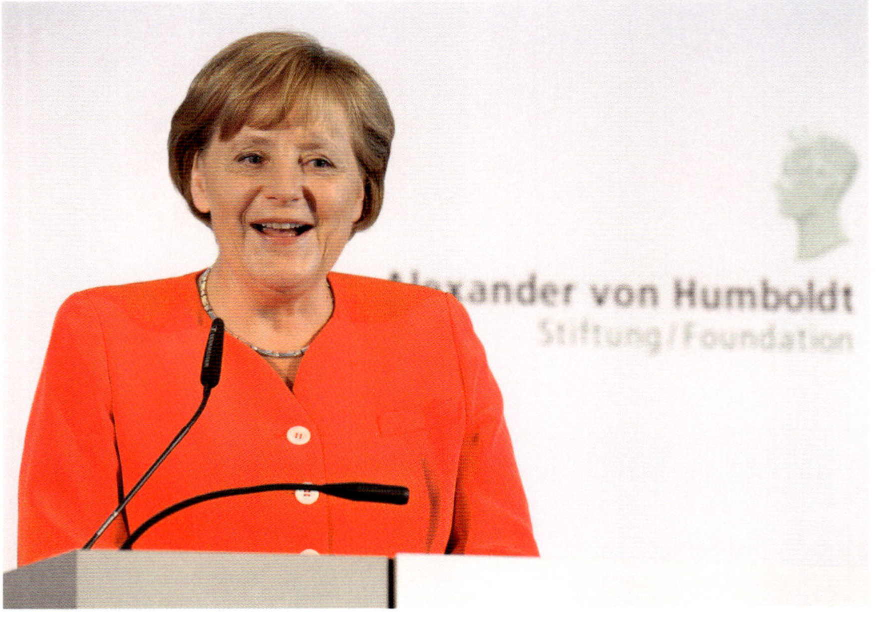

Bundeskanzlerin
Angela Merkel

Jahre jünger als die Kanzlerin, aber er sieht um einiges stärker mitgenommen aus. Blass und hohlwangig steht er da, die Erschöpfung in Person. Dabei macht er den Job noch nicht einmal zwei Jahre. Seine Chefin steckt schon mehr als dreimal so lange fest im Auge des regierungspolitischen Taifuns.

Das Amt frisst seine Inhaber mit Haut und Haar, vor allem in Krisenzeiten wie diesen, aber Angela Merkel, so scheint es, lässt sich immer noch ganz bereitwillig und zeitweise sogar mit Vergnügen aufzehren vom nie enden wollenden Stress.

Ich treffe im Reichstagsgebäude einen, der sich gerade einen Ruf als Angela Merkels parteiinterner Widersacher aufbaut. Wolfgang Bosbach, altgedienter CDU-Parlamentarier aus dem Rheinland, bekannt als harter Verfechter von Recht und Ordnung. Er weigert sich, den teuren deutschen Schritten zur Euro-Rettung zuzustimmen. Er hat dafür böse Beschimpfungen aus der eigenen Partei einstecken müssen, und er hätte allen Grund, mit der Parteichefin hart ins Gericht zu gehen. Aber er setzt zu meiner Verblüffung zu einer regelrechten Lobeshymne an. Eine fulminante Rede hätte die Kanzlerin gerade in der Fraktionssitzung gehalten, unheimlich engagiert hätte sie den Kompromiss von Brüssel verfochten. Dass die Abgeordneten ihr in großer Zahl folgen würden auf dem neuen Kurs, daran hätte er nicht den geringsten Zweifel. Ich muss kurz innehalten und frage verdutzt: „Ja, aber welchen Sinn hat denn da noch Ihre Nein-Stimme?" Das sei eine persönliche Sache, mit seinem Gewissen könne er das alles nicht vereinbaren, was da abläuft, sagt Wolfgang Bosbach. Aber er wirkt keineswegs verbittert dabei. Er scheint mir fast erleichtert zu sein darüber, dass die Abgeordnetenkollegen in großer Zahl mitziehen werden bei dem, was er persönlich für falsch hält. Aber ich kann ihm die seltsame Spaltung auch nicht restlos verübeln. Jeder Parlamentarier spürt das Außerordentliche, ja das Verrückte, das der aktuellen Krisenpolitik anhaftet. In diesen Stunden stellt Deutschland weit mehr als 300 Milliarden Euro an Bürgschaften ins Feuer, den Staatshaushalt eines ganzen Jahres. Und schon in dem Moment, in dem das alles beschlossen wird, müssen sich die Abgeordneten darauf einstellen, dass noch viel mehr folgen wird, dass auch die größten Anstrengungen nur Etappen markieren auf einer Passage, von der noch keineswegs sicher ist, ob sie tatsächlich ans rettende Ufer führt.

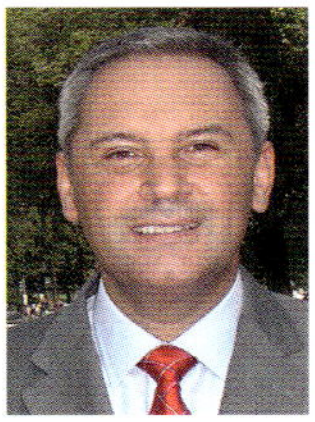

Peter Fritz
aus Berlin

Im Plenarsaal des Bundestages setzt Angela Merkel alles daran, den nächtlichen Kompromiss von Brüssel zu rechtfertigen. Von ihrem Einknicken wird überall gemunkelt, von einem Weitermachen auf der Basis von weiterhin gültigen Prinzipien redet hingegen die Kanzlerin. Dutzende Male hat sie es gesagt, auch in diesem Saal: „Scheitert der Euro, dann scheitert Europa." Diesmal macht sie es anders. Der bekannte Spruch, der mit jeder Wiederholung hohler klingt, kommt nicht mehr über ihre Lippen. Sie hat einen ganz anderen Kniff parat. Sie argumentiert nicht mehr mit Europas Stärke und Weltgeltung, sondern mit dem Nachlassen europäischer Bedeutung in der Welt, mit einer Entwicklung, die es dem kleinen Europa immer schwieriger macht, sich im Konzert neuer, aufstrebender Regionen noch wirksam zu artikulieren:

> Die Welt hat 7 Milliarden Einwohner. Alle möchten in Wohlstand leben. Als Konrad Adenauer im Deutschen Bundestag gesprochen hat, gab es auf der Welt 2,5 Milliarden Einwohner. Wir Europäer waren 500 Millionen. Wir Europäer sind heute noch 500 Millionen. Wir stellen inzwischen noch 8 bis 9 Prozent – genau: 8,7 Prozent – der Welteinwohnerschaft. Wir erarbeiten 25 Prozent des Bruttoinlandsprodukts der Welt. Wir haben ungefähr 50 Prozent der Sozialleistungen auf der Welt. Wenn wir für dieses Sozialmodell, für das wir alle bzw. mehr oder weniger alle in verschiedenen Variationen einstehen, wenn wir für die soziale Marktwirtschaft der Zukunft kämpfen wollen, dann müssen wir sehen: Wir werden ohne Wettbewerbsfähigkeit den Wohlstand unseres Landes und Europas nicht erreichen.

Da denke ich wieder an die Worte des Wirtschaftsprofessors Hans-Werner Sinn, der einmal gemeint hat, wenn ein deutscher Arbeiter zehnmal so teuer sei wie einer in der Ukraine, dann müsse er auch Arbeit leisten, die zehnmal so gut ist. Brutaler kann man das schöne Wort von der „Wettbewerbsfähigkeit" nicht auslegen. Wir stecken alle in der Globalisierungsfalle. Natürlich, und das hat Professor Sinn um der Polemik willen unterschlagen, werden auch die Ukrainer nicht ewig von Billigstlöhnen leben wollen. Aber im Kern ist schon etwas dran. Das Europa der EU, das Europa des Euro, sie können sich nicht mehr abkoppeln von weltweiter Konkurrenz. Und wahrscheinlich stimmt es auch, dass die einfachste Lösung darin bestünde, die Griechen nun wieder in ihre alte Drachme zu drängen, sodass sie automatisch um die Hälfte ärmer und damit billiger und wettbewerbsfähiger würden. Aber was ökonomisch einfach erscheint, das führt politisch auf eine schiefe Bahn, die immer steiler nach unten wegkippt. Angela Merkel weiß das. So lange es geht, wird sie zäh am Euro für alle festhalten, die ihn bereits haben. Aber garantiert ist nichts, auch das lehrt ein Blick auf Merkels politisches Vorleben. Sie hat schon so manche haarsträubende Wende vollzogen, Ideologien hervorgeholt und wieder abgeworfen, ganz nach tagespolitischer Opportunität.

Als Oppositionspolitikerin, auf dem CDU-Parteitag in Leipzig im Jahr 2003, da trat sie strikt für marktwirtschaftlich orientierte Reformen ein, wollte durchsetzen, dass Arm und Reich gleich viel in die Krankenversicherung einzahlen, wollte ein radikal vereinfachtes Steuersystem – und setzte nichts von alldem durch, wie auch später in der Regierung, als sie merkte, dass der Wind der öffentlichen Meinung viel zu beständig dagegen blies.

Am Beginn der Finanzkrise, im Herbst 2008, da rühmte sie in einer Parteitagsrede die Tugenden der schwäbischen Hausfrau, die nicht mehr ausgeben könne, als sie einnimmt. Nur wenig später griff sie tief in die defizitgeplagte Staatskasse, um den Deutschen ein schuldenfinanziertes Konjunkturprogramm zu bescheren. Und auf die Frage, wie sie eine derartige Kehrtwende verantworten könne, meinte sie gelassen und in eigenwilliger Grammatik: „Ich habe das überhaupt nicht kehrtgewendet."

Eine Kehrtwende, das gehört bei Menschen, die im früheren Ostdeutschland, in der kommunistischen DDR, sozialisiert sind, in fast allen Fällen ohnehin zur Biographie. Es hat mich immer fasziniert, dass praktisch alle meine Gesprächspartner im Osten auf zwei Leben zurückblicken können, auf eines vor der Wende des Jahres 1989 und eines danach. Der Pfarrerstochter Angela Kasner aus dem ostdeutschen Templin ist es nicht anders ergangen. Den Namen Merkel trägt sie aus ihrer ersten, bald wieder geschiedenen Ehe. Dem Regime war sie wegen ihrer familiären Herkunft quasi automatisch suspekt, aber sie lebte weitgehend angepasst, konnte studieren und war sogar in der FDJ aktiv, dem Jugendverband der sozialistischen Einheitspartei SED. Sie hätte ihr Leben als Physikerin in einem staatlichen Forschungsinstitut vermutlich recht unauffällig weitergeführt, hätten nicht andere DDR-Bürger die erste friedliche Revolution auf deutschem Boden durchgezogen und die Berliner Mauer zum Einsturz gebracht.

Danach geriet sie eher durch Zufall zur konservativen CDU. Sie hatte sich eigentlich zuerst für eine Mitarbeit in der SPD interessiert, aber dass man sich dort pauschal mit „Du“ und „Genosse“ anredete, das erinnerte sie zu sehr an überwundene kommunistische Zeiten.

In Helmut Kohl, dem Kanzler der deutschen Einheit, fand sie dann ihren großen Gönner und Förderer. Er machte sie zur Ministerin für Jugend und Familie, später übernahm sie dann das Umweltressort im damals noch in Bonn residierenden Kabinett. Belächelt und bespöttelt wurde sie gerne und oft. An Mode und sonstigen Äußerlichkeiten zeigte sie auffallendes Desinteresse. Ihr Platz im Regierungsteam wurde damals eher der Tatsache zugeschrieben, dass man dort auch weibliche und ostdeutsche Gesichter brauchte, und sie war praktischerweise beides zugleich.
Aber bald verschaffte sie sich Respekt. Höhere Ministeriumsbeamte, die sie ohne viele Umstände von ihren Posten entfernte, konnten als erste ein Lied davon singen, später kamen politische Rivalen sonder Zahl dazu, die sich den Fehler erlaubt hatten, Angela Merkel zu unterschätzen. Im Jahr 1999 setzte sie sich dann handstreichartig über ihren Ziehvater Helmut Kohl hinweg – und über dessen langjährigen Kronprinzen Wolfgang Schäuble gleich mit dazu. Beide hatten mit dubiosen Parteispenden zu tun, Kohl in viel größerem Ausmaß als Schäuble, aber beide wurden von Angela Merkel kaltgestellt, und damit war ihr Weg an die Parteispitze nicht mehr aufzuhalten.

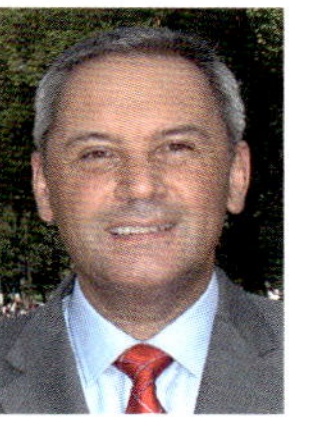

Peter Fritz
aus Berlin

Es war ein Wahlsieg ohne großen Glanz, mit dem sie Gerhard Schröder im Jahr 2005 aus dem Kanzleramt treiben konnte. Auch die darauf folgende Große Koalition mit der SPD trug Zeichen einer Muss-Ehe, die aber vielleicht gerade deshalb immer besser funktionierte. Jetzt, mit der immer schwerer berechenbaren FDP an ihrer Seite, geht es noch viel zäher voran. Aber eigentlich zählt das auch immer weniger. Denn bei den alles entscheidenden Fragen rund um Finanzkrise und Euro regiert mittlerweile in Deutschland ohnehin eine ganz andere Koalition, eine Art Krisenmechanismus der nationalen Einheit. Die Oppositionsparteien SPD und Grüne stimmen meistens mit, wenn es um die teuren Euro-Rettungsaktionen geht. Einer weitgehend ideologiefreien Kanzlerin kann das in weitgehend ideologiefreien Zeiten nur recht sein.

Vollkommen ideologiegesättigt stehen an diesem Tag draußen vor dem Reichstag in der prallen Sommerhitze die Spitzen der Linkspartei. Mit Pappschildern sind sie angetreten, um ein Nein zu propagieren, ein Nein zu den Euro-Maßnahmen, die sie für ein Komplott halten, das die Banken reicher macht und die Armen vollends in Elend stürzt. Mit dabei ist Sahra Wagenknecht, eine Frau, die beweist, dass man Kommunistin und modebewusster Medienstar in einer Person sein kann. „Angela Merkels Politik hat dazu geführt, dass Griechenland heute ruiniert dasteht“, meint sie.

Es ist ein oft kolportierter Gedanke: Damals, am Beginn der Griechenlandkrise, da hätte die Kanzlerin dem bedrängten Land viel schneller beispringen sollen, aber sie hätte es aus innenpolitischen Erwägungen nicht getan. Sie hätte nämlich Angst vor Stimmenverlusten bei der Regionalwahl in Nordrhein-Westfalen gehabt. Hat sie wirklich ein ganzes Land in den Abgrund gestürzt, nur um einer schnöden Landtagswahl willen? Wir wissen heute, dass eine schnelle deutsche Geldspritze den riesigen Problemberg Griechenlands auch nicht sonderlich verkleinert hätte. Aber seit diesen Tagen hält sich das Bild der eisernen und hartherzigen „Kaiserin von Europa“, die aus purem Eigennutz andere Staaten noch tiefer in die Krise treibt.

Dem düster gemalten Zerrbild stellt die Kanzlerin in diesen Tagen gerne eine Zukunftsvision entgegen. Alles könne anders werden, es könnten beherzte Schritte gegangen werden hin zu einem Mehr an Europa. Da stehen dann gedankliche Visionen im Raum, mit denen sich die Vereinigten Staaten von Europa zumindest ansatzweise begründen ließen. Man hört die Botschaft und verliert den Glauben im selben Moment. Dann nämlich, wenn klar wird, dass an Volksabstimmungen kein Weg vorbeiführt, wenn aus dem europäischen Staatenbund tatsächlich irgendwann ein Bundesstaat werden sollte.

Immerhin, eine Vision zu haben, und sei sie noch so langfristig ausgerichtet, kann nicht schaden. Auch wenn Helmut Schmidt, ein bedeutender Vorgänger Angela Merkels auf dem Kanzlersessel, noch jedem einen Arztbesuch empfohlen haben soll, der sich von Visionen begleitet fühlt. Ein Satz, der auch in Österreich nicht unbekannt ist ...

Nie fertig

Es passiert mir immer wieder. „Hallo Wowi!“, ruft mir eine junge Frau quer über die Straße zu. „Herr Wowereit!“ rufen etwas respektvoller die Älteren. Und vor dem Reichstagsgebäude hat mich eine Touristin aus Bayern auch schon einmal um ein Autogramm gebeten. „Sie sind doch der Herr Wowereit, oder?“ Mit Klaus Wowereit, dem Regierenden Bürgermeister von Berlin, verbindet mich sonst nicht viel. Ich habe Frau und Kinder, er hat einen Lebensgefährten. Er gilt als Partytiger, ich bin nicht besonders versessen aufs gesellschaftliche Leben

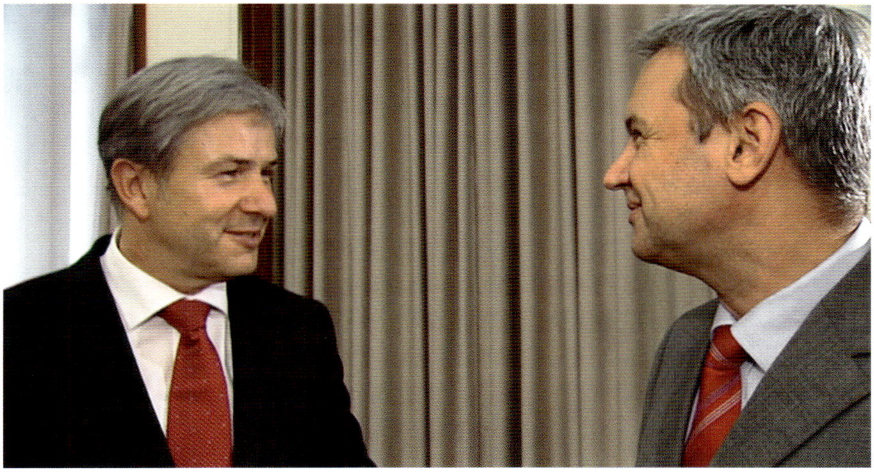

Mit Klaus Wowereit

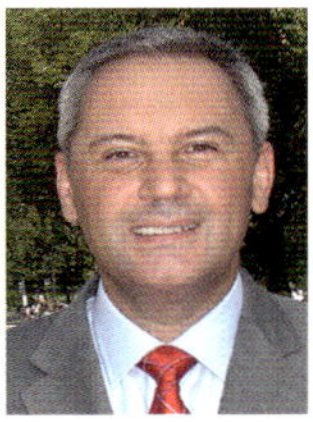

Peter Fritz aus Berlin

und Treiben. Verwechselt werde ich mit dem Herrn Bürgermeister auch nur dann, wenn ich den Friseurbesuch schon länger vor mir hergeschoben habe. Dann summieren sich längeres graumeliertes Haar und Knollennase zu einem Eindruck, der zumindest den Sehschwächeren suggeriert, der „Regierende" gehe in meiner Person an ihnen vorüber.

In letzter Zeit fühle ich mich allerdings mit Kurzhaarfrisur bedeutend wohler. Denn „Wowi" muss jetzt immer öfter für eine Stadt geradestehen, in der nichts mehr so richtig zu gelingen scheint. Der neue Großflughafen, der Stolz der Stadt? Drei Wochen vor der Eröffnung, die Einladungen waren schon verschickt, stellte sich heraus, dass das Riesending so nicht funktionieren kann. Ein Planungschaos bei der Entlüftungsanlage für den Brandschutz, von dem die Hauptverantwortlichen angeblich bis zuletzt keinerlei Kenntnis hatten. Ein Aufschub um mehr als ein Jahr ist die peinliche und kostspielige Folge. Die Staatsoper Unter den Linden? Tief unten im Grund tauchen bei der Sanierung uralte, verrottete Holzpfähle auf. Ein Aufschub der Wiedereröffnung um ein Jahr ist da noch das Mindeste an zu erwartender Unbill. Und fangen wir gar nicht erst mit dem Neubau an, mit dem die Spione vom Bundesnachrichtendienst ihre neue Zentrale in der Stadt etablieren wollen. Da gingen hochgeheime Pläne verloren, wurden vielleicht an fremde Mächte verraten, noch bevor es mit dem Bau wirklich losging. Von auch nur annähernd pünktlicher Fertigstellung kann ohnehin keine Rede mehr sein.

Nicht immer kann Klaus Wowereit etwas dafür. Aber beim misslungenen Flughafenprojekt stand er dem Aufsichtsrat vor und muss sich nun fragen lassen, warum er das herannahende Debakel nicht viel früher zu erkennen vermochte.

„In Berlin wird nie etwas fertig!" Die Frau, die diesen Satz ausspricht, tut es trotz allem mit Begeisterung in der Stimme. Katrin Androschin, Kommunikationsdesignerin aus Innsbruck und Wahlberlinerin seit vielen Jahren, hat eine Werbekampagne für die Stadt entworfen, die gerade auf das Unfertige zielt, auf den ständigen Wandel an jeder Ecke, der Berlin so aufregend macht. Die Stadt will das Mekka der Kreativen sein, und tatsächlich zieht sie seit Jahren Künstler, Designer, Modemenschen und viel andere in Scharen an. Nicht nur ihres unfertigen Charmes wegen, sondern auch deshalb, weil das Leben hier um vieles billiger ist als in den anderen Kreativ-Metropolen der Welt. Katrin Androschin hat mit ihrem Mann zusammen einen vierstöckigen Bau hochziehen lassen, der Atelier, Büro und Wohnturm in einem ist. Das war zu vertretbaren Kosten möglich, und zwar mitten im Zentrum, auf einem Stück Brachland, vom Außenministerium der Republik nur einen mittleren Steinwurf entfernt. Neu und zeitgemäß bauen zu können mitten im Regierungsviertel, das ist eine Chance, die keine Metropole Europas zu diesen Konditionen bieten kann. An Flächen und an Chancen ist Berlin reich, auch wenn ansonsten viel dürftig verhüllte Armut das Stadtbild dominiert.

Wer Ideen hat, der kann von Berlin aus billig und bequem die Welt erobern. Olafur Eliasson macht es vor, der Objektkünstler aus Island, der hier in einer alten Fabrik einen Kunstbetrieb mit 40 Beschäftigten am Laufen hält. Sowohl die Flächen als auch die Arbeitskraft bekommt er für wenig Geld. Denn die Stadt ist voll mit alten Industrieruinen – und mit jungen Menschen, die sich bereitwillig selbst ausbeuten, um nur ein Stück weit mitmischen zu können in der obersten Liga des internationalen Kunstbetriebs.

Schon vor Jahren hat mein Doppelgänger Klaus Wowereit den Spruch „Berlin ist arm, aber sexy" geprägt. Da ist schon was dran. Aber es ist nicht die Armut, die Berlin den Sexappeal verleiht. Es der gekonnte Umgang mit der Armut, der es manchen Leuten hier ermöglicht hat, trotz allem sexy zu wirken. Den angeschlagenen „Wowi" befördern sie auf diese Weise schon ehrenhalber zum Bohemien.

Zweierlei Rebellen

Auch die digitale Boheme ist stark vertreten in Berlin. Viele haben mit Projekten aller Art Schiffbruch erlitten am Beginn des Internet-Booms, aber es ist eine breite Schicht von Leuten herangewachsen, die mit digitaler Kommunikation arbeiten, leben und auch ihre Freizeit gestalten. Kein Wunder, dass auch ihre politische Artikulation sich in neue, vernetzte Welten wendet. Berlin ist

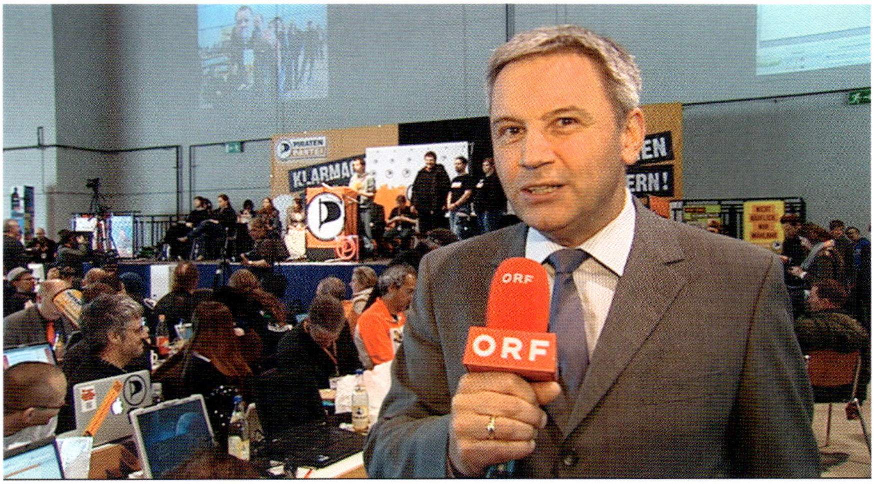

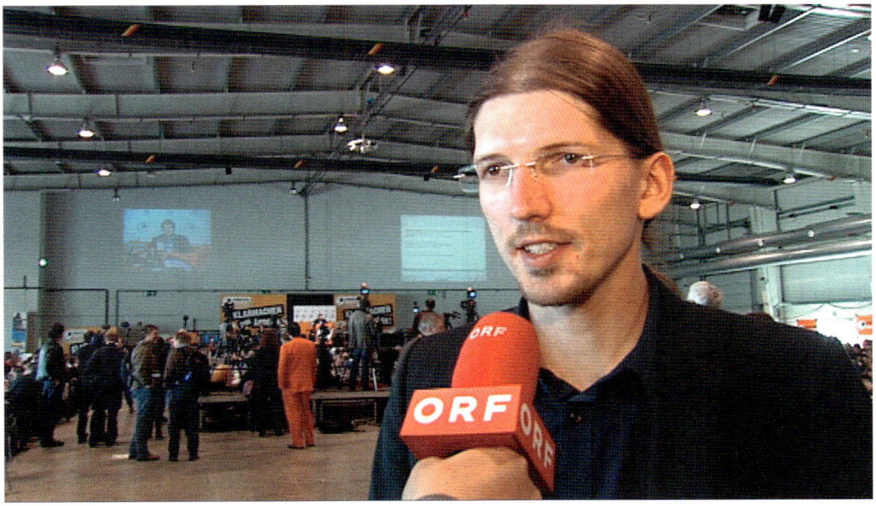

Links:
Bei den Piraten

Unten:
Martin Delius

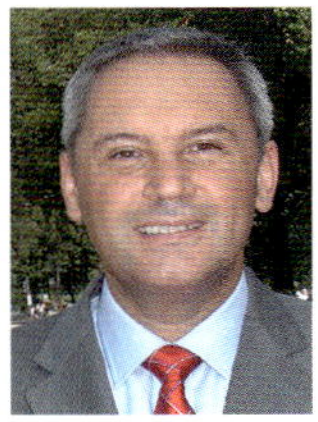

Peter Fritz
aus Berlin

die Stadt, in der die Piratenpartei den bisher größten Triumph in ihrer jungen Geschichte eingefahren hat. Fast neun Prozent hat sie errungen, 15 Leute schickte sie ins Abgeordnetenhaus, das Berliner Stadtparlament.

Martin Delius, ein schlanker Endzwanziger mit Dreitagebart und langen, glatten, zum Pferdeschwanz gebundenen Haaren, ist Pirat der ersten Stunde. Kurz vor der legendären Berlin-Wahl bin ich ihm zum ersten Mal begegnet, da verteilte er Piraten-Flugblätter vor dem Steglitzer Rathaus im gutbürgerlichen Berliner Südwesten. Er schwärmte von den neuen Möglichkeiten vernetzter Politik, von einem Programm namens „Liquid Feedback“, das die parteiinterne Willensbildung auf breiter Basis per Mausklick ermöglicht.

Jetzt ist er wohlbestallter Abgeordneter im Berliner Stadtparlament, aber er wird seines Erfolges nicht recht froh. In einem *Spiegel*-Interview ließ er salopp die Bemerkung fallen, so schnell wie die Piraten sei ja in der Geschichte bisher nur Hitlers NSDAP aufgestiegen. Da machte er Bekanntschaft mit dem Shitstorm, dem elektronischen Fäkalgewitter, das von allen Seiten auf seinen Computerschirm einzuprasseln begann. Den angestrebten Platz an der bundesweiten Führungsspitze der Piraten konnte er sich abschminken. Als ich ihn wieder traf, beim Piraten-Parteitag in Neumünster, da gab er sich recht ungerührt: „Ich würde ohnehin viel lieber allein vor dem Computer sitzen und irgendeine interessante Software aushecken", verriet er mir. Aber damit wird es so schnell nichts werden, denn Martin Delius soll als Chef eines Untersuchungsausschusses im Berliner Abgeordnetenhaus die Wurzeln des Debakels um den neuen Flughafen offenlegen. Ein Knochenjob für Monate. Und seine Mitstreiter, die bekriegen sich mittlerweile schon fleißig untereinander. Gerhard Anger, ein ehemaliger Berliner Piratenchef, sagt, er würde die eigene Partei heute selbst nicht mehr wählen. Hartmut Semken, ein anderer von ihnen (ja, an Berliner Ex-Piratenchefs gibt es jetzt schon eine ganze Reihe) meint, der Erfolg sei für die Piraten vielleicht zu früh gekommen. Und die Anliegen der Piraten? Netzfreiheit, keine Zensur, freies Drahtlos-Internet und freie Fahrt im öffentlichen Verkehr für alle, das war als Wahlkampfzugnummer schon ganz gut. Aber sonst stecken die Piraten auf der Suche nach ihrer weltanschaulichen Position noch tief im digitalen Meinungsfindungsprozess der millionenfachen Klicks.

Immerhin, sie wollen noch etwas im Großen bewegen, während andere ihre revolutionären Energien nur noch in überschaubare und halb private Räume lenken.

Urban Gardening

Auf einem ehemaligen Schuttabladeplatz mitten in Berlin ist so ein Ort entstanden, mit gesellschaftspolitischem Anspruch, aber mit höchst beschaulicher Praxis. Der „Prinzessinnengarten" ist ein städtisches Experiment, das der Dokumentarfilmer Robert Shaw und sein Freund, der Kneipenbesitzer Marco Clausen, ausgeheckt haben. Als Paradies im Kleinen wird ihr Garten gerne gerühmt. Schon als sie den Schutt wegräumten, entdeckten Shaw und Clausen, dass es viele Leute juckte, freiwillig mitzumachen bei dem Projekt, an einer ungastlichen Stätte eine Oase entstehen zu lassen. Auf dem Areal am Moritzplatz in Kreuzberg stand vor dem Krieg ein großes Kaufhaus, das durch Bomben zerstört wurde. Seit Kriegsende passierte dann nicht mehr viel auf der öden Fläche, bis die Betreiber des Prinzessinnengartens die Stadtverwaltung überredeten,

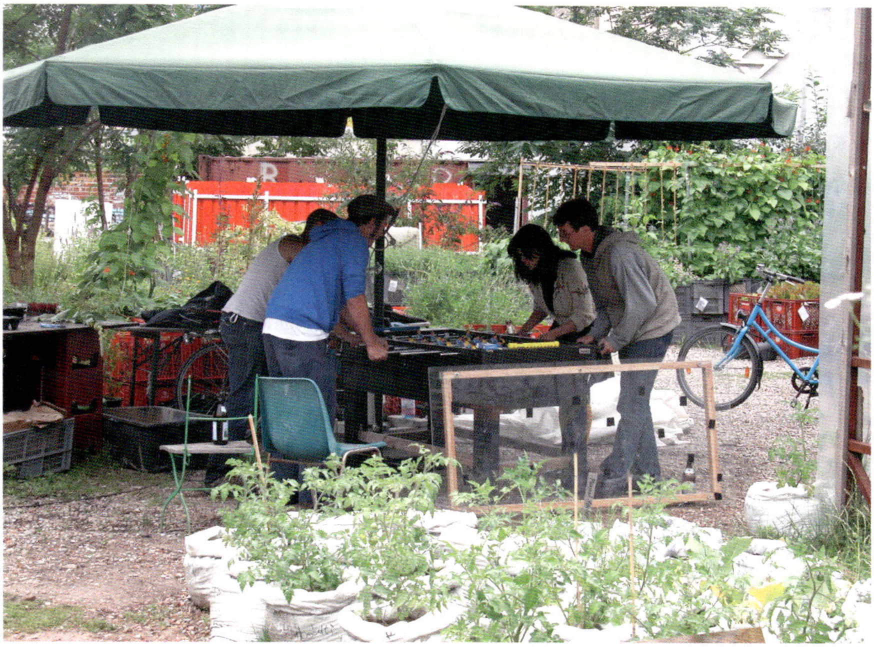

ihnen das Areal zur Miete zu überlassen. Alles, was sie an Gartenbau dort aufgezogen haben, ist mobil, denn das Mietverhältnis ist immer nur jeweils auf ein Jahr hin garantiert. Und so kann man hier bewundern, wie Salat und Gemüse in Hochbeeten gezogen werden, verfertigt aus aufeinandergestellten Plastikkisten, wie sie die Bäcker zum Liefern von Brot verwenden. Die Kartoffeln hingegen wachsen in alten Säcken, in denen früher Reis transportiert wurde. Und die Kräutervielfalt, die gedeiht in alten, abgeschnittenen Milchkartons.

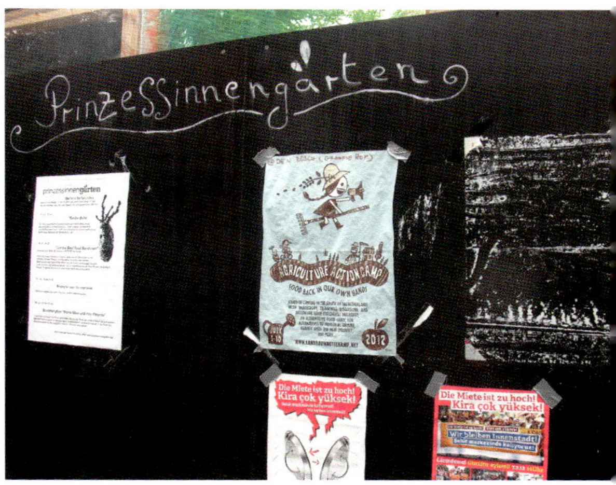
Prinzessinnengärten
prinzessinnengärten
AGRICULTURE ACTION CAMP
FOOD BACK IN OUR OWN HANDS
2012
Die Miete ist zu hoch!
Kira çok yüksek!
Die Miete ist zu hoch!
Kira çok yüksek!
Wir bleiben Innenstadt!

Ein Althippie mit weißem Hemd und Strohhut macht sich an den Bienenkästen zu schaffen, denn der Garten ist auch eine der Heimstätten für die immer beliebter werdende Stadtimkerei. Honig aus Kreuzberg hat Liebhaberwert, ein süßes Geheimnis, das sich die Stadt mitten auf dem verkehrsumtosten Moritzplatz entlocken lässt.

Robert Shaw sieht dem Leben und Treiben in „seinem" Garten mit zufriedener Gelassenheit zu. Er ist Mitte dreißig, trägt eine Schiebermütze und viel kurz-

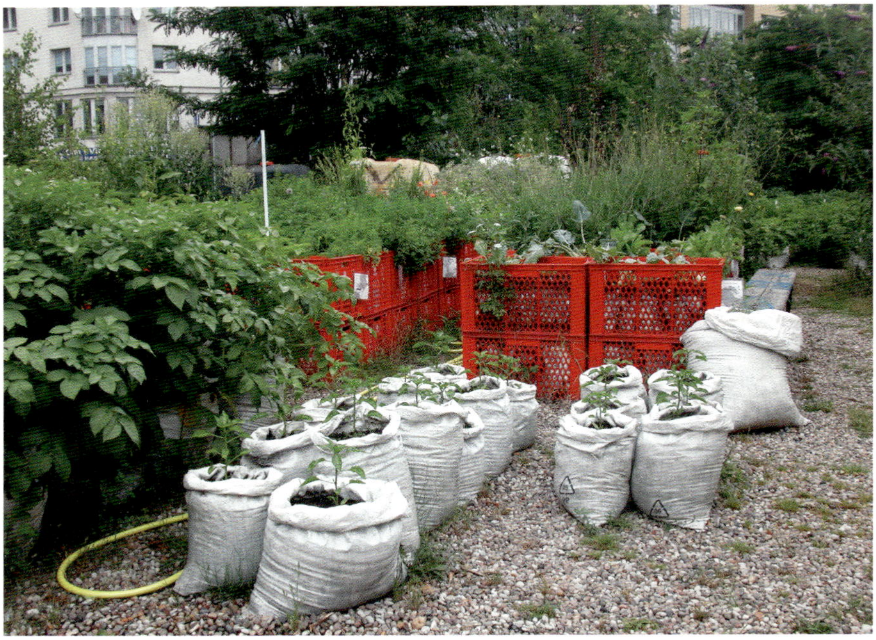

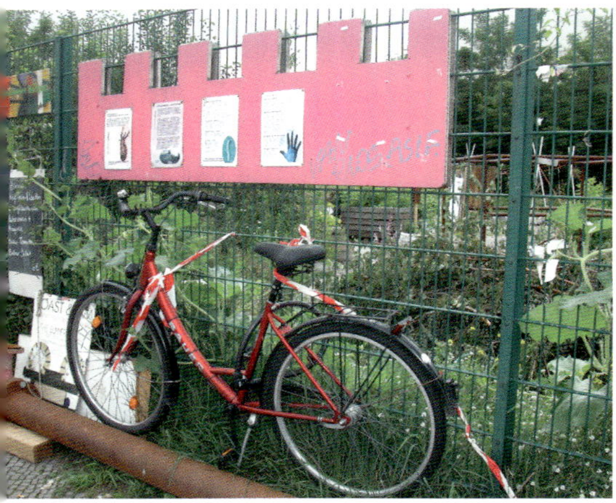

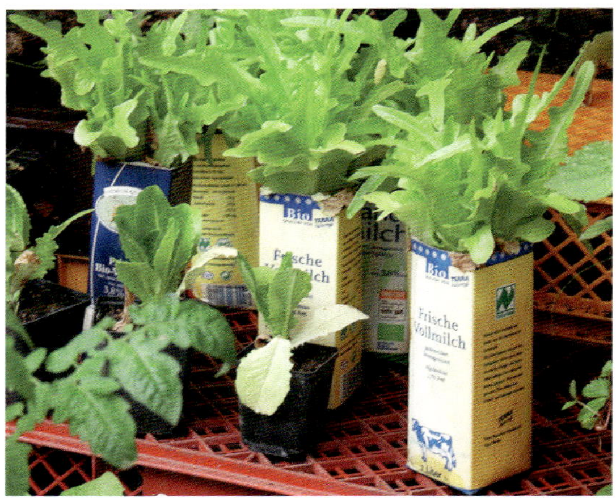

es Haar im Gesicht, die Koteletten gehen an der Schläfe in eine gut gestutzte Bartumrahmung seines Mundes über. Das Konzept des Gemeinschaftsgartens hat sich Robert Shaw in Kuba abgeschaut. Dort hat er längere Zeit gelebt und mitbekommen, wie die Gartenflächen mitten in der Stadt zu Treffpunkten für ganze Viertel wurden. In Kuba waren die Stadtgärten eine Notmaßnahme, denn auf den großen Feldern draußen vor den Städten verrottete aus Mangel an Traktor-Treibstoff die Ernte, der Staat ermutigte die Kubaner zu Selbsthilfe. Ganz anders in Berlin. Dort ist eher der Überfluss die treibende Kraft. Wer mitarbeitet im Prinzessinnengarten, der muss trotzdem für das selbst gezogene

Gemüse bezahlen, einen Freundschaftspreis zwar, aber einen, der höher liegt als beim Diskonter, wo die Billigware lauert.

Es ist ein Luxus, den sich Stadtbewohner leisten, die in der selbstgeschaffenen Oase Entspannung suchen und dennoch das Gefühl haben können, auch der Gesellschaft etwas Gutes zu tun. Die Integrationskraft des Projekts wird gerühmt. Eine Oma aus Russland gärtnert genauso mit wie türkische Jugendliche, die Grenzen von Klassen und Alter erscheinen verwischt, wenn die Freude über selbstgezogene Karotten Jung und Alt, Arm und Reich vereint.

Ein Bio-Restaurant steht mitten im Prinzessinnengarten, tischt die Früchte der Arbeit auf und serviert gerne auch die gerade gängigen Espresso-Kreationen. Denn auch hier, Integration hin oder her, feiert sich besonders gerne eine Szene selbst, der auch der Gründer Robert Shaw zuzurechnen ist: Nicht mehr ganz jung, mit Kindern, denen man auch in der Stadt ein Stück Naturerlebnis bieten will, mit Visionen von der besseren Gesellschaft im Kopf, die sich aber in der Realität auf den gut umzäunten Bereich einer Gartenfläche beschränken, etwas kleiner als ein regulärer Fußballplatz. Wie groß ist denn da überhaupt noch der Unterschied zum Schrebergarten alter Prägung, den unsere Generation gerne als Gipfelpunkt des Spießertums betrachtet hat? Ich stelle die Frage an Robert Shaw und setze gleich zuspitzend noch eins drauf: „Stimmt es, dass heutzutage die Grünen die neuen Schwarzen sind?“

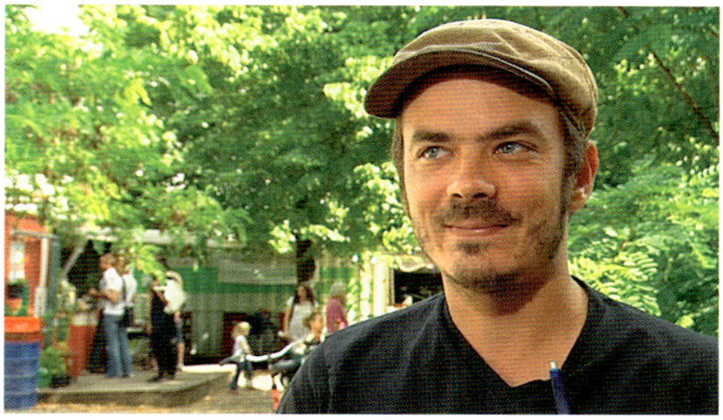

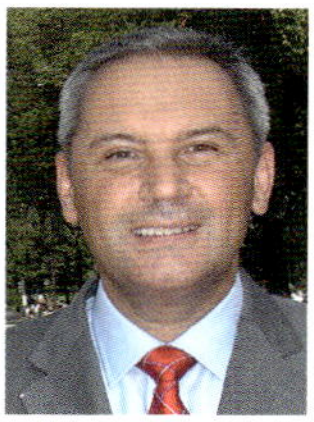

Peter Fritz
aus Berlin

Robert Shaw lacht kurz auf, lässt seine Augen funkeln und meint lakonisch: „Das muss jeder für sich selbst entscheiden.“ Er preist seinen Garten noch immer für seine gesellschaftsverändernde Kraft. Aber er weiß, dass der gepflegte Zivilisationsflüchtling von heute dann doch eher die Ruhe unter Gleichgesinnten schätzt als das gemeinsame Aufbegehren gegen ein krisengebeuteltes System.

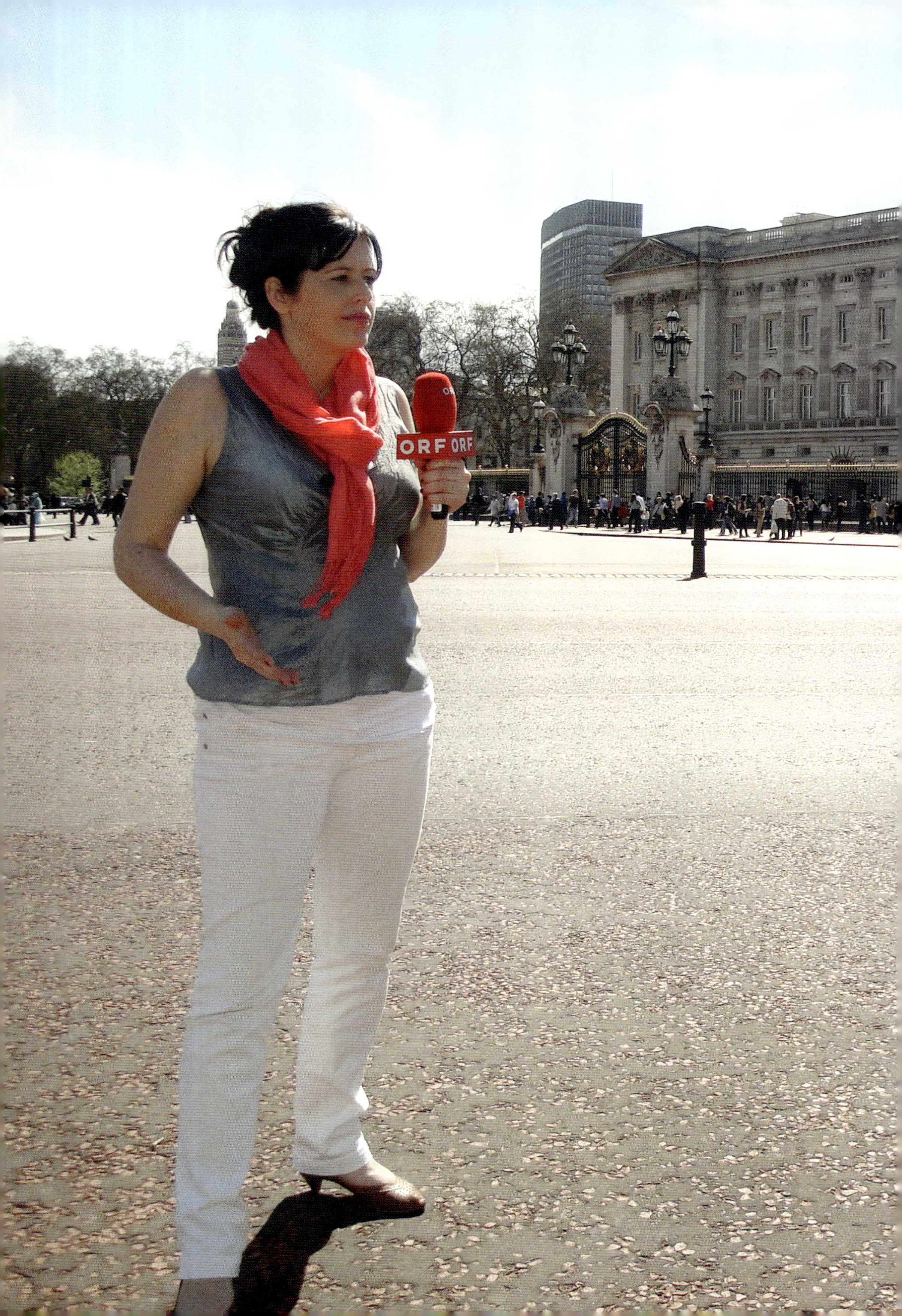
ORF ORF

BETTINA MADLENER
aus London

WILLKOMMEN AUF DER INSEL

Die Briten „ticken“ anders als ihre europäischen Nachbarn

Mein Entschluss, nach London zu ziehen, löste vor sieben Jahren in meinem Bekannten- und Freundeskreis Unverständnis aus. Warum das landschaftlich wunderschöne, wirtschaftlich stabile Vorarlberg verlassen und sich in einer überfüllten, teuren Großstadt auf einer Insel niederlassen, wo der Regenschirm ein obligates Utensil für den Aufenthalt im Freien ist und vor Fett triefende Fish and Chips in Essig ersäuft werden?

Ich war immer schon sehr anglophil, Englisch mein Lieblingsfach in der Schule. Ein Sprachaufenthalt in Florida nach der Matura bescherte mir einen amerikanischen Akzent, Land und Leute blieben mir aber fremd, es war keine Verbindung da, „The American Way Of Life“ war nicht meiner. Großbritannien hingegen übte auf mich eine ungeheure Faszination aus.

Die größte Leidenschaft seiner Bewohner ist es, anders als alle anderen Europäer zu sein. Geografisch gesehen, ist mein Kameramann Ian überzeugt, sei die Insel gar kein Teil Europas, auch wenn nur 34 Kilometer Ärmelkanal zwischen ihr und Frankreich liegen. Emotional sind die Briten noch viel weiter von ihren Nachbarn auf dem Festland entfernt.

Die Briten zeichnet eine ungeheure Arroganz aus, wenn es um andere europäische Nationen geht. Auch wenn sie mit Vorliebe deutsche Autos fahren (genaugenommen haben sie keine andere Wahl, weil so gut wie alle britischen Autofirmen von Deutschen aufgekauft wurden), französischen Wein trinken und die Pensionsjahre unter spanischer Sonne verbringen. Das Inselvolk fühlt sich überlegen. Das hat historische Gründe. Immerhin regierte die britische Krone einst ein Empire, das sich über mehr als zwei Fünftel der Erdoberfläche spannte, mit einer Gesamtbevölkerung von 500 Millionen Menschen. Englisch ist heute die wichtigste Verkehrs- und Handelssprache der Welt. Das erklärt auch das mangelnde Interesse der Briten an Fremdsprachen.

Dem verlorenen Empire trauert so mancher Inselbewohner heute noch nach. Übriggeblieben sind Tee, Reggae-Musik und radikale islamische Prediger. Der Zerfall geht vor der eigenen Haustür weiter, Schottland hegt seit längerem Unabhängigkeitsbestrebungen, die 160 Waliser und Nordiren könnten sich ebenfalls als unterjochte Völker verstehen und sich abspalten, befürchten politische Beobachter, und Brüsseler Technokraten würden dann dem übriggebliebenen England mit weiteren Richtlinien die Seele aus dem Leib bürokratisieren.

Kein Wunder also, wenn die Briten eisern an ihren Marotten festhalten. Der Linksverkehr ist noch das kleinste Übel. Der Euro hat hierzulande den gleichen Wert wie Monopoly-Geld, und das nicht erst seit der Krise im Euro-Raum. Scheine und Münzen ohne Queen sind den Briten schlichtweg suspekt. Es ist auch gar nicht einfach, seine Euros in Pfund umzutauschen – oder überhaupt ein Bankkonto im Königreich zu eröffnen:

2005, noch mitten in der wirtschaftlichen Boom-Zeit, in der die britischen Banken ihren Kunden Kreditkarten und Darlehen geradezu hinterher warfen, sprach ich bei fünf verschiedenen Instituten wegen eines Girokontos vor und wurde höflich, aber bestimmt abgelehnt. Nicht weil mein Kredit-Rating schlecht oder ich eine Person zweifelhaften Rufes wäre. Ich existierte für die Banken nicht, meine monetären Aktivitäten in Österreich interessierten sie nicht, selbst Referenzen meiner Bank in Vorarlberg wurden ignoriert. Bei der sechsten Bank hatte der äußerst freundliche Gentleman am Schalter eine Idee. Ich sollte mir von einem Bekannten – am besten einem Briten – eine Referenz geben lassen, noch besser wäre es, wenn dieser Bekannte auch bestätigen würde, dass ich bei ihm lebe. Da es in Großbritannien keine Meldepflicht gibt, sind Institutionen immer sehr misstrauisch, was neue Kunden angeht. Als Bestätigung der Adresse legen die meisten Briten eine Strom- oder Gasrechnung vor. Als Neuankömmling im Land verfügte ich über solche Rechnungen aber nicht. Mein damaliger Freund, er stammt aus Manchester, kritzelte die verlangte Bestätigung auf ein halbes abgerissenes A4-Blatt. Der Gentleman in der Bank kopierte pflichtschuldigst das beinahe unleserliche „Dokument", heftete es in eine Mappe und ich bekam mein Girokonto ohne weitere Fragen. Die nächste Hürde lauerte schon. Ich wollte fünftausend Euro auf mein eben eröffnetes Pfundkonto einzahlen. Devisenumtausch sei leider nur bis 16 Uhr möglich, sagte der Gentleman. Es war 16 Uhr 15. Marks & Spencer, die Filiale einer bekannten Warenhauskette um die Ecke, tausche bis 17 Uhr Euro in Pfund um. Ich reihte mich und mein Erspartes in die sich langsam bewegende Schlange vor dem Devisenschalter ein. Offenbar brauchen doch mehr Briten als angenommen „fremdes" Geld bzw. wollen es so schnell wie möglich wieder in vertraute Pfund umtauschen. Schon bald war klar, warum die Prozedur so lange dauerte. Für meinen Devisendeal waren nötig: drei Bankmanager, eine Stunde Zeit und zwei Formulare, in denen ich erklärte, dass es sich weder um Drogengeld noch um ein am Königlichen Finanzamt vorbeigeschmuggeltes Guthaben handle.

Mittlerweile bewältige ich den Alltag wie alle anderen auf der Insel: mit Spott, trockenem Humor und einem Pint im Pub.

Auch der Lebensmitteleinkauf hat seine Tücken. Bei meinem Fleischhauer wird die Ware in Pfund und Unzen angeboten, ein rotes Schild weist darauf hin, dass bitteschön nur diese Gewichtseinheiten bei der Bestellung anzugeben sind. Ich hätte gerne Schnitzel für vier Personen, versuchte ich die Regel zu umgehen. Sie sind wohl aus Österreich, meinte der bärtige Vertreter seiner Zunft und säbelte 8 tellergroße Stücke vom Kalbfleisch herunter. Er sei einmal in Sankt Anton Schifahren gewesen, wunderbarer Flecken Erde und so sauber, lobte er. Österreich sei wirklich ein erstaunliches Land, schwer zu glauben, dass Hitler von dort kam, er persönlich habe aber nichts gegen uns Österreicher. Aus reiner Dankbarkeit kaufte ich auch noch „Haggis", einen mit Herz, Leber und Lunge gefüllten Schafsmagen. Eine schottische Spezialität. Für Lammbraten mit Pfefferminz-Sauce fehlte mir damals der Mut.

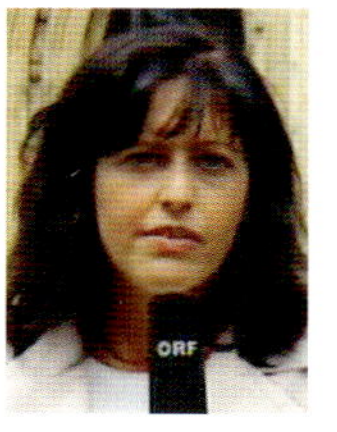

Bettina Madlener aus London

Großbritannien galt lange Zeit als kulinarisch unterentwickelt, die Insel hat aber aufgeholt, Starköche wie Jamie Oliver und Gordon Ramsay sind nicht unschuldig daran. Allerdings mangelt es an typisch britischen Spezialitäten. Die Nationalspeise auf der Insel ist Curry, gefolgt von thailändischer Küche und Pizza. In London buhlen 11 000 Restaurants und Pubs um Kundschaft, einige sind sogar gut und haben vernünftige Preise.

Zu jeder Tages- und Nachtzeit und in allen Lebenslagen gibt es in Großbritannien Tee. Kräftiger Schwarztee mit Milch ist ein Muss. Er entspannt, hält warm oder tröstet. „I stick the kettle on" – zu Deutsch „Ich mach den Wasserkocher an" – hört man oft, wenn ein Problem gelöst werden sollte. Das geht offenbar mit einer Tasse Tee viel besser. Durchschnittlich 3 Kilogramm Tee verbraucht ein Brite jährlich. Obwohl auch hier die hektische Fast Food-Kultur und die dazu passenden Coffee Shops überall gegenwärtig sind, wird nur halb so viel Kaffee wie Tee getrunken. Die Tee-Pause ist und bleibt den Briten heilig.

Ob mit oder ohne Tasse Tee in der Hand, Konversation mit den Inselbewohnern kann recht tückisch sein, auch wenn man die englische Sprache fließend beherrscht. Man muss zwischen den Zeilen lesen, um wirklich zu verstehen, was die Briten meinen. Kontinentaleuropäer, allen voran Deutsche, gelten unter den Briten als ausgesprochen unhöflich. Dabei geht es weniger um den Inhalt des Gesprächs, sondern um die Ausdrucksweise. Natürlich sind die Briten viel zu zurückhaltend, um darauf hinzuweisen. Nur Kenner der Inselbewohner bemerken vielleicht ein leises zorniges Schnauben oder subtiles Nasenrümpfen. Ausländern wird in der Regel so mancher Fauxpas verziehen, die Briten sind stolz darauf, so tolerant zu sein.

Das Königshaus eignet sich nur bedingt als Small Talk-Thema, über die Queen zu lästern gilt als höchst unfein. Die Monarchin genießt höchstes Ansehen im Land mit Beliebtheitswerten von mehr als 80 Prozent in Umfragen. Davon können Staatsoberhäupter in anderen Ländern nur träumen. Das Diamantene Thronjubiläum hat einmal mehr gezeigt, wie stark ihr die Briten die Treue halten, vier Tage lang wurde Elizabeth II. in einem Partymarathon gefeiert. Die Briten leisten sich gerne eine Königliche Familie, zur nationalen Unterhaltung und für die Touristen. Auch wenn sich einzelne Mitglieder der Royals über die Jahre nicht gerade mit Ruhm bekleckert haben, freunden sich die Briten mittlerweile sogar mit der Vorstellung eines König Charles an, der auf dem Thron ein paar Jahre überbrückt, bis Prinz William mit seiner bezaubernden Kate dem Buckingham Palast neuen Glanz verleiht. Das junge Paar hat Pop-Star-Status im Königreich. Republikanische Gedanken sollte man also in Gesprächen tunlichst für sich behalten.

Man kann sich aber über das Wetter unterhalten, das ist sogar erwünscht und bietet ergiebigen Gesprächsstoff. Großbritannien ist dank seiner einzigartigen Lage eine meteorologische Herausforderung. Wer das britische Wetter nicht mag, sollte einfach fünf Minuten warten, sagt mein Kameramann Ian. Auf Regen folgt tatsächlich kurze Zeit später Sonne, dummerweise funktioniert es auch umgekehrt. Es ist ratsam, die Prognosen der Met Office, des nationalen meteorologischen Dienstes des Vereinigten Königreichs, zu ignorieren. Met Office sagte letztes Jahr einen Barbecue-Sommer voraus. Die Briten warfen Koteletts und Würstchen auf den Grill – in ihren Garagen. Es regnete in Strömen. Das erklärt auch die Tatsache, dass von Inverness bis Cornwall der Sommer beginnt, sobald das Quecksilber auf 15 Grad gestiegen ist. Die Kleidung der Briten deutet auf eine unmittelbar bevorstehende Hitzewelle hin. Wenn mein Nachbar Ray mit nacktem Oberkörper den Rasen seines Vorgartens mäht, dann weiß ich, es muss März sein. Ich vermute, das Heranwachsen in oftmals zugigen kleinen Backsteinhäuschen, sowie Regen von links und Wind von rechts haben die Briten abgehärtet. Sie sind sicherlich mit einem sprichwörtlich dickeren Fell zur Welt gekommen. Frieren ist was für Kontinentaleuropäer. Mein bereits erwähnter Kameramann Ian rühmt sich, den ganzen Winter über ohne Heizung auszukommen. Englische Freunde legen bei Besuchen bei uns im Haus alles ab, was das Schamgefühl erlaubt, 21 Grad Raumtemperatur sind geradezu tropisch.

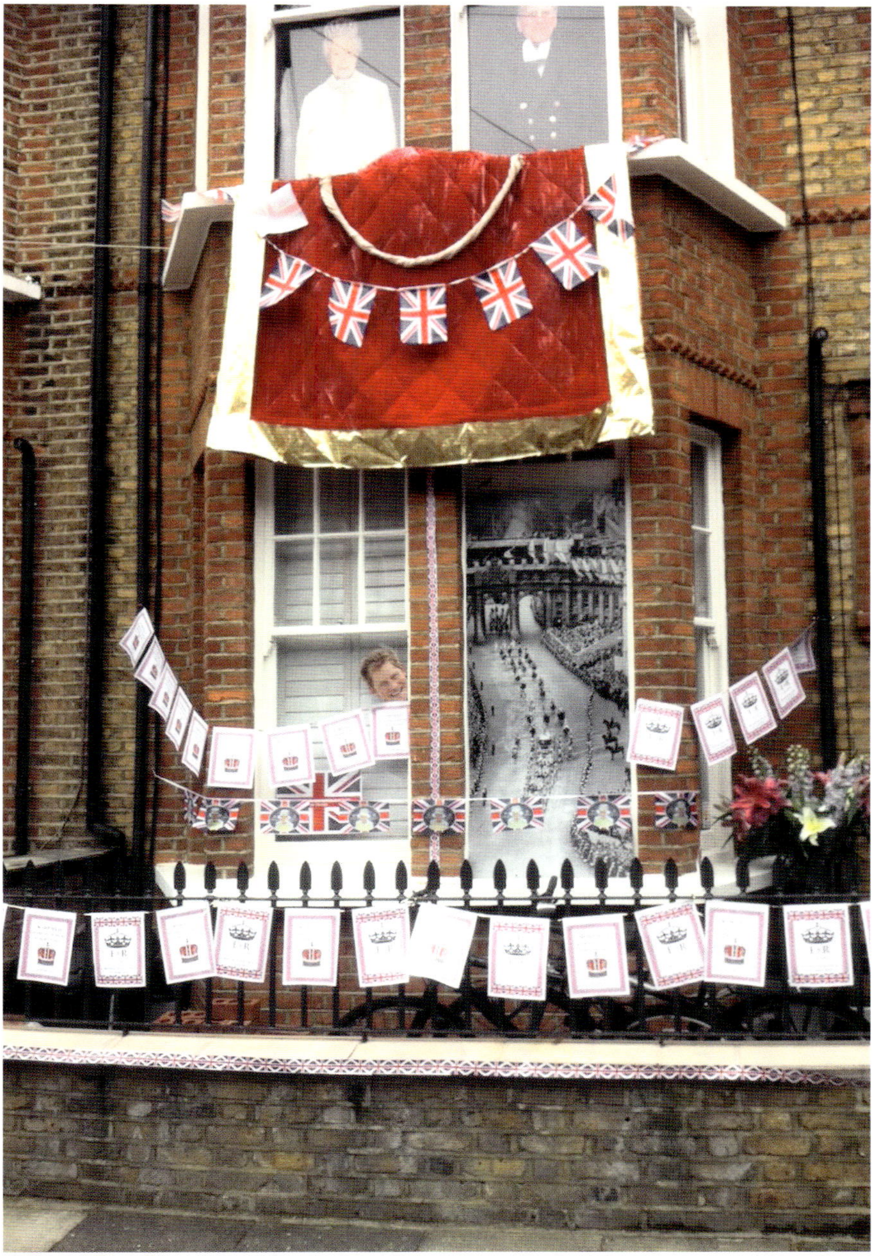

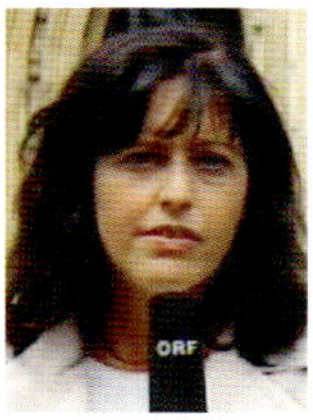

Bettina Madlener
aus London

Schon öfters bin ich gefragt worden, warum ich als Österreicherin kälteempfindlich sei. Ich müsste doch lange, harte Winter und Schneestürme gewohnt sein. Wir Österreicher lieben Eis und Schnee, aber eben vor der Haustür, drinnen ist es wohlig warm, lautet meine Standardantwort.

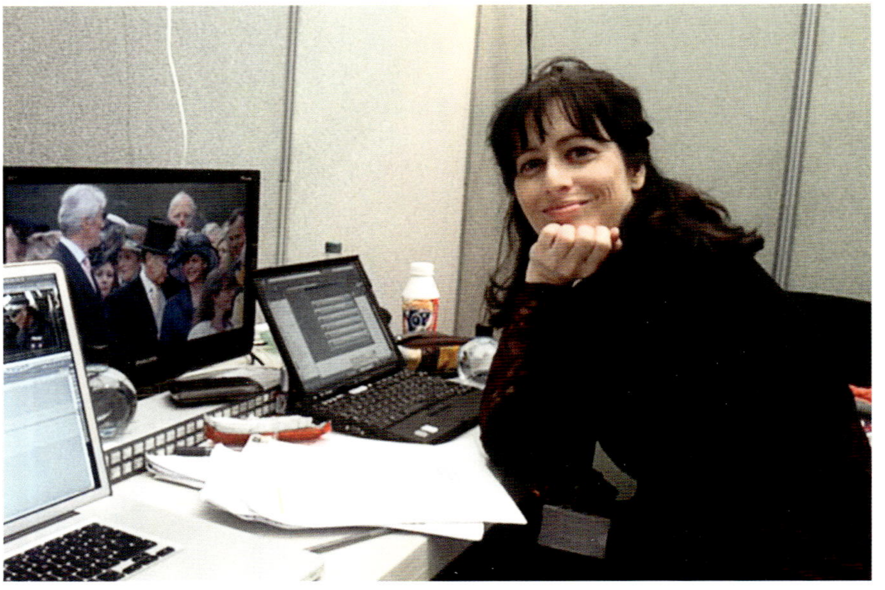

„Austrian not Australian Television“ – Arbeiten für einen kleinen Sender in einem großen Land

Im britischen Mediendschungel herrscht eine Hackordnung, der sich die ausländischen Berichterstatter zu unterwerfen haben. Je kleiner das Land, desto unwichtiger der Sender, darf hier als allgemein gültige Regel beachtet werden. Österreich mag zwar im Herzen Europas liegen und viele Vorzüge haben, geografische Größe gehört nicht dazu. Der ORF versteht sich innerhalb der eigenen Grenzen als Landesmacht. In London hat kein Mensch, bis auf die dort ansässigen Auslandsösterreicher, eine Ahnung, dass die Alpenrepublik überhaupt einen öffentlich-rechtlichen Rundfunk hat. In beinahe jeder Interviewanfrage muss ich meine Gesprächspartner korrigieren, dass es sich nicht um „Australian Television“, sondern um „Austrian Television“ handelt. Nicht weniger oft wird dann, wie immer höflich, mitgeteilt, dass ein Interview leider nicht möglich sei, die Aussicht auf österreichischen Fernsehschirmen zu erscheinen, ist offenbar nicht besonders verlockend.

Auf offiziellen Medienevents wie Pressekonferenzen, Parteitagen und Filmpremieren raufe ich mich mit anderen Auslandskorrespondenten um die Plätze in der zweiten Reihe. Die britischen Medien, allen voran die BBC, thronen selbstverständlich vor uns und bekommen natürlich auch exklusiven Zutritt zur Prominenz. Das ist ein ungeschriebenes Gesetz, Hartnäckigkeit und Networking haben sich allerdings über die Jahre bezahlt gemacht und mir so manche

Tür geöffnet, ich gebe die Hoffnung nicht auf, dass es eines Tages auch Downing Street Nummer 10 sein wird. Ein Exklusiv-Interview mit dem Regierungschef ist wohl der Traum jedes Auslandskorrespondenten.

Mein Arbeitsalltag in London ist geprägt von Zeitnot. So gut es geht, vermeide ich den Stoßverkehr. Die so genannte „rush hour" dauert durchschnittlich drei Stunden morgens und abends. Jeder Quadratmeter in den öffentlichen Verkehrsmitteln ist doppelt belegt, und eine nicht enden wollende Schlange an Menschen trottet an den Bahnsteigen und Bushaltestellen entlang. London hat die älteste U-Bahn der Welt, an der 365 Tage im Jahr herumgeschraubt wird. Gesperrte Streckenabschnitte, Verspätungen und Ausfälle sind ein fixer Bestandteil des Pendlerlebens. Das morgendliche Zeitunglesen lassen sich die Briten dennoch nicht nehmen. Ich erinnere mich voller Bewunderung an einen Herrn im Nadelstreif in einem zum Bersten gefüllten Zug: Er hielt den Sportteil mit ausgestreckten Händen gegen die Decke, den steifen Nacken nahm er für die Champions League-Ergebnisse gerne in Kauf. Wer keinen Platz hat, sein Blatt auseinanderzufalten, liest beim Nachbarn mit, alles ist morgens in der U-Bahn erlaubt – nur nicht sprechen.

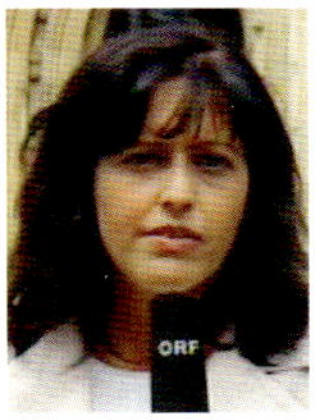

Bettina Madlener aus London

Noch schlimmer als viele Pendler sind viele Touristen auf einem Haufen. In Westminster, wo das ORF-Büro liegt, gibt es etliche Attraktionen für Besucher aus aller Welt. Sie stehen vor Westminster Abbey Schlange, wo Prinz William seine Kate ehelichte, fotografieren Big Ben und das Parlament und schlendern über die Westminster Brücke zum Riesenrad, dem London Eye. Sie blockieren aber vor allem mit Vorliebe die Gehsteige und stehen auf der Rolltreppe auf der falschen Seite. Wer in London seinen Lebensunterhalt verdient, versucht so schnell wie möglich von A nach B zu gelangen, Touristen werden nur als weiteres Hindernis wahrgenommen.

Der urbane Hürdenlauf wird zur Gewohnheit, ich schalte auf Autopilot, bis ich das Büro und mein Team erreicht habe. „Mein" Team ist genaugenommen gar nicht meines, es handelt sich um freiberufliche Kameraleute und Tonassistenten, die für den ORF angemietet werden sowie eine deutsche Produzentin, Kathi. Sie unterstützt mich halbtags und zieht oft in letzter Sekunde einen Interviewpartner aus dem Hut. Unmögliches erledigt sie sofort, Wunder dauern etwas länger und auf Wunsch kann sie vermutlich auch hexen. Ich frage nicht, wie sie das schafft, sondern bin einfach jeden Tag froh, dass sie für uns arbeitet. Filmen in London ist eine überaus komplizierte Angelegenheit und erfordert Ausdauer. Für viele Plätze, Parks und ganze Stadtteile wie zum Beispiel das Bankenviertel in Canary Wharf, sind Drehgenehmigungen notwendig. Diese müssen bei verschiedensten Behörden und Institutionen eingeholt werden.

Die Herrschaften in diesen Büros haben es nicht unbedingt eilig, Anfragen von lästigen Auslandsjournalisten zu bearbeiten. Es ist ihnen herzlich egal, ob der Beitrag für die Zeit im Bild rechtzeitig im Kasten ist. „It's red tape all the way", nennen die Briten den Amtsschimmel, der auf der Insel besonders laut wiehert. Ein Beispiel gefällig?

Bei der Bürgermeisterwahl 2008 – es siegte überraschend der Kandidat der Konservativen Boris Johnson – wollten wir vor dem Rathaus an der Themse ein paar Aufnahmen machen. Für eine Drehgenehmigung war – wie so oft bei breaking news – keine Zeit. Mein Kameramann positionierte die Kamera auf der Tower Bridge, von dort hat man den besten Ausblick, und ich begann das Wahlergebnis zu kommentieren. Dank der flächendeckenden Videoüberwachung entdeckte uns ein Mitarbeiter der Brückenaufsicht innerhalb weniger Minuten und unterbrach den Dreh. Es sei viel zu gefährlich auf der Brücke zu filmen, wir könnten ja in die Themse fallen und die Stadt verklagen. Wir müssten um eine Genehmigung ansuchen und eine Versicherung für Dreharbeiten vorlegen.

Wir zogen weiter, in der Hoffnung einen unbewachten Flecken vor dem Rathaus zu finden, wir brauchten ja nur ein paar Minuten Filmmaterial. Auf dem Rasen vor dem Eingang schien die Luft rein zu sein, ich begann meinen Kommentar, sofort baute sich ein Wachbeamter vor uns auf und verlangte die Drehgenehmigung zu sehen. Ich weiß nicht woran es lag, am österreichischen Charme oder meiner langsam wachsenden Verzweiflung. Der Wachmann hatte ein Herz für Auslandskorrespondenten, er sagte, wir sollten ein paar Meter weiter nach rechts gehen, dort könnten wir filmen. Ich verstand den Sinn der Sache nicht. Der Wachmann erklärte, für das Rasenstück weiter rechts sei sein Kollege zuständig und der mache gerade Tee-Pause. Wir beeilten uns, filmten, flitzten zurück ins Studio und lieferten gerade noch rechtzeitig den Beitrag ab.
In einer hektischen Stadt wie London ist es ratsam, die Nerven zu bewahren, egal wie knapp der Abgabetermin für die Geschichte ist. Die Briten schätzen Aufgeregtheit oder Drängeln gar nicht. Eine italienische Kollegin, unter Kameraleuten als „nightmare to work with" verschrieen, lieferte sich in der Downing Street eine beinahe unglaubliche Szene.

2007 trat der glücklose Gordon Brown die Nachfolge von Langzeit-Premierminister Tony Blair an. Journalisten aus aller Welt drängelten sich in der engen Downing Street vor dem Regierungssitz. Die berühmte schwarze Tür mit der Nummer 10 öffnete und schloss sich im Minutentakt, neugierige Blicke verfolgten das neue Regierungsteam von Gordon Brown. Die Italienerin versuchte vor der Türe ihren „Aufsager" zu machen, so nennen Journalisten einen aufgezeich-

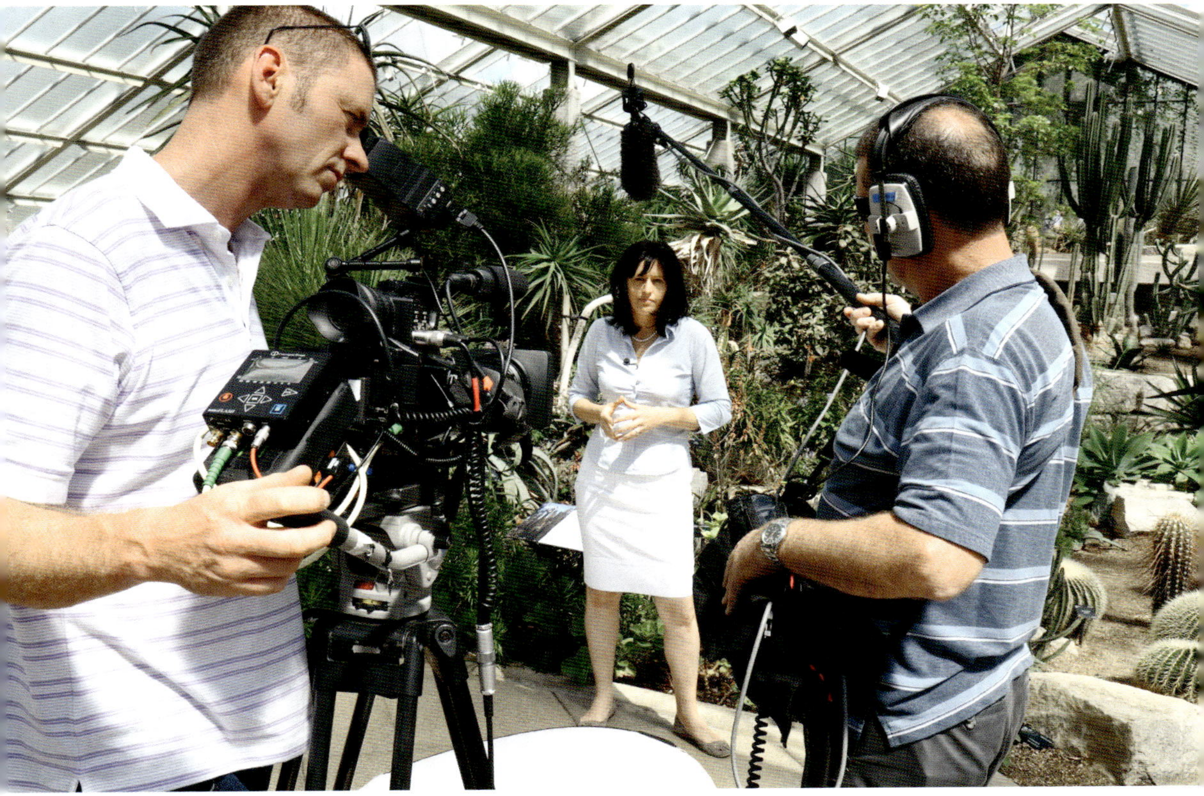

neten Kommentar vor der Kamera. Das ständige Kommen und Gehen brachte sie aus dem Konzept. Sie beschwerte sich lautstark und wild gestikulierend bei einem Polizeibeamten. Madonna mia, man solle diese verdammte Tür für ein paar Minuten geschlossen halten. Der Polizist erwiderte gelassen, er würde als Arbeitsplatz Schottland empfehlen, dort sei es etwas ruhiger.

Auslandskorrespondent erscheint vielen als ein Traum-Job zu. Das ist er auch an den meisten Tagen. Film- und Theaterpremieren, Interviews mit Stars und Sternchen, die königliche Hochzeit, das Thronjubiläum der Queen, Regierungsskandale und Unterhauswahlen, aber auch Bombenterror und Ausschreitungen sind sicherlich Höhepunkte in meiner Berichterstattung für den ORF aus London und sorgen für einen ordentlichen Adrenalinschub. Wie in jedem anderen Beruf gibt es einen Alltag, der nicht unbedingt grau, aber alles andere als glorreich ist.

London läutete den 100-Tage-Countdown zu den Olympischen Spielen auf dem Trafalgar Square ein, wir waren mit der Kamera dabei. Es regnete in Strö-

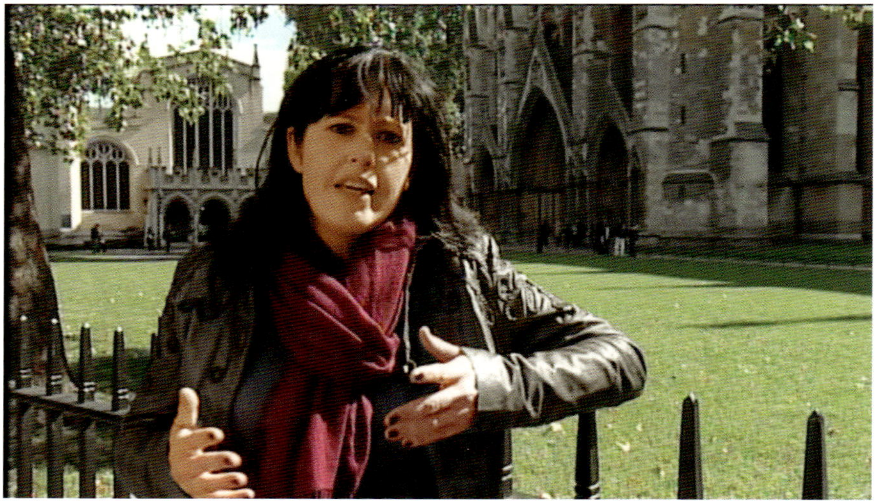

men, die Veranstaltung war nach kurzer Zeit schon wieder vorbei. Es fehlte nur noch mein „Aufsager“ vor der Olympischen Uhr. Leider hatten Barcelona-Fußballfans, deren Team an diesem Tag gegen Chelsea in der Champions League spielte, den Trafalgar Square und die Olympische Uhr als Partyzone entdeckt. Weder Wind noch Regen und schon gar nicht die bittenden Worte meiner Produzentin Kathi konnten die Spanier dazu bewegen, ihr Gejohle woanders fortzusetzen. Mein Kameramann organisierte eine Runde Tee für uns, der einzige trockene Flecken auf dem Trafalgar Square waren die öffentlichen, sehr geruchsintensiven Toiletten. Wir warteten dort, bis die völlig durchnässten Spanier endlich genug hatten und weiterzogen. Es dauerte mehr als eine Stunde, bis die Aufnahme gelang.

Ich tröste mich mit dem Gedanken, dass es all den anderen Auslandskorrespondenten ähnlich geht, London ist eine Herausforderung, aber genau das macht die Stadt so interessant und anziehend. Ich kann mir nicht vorstellen, der Themse-Metropole eines Tages müde zu werden.

Raus aus London – Reisen durch Schottland, Wales und Nordirland

London ist ein eigener Kosmos im Vereinigten Königreich, das britische Empire hat ein multikulturelles Erbe hinterlassen. Mehr als 160 Nationen leben hier zusammen. 300 verschiedene Dialekte und Sprachen kann man hören. Das ist faszinierend, gibt aber wenig Aufschluss über den doch beachtlichen „Rest“ der Insel. Es empfiehlt sich, die Themse-Metropole für ein paar Tage zu verlassen, um das Vereinigte Königreich zu entdecken. Es besteht genau genommen aus vier verschiedenen Ländern. England, Wales, Schottland und der Provinz Nordirland.

WALES

Eine meiner ersten Reisen führte mich für den ORF nach Wales ins Rhondda Valley. Das Tal in Südwales war bis Mitte der 1980er-Jahre das Zentrum des walisischen Kohlebergbaus. Die Waliser waren im 18. und 19. Jahrhundert völlig von der Schwerindustrie abhängig, die Bergarbeiter lebten in elenden Verhältnissen. Immer wieder kam es zu Streiks und Aufständen, Wales wurde zur Hochburg der Gewerkschaften, des Syndikalismus und des Sozialismus. Premierministerin Margaret Thatcher versetzte den Zechen den Todesstoß, die meisten wurden geschlossen, weil sie nicht mit den billigeren Importen aus Übersee mithalten konnten. Heute erinnern nur noch zugemauerten Schachteingänge und rostige Fördertürme an diese Epoche.

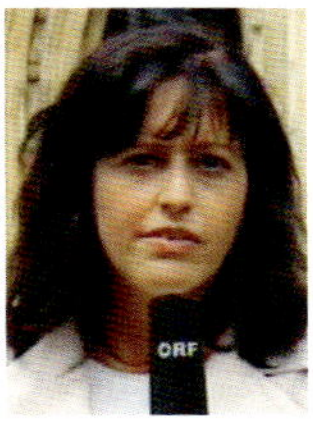

Bettina Madlener aus London

Südwales hat es über die Jahre geschafft, sein altes Image von der harten und gefährlichen Arbeit in der Schwerindustrie abzuschütteln. Unter anderem haben sich Motorenhersteller, Elektronikkonzerne sowie pharmazeutische Unternehmen im Tal niedergelassen. Wales ist aber wirtschaftlich gesehen immer noch der ärmste Teil der Insel, die Wertschöpfung liegt unter dem britischen Durchschnitt, die Arbeitslosigkeit ist höher als in den anderen Ländern des Königreichs.

2006 – also vor der globalen Finanz- und Wirtschaftskrise – kämpften die walisischen Gewerkschaften verzweifelt für den Erhalt des Burberry-Werkes in Treorchy im Rhondda Valley. Das Traditionsunternehmen ist mit seinem Trenchcoat weltberühmt geworden. „Keep Burberry British" lautete die Forderung der 300 Arbeiter auf ihren Plakaten vor den Geschäften der britischen Nobelmarke in London. Sie wurden von Prominenten wie Oscar-Preisträgerin Emma Thompson unterstützt. Es war eine der längsten und größten Kampagnen, die es je auf der Insel gegeben hatte. Ich interviewte für den ORF zwei Familien in Treorchy, alle ihre Mitglieder hatten ein Leben lang für Burberry gearbeitet. Die Schließung der Fabrik bedeutete für sie Arbeitslosigkeit oder Wegziehen, hier gebe es keine Jobs, sagte der Vater. Ich musste zustimmen, auf der Fahrt durchs Rhondda Valley war bis auf eine riesige illegale Mülldeponie, verschlafene ehemalige Bergarbeitersiedlungen und Schafherden weit und breit nichts zu sehen. Burberry schloss die Fabrik Anfang 2007, die Produktion wurde nach China verlagert. Die Gewerkschaften errangen aber einen kleinen

Sieg, für die Arbeiter im Rhondda Valley wurde ein Fond eingerichtet, er soll die Familien für die nächsten 10 Jahre unterstützen und ihnen helfen, eine neue Beschäftigung zu finden.

Dieses Geld ist bitter notwendig. Eine aktuelle Studie der Universität Cardiff zeigt, dass zwei Drittel der ehemaligen hochqualifizierten Burberry-Arbeiter heute schlecht bezahlte Teilzeitjobs haben. Nur ein Beispiel für die brisante Lage. Der walisischen Wirtschaft fehlen Investitionen, der Rückfall in die Rezession und das harte Sparpaket der britischen Regierung haben die Situation noch verschärft. Trotz all der Sorgen, die die Waliser plagen, sind sie ein fröhliches, gastfreundliches Volk. Man lasse sich nicht unterkriegen, meinte der Familienvater zum Abschied, wenn ich wieder in der Gegend sei, solle ich auf eine Tasse Tee vorbeikommen, ich sei herzlich willkommen. Es würde mich freuen, wenn wir bald über den wirtschaftlichen Aufschwung in Wales berichten könnten.

SCHOTTLAND

Die Schotten sind ein eigensinniges und stolzes Volk, das eine bewegte, von blutigen Kriegen geprägte Geschichte hat. Spätestens seit dem Film „Braveheart" weiß die Welt, dass die Schotten keiner Schlacht aus dem Weg gehen. Jetzt steht wieder eine bevor.

Seit mehr als 300 Jahren ist Schottland in einer Union mit England, das Parlament in Holyrood beschließt in fast allen Bereichen seine Gesetze selbst. Das ist den Nationalisten in Edinburgh nicht genug. Regierungschef Alex Salmond, seine Nationalpartei hat seit der letzten Wahl Mai 2011 die absolute Mehrheit, will Schottland unabhängig machen. Im Herbst 2014 sollen die Schotten in einer Volksabstimmung entscheiden, ob sie im Vereinigten Königreich bleiben oder einen eigenen Staat gründen wollen. Der Termin ist kein Zufall. In diesem Jahr finden die Commonwealth Games und der Ryder Cup statt, zudem wird der 700. Jahrestag der Schlacht von Bannockburn gefeiert: Unter der Führung des Nationalhelden Robert the Bruce besiegten die Schotten 1314 ein deutlich größeres englisches Heer.

Die Kampagne für ein unabhängiges Schottland läuft schon seit Monaten. Einer der prominentesten Unterstützer ist Ex-James Bond Sean Connery. Für mich war das ein Anlass, mit der ORF-Kamera über die Stimmung bei den Schotten zu berichten.
Der Taxler am Flughafen in Edinburgh erklärte mir, Schottland sei ohne England viel besser dran. Andere kleine Nationen wie Dänemark, Norwegen oder

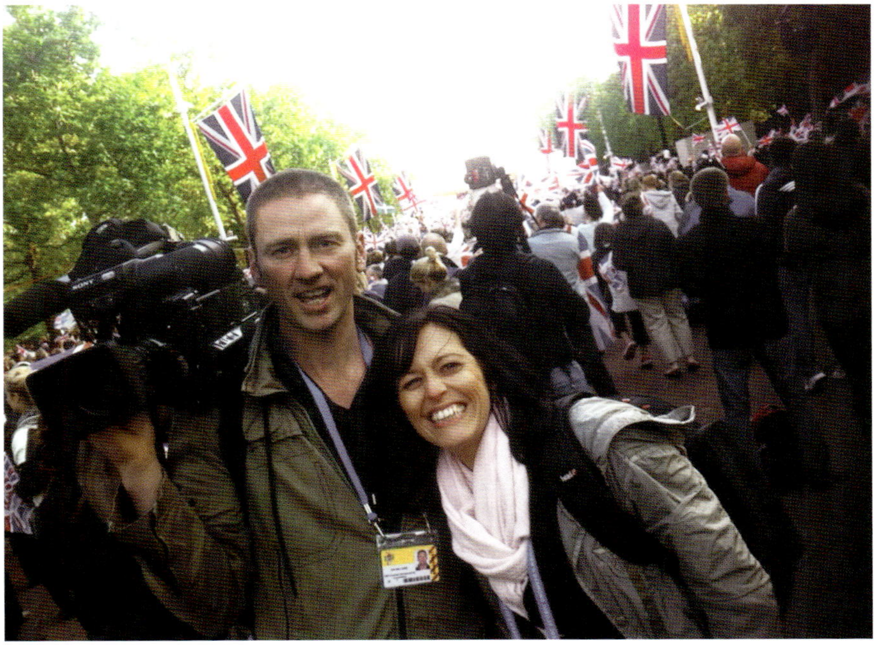

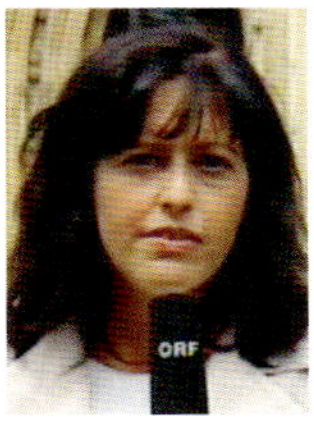

Bettina Madlener aus London

Schweden würden ja auch als eigene Staaten überleben. Den konservativen Premierminister David Cameron hält er für einen imperialistischen Kotzbrocken. Es sei kein Wunder, dass die konservative Partei weniger schottische Abgeordnete als Pandabären im Zoo von Edinburgh habe. Der Zoo besitzt zwei Bären. Dieser Witz erheitert die Nationalisten im ganzen Land.

Die Debatte ist generell aufgeheizt und jetzt schon völlig unsachlich. Finanzminister George Osborne weigerte sich zu sagen, ob ein unabhängiges Schottland weiterhin das britische Pfund behalten könne, englische Juristen höhnten, die Schotten müssten ihren Lachs und Whisky dann in der Krisenwährung Euro anschreiben. Umgekehrt hieß es aus Schottland, England könne sich an eine Zukunft ohne Nordseeöl gewöhnen. Doch bevor der Hadrian-Wall zur Staatsgrenze wird, muss eine solche Entscheidung in einem rechtlich bindenden Referendum fallen. Die Gegner der Unabhängigkeit liegen in den Umfragen derzeit vorne, etwa zwei Drittel wollen bei England bleiben. Ein älterer Herr im Schottenrock sagte zu mir vor dem Edinburgh Castle, er sei Patriot und daher für eine Union mit England, sie habe jahrhundertelang gut funktioniert, warum diese Stärke im Verbund gegen eine ungewisse, unabhängige Zukunft eintauschen? Viele Schotten, mit denen ich gesprochen habe, sind unschlüssig. Sie wollen sich die Argumente beider Seiten zuerst anhören und dann eine Entscheidung treffen. Je mehr London versucht, sich in die Debatte einzumischen, desto stärker könnte der Nationalstolz im Norden wachsen und die Schotten in die Unabhängigkeit treiben. Es ist eine Entscheidung mit weitreichenden Folgen, die die Schotten 2014 treffen müssen.

NORDIRLAND

Nordirland ist mein persönliches Interessensgebiet, Bücher über die „Troubles“ füllen die Regale in meinem Büro. Ich kann mich noch als Schulmädchen erinnern, immer wenn es in der Zeit im Bild um Nordirland ging, war von Bomben und Toten die Rede. Die ethnisch konfessionelle Spaltung in der Provinz war mir als 12jährige ein Rätsel, wie konnten sich Landsleute gegenseitig so hassen, um zu diesen Gräueltaten fähig zu sein. Die Literatur füllte Wissenslücken und klärte mich auf, es ging nicht um Religion, aber erst in persönlichen Gesprächen mit Katholiken und Protestanten konnte ich nachvollziehen, wie das Leben zwischen Gewalt und Normalität war. Ich habe einen nordirischen Bekannten in London. Brian wuchs in Derry in den 60er-Jahren auf. Er erinnerte sich, wie er als 6-Jähriger mit seinen Eltern und neun Geschwistern mitten in der Nacht fliehen musste, weil Protestanten sein Haus anzündeten. Brians Vater war ein IRA-Sympathisant. Die jahrzehntelange Benachteiligung seiner Leute, Arbeitslosigkeit und ein Leben in Elend hatten den Mann mürbe gemacht, er selbst griff nicht zur Waffe, half aber der IRA, wenn es um Verstecke und Fluchtautos ging. Brians Vater war einer von tausenden verzweifelten Katholiken, die sich nach einem besseren Leben sehnten und das Gefühl hatten, keine andere Wahl zu haben als den blutigen Kampf gegen die eigenen Brüder. Das ist keine Entschuldigung, aber eine für mich einleuchtende Erklärung, wie es überhaupt zum Bürgerkrieg kommen konnte.

Die ehemalige Krisenprovinz befindet sich 14 Jahre nach dem historischen Karfreitagsabkommen in einem Heilungsprozess, der noch viele Stationen der Vergangenheitsbewältigung durchlaufen muss. Katholiken und Protestanten versuchen die Provinz eigenverantwortlich gemeinsam zu regieren. Die gesellschaftlichen Gräben sind trotz aller Fortschritte immer noch spürbar und sichtbar. In Belfast trennen „peace lines“ protestantische und katholische Viertel voneinander. Die Beton-Stacheldraht-Ungetüme sind bis zu 8 Meter hoch. Sie sollen verhindern, dass sich Nachbarn gegenseitig Brandbomben in den Garten werfen. Auch heute scheint Frieden nur im Schatten der Mauer möglich zu sein. Auf beiden Seiten weigern sich die Gemeinschaften, diese Mauern endlich einzureißen. Reiseführer zeigen Belfast Besucher die Stücke mit den besten politischen Graffiti. Die Schauplätze des Bürgerkrieges sind heute eine Touristenattraktion. Die berühmt-berüchtigte Shankhill Road und Falls Road, protestantische und katholische Hochburgen, sind ein Fixpunkt der Sehenswürdigkeiten.

Der katholische Kameramann Donovan, mit dem ich auf meinen Nordirland-Reisen zusammenarbeite, kennt Belfast wie seine Westentasche. Er wuchs in der Stadt auf, musste aber während der „Troubles" über die Grenze ins 170 km entfernte Dublin pendeln, um das irische Fernsehen RTE mit Bildern zu beliefern. Ulster Television in Belfast beschäftigte zu dieser Zeit keine Katholiken. Heute ist er freier Mitarbeiter von Ulster Television, das Geschäft könnte besser laufen, meint er. Die Wirtschaftskrise hat den Aufschwung in Nordirland in den letzten Jahren gedämpft. Hin und wieder gibt es Anschläge von radikalen Splittergruppen der IRA, sie werden konfessionsübergreifend scharf verurteilt und schaffen es nur selten in die internationalen Schlagzeilen. Die „Troubles" seien eine gute Einnahmequelle für ihn gewesen, meint Donovan. Das sagt er ohne zynisch zu wirken, und er war nicht allein. „If it bleeds, it leads" frei übersetzt „Blut zieht immer" war in Nordirland in den 70er- und 80er-Jahren das tägliche Brot der Journalisten.

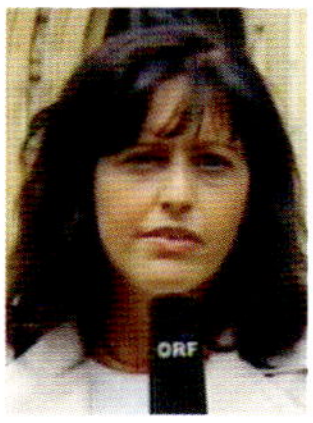

Bettina Madlener aus London

Donovan hat drei Töchter in heiratsfähigem Alter, alle drei haben protestantische Partner. Ein Zeichen, dass die jüngere Generation endlich die Vergangenheit hinter sich lassen kann? Für Donovan ist dies völlig unverständlich, er würde sich katholische Schwiegersöhne wünschen, mit Protestanten friedlich zu leben bedeute ja nicht, dass man sie lieben müsse, sagt er. Eine Meinung, die mehrheitlich von den Nordiren in beiden konfessionellen Lagern geteilt wird. Man traut einander noch nicht über den Weg. Das historische Treffen zwischen Königin Elizabeth II. und dem nordirischen Vize Regierungschef und Ex-IRA Mann Martin McGuinness ist aber Anlass für Hoffnung. Wenn sich zwei Menschen, die allen Grund haben, einander abzulehnen, die Hand reichen ist ein Neuanfang möglich.

(Über)-Leben in England – Warum die August Ausschreitungen kein Zufall waren

Ich gehöre zu den Millionen Pendlern, die in London arbeiten, aber auf dem Land leben. Vor einem Jahr haben mein Verlobter Patrick und ich uns den lang gehegten Träum eines Hauses im Grünen erfüllt. Unser Sohn Michael wächst in dem kleinen Dorf Roydon in der Grafschaft Essex auf, wo man sich mit den Nachbarn über den Gartenzaun unterhält, die Eier und Kartoffeln vom Bauern holt und es nur ein paar Gehminuten zur Volksschule sind. Eine scheinbar noch heile Welt.
Das Klassenbewusstsein ist in England besonders stark ausgeprägt. Die soziale Herkunft bestimmt immer noch den beruflichen Werdegang. Dialekt, Name und vor allem der Wohnort geben Aufschluss darüber, wo eine Person im gesell-

schaftlichen Ranking steht. Soziale Mobilität ist ein gerne gebrauchtes Schlagwort der britischen Koalitionsregierung, die Wirklichkeit sieht anders aus.

Es fängt schon bei der Bildung an, wer es sich leisten kann, schickt seinen Nachwuchs auf eine teure Privatschule in der Hoffnung, dort den Grundstein für die spätere Karriere zu legen. Die „Gefahr", mit Arbeiter- oder Migrantenkindern in Kontakt zu kommen, ist in solchen Institutionen auch gleich Null, das beruhigt viele Eltern, sie fürchten den „schlechten" Einfluss, den die Sprösslinge aus ärmeren Familien haben könnten. Wer auf das staatliche Schulsystem angewiesen ist, zieht in den Einzugsbereich von Schulen mit guter Ofsted-Bewertung. Ofsted ist die Behörde für Bildungsstandards. Das wiederum beeinflusst die Immobilienpreise einer Gegend. Manche Schulen sind derart überlaufen, dass die Plätze unter den Kindern verlost werden. Das ist die so genannte Postleitzahl-Lotterie.

Über die Jahrzehnte haben sich so in England „gute" und „schlechte" Wohngegenden gebildet, die Ghettoisierung ist im Norden Englands besonders schlimm, manche Ortschaften sind voll mit sozialen Wohnbau-Siedlungen, in denen kein Bewohner einer geregelten Arbeit nachgeht. Ein Viertel der Kinder lebt in Haushalten, die völlig von „benefits", also Geld vom Staat, abhängig sind. Die Labour Regierung unter Premierminister Tony Blair hat in zehn Jahren Milliarden an Sozialleistungen an die einkommensschwachen Haushalte verpulvert – ohne nennenswerte Erfolge. Warum sollte sie arbeiten gehen, wenn sie dann die Wohnbeihilfe und die Sozialhilfe verlöre, sagte mir eine fünffache Mutter, zudem würden die Kosten für die Kinderbetreuung den Großteil ihres mickrigen Lohns verschlingen. Das leuchtet ein, hat aber fatale gesellschaftspolitische Folgen. Eine ganze Generation ist in England mittlerweile vom Staat abhängig, jetzt schraubt die liberaldemokratisch-konservative Regierung zurück, Arbeit müsse sich wieder auszahlen, die Sozialleistungen werden drastisch gekürzt, aber der ohnehin harte Arbeitsmarkt hat für unqualifizierte Kräfte, und das sind die meisten ehemaligen Sozialhilfebezieher, keine Stellen. Es mangelt an Programmen, die dieser Bevölkerungsschicht aus ihrem Teufelskreis helfen. Suchtprobleme, psychische Krankheiten und Alkoholismus sind allgegenwärtig, die daraus resultierende Gewalt und Kriminalität vergiften die Gemeinschaft. Kinder wachsen ohne ein Verständnis für Werte auf, ihre Eltern leben ihnen die „something for nothing" Einstellung vor, also ohne Leistung Ansprüche stellen zu können und sich darauf zu verlassen, dass der Staat das Leben finanziert.
Im August 2011 bekam die britische Regierung die Rechnung für diese völlig verfehlte Sozialpolitik und die immer größer werdende Kluft zwischen Arm und Reich präsentiert.

Die Ausschreitungen in London, Liverpool, Birmingham und Bristol erlebte ich nicht als ORF-Journalistin, sondern als werdende Mutter. Ich stand kurz vor der Geburt meines Sohnes, jeden Tag wartete ich auf Anzeichen, dass es bald losgeht. Bei mir tat sich nichts, aber auf den Straßen war die Hölle los. Maria, eine Freundin, rief mich aus Kingston-upon-Thames an, einem gediegenen Londoner Vorort, bei ihnen seien die Baseball und Golfschläger ausverkauft, besorgte Ladenbesitzer bewaffneten sich gegen die Plünderer. Wie kann es sein, dass Massen von Menschen sich wie Wilde aufführen und nicht von der Polizei zurückgehalten werden, wenn sie Scheiben einschlagen, Geschäfte in Brand setzen und sich mit Plasmafernsehern, Kleidung und Schuhen aus dem Staub machen? Auch in unserem Dorf wuchs die Besorgnis: was wenn private Haushalte als nächstes dran wären?

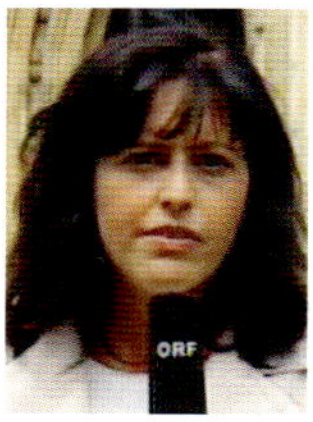

Bettina Madlener
aus London

Mein Verlobter arbeitet für die Metropolitan Police, in seinem Revier in Tottenham brachen die Ausschreitungen aus. Patrick war einer der tausenden Beamte, die den gewalttätigen Mob in Schach halten sollten, zum Teil Doppelschichten absolvierten, um wieder Ruhe und Ordnung herzustellen, und dabei ihr Leben riskierten. Patrick teilte die öffentliche Wut. Die Chefs bei Scotland Yard hatten die Situation völlig unterschätzt, es waren zu wenige Polizisten verfügbar, viele hatten kein „riot training", eine spezielle Ausbildung für solche Situationen, absolviert, durften also nicht gegen die Plünderer eingesetzt werden, in manchen Polizeistationen wurde die Tür verriegelt, die Beamten sahen dem Treiben aus sicherer Entfernung zu.

Der Albtraum war nach vier Tagen vorbei. Hunderte Täter wurden mittlerweile durch Aufnahmen von Überwachungskameras identifiziert und in juristischen Schnellverfahren verurteilt. Die Polizei führte Razzien durch und stellte geplünderte Gegenstände sicher. Die Opfer warten aber zum Teil noch heute auf Entschädigungszahlungen und leben in temporären Unterkünften. Ganz zu schweigen von den traumatischen Erlebnissen, die sie hinter sich haben.

Die Randalierer hatten keine explizite politische Agenda, sie trugen das iPad aus dem Laden, weil es ein Statussymbol ist und sie gerne eines haben wollen. Eine erschreckende Entwicklung, die in ihren Anfängen gestoppt werden muss. Die Zeit drängt, anarchische Zustände werden sonst die Regel – und die Kinder dieser verlorenen Generation die Täter von morgen.

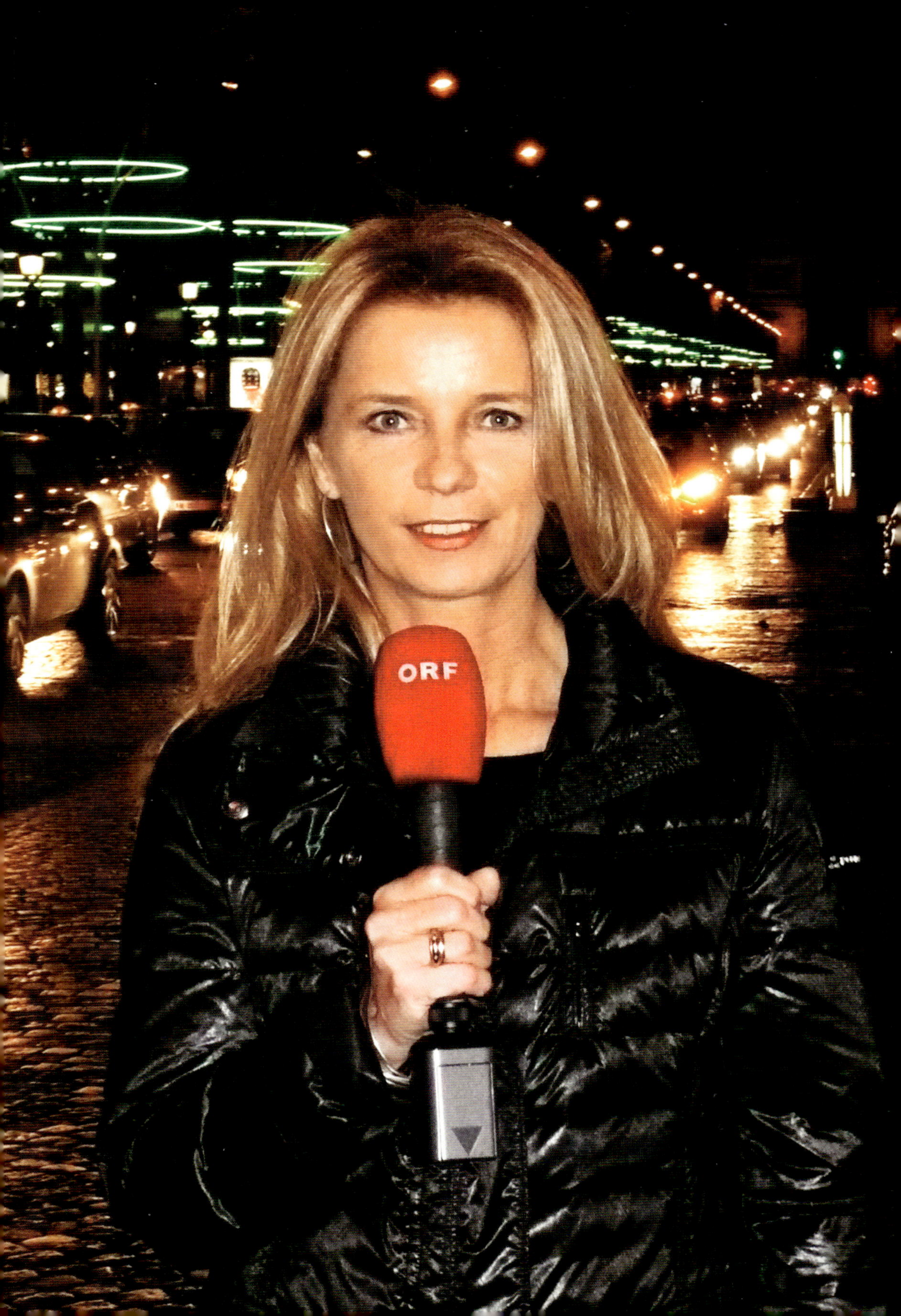
ORF

EVA TWAROCH
aus Paris

KÖNIG OHNE KRONE

6. Mai 2012. Frankreich hat einen neuen Präsidenten

In Paris strömen Tausende zur „Place de la Bastille". Sie feiern nicht nur den Sieg François Hollandes, sondern vor allem das Ende der Ära Sarkozy. Es ist nicht die überschäumende Euphorie, die 1981 die Wahl François Mitterrands zum französischen Präsidenten begleitet hat, aber die Stimmung ist ausgelassen. Es wird gesungen und getanzt, Reden werden gehalten und Fahnen geschwungen.

Am späten Abend kommt François Hollande zu seinen Anhängern. Er verspricht keine Wunder, sondern Normalität. Er „werde ein normaler Präsident sein!", ruft François Hollande, getreu seinem Wahlkampfslogan, den Franzosen zu. Mit so einem Slogan könne niemand in Frankreich eine Wahl gewinnen, hatte es monatelang geheißen. Immer wieder wurde an die Redewendung erinnert, dass „nur der zum Präsidenten gekürt wird, der die Franzosen zum Träumen bringt". Und doch haben sich die Franzosen an diesem 6. Mai 2012 für François Hollande entschieden, der mehr ein solider Handwerker als ein charismatischer Visionär ist.

Was heißt es, wenn jetzt Normalität ins Elysee einziehen soll? Bedeutet es das Ende einer Zeit, in der das Staatsoberhaupt „Herrscher ohne Krone" genannt wurde und manche von einer Wahlmonarchie sprachen?

Eines steht fest: François Hollande will einen neuen Stil verkörpern. Dass er gleich zu Amtsantritt sein Gehalt und das seiner Minister gekürzt hat, gehört dazu. Und auch dass er medienwirksam im Zug zu den Brüsseler Gipfeltreffen fährt, um seinen Sparwillen zu demonstrieren.

Ein „normaler Präsident" – ist es das, was die Franzosen wirklich wollen? Oder konnte François Hollande mit diesem Konzept nur punkten, weil viele genug

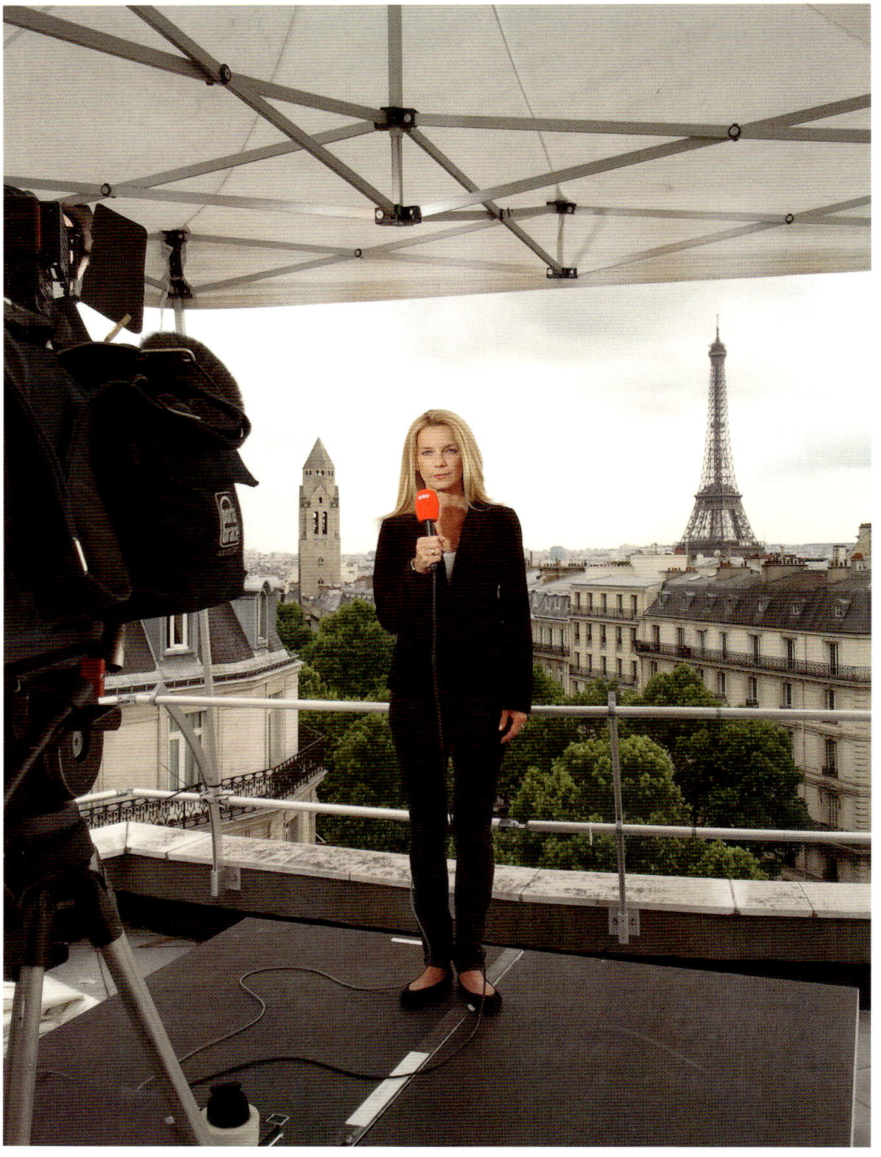

vom hyperaktiven, omnipräsenten Präsidenten Nicolas Sarkozy hatten? War Hollandes Stärke vor allem die Schwäche seines Gegners?

Tatsache ist, dass es für den neuen Präsidenten keine Schonzeit gibt. Die Franzosen sind ungeduldig. Wenige Wochen nach seinem Amtsantritt zeigen die ersten Umfragen bereits, dass François Hollande enttäuscht. Seine Popularitätswerte sinken rasant. Die Medien läuten ein regelrechtes „Hollande-Bashing" ein: Hollande sei zu normal, zu wenig entschlossen, zu wenig zielstrebig, wird kritisiert. Vom Betrug an den Wählern, von der Weichheit und der fehlenden Durchsetzungskraft des neuen Präsidenten ist die Rede. Nur wenige Monate nach der Präsidentschaftswahl werden Ergebnisse eingefordert, die es in so kurzer Zeit nicht geben kann. Doch das scheint niemanden zu kümmern.

Die Krise verlangt einen anderen Rhythmus, ein schnelleres Vorgehen. Hollande hat die Botschaft verstanden. Er geht in die Offensive, gibt sich kämpferisch, will ab jetzt an vorderster Front stehen, wie er sagt. Sein Premierminister bestätigt, dass nun eine neue Etappe beginnt. Es ist das offizielle Ende der „normalen" Präsidentschaft François Hollandes.

Doch zurück zum Wahlabend. Es ist kurz vor Mitternacht, und François Hollande genießt seinen Sieg inmitten seiner Parteifreunde und Anhänger an der „Place de la Bastille".

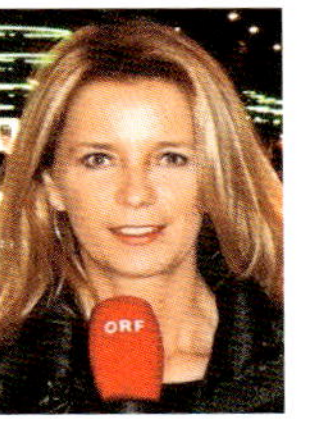

Eva Twaroch
aus Paris

Er kann sich wohl nicht vorstellen, dass der erste Skandal seiner Amtszeit schon in wenigen Wochen von seiner Lebensgefährtin ausgelöst werden wird.

Er weiß, dass viele Franzosen nicht wählen gegangen sind, weil sie sich von den Politikern unverstanden fühlen. So wie der Fischer in Marseillle, für den Paris einfach viel zu weit weg ist.

Er denkt wahrscheinlich nicht daran, dass – so wie der Koch des Präsidentenpalastes – hunderte Angestellte im Elysée gespannt darauf warten, wie ihr neuer Chef sein wird.

Er ist sich sicher dessen bewusst, dass sein Sieg manche enttäuscht. Trotzdem wäre er vielleicht überrascht, wie groß die Verzweiflung ist, die er bei den Bewohnern einer kleinen Stadt im Elsass auslöst, in Fessenheim.

Leben mit der Atomkraft

„Fesssenheim ist für den Fortbestand des Atomkraftwerks" steht in fetten Lettern auf einem riesigen Transparent. Es ist quer über die Hauptstraße der 2 000 Einwohner zählenden Kleinstadt im Elsass gespannt. Auf der einen Seite ist es am Rathaus befestigt. Es ist die einzige offizielle Stellungnahme, die es, wenige Tage nach der Präsidentschaftswahl, zu der von François Hollande im Wahlkampf angekündigten Schließung des Atomkraftwerkes gibt.
Noch vor meiner Abfahrt aus Paris habe ich versucht, einen Termin mit der Bürgermeisterin zu vereinbaren. Schon die Telefonistin macht mir unmissver-

ständlich klar, dass Journalisten nicht mehr erwünscht sind. „Kein Kommentar“, meint sie nur knapp und legt auf.
Nach dem Medienrummel rund um die geplante Schließung des AKW will kaum jemand hier noch mit Journalisten sprechen. „Es habe eh keinen Sinn“, heißt es immer wieder. „Lasst uns jetzt doch einfach in Ruhe“, meint ein Passant, bevor er weitergeht, ohne sich umzudrehen.

Im kleinen Bistrot mit dem Namen „Express'o“ ist einer der Gäste dann doch ein bisschen gesprächiger. „Wir haben jetzt große Angst. Angst um unsere Zukunft und um die Zukunft unserer Kinder, denn das AKW, das sind tausende Arbeitsplätze“, erklärt Marcel Furstoss. Er ist Angestellter eines kleinen Bauunternehmens und Nebenerwerbslandwirt.

Die Sorge um die Arbeitsplätze ist hier Thema Nummer eins. Rund 5 000 Jobs hängen direkt oder indirekt vom Atomkraftwerk ab. Es liegt nur wenige Autominuten von Fessenheim entfernt, mitten in der Natur. Vor dem Eingang liegt ein riesiger Parkplatz. Mehrere Hinweisschilder fordern die Autofahrer auf, beim Schrägparken immer mit dem Kühler nach vorne zu stehen. Alle halten sich ausnahmslos daran. So ordentlich parkt in Frankreich sonst niemand. Es sieht ganz nach einer Sicherheitsvorkehrung aus, um langwierige Manöver beim Wegfahren zu verhindern und das Gelände im Notfall so schnell wie möglich evakuieren zu können.
Pascal Baubiller, einer der Gewerkschaftsvertreter des AKW, den wir vor dem Betriebsgelände treffen, will nichts davon wissen. „Da geht es nur um die Sicherheit der Angestellten, die zu Fuß über den Parkplatz gehen, es verhindert, dass jemand beim Ausparken zurückschiebt und einen Fußgänger übersieht“, erklärt er. Es klingt wie eine von oben dekretierte Sprachregelung, die Panikmache verhindern soll.
Pascal Baubiller arbeitet seit 31 Jahren im Atomkraftwerk. Er spricht davon, dass das Atomkraftwerk das Opfer eines Deals ist, bei dem es nicht um die Sache, sondern nur um politische Interessen geht.

Dass François Hollande angekündigt hat, er werde dafür sorgen, dass das AKW geschlossen wird, findet er schlicht und einfach „skandalös“. „Wir finden, dass ein Zusperren nicht wegen eines Wahlabkommens mit den Grünen beschlossen werden darf, sondern technische Gründe haben müsste. Und die gibt es nicht, denn Fessenheim erfüllt alle Anforderungen“, betont der Gewerkschaftsvertreter.
Er würde nicht hier arbeiten, wäre er nicht überzeugt, dass das AKW völlig sicher ist, unterstreicht Pascal Baubiller. Fukushima habe nichts daran geändert.

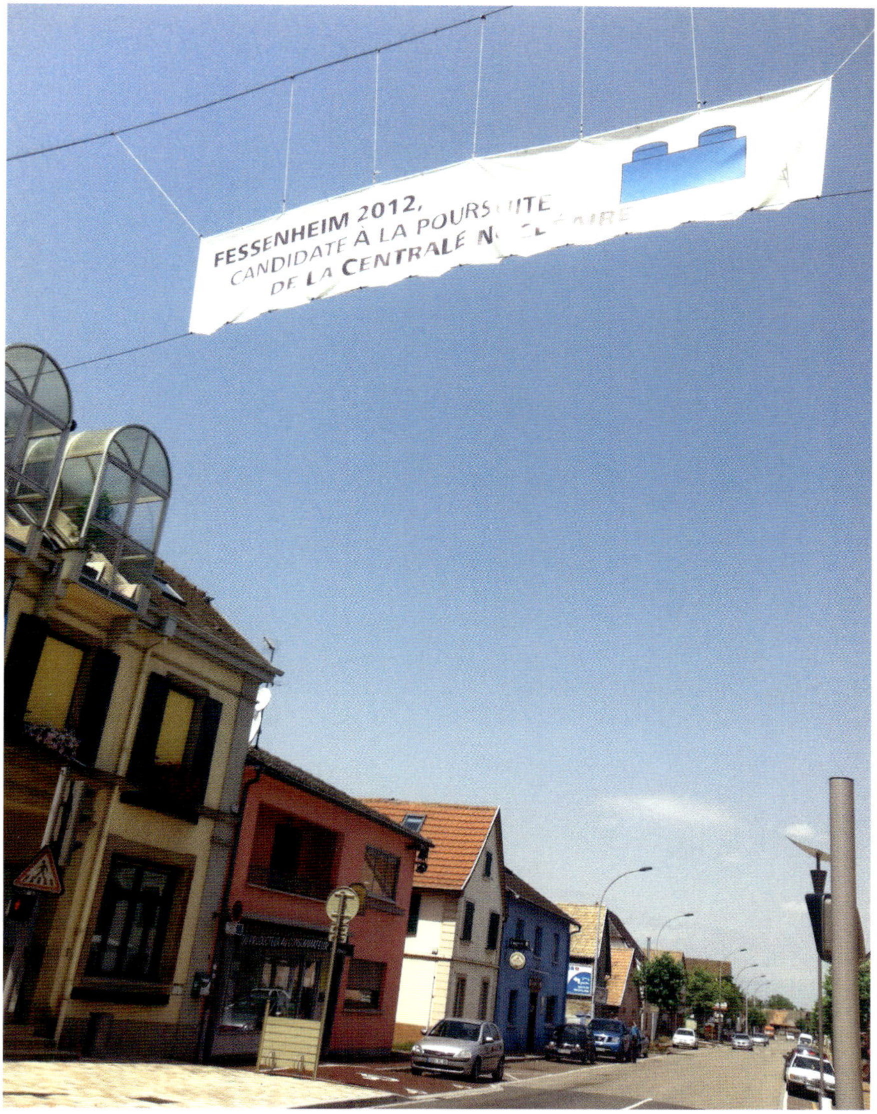

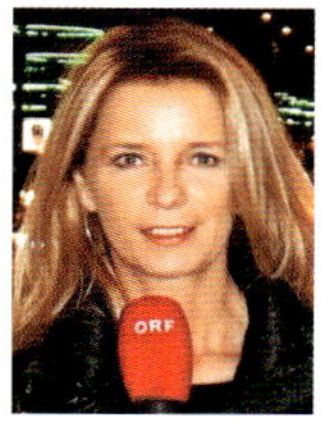

Eva Twaroch
aus Paris

Fessenheim ist das älteste noch in Betrieb befindliche AKW Frankreichs. Allein in diesem Jahr investiert der französische Stromkonzern EDF 200 Millionen Euro in das Atomkraftwerk. „Es wird laufend auf den neuesten Stand gebracht“, betont der konservative Abgeordnete des Wahlkreises, Michel Sordi. Auch er spricht von „politischen Machenschaften zwischen den Sozialisten und den Grünen“. Sie sind in seinen Augen schuld daran, dass das AKW nun geschlossen werden soll.

„Gäbe es heute in Frankreich ein Referendum über die Atomkraft, so wäre die überwiegende Mehrheit der Franzosen selbstverständlich für die Fortsetzung des Atomprogramms", ist Michel Sordi überzeugt. Das wohl am häufigsten vorgebrachte Argument der Atomenergiebefürworter in der hier nur sehr selten und sehr zögerlich geführten Atomdebatte, ist neben den Arbeitsplätzen die Kostenfrage. „Dank der Atomenergie haben die Franzosen die billigste Energieversorgung Europas", unterstreicht Michel Sordi. Ein Argument, das die AKW-Gegner nicht gelten lassen.

Rund 30 Kilometer vom Atomkraftwerk Fessenheim entfernt, in Mulhouse, hat die Antiatomvereinigung CSFR ihren Sitz. Im Bahnhofscafé treffen wir Gilles Berthes, einen der Sprecher der Organisation. Er kommt gerade von einer Besprechung mit deutschen AKW-Gegnern. Die Grenze zu Deutschland ist nicht weit, regelmäßig werden gemeinsame Protestaktionen und Demonstrationen gegen die Atomkraft organisiert.
„Ich kann dieses Gerede vom billigen Strom nicht akzeptieren, denn wir wissen ja gar nicht, wie viel wir in den nächsten Jahren oder Jahrzehnten für die Lagerung des Atommülls zahlen werden", meint Gilles Bartes. Er ist überzeugt, dass die Franzosen für ihr bedingungsloses Ja zur Atomenergie eine sehr hohe Rechnung präsentiert bekommen werden. Frankreich müsse umdenken und seine Energiepolitik neu orientieren, fordert er. François Hollandes Ankündigung, den Anteil der Atomenergie an der Stromversorgung langfristig zurückfahren zu wollen, ist für ihn „ein erster Schritt in die richtige Richtung".

Zurück in der kleinen Stadt Fessenheim gehen wir in eines der beiden Hotels, das sich wenige Meter vom Rathaus entfernt befindet. Es heißt „Chez Valerie", hat acht Zimmer und einen gut gehenden Restaurantbetrieb. „Solange es das AKW gibt", fügt Olivier, der Hotelbesitzer, gleich hinzu.
Wer ihn sieht, merkt sofort, dass er seit Monaten große Sorgen hat. Er hat tiefe Ringe unter den Augen und spricht mit sehr leiser Stimme. Kaum beginnt er zu erzählen, versteht man auch warum. „Zwei Wochen nachdem wir das Hotel gekauft haben, hat François Hollande die Schliessung des AKW angekündigt", erklärt Olivier.
Olivier und seine Lebensgefährtin Valerie haben hohe Kredite aufgenommen, um das Hotel kaufen zu können. Jetzt fürchten sie um ihre Klientel. Ihr Umsatz ist in Gefahr, und damit ihr Finanzierungsplan. Doch nicht nur das. Praktisch über Nacht ist ihr Hotel nun auch weniger wert.
Olivier will mir zeigen, wie eng die Zukunft des Atomkraftwerks mit der Zukunft der Kleinstadt und ihrer Bewohner verwoben ist. Aus dem Lokalblatt liest er einen Artikel vor, in dem es darum geht, dass die Stadt nicht mehr die finanziellen Möglichkeiten haben wird, das geplante neue Schwimmbad zu bauen.

„Wir haben Angst um unsere Jobs und um die Zukunft der ganzen Stadt", sagt Olivier. Rund 16 Millionen Euro Steuern und Abgaben bringt das AKW der kleinen Stadt Fessenheim und der Region. Wohl auch ein Grund dafür, dass die Stadt und ihre Bewohner geschlossen hinter ihrem Atomkraftwerk stehen.

„Ich glaube nicht, dass Hollande weiß, was er uns da antut", sagt Olivier, kurz bevor wir uns verabschieden.

Seine Hoffnung, dass er es sich noch anders überlegt, wird schon bald enttäuscht. Mitte September 2012 gibt Präsident François Hollande beim großen Umweltgipfel bekannt, dass das AKW Fessenheim bis Ende 2016 geschlossen wird.

Politik geht durch den Magen

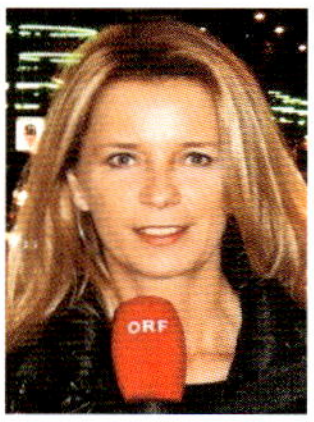

Eva Twaroch
aus Paris

„Wenn ein Gast mit dem Essen nicht zufrieden ist, geht er nicht mehr in das Restaurant. Im Elysée ist das anders, der Gast bleibt, aber der Koch muss gehen", sagt Eric Duquenne lachend. Eric weiß, wovon er spricht. Seit 13 Jahren arbeitet er als Koch im Präsidentenpalast – und alle waren bisher zufrieden. Sein neuer Chef François Hollande ist da keine Ausnahme. Er ist bereits der dritte Präsident, für den Eric aufkocht. „Für uns sind die Präsidentschaftswahlen immer besonders spannend", erzählt Eric. „Man weiß ja nie genau, was auf einen zukommt."
Jeder Präsident hat seine Vorlieben. Der eine will es einfacher und setzt auf die schnelle Küche, wie Nicolas Sarkozy. Der andere liebt es bodenständig, wie Jacques Chirac. „François Hollande ist da eher wie Chirac", weiß Eric schon nach wenigen Monaten.
Tradition wird im Elysée groß geschrieben. Kein Zufall, dass es von den Franzosen einfach nur „das Schloss" genannt wird. Gekocht wird in den original Kupfertöpfen aus der Zeit Louis Philippes um 1848. Serviert wird im berühmten Porzellan der königlichen Manufaktur von Sèvres. Dass nur Silberbesteck auf den Tisch kommt, ist selbstverständlich.
20 Köche arbeiten in der rund 600 m^2 großen Küche des Elysée. Um einer davon zu werden, muss einiges an Erfahrung, vor allem aber auch an Empfehlungen mitgebracht werden. Eric erzählt, wie genau er überprüft wurde, bevor er die Stelle bekam.
„Die Gendarmen sind sogar zu meinen Eltern aufs Land gefahren, um sie auszufragen." Sie waren schon ein wenig überrascht – er findet es selbstverständlich. Auch dass äußerste Diskretion Voraussetzung für einen Job im Elysée ist. Ein bisschen in der Erinnerungskiste darf trotzdem gekramt werden. Eric erzählt von einem Lebensmittelskandal rund um verseuchte Hühnerfleischim-

porte. „Präsident Chirac hat damals verlangt, dass bei jedem offiziellen Mittag- oder Abendessen Hühnerfleisch serviert wird. Er duldete keine Ausnahmen, denn er wollte unbedingt allen zeigen, dass das französische Geflügel nicht betroffen ist."

Bei Präsident Sarkozy musste dann immer alles schnell gehen, „Er war ein Arbeitstier und sah es als Zeitverschwendung an, zu lange bei Tisch zu sein." Dass der traditionelle Käse am Ende der Mahlzeit unter Sarkozy gestrichen wurde, war dann nur die logische Konsequenz.
Werden ausländische Staats- oder Regierungschefs erwartet, informiert der Protokollchef des Gastes den Küchenchef des Elysée über absolut zu vermeidende Speisen. Die Menüvorschläge werden dann dem französischen Präsidenten vorgelegt. „Die Entscheidung, was dann auf den Tisch kommt, trifft er persönlich", betont Eric.
Verbringt der Präsident ein Wochenende oder ein paar Urlaubstage an einem der offiziellen Landsitze, so wird er von mehreren Köchen begleitet. Sie sind dann für sämtliche Mahlzeiten des Präsidentenpaares und seiner Gäste zuständig.
Eric hat immer wieder ein paar Tage im Landhaus „La Lanterne" im Parc von Versailles und auch in der Sommerresidenz, dem „Fort der Bregancon" an der Côte d'Azur verbracht. „Chirac ist manchmal, wenn wir in Südfrankreich waren, in die Küche gekommen und hat uns gesagt: Stop! heute wird nicht gekocht. Und dann hat er uns alle ins Restaurant eingeladen, und er hat den Wein ausgeschenkt."

Mit Präsident Sarkozy gab es dafür das eine oder andere Fußballmatch. „Wir haben natürlich auf ihn aufgepasst und ihn nicht gefoult, damit er nicht am nächsten Tag mit Krücken daher kommt", erzählt Eric lachend.
In nicht allzu ferner Zukunft will er sein eigenes Restaurant eröffnen. Seine Vergangenheit im Dienste der Präsidenten wird, so hofft er, sein Startkapital sein.

Es darf gelacht werden

Es ist Punkt 20.00 Uhr. Im öffentlich-rechtlichen Fernsehsender France 2 und auch beim privaten Konkurrenten TF1 beginnt die wichtigste Nachrichtensendung des Tages – „die große Messe", wie es unter Journalisten heißt. „Bonsoir" sagt genau zur selben Zeit auch beim Pay TV Sender Canal + der Moderator der Abendnachrichten – und doch ist hier alles anders.
Denn hier sind die „Guignols de l'Info" am Werk. Lebensgroße Marionetten,

die Abend für Abend das politische Geschehen auf etwas andere Art aufbereiten.

„Wir wollten eine politische Puppenshow, eine Art französisches ‚Spitting Image' machen", erzählt François Guizerix von den Anfängen der Sendung 1988. Ich treffe ihn in den Studios in Saint Denis, am Stadtrand von Paris. Es ist kurz nach 17 Uhr, da hat er meistens ein paar Minuten Zeit. Nach der Redaktionssitzung mit den Autoren der Sendung, den Stimmenimitatoren und den Puppenspielern.

François ist eigentlich Schauspieler. Als ich ihn vor mehr als 25 Jahren kennen gelernt habe, wollte er das auch bleiben. „Ja und dann kam eben die Puppenshow", meint François lächelnd. Er hat sie mitentwickelt und mittlerweile auch die meisten der 30 „marionettistes", also der Puppenspieler, die für die Sendung arbeiten, ausgebildet.

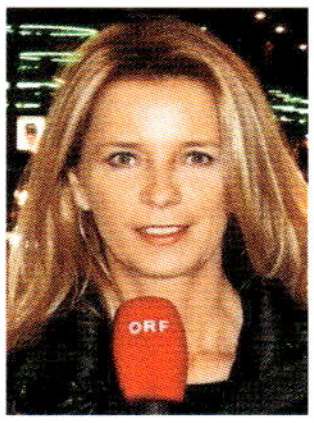

Eva Twaroch
aus Paris

Die Arbeit für die „Guignols" ist ein Full-time-Job, nicht nur für François. Rund 80 Personen sind hier beschäftigt. Techniker und Kameramänner, Friseure, Masken- und Kostümbildner, die die Puppen herrichten. François führt mich durch das Gebäude, in dem die Produktion untergebracht ist. Mehrere Räume dienen als Lager für die Puppen. Die Köpfe liegen in Pappkartons. Manche sind gerade in den Ateliers, wo Frisuren geändert, oder neue Brillen angepasst werden. Macht ein Politiker eine Abmagerungskur, wie der heutige Präsident François Hollande kurz vor dem Wahlkampf, so muss auch seine Puppe abspecken.

Jeweils zwei Puppenspieler sorgen dafür, dass die Figuren zu Leben erwachen. Einer, der sich um den Kopf, die Mimik, die Mundbewegungen kümmert und auch die Augen schließen, öffnen oder auch einmal rollen lassen kann. Ein zweiter schlüpft in den Körper, bewegt die Schultern und Arme und führt die Handbewegungen aus. François macht meistens den Kopf. „Das ist eine Frage der Erfahrung", sagt er. Zu den Puppen, die er am liebsten zum Leben erweckt hat, gehört ganz eindeutig der frühere Präsident Nicolas Sarkozy.

„Er hatte so viele Ticks, da war es einfach immer lustig ihn zu spielen, da konnte man auch gar nichts mehr überzeichnen, sonst wäre es einfach zu viel gewesen", meint François. Das ist nicht immer so. „Chirac hatte bei mir Ticks, die ich einfach erfunden habe", erklärt François.

Der frühere französische Präsident Jacques Chirac ist ein gutes Beispiel: Er wurde bei den „Guignols de l'Info" als freundlicher, volksnaher Lebemann dargestellt. Obwohl er den Spitznamen „Superlügner" verpasst bekam, hieß es, sein Image in der Puppenshow habe ihm im Präsidentschaftswahlkampf 1995 sehr geholfen. François glaubt nicht daran. „Ja, es hat ihn vielleicht sympathisch gemacht, aber dass ihn deswegen auch nur ein Franzose gewählt hat, wage ich zu bezweifeln."

François bringt mich in das Aufnahmestudio, das ein paar hundert Meter weiter in einem anderen Gebäude des großen Geländes liegt. „Bonsoir", sagt der Moderator Patrick Poivre d' Arvor auch an diesem Abend. Mit seinen täuschend echten Studiogästen bespricht er die Ereignisse des Tages. Diesmal kommt die Puppe von Premierminister Jean-Marc Ayrault zum Interview. Nach ein paar Fragen und Antworten verlangt der Regierungschef 50 Euro vom Moderator, als Honorar für das Interview. „Wir müssen einfach überall schauen, dass wieder Geld reinkommt", erklärt er.
Regierungschef Jean-Marc Ayrault ist derzeit ebenso wie Präsident Hollande fast jeden Abend mit dabei. Und auch beim Staatschef geht's ums Sparen. Dass er demonstrativ mit dem Zug zum EU-Gipfel nach Brüssel fährt, bleibt nicht unkommentiert. In der Puppenshow zwingt François Hollande seine Kinder mit ihm zu fahren, damit er die Familienermäßigung der Bahn in Anspruch nehmen kann.
Auch Hollandes Beziehung zu seiner Lebensgefährtin Valerie Trierweiller ist fixer Bestandteil des Programms. „Es ist viel leichter, Merkel 120 Milliarden abzunehmen als Valerie die Fernbedienung", sagt Hollande an diesem Abend in der Puppenshow. Valerie Trierweiller hat hier eindeutig die Hosen an. Sie, die nur „die Präsidentin" genannt wird, entscheidet alles. Hollande muss sich immer wieder mit den Worten rechtfertigen: „Valerie hat gesagt, dass ich das so machen muss."

Dass Valerie Trierweiller für den ersten Skandal der Ära Hollande gesorgt hat, war Wasser auf die Mühlen der Autoren der Sendung.

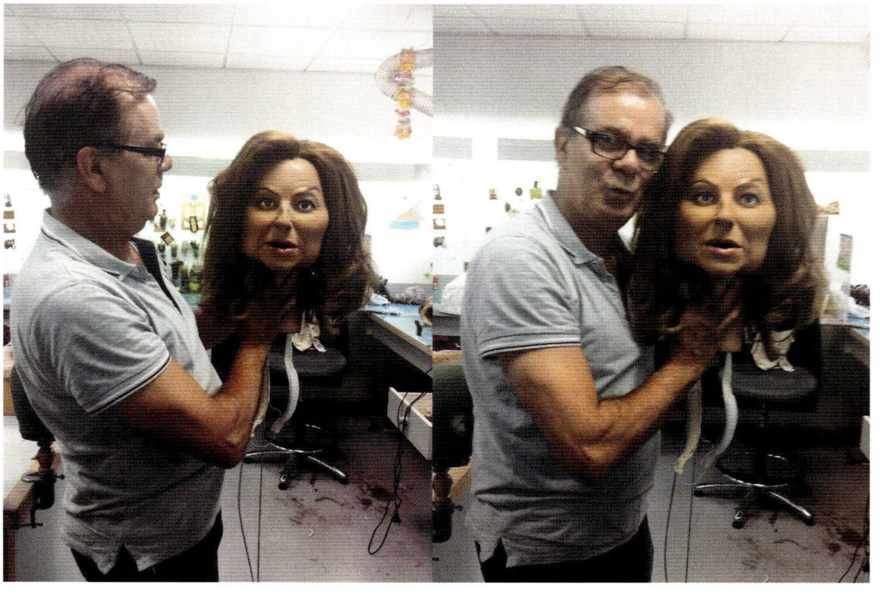

Via Twitter hatte sie im Nationalratswahlkampf den Gegenkandidaten der früheren Lebensgefährtin Hollandes Ségolène Royal unterstützt. Aus Eifersucht auf die Mutter der vier Kinder Hollandes, wie in den französischen Medien vermutet wurde. Das Privatleben des Präsidenten wurde zur Politaffaire und sorgte tagelang für Schlagzeilen. „Durch die First Lady hat die neue Präsidentschaft gleich zu Beginn alle unsere Erwartungen übertroffen, wir dachten nicht, dass es so schnell so viel Stoff geben würde", freut sich François.

An die 200 Prominente, Politiker, Schauspieler oder auch Sportler haben „ihre" Puppe in der Sendung. Wer bei den „Guignols" seine Puppe hat, der zählt. Dass trotzdem nur die wenigsten erfreut darüber sind, wie sie dargestellt werden, ist kein Geheimnis. Schliesslich ist in der komisch-bissigen Politsatire alles erlaubt, was gefällt und unterhält.
„Wir wissen, dass viele Politiker ihre Puppen nicht lieben", meint François. Angerufen um sich zu beschweren habe noch keiner. „Sie sind sich dessen bewusst, dass das alles nur noch schlimmer machen würde", fügt er selbstgewiss hinzu.
Egal was ihr über mich sagt, Hauptsache ihr sprecht von mir – scheint damit vielfach die Devise der Politiker und das Erfolgsrezept der Puppenshow zu sein.

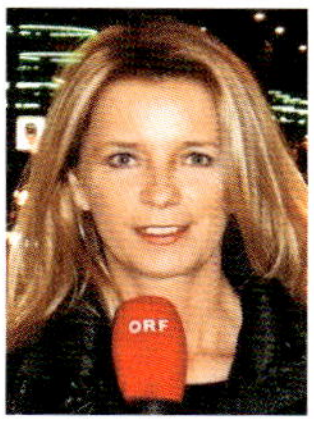

Eva Twaroch
aus Paris

Paris ist weit weg

3 Stunden dauert die Fahrt mit dem TGV von Paris nach Marseille. 800 km sind es. Seit es die Superschnellzüge gibt, ist die Bahn schneller und vor allem viel bequemer als die Flugverbindungen. Für die Kandidaten im Präsidentschaftswahlkampf war Marseille ein Pflichttermin. Alle sind sie gekommen, alle haben hier große Wahlveranstaltungen abgehalten.
Eric, einer der Fischer von Marseille, konnte sich für diese „Politspektakel", wie er es nennt, nicht begeistern: „Wir sind denen in Wirklichkeit doch allen egal. Sarkozy oder Hollande, das ist doch alles dasselbe. Die wissen doch gar nicht, dass es uns gibt. Die einzige, die bei uns Fischern regelmäßig vorbei schaut, wenn sie in Marseille ist, ist Marine Le Pen."
Ein Besuch am alten Hafen zeigt, wie sehr sich Marseille verändert. Der traditionsreiche Fischmarkt wird jedes Jahr kleiner. Der industrielle Fischfang lässt nur noch wenig Platz für die kleinen Fischer, die die Liebe zum Meer zu ihrem Beruf gemacht haben.

Eric Fromion ist einer von ihnen. Er bietet mir an, mich mit meinem Kamerateam mit aufs Meer zu nehmen. Doch dann ist am vereinbarten Tag der Him-

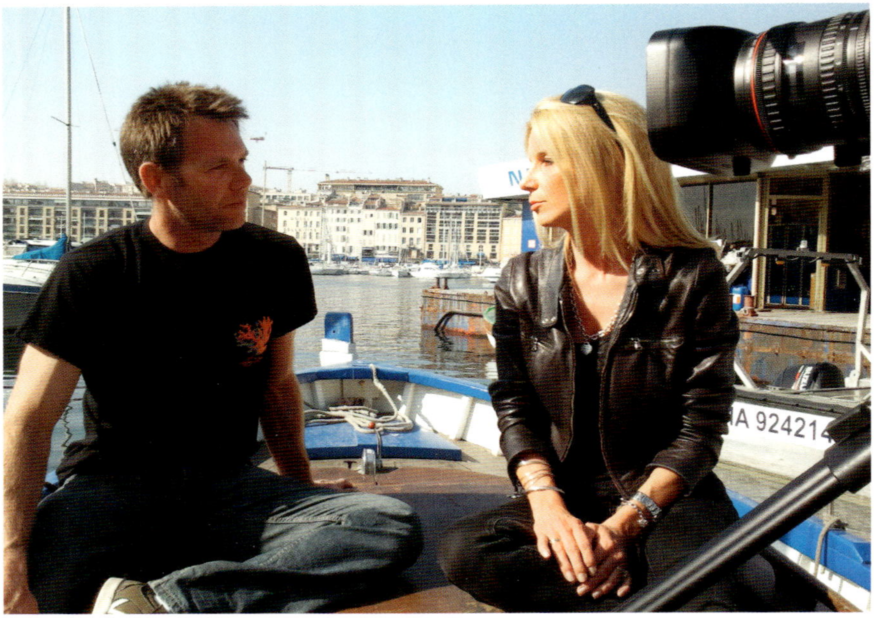

mel zwar tiefblau, aber es geht ein starker Wind. Es ist der Mistral, der durchs Rhonetal fegt und dann von Marseille übers Meer zieht.

„Das ist nichts für Großstädter, heute sind die Wellen zu hoch“, meint Eric. Auf den nächsten Tag zu warten hat wenig Sinn, denn der Mistral bläst fast immer zumindest drei Tage lang. Eric lässt sich überreden, uns zum Auftanken und Eisholen am anderen Ende des Hafens mitzunehmen. Soviel „Seetüchtigkeit“ traut er uns dann doch zu. Auf der Fahrt wird er gesprächig. „Mein Boot ist vierzig Jahre alt und wurde von meinem Vater gebaut“, erzählt er. „Heute sagt sogar mein Vater, dass ich es doch verkaufen soll, weil es einfach immer schwieriger wird, vom Fischfang zu leben. Aber das werde ich nie machen.“

Der Fischfang ist sein Leben. Eric formuliert es mit den Worten, dass eben „Salzwasser in seinen Adern fließt“.

Europa ist für ihn ein rotes Tuch: Die europäischen Fischfangquoten sind in seinen Augen schuld daran, dass es in Frankreich bald keine kleinen Fischer mehr geben wird. „Unsere Leute haben sich in Brüssel nie genug für uns eingesetzt“, kritisiert er die Politiker, von denen er sich unverstanden und im Stich gelassen fühlt. „Für die da oben in Paris bin ich ganz, ganz klein“, sagt Eric. „Auch wenn ich die Interessen von dreißig Booten vertrete, das hat einfach kein Gewicht.“

„Marseille ohne seine Fischer, das ist nicht mehr Marseille“, heißt es immer wieder. Und doch ist die Gefahr ihres Aussterbens bei weitem nicht das größte Problem, mit dem die Millionenstadt zu kämpfen hat.

Marseille, die Stadt der Gegensätze. Mit luxuriösen Villen an der Küstenstraße und Armensiedlungen am Rande der Stadt. 2007 war Marseille unter den wenigen Großstädten, die bei den Jugendrevolten nicht für Schlagzeilen gesorgt haben. Hier haben keine Autos gebrannt, hier sind keine Banden durch die Straßen gezogen, um mit Pflastersteinen die Schaufenster einzuschlagen. Doch das ist Jahre her, und das Bild vom funktionierenden Zusammenleben hat viele Kratzer bekommen. Denn heute blüht der Drogenhandel in den krisengeschüttelten Vorstädten. Bandenkriege werden mit Kalaschnikovs geregelt und fordern Dutzende Opfer. Marseille ist nicht nur die ärmste, sondern auch die gefährlichste Stadt Frankreichs geworden. Dass Premierminister Jean-Marc Ayrault nach Marseille kommt und ein Aktionsplan gegen die Gewalt beschlossen wird, kostet die Menschen hier vielfach nur ein müdes Lächeln.
„200 zusätzliche Polizisten, das ist ein Tropfen auf den heißen Stein", meint auch Eric.

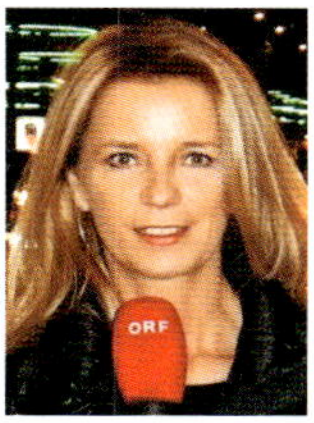

Eva Twaroch
aus Paris

Es ist derzeit nicht leicht, zu seinem Boot zu gehen, denn der alte Hafen ist eine einzige riesige Baustelle. Zig Millionen Euro werden in Straßenumbau- und Renovierungsarbeiten im Stadtzentrum investiert. Marseille, die Kulturhauptstadt 2013, soll fürs große Ereignis fit gemacht werden. „Das ist völlig unnötig, sie sollten das Geld lieber in die Vorstädte stecken", sagen die Fischer.

Eric schlägt vor, am Nachmittag ins älteste Viertel von Marseille zu gehen, den „panier". Auch hier wurde einiges investiert. „Mit dem Erfolg, dass es hier jetzt tolle Ateliers für irgendwelche Künstler gibt und die Preise so gestiegen sind, dass wir uns die Wohnungen nicht mehr leisten können", meint Eric spöttisch. Er trifft seine Freunde, die auf einem der Plätze im Schatten der Platanen eine „pétanque" machen, wie die südfranzösische Variante des Bocciaspiels heißt. Eric selbst spielt nur selten mit. „Dafür habe ich keine Zeit", meint er. Er will vielleicht am Abend noch aufs Meer fahren, wenn der Mistral für ein paar Stunden ein wenig nachlässt. Einfach einmal pausieren kann er sich nicht leisten. „Wir spüren die Krise schon sehr stark", erzählt er mir. „Früher da konnte ich mir am Ende der Woche mit meiner Frau einen kleinen Restaurantbesuch gönnen. Heute ist das eher einmal im Monat der Fall – und selbst das nicht immer." Ein bisschen schaut er noch zu bei der „pétanque", dann verabschiedet sich Eric von uns. „Wenn ich dem neuen Präsidenten etwas sagen könnte, dann würde ich ihn auffordern, einmal her zu kommen. Er soll sich ansehen wie wir leben, welche Schwierigkeiten wir haben und mit wie wenig wir auskommen müssen." Ein kurzes Nicken zu seinen Freunden, dann geht er wieder Richtung Hafen, zu seinem Boot. Sehr lange hält es Eric nie an Land aus. Seine Leidenschaft gehört dem Meer und nicht der Politik, soviel steht fest.

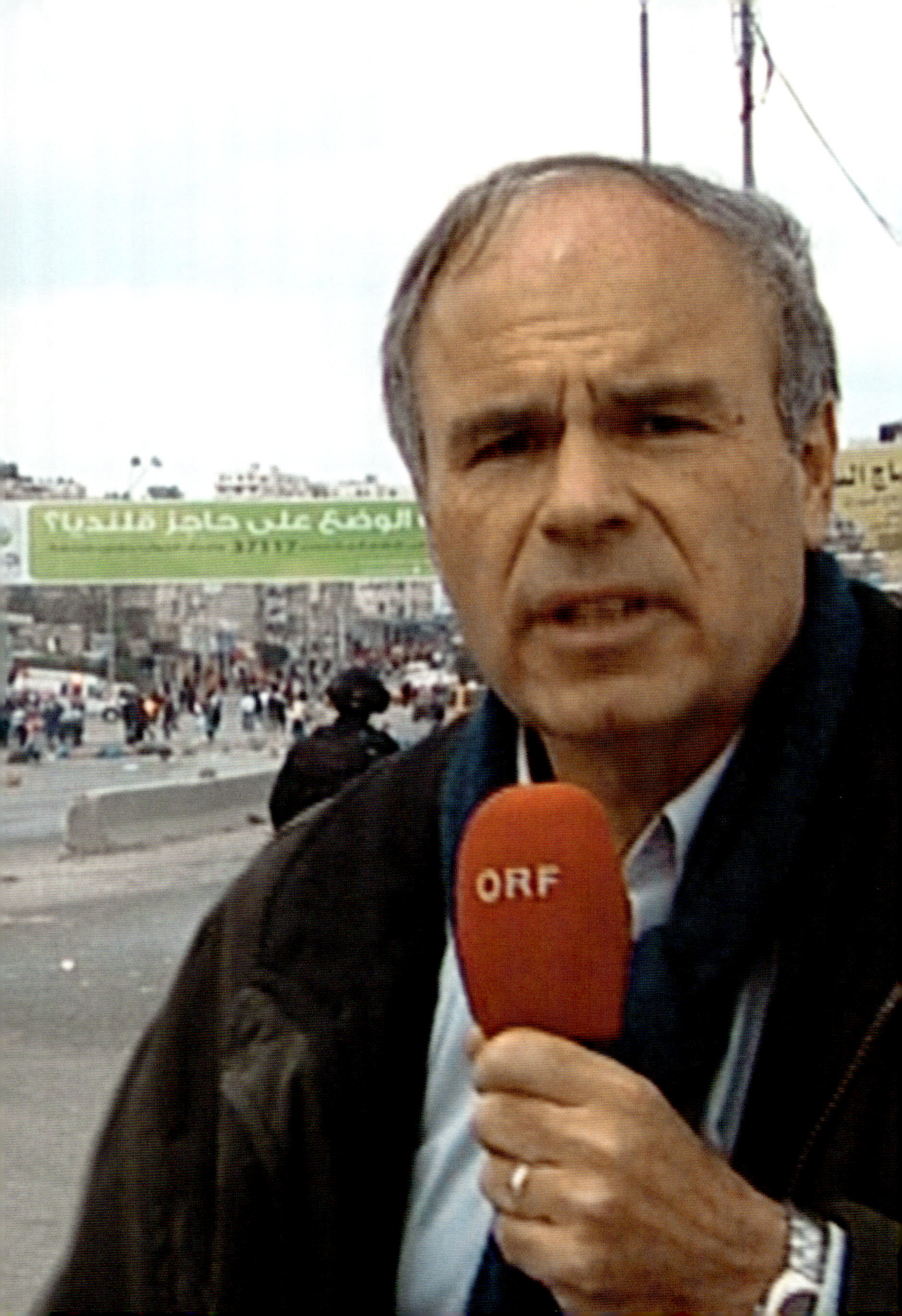
الوضع على حاجز قلنديا؟
ORF

BEN SEGENREICH
aus Tel Aviv

ZWISCHEN LEBENSFREUDE UND EXISTENZANGST – DIE ISRAELIS UND DIE IRANISCHE BOMBE

Mitten in Tel Aviv tut sich ein Abgrund vor uns auf – gespenstisch langsam. Zwei große rechteckige Gehsteig-Platten falten sich zusammen, im Halbdunkel wird eine Treppe sichtbar, zum Schluss klappt scheppernd eine Umfriedung hoch. Jetzt könnten wir unter die Erde flüchten, wenn es nötig wäre. Der Vorgang hat gut fünf Minuten gedauert, ausgelöst durch ein Kommando, das Rubi über sein Handy an einen Mitarbeiter im Kontrollzentrum gegeben hat. Passanten schielen verwirrt herüber, wegen der ungewohnten Öffnung im Boden oder wegen unserer Fernsehkamera.

Es ist wie ein Sinnbild für Israels Befindlichkeit – oben Selbstbewusstsein, Hektik und Lebensfreude, darunter Existenzangst. Die Szene spielt bei der Habima, dem noch vor der Staatsgründung erbauten Nationaltheater, das als Symbol der Wiedergeburt der hebräischen Sprache und Kultur gilt. Vom Habima-Platz führt die Rothschild-Allee weg, über deren breiten begrünten Mittelstreifen die Rad- und Skateboardfahrer flitzen und den Hunden ausweichen und den Rechtsanwälten, die aus der Mittagspause in die Kanzleien schlendern. Hier standen im Sommer 2011 zu Hunderten die bunten kleinen Iglu-Zelte, von denen die gewaltigen Sozialproteste ausgingen – ein Ausdruck tiefer Verbitterung über die hohen Wohnungs- und Lebensmittelpreise, aber in den Augen der Israelis zugleich ein erfrischendes Signal dafür, dass man endlich auch über „normale" Probleme reden will, nicht nur über Terror und Krieg. Um die Ecke liegt die tosende Ibn-Gvirol-Straße mit ihren zu jeder Uhrzeit vollbesetzten Cafés, Pubs und Pizzerias. Im Mini-Park beim Theater kampieren junge Mütter mit ihren Babys unter der blendenden Frühlingssonne und werden von einem Stadtinspektor gerügt, weil sie Taschen an frisch gepflanzte zarte Bäumchen gehängt haben. Wir sind hier, weil wir einen Bericht darüber drehen, wie die

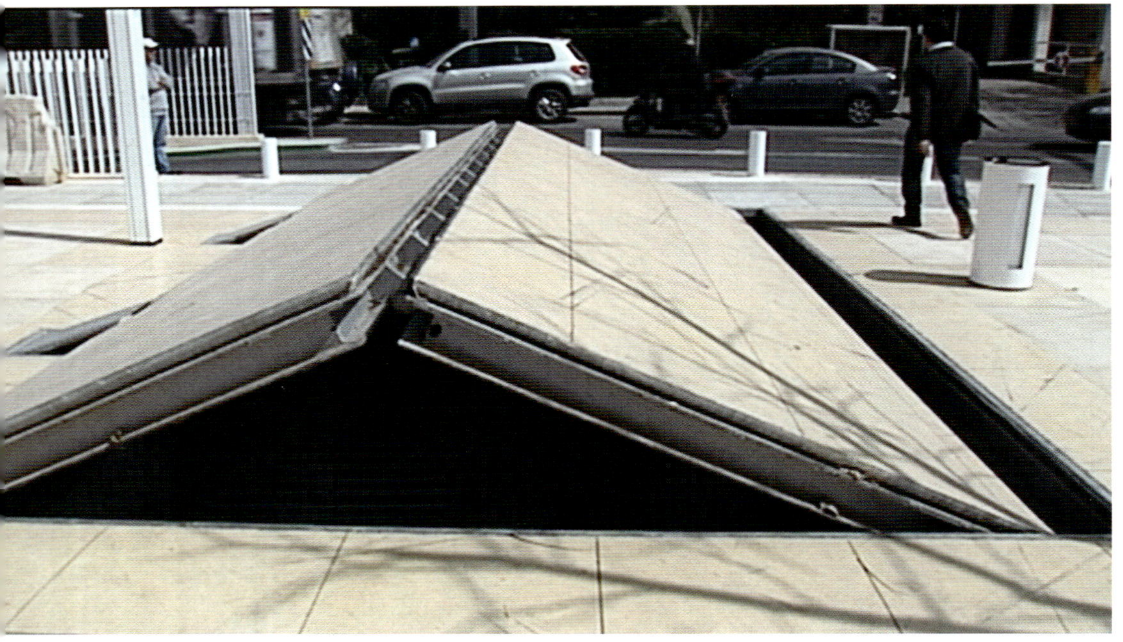

Israelis mit der Aussicht auf einen Krieg mit dem Iran umgehen, erkläre ich den Frauen – ob ihnen denn bewusst sei, dass sie da genau über einer monumentalen öffentlichen Schutzanlage sitzen? „Nein, nie gehört", antworten sie ein wenig belustigt, „aber gut zu wissen!"

„Du weißt, woran mich das erinnert?"

Das ehrwürdige Habima-Theater ist mehr als vier Jahre lang umgebaut und renoviert worden – und die Gelegenheit hat man genützt, um in der Tiefgarage Israels modernsten Massenbunker unterzubringen. Dass der Abschluss der Arbeiten gerade in eine Periode fiel, in der man viel über die iranische Atombombe sprach, ist ein Zufall, oder vielleicht doch wieder nicht, denn über die iranische Atombombe spricht man ja schon sehr lange. Rubi Asar ist im Auftrag der Tel Aviver Stadtverwaltung der Leiter der Tiefgarage und damit auch der Herr über die Luftschutzkeller – in Friedenszeiten. Im Alarmfall hätte er nur die fünf Einstiegsschächte zu öffnen, erläutert er, „und ab dann ist das Zivilschutzkommando der Armee hier zuständig". Auf vier Ebenen ist je ein befestigter Bereich abgeteilt, in jedem ist Platz für 400 Personen. „Wir haben Luftfilter für den Fall eines chemischen Angriffs, es gibt Toiletten, Duschen, Überwachungskameras, Kommunikationsanschlüsse, über die man Telefon- und Kabelverbindungen herstellen kann." Darüber hinaus sind die gewöhnlichen Parkzonen in den Eta-

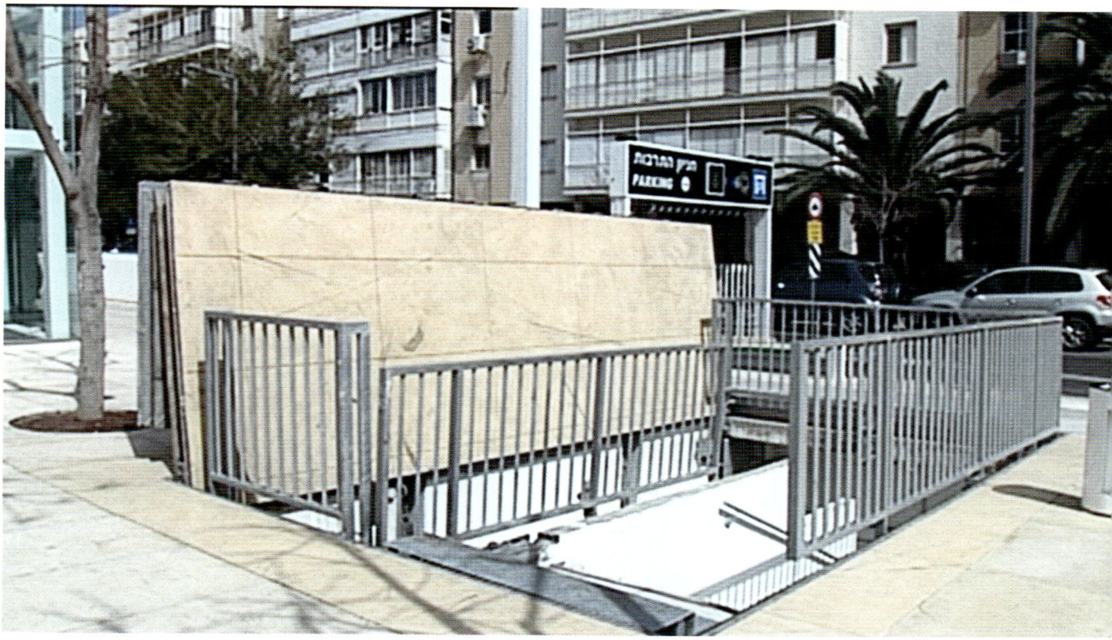

gen -3 und -4 noch für je 2 000 Menschen als Bombenunterschlupf zugelassen – ohne Gasschutz. Insgesamt könnten sich also 5 600 Menschen unter dem Habima-Theater in Sicherheit bringen. „Gedacht ist das für die Bevölkerung in den alten Häusern in der Umgebung, die keinen eigenen Schutzraum haben." Mein Kameramann Jossi dreht die Hinweisschilder, die Trinkwasserbehälter, die Rohre des Luftfiltersystems, und dann die schäbigen blechernen Duschen. „Du weißt, woran mich das erinnert", murmelt Jossi. „Ich weiß", sage ich. Zusammengepferchte Menschen, Gas, Duschen – es ist eine Gedankenassoziation, gegen die man sich nicht wehren kann.

Doch nein, die Israelis denken nicht ständig an den Holocaust, und im Alltag haben sie auch Dringlicheres zu tun, als sich dauernd den Kopf über den Iran zu zerbrechen – das überlassen sie den Medien und den Politikern. Kriegshysterie? Sie scheint manchmal im Ausland stärker zu sein als in Israel selbst, und sie kann auch durch eine optische Täuschung ausgelöst werden. Anfang Februar 2012 etwa konnte man plötzlich das Gefühl bekommen, dass etwas Dramatisches unmittelbar bevorstünde. Das rührte aber vor allem daher, dass gerade die pompöse „Herzlia-Konferenz" im Gang war, bei der auf dem Campus einer angesehenen Privat-Universität in der Stadt Herzlia nördlich von Tel Aviv alljährlich Israels Sicherheits-Establishment defiliert. An drei aufeinanderfolgenden Tagen traten da etwa unter vielen anderen der Verteidigungsminister, der Minister für Strategische Angelegenheiten, der Armeechef und der Chef

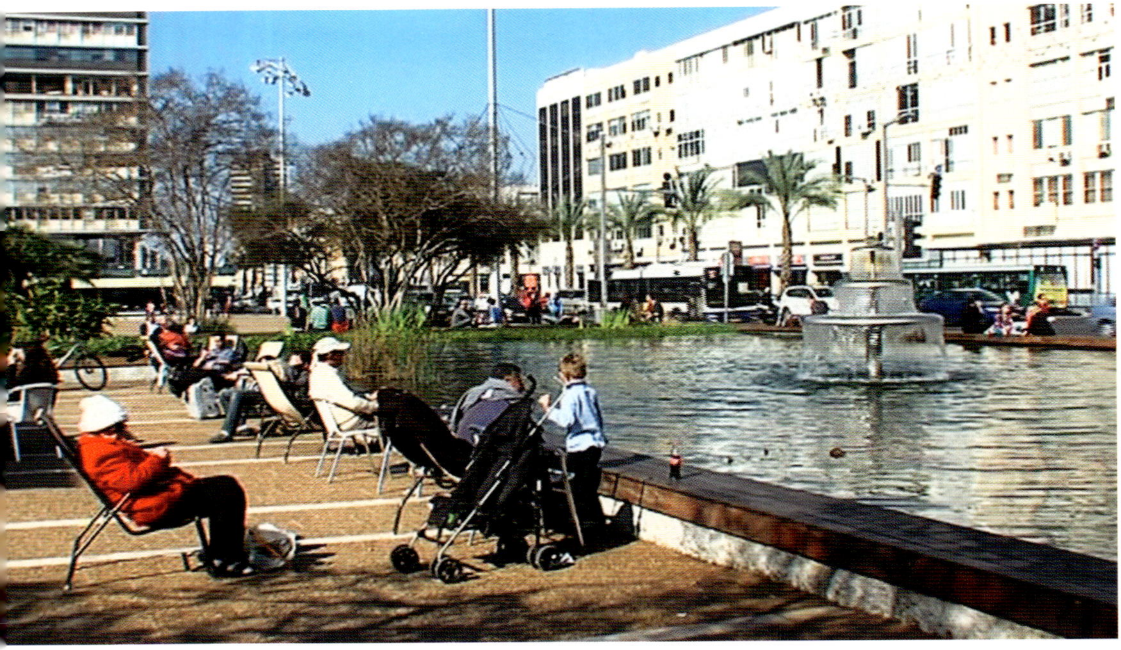

des Militärischen Nachrichtendienstes als Redner auf. Jeder von ihnen sprach natürlich in besorgten bis drohenden Tönen auch über das iranische Nuklearprogramm, eine Bündelung, die zufällig war, aber wie konzertiertes Kriegsgetrommel klang und weltweit die Auslandsredaktionen aufhorchen ließ. Als Korrespondent in Israel muss man in solchen Situationen dann am Telefon gegenüber den Kollegen in der Zentrale oft Überzeugungsarbeit leisten. Nein, es ist nicht so wild, wie es aus der Entfernung scheinen mag, die Kampfjets lassen noch nicht die Triebwerke warmlaufen. Ja, ich kann gern „eine Geschichte" machen, aber ich muss dann natürlich zeigen, was hier wirklich los ist, nämlich fast nichts, und das ist doch eher „keine Geschichte". Aber umgekehrt vielleicht wieder doch: In Israel ist es „eine Geschichte", wenn nichts passiert, weil man von vornherein erwartet, d a s s etwas passiert.

Die Israelis wissen nicht, wie es ihnen geht

„Ob ich mich schon auf einen Krieg vorbereite?" Amos Israel, ein Politologie-Student, der mit seiner Freundin beim Springbrunnen auf dem Rabin-Platz sitzt, findet meine Frage offenbar ziemlich dumm. „Ich glaube nicht, dass hier irgendjemand ist, der jetzt Konservendosen einlagert und zuhause den Schutzraum aufräumt." Lucy Oron, eine junge Hausfrau, versteht auch nicht so recht, was ich von ihr will: „Ich denke schon oft daran, aber ich habe ja keine Ahnung, wohin sich das entwickeln wird.“ In dieser flüchtigen, scheinbar belanglosen Antwort ballt sich das ganze komplizierte israelische Lebensgefühl zusammen, ein innerer Widerspruch, eine Grund-Verwirrung.

So seltsam das klingen mag: die Israelis wissen nicht, wie es ihnen geht. Sie leben in einem winzigen Land, acht Millionen Menschen auf einer Fläche, die (wenn man die Wüste nicht mitrechnet) so groß ist wie Österreichs fünftgrößtes Bundesland Kärnten, umgeben von mehr als vierhundert Millionen erklärten oder potentiellen Feinden in arabischen und islamischen Staaten. Ja, aber die Israelis hören täglich, dass eine der stärksten Armeen der Welt sie beschützt, sicher die stärkste in der Region – mit den schneidigsten Piloten in diesen sagenhaften Flugzeugen, mit genialen Abwehrsystemen, die heranfliegende Raketen schon in der Luft zerstören, mit selbstgebauten nuklearen Sprengköpfen an der Spitze von Marschflugkörpern auf unangreifbaren Unterseebooten. Doch andrerseits wieder: Israel ist wohl der einzige Staat der Welt, dessen Existenz nicht als selbstverständlich gilt. Die Israelis sind es gewohnt, dass das Ende ihres Staates ein Thema ist, über das man halt eben nachdenkt und spricht – ein politisches oder ein physisches Ende, ein Ende durch Zerstörung von außen oder inneren Zerfall oder internationale Isolierung, als ausdrücklicher Wunsch oder zumindest als reale Möglichkeit, nicht nur in den Statuten der Hamas und in Reden iranischer Politiker, sondern in Büchern, Artikeln, Debatten, auch in Israel selbst. Hochrangige Gäste, zuletzt etwa der neue deutsche Bundespräsident Joachim Gauck bei seiner Antrittsvisite in Jerusalem, halten es für nötig, extra zu betonen, dass sie für „das Existenzrecht Israels“ eintreten. Das ist beruhigend gemeint, hat aber eine bedrückende Wirkung, denn es bestätigt ja gerade, dass dieses Existenzrecht in Frage steht. In den 50er- und 60er-Jahren des vorigen Jahrhunderts war es ja noch einleuchtend gewesen, dass Freund und Feind an der Lebensfähigkeit des eben erst gegründeten jüdischen Staates zweifelten, der keine Ressourcen hatte und ständig in bewaffnete Konflikte verwickelt war. Spätestens in den 90er-Jahren schien Israel dann etabliert – mit dem Oslo-Prozess glaubte man sich auf dem Weg zum Frieden mit den Palästinensern, nach Ägypten erkannte Jordanien als zweiter arabischer Staat Israel an, und durch den Zerfall der Sowjetunion verloren die feindlichen Regime ihren Hauptsponsor, während Israel Verstärkung durch eine Million Einwanderer bekam. Doch seit der zweiten Intifada, dem Palästinenseraufstand, der im September 2000 begann, ist der Untergangs-Diskurs wieder da.

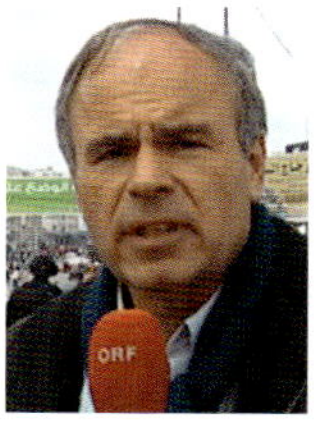

Ben Segenreich aus Tel Aviv

Untergang? Für das erste Jahresdrittel 2012, also genau jene Periode, in der so aufgeregt wie nie zuvor über einen israelischen Präventivschlag gegen den Iran spekuliert wurde, registrierte Israel eine neue Rekordzahl von einreisenden Touristen. Israels Wirtschaft kommt besser als die der meisten westlichen

Staaten durch die globale Krise, mit kräftigem Wachstum, einer viel niedrigeren Arbeitslosenrate als jene in der EU und einer harten Währung. Die Lebenserwartung ist in Israel mit 81,6 Jahren die vierthöchste in der OECD, deutlich höher als in Österreich. Und in der im April 2012 veröffentlichten UN-Rangliste des Glücks („World Happiness Report") liegt Israel unter 156 Staaten auf Platz 14, unmittelbar neben Österreich, das doch eine Insel der Seligen ist, und weit vor stolzen Oberliga-Nationen wie Frankreich und Deutschland.

„Nie wieder"

In Israel lebt man also lange und glücklich? Das können die Israelis selber kaum glauben. Wie kann man glücklich sein, wenn die Erinnerung an die Geschichte und das Ringen um Entscheidungen, die die Zukunft sichern sollen, ja doch fortwährend auf die Seele drücken? „Man kann die israelische Mentalität, den israelischen Entscheidungsprozess nicht verstehen", sagt Ronen Bergman, „wenn man nicht versteht, wie tief die Erinnerung an den Holocaust ist." Das düstere Thema unseres Gesprächs passt nicht zur idyllischen Dorf-Stimmung im Tel Aviver Stadtteil Zahala, wo Bergman zuhause ist, und zu dessen Sunnyboy-Gesicht, von dem man sich nicht täuschen lassen darf. Bergman ist einer

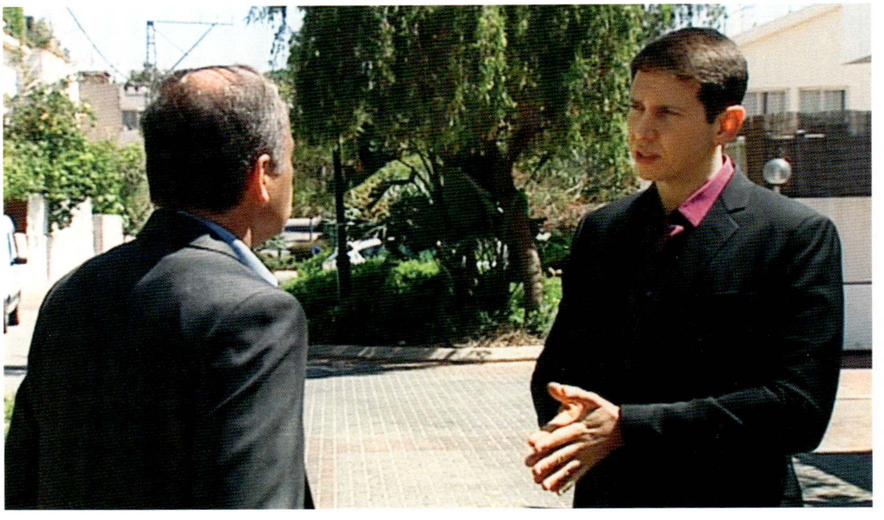

der prominentesten investigativen Journalisten Israels, ein Spezialist für Geheimdienst- und Rüstungsfragen. Ein umfassender analytischer Aufsatz („Will Israel attack Iran?"), den Bergman Ende Jänner 2012 in der *New York Times* veröffentlichte, erregte viel Aufsehen. Er wurde etwa im US-Senat zitiert, als die Direktoren von National Intelligence und CIA sich einem Hearing stellten, und trug erheblich dazu bei, dass ein Krieg plötzlich als unvermeidlich und imminent galt. Bergman scheut sich auch vor unserer Kamera nicht, die deutlichste Prognose auszusprechen, die in diesem Zusammenhang gemacht wurde: „Wenn die Sanktionen nicht wirken, wenn Sabotageaktionen das iranische Programm nicht verzögern und wenn nicht etwa das iranische Regime stürzt, dann erwarte ich, dass Israel tatsächlich im Laufe des Jahres 2012 losschlägt. Ob es nun stimmt oder nicht, die Grundannahme in Israel ist, dass der Iran, wenn er einmal eine Atombombe hat, sie gegen Israel einsetzen könnte – und dieses Risiko will die israelische Führung nicht eingehen. Ich glaube, unter dem Titel ‚Nie wieder' würde der israelische Premierminister den Angriff befehlen."

„Nie wieder", das sagen ja nicht nur die Israelis, sondern auch die Europäer, doch sie reden damit völlig aneinander vorbei, denn sie haben aus der Erfahrung der Nazizeit konträre Lehren gezogen. „Nie wieder Krieg" ist damit in Europa gemeint. Die Israelis aber haben sich geschworen: „Nie wieder wehrlos zur Schlachtbank!" Daraus erklärt sich, warum in Israel vermutlich mehr als sonst wo in der Welt darüber nachgedacht wird, wie man sich besser schützen kann. Zumindest die Behörden scheinen ständig darüber nachzudenken. Nach dem Golfkrieg von 1991, in dem der Irak Scud-Raketen auf israelische Städte geschossen hatte, wurde gesetzlich vorgeschrieben, dass jede neu gebaute Wohnung in Israel einen „Mamad" haben muss – das ist die Abkürzung für einen hebräischen Ausdruck, der so viel wie „Geschützter Wohnungsbereich" bedeutet. Der Standard für diesen Raum, in dem man vor Explosionen und bis zu einem gewissen Grad vor Kampfgasen sicher sein soll, ist präzise festgelegt: verstärkte Betonwände, druckwellenresistente und luftdichte Türen und Fenster, ein Fernsehanschluss. Natürlich, kein normaler Mensch verzichtet einfach so auf ein ganzes Zimmer. Also wird der „Mamad" mit seiner unpraktischen dicken Tür im Alltag halt als Spielzimmer für die Kinder verwendet oder als Arbeitszimmer, wo der Computer steht. Und wenn man eine ganz kleine Wohnung hat, dann muss der „Mamad" eben als permanentes Schlafzimmer herhalten – träumen Sie süß im Bunker!

Zu den Kuriositäten, die für jeden Israeli selbstverständlich sind, gehört auch das ewige Herumtun mit den Gasmasken, die bald neu verteilt und bald eingesammelt werden, weil ja der Gummi des Maskenkörpers und der Gasfilter nur eine begrenzte Lebensdauer haben. Mutter oder Vater müssen dann immer mit den „Schutzsets" balancieren, je eine braune Kartonschachtel für jedes Familienmitglied. Wenn man eine Schachtel öffnet, was man eigentlich nur im Ernstfall darf, dann findet man darin zum Beispiel die Anleitung dafür, wie man sich selbst die Atropinspritze in den Oberschenkel setzen soll, wenn man glaubt, dass man Symptome einer Nervengasvergiftung hat. Das ist ziemlich gruselig, deshalb verstaut man die Schachteln mit den Gasmasken irgendwo, wo man sie möglichst nicht sieht, bis man sie wieder zurückgeben muss. Gar nicht so richtig wahrgenommen werden auch die häufigen Zivilschutzübungen.

Bin ich in einer Komödie oder in einem Horrorfilm, frage ich mich, als ich vor dem Meir-Krankenhaus in Kfar Saba, einer Vorstadt von Tel Aviv, zwischen den Einsatzteams herumstapfe. Die Übungsannahme: eine Rakete mit chemischem Gefechtskopf hat eingeschlagen, 200 Patienten werden eingeliefert. Die vielen tapsigen Gestalten in den gelben Ganzkörperschutzanzügen sind irgendwie komisch, und die junge Soldatin, die als „Gas-Opfer" auf dem Rücken liegen und sich mit einem weißen Pulver „dekontaminieren" lassen soll, ist kitzlig und muss lachen. Aber die Sirenen, die heranrasenden Rettungs- und Feuerwehrwagen, die hektisch hin- und hergerollten Tragbahren, die Schläuche und

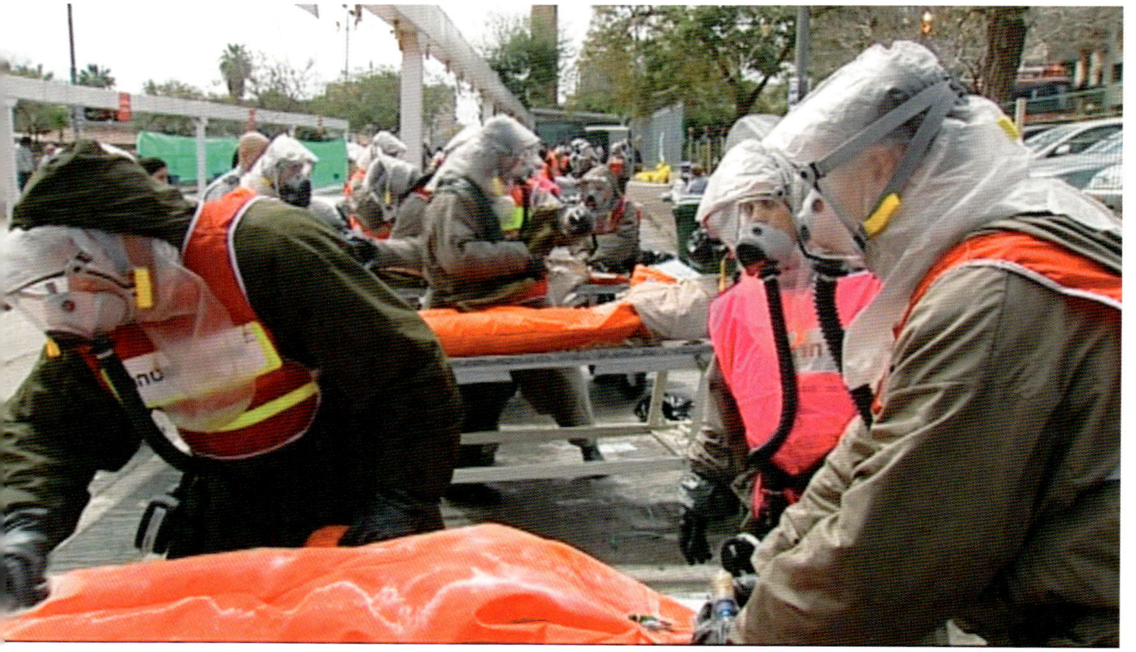

Sprinkler, die grünen, gelben und roten Fähnchen, die den Grad der Verseuchung anzeigen – da muss man schon schlucken. Wie würde ich jetzt funktionieren, wenn das alles echt wäre? „Hat das etwas mit Vorbereitungen auf einen Iran-Krieg zu tun?", frage ich den Einsatzleiter Gil Peretz, einen jungen Militärarzt im Rang eines Majors, „Ihr rechnet doch nicht etwa damit, dass der Iran Gas einsetzt, oder?" „Ob Iran oder etwas anderes, wir haben zehn bis fünfzehn solcher Drills im Jahr", lautet die Antwort. „In Israel bereiten wir uns immer auf die Möglichkeit vor, dass wir angegriffen werden."

„Bomb or bombing?“

Worauf man nun wirklich gefasst sein müsste, falls Israel die iranischen Nuklearanlagen zerstört, darüber wird viel spekuliert, ohne dass sich ein klares Bild ergibt. „Unsere Feinde haben 200 000 Raketen, die jeden Teil Israels treffen können“, sagte Aviv Kochavi, der Chef des militärischen Nachrichtendienstes, bei der Herzlia-Konferenz, womit sich auch nicht besonders ängstlichen Gemütern die Frage aufdrängte: Was ist, wenn die Iranischen Revolutionswächter, Syrien, die Hisbollah und die Hamas gleichzeitig aus allen Rohren feuern? Ein konkreter „Preis“ wurde im April genannt, als israelische Medien berichteten, Militärexperten würden mit bis zu 300 Toten rechnen. Das war, wohlgemerkt, keineswegs als Warnung vor den Kriegsfolgen, sondern beschwichtigend gemeint. Ein halbes Jahr zuvor hatte Verteidigungsminister Ehud Barak im israelischen Radio etwas Ähnliches gesagt: „Es gibt kein Szenario für 50 000 Tote oder 5 000 Tote – und wenn alle in ihren Häusern bleiben, vielleicht auch nicht für 500 Tote.“ Soll heißen: es wird wehtun, aber Israel kann das verkraften, und da müssen wir eben durch. Wegen Aussagen dieser Art gilt der politisch sonst eher gemäßigte Barak als einer, der lieber früher als später losschlagen würde. Umgekehrt haben manche, die als Hardliner gelten, wie Außenminister Avigdor Lieberman und Vizepremier Mosche Yaalon, zum Abwarten geraten, und auch die Armee und die Geheimdienste scheinen zu bremsen. Das Dilemma für die israelische Führung besteht darin, dass sie zwischen zwei äußerst unsympathischen Optionen entscheiden muss: „Bomb or bombing?“ – entweder sich damit abfinden, dass der Iran eine Atombombe baut, oder das durch einen Präventivschlag verhindern. In beiden Fällen könnten die Konsequenzen furchtbar sein, sind aber nicht zu berechnen.

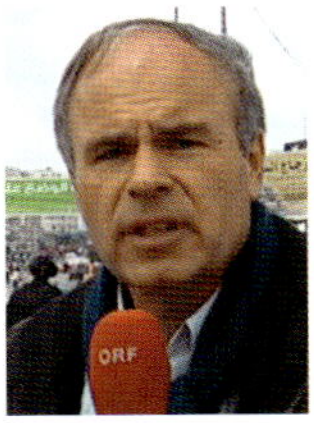

Ben Segenreich aus Tel Aviv

Doch wenn man Benjamin Netanjahu zuhört, dann kann es keinen Zweifel über die Konsequenzen der ersten Option geben. „Es ist 1938, und der Iran ist Deutschland“, sagte der jetzige Premierminister und damalige Oppositionschef schon 2006 bei einem USA-Besuch. Den bedenklichen Vergleich, der in der einen oder anderen Form immer wieder in die Debatten einfließt, rechtfertigte Netanjahu mit Nachdruck in seiner Rede zum Holocaust-Gedenktag 2012: „Ich weiß, es gibt Menschen, die glauben, dass man das einmalige Böse des Holocaust nicht erwähnen soll, wenn man über die aktuellen Bedrohungen spricht, denen das jüdische Volk gegenübersteht“, sagte Netanjahu in der Holocaust-Gedenkstätte Jad Waschem. „Sie sagen, wer das tut, wertet den Holocaust ab und beleidigt seine Opfer. Ich weise diese Auffassung zurück. Im Gegenteil: Wenn man davor zurückschreckt, die Wahrheit auszusprechen, dass es heute wie damals Leute gibt, die Millionen Juden vernichten wollen, dann ist gerade das eine Abwertung des Holocaust, eine Beleidigung seiner Opfer, eine Missachtung seiner Lehren.“

Freilich – vor dem Holocaust empfinden die Israelis Ehrfurcht, vor den Worten ihres Premierministers eher nicht. „Dieser Vergleich mit Auschwitz hätte nicht gemacht werden sollen“, meint der Journalist Ronen Bergman, „denn wenn der Iran wirklich in den Besitz einer Bombe kommt, werden die Menschen hier jetzt glauben, dass ist das Ende Israels, was nicht stimmt.“ Noch deutlicher sagt es Reuven Pedatzur, ein Ex-Kampfpilot und querdenkender Militärexperte: „Netanjahu soll diese Vergleiche mit Hitler und dem Holocaust unterlassen, das schafft nur Panik.“ Nach Pedatzurs nüchterner Einschätzung müssen die Israelis aufhören, sich etwas vorzumachen: „Die iranische Bombe ist ohnehin nicht zu verhindern, und Israel wird damit leben müssen.“ Einen Angriff auf den Iran könne Israel schon deswegen nicht riskieren, weil den Raketenabwehrsystemen „Pfeil“ und „Eiserne Kuppel“, auf die man so stolz ist, schon nach wenigen Kriegstagen die sündteure Munition ausgehen würde und sie daher in Wahrheit eine milliardenschwere Fehlinvestition seien: „Die iranische Antwort wäre für Israel eine Katastrophe.“

Nur ein Bluff?

Wie ernst es Netanjahu mit seinen Vergleichen und Warnungen meint, das können die Kommentatoren und das breite Publikum natürlich nicht wissen. Es könnte ja auch sein, dass er nur blufft. Gerade wenn er gar nicht wirklich einen Militärschlag anordnen will, muss er möglichst glaubwürdig damit drohen. Wenn der Eindruck entsteht, dass die israelische Führung hysterisch ist und glaubt, keine Wahl zu haben, dann rüttelt das die internationale Gemeinschaft wach und treibt sie dazu an, dem Iran mit Sanktionen und Boykotts härter zuzusetzen. „Ich bin einverstanden damit, dass Netanjahu und Barak vom Holocaust reden“, sagt Menasche Amir, „die Welt soll denken, dass ein Krieg bevorsteht, dann wird sie etwas tun, um ihn zu vermeiden.“

Amir ist wohl jener Israeli, den die tiefe Feindschaft zwischen seinem Land und dem Iran am meisten schmerzt. Der 72-jährige weißhaarige Gentleman mit der sanften Stimme ist Israels „Mister Iran“. Er wird immer wieder von israelischen und internationalen Medien befragt, wenn es darum geht, Entwicklungen im Iran und Aussagen iranischer Politiker einzuordnen. Mit 19 Jahren ist Amir aus Teheran nach Israel eingewandert, stolz blickt er auf mehr als ein halbes Jahrhundert als Journalist zurück. Alte Fotos an der Wand des schäbigen Radiostudios in der Heleni-Hamalka-Straße in Jerusalem zeigen den jungen Amir bei vielen Einsätzen, daneben hängen Karikaturen vom Staatsfeind Nummer eins, dem iranischen Präsidenten Mahmud Ahmedinejad. Israels öffentlich-rechtlicher Rundfunk („Kol Israel“ – „Die Stimme Israels“) sendet täglich von 17 bis 18.30 Uhr in persischer Sprache. Lange hat Amir die persische Abteilung

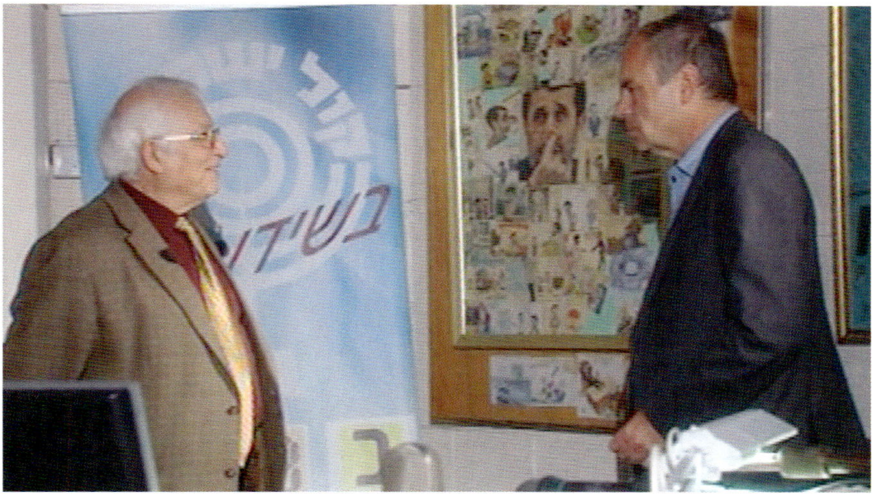

geleitet, jetzt sitzt die Legende immer noch jeden Sonntag selbst vor dem Mikrofon: „Wir haben sechs Millionen Hörer im Iran, und sie bekommen hier Informationen, die sie im Iran nicht bekommen."

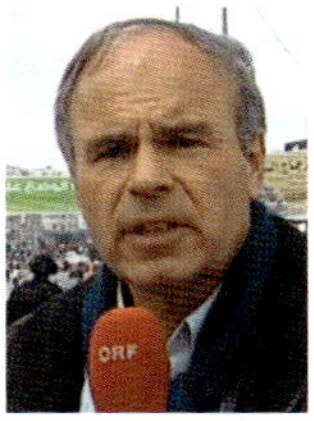

Ben Segenreich
aus Tel Aviv

Die Zahl kann man natürlich schwer überprüfen, und das Sendungsformat ist recht altmodisch, ein Hauch von BBC im Zweiten Weltkrieg. Aber die Informationen fließen in beide Richtungen, und so hat Amir den Finger am iranischen Puls. Eine gute Stunde lang verliest er Meldungen aus Israel und aus aller Welt. In der letzten halben Stunde können dann Hörer anrufen – aufgeregte Stimmen sind es, ein Exil-Iraner in Kuwait und einer in Kalifornien, und mutige Menschen im Iran selbst, einer aus einer Telefonzelle. Sie klagen über die schlechte Wirtschaftslage, wegen der Sanktionen kann man das persische Neujahrsfest nicht richtig feiern, einer debattiert mit Amir über den Holocaust und wünscht sich Frieden mit Israel. „Wir schämen uns für das, was in Syrien passiert", ärgert sich ein anderer, „und unsere Regierung unterstützt das!"

„Man muss unterscheiden zwischen dem iranischen Regime, das zur Vernichtung Israels aufruft, und den iranischen Menschen, von denen die meisten Israel mögen und sich an die sehr freundlichen Beziehungen zwischen den beiden Ländern vor der islamischen Revolution erinnern", meint Amir, „es gibt 2700 Jahre gemeinsamer Geschichte, die das iranische Volk und die Juden verbindet". Er ist sicher, dass die „traditionelle Freundschaft" wiederhergestellt würde, wenn der Iran einmal demokratisch werden sollte, und seiner Einschätzung nach ist der Iran noch weit von der Bombe entfernt. Doch die Hoffnungen, dass die Mullahs letztlich rational handeln würden, teilt Menasche Amir keineswegs: „Die iranische Führung hat ihre eigene ‚Rationalität', und die ist sehr radikal,

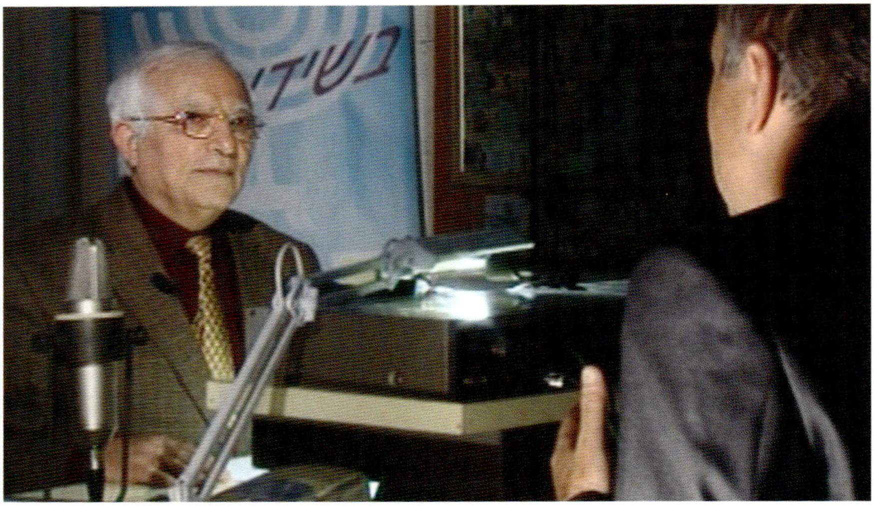

sehr fanatisch, sehr fundamentalistisch. Sie glauben, dass die wahre Religion für die ganze Menschheit der Islam ist, und sie glauben, dass die wahre Richtung des Islam der Schiismus ist. Sie glauben, dass es ihre religiöse Pflicht ist, alles zu tun, um die Rückkehr des Mahdi zu beschleunigen, indem sie Israel zerstören und die Welt beherrschen. Also können Sie sich vorstellen, wie gefährlich so ein ‚rationales' Regime sein kann, wenn es einmal die Bombe hat!"

Überfordert

Aber nein, genau das kann und will sich niemand vorstellen. Im Sommer 2012 drängen sich die üblichen Probleme in den Vordergrund, die, mit denen man schon immer gelebt hat. Die Sozialproteste regen sich wieder, wegen des Streits über die Wehrpflicht für die Strengreligiösen könnte die Koalition auseinanderbrechen, und die verdammten Quallen, die jedes Jahr gerade in den großen Ferien Israels Mittelmeerstrände belagern, sind heuer besonders früh dran. Doch im Hintergrund schwirren die schicksalsschweren Fragen weiter durch die heiße israelische Luft. Kennt man überhaupt alle iranischen Nuklearanlagen und, wenn ja, kann man sie aus der Luft zerstören? Würde ein Militärschlag wirklich das iranische Nuklearprogramm endgültig beenden? Oder würde er vielleicht gerade umgekehrt den Atombombenplänen der Mullahs Legitimität verleihen und das iranische Volk hinter dem Regime einen? Würde Israel sich durch einen Angriff auf den Iran nicht ins Unrecht setzen und international isolieren? Und kann man der israelischen Zivilbevölkerung den zu erwartenden Gegenschlag zumuten? Kann man sich darauf verlassen, dass die USA später den Iran stoppen, wenn Israel es nicht jetzt tut? Oder will der Iran vielleicht gar nicht wirklich eine Atombombe bauen? Und wenn doch, wie lange würde das noch dauern, und würde er sie wirklich einsetzen? Die Fragen sind so quälend und so oft durchgekaut worden, die Antworten sind so diffus und widersprüchlich, die Konsequenzen einer Fehlkalkulation könnten so entsetzlich sein, dass alle Israelis überfordert wirken, bis hinauf zu den Staatsspitzen.

Unschlüssig sind jetzt auch meine lieben Freunde Ilana und Paul. Sie sind ein sehr harmonisches Ehepaar und wohnen in einem schönen alten Haus in Rischon-le-Zion, einer ruhigen, bürgerlichen Großstadt im Süden von Tel Aviv. Ilana findet, dass es an der Zeit wäre, das Haus ein bisschen zu renovieren. „Ich bin ja nicht verrückt", brummt Paul, „wieso soll ich gerade jetzt renovieren, wenn vielleicht ein Krieg kommt und das Haus getroffen werden kann?" „So kann man nicht denken", seufzt Ilana, „denn dann kann man ja überhaupt nie irgendetwas im Haus machen lassen." Auch so sehen die Fragen aus, vor die der Iran die Israelis stellt.

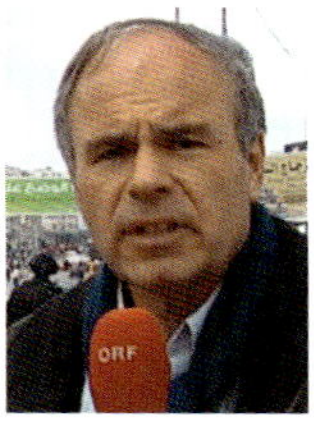

Ben Segenreich
aus Tel Aviv

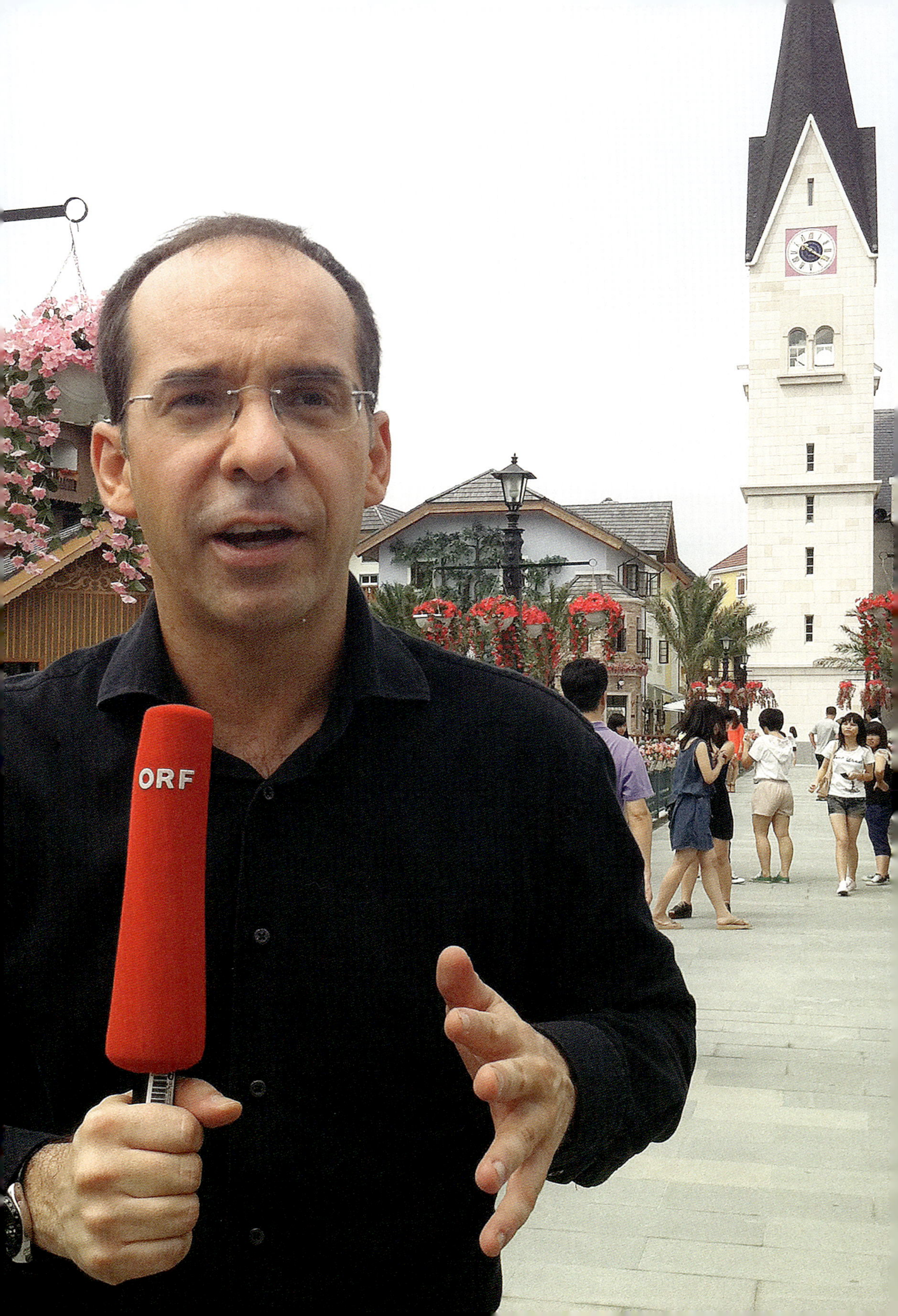
ORF

JÖRG WINTER
aus Peking

EIN CHINESISCHES FISCHERDORF SIEHT ROT

Es geht gemächlich zu im Fischerdorf Wukan an der Küste der Provinz Guangdong im Süden Chinas. Gerade einmal drei Autostunden sind es von hier bis zur Grenze nach Hongkong. Und doch könnte der Unterschied kaum größer sein zwischen der glitzernden Weltmetropole und dem staubigen Provinzdorf mit seinen paar tausend Bewohnern. Wukan hat eine Schule, ein paar Läden, in denen es neben Toiletteartikeln, Instant-Suppen, Bier und anderen Getränken in Dosen nicht allzu viel zu kaufen gibt. Ein kleiner Markt mit Gemüse- und Fleischständen ergänzt das spärliche Angebot. Aus einem Lautsprecher auf dem dreckigen Straßenboden dröhnt chinesischer Kitsch-Pop. Daneben steht ein klappriges Dreirad, auf dessen Ladefläche raubkopierte DVDs gestapelt sind. Sie kosten weniger als einen Euro pro Stück. Mehrmals täglich hält neben dem DVD-Stand ein Linienbus, der Wukan mit Lufeng verbindet, der nächsten größeren Kreisstadt. Ein ganz normales chinesisches Dorf, möchte man meinen.

Und doch, Wukan ist anders. Die Bewohner sind stolze Rebellen, die sich ein kleines Stück Freiheit erkämpft haben. Zum ersten Mal durften sie Anfang März 2012 ihre Dorfvertreter selbst wählen. In freien und fairen Wahlen. Ohne dass die Kommunistische Partei zuvor bestimmt hätte, wer Kandidat sein darf und wer nicht, wie das sonst in China üblich ist, auch wenn es die Verfassung anders vorsieht. Die Wahl wurde zum Magneten für Medienvertreter aus aller Welt. Viele sind bereits vor der Wahl gekommen, etwa die Reporter von CNN, der BBC oder der *New York Times* und auch wir, das ORF-Team. Die Bewohner heißen uns willkommen, sie sind herzlich, winken uns zu. Das eisgekühlte Cola will sich der Getränkeverkäufer auf der Straße nicht bezahlen lassen. „Wir sind nur froh, dass ihr hier seid bei uns", meint der junge Mann. Wüsste man es nicht besser, man könnte glauben, auf einem Jahrmarkt zu sein, nicht in einem Fischerdorf.

Wenige Wochen zuvor war alles noch anders hier. Wenige Wochen zuvor hatten chinesische Sicherheitskräfte und Einheiten des Militärs die Gemeinde

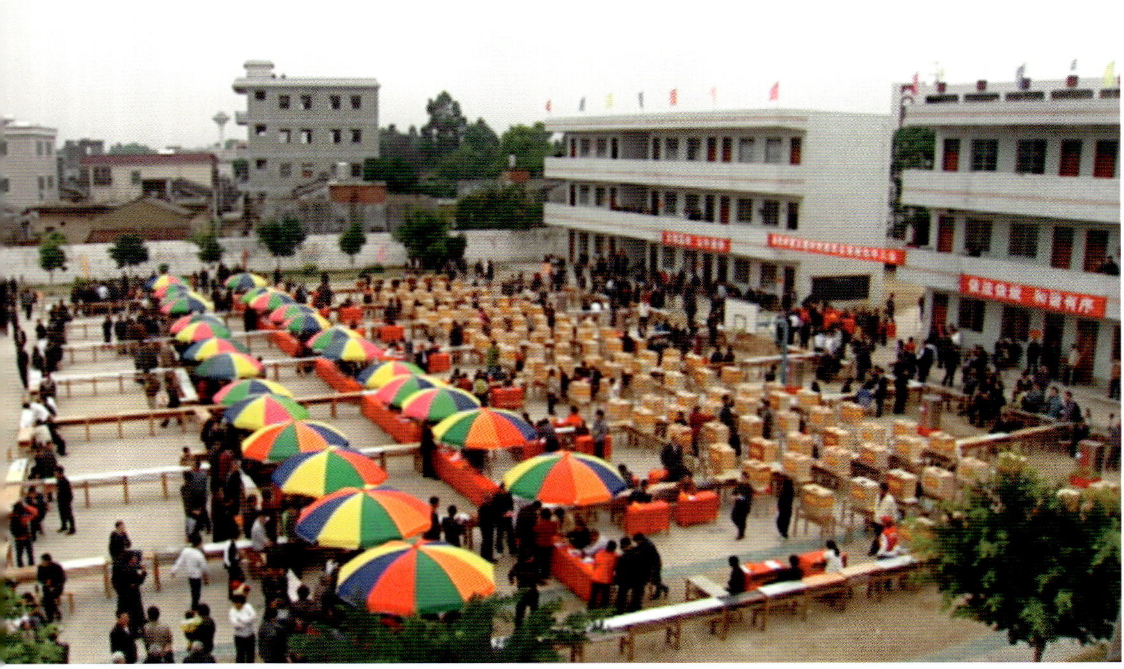

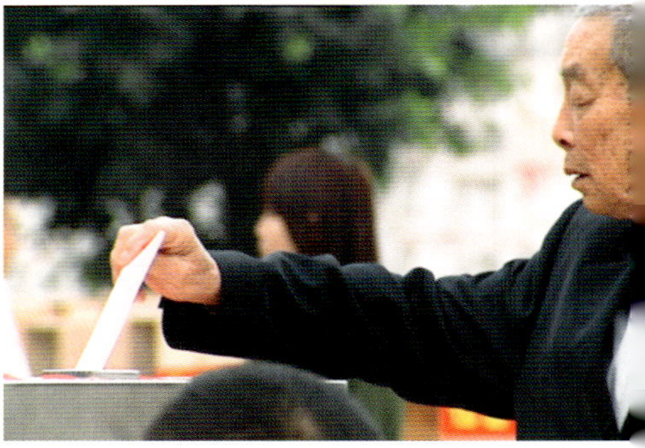

noch umstellt, alle Zufahrtsstraßen gesperrt und den Bürgern mit Strafaktionen gedroht. Wenige Wochen zuvor stirbt Xue Jinbo nach seiner Festnahme durch die Polizei. Offiziell wegen Herzversagens, obwohl der 42-Jährige nach Angaben seiner Familie bei vollen Kräften und kerngesund war. Xue Jinbo war einer der Anführer der Rebellion, des Aufstands der Dorfbewohner, die dem Raub ihres Grundes und Bodens nicht mehr länger zusehen wollten. Es war eine Revolte gegen korrupte Parteikader, die das in Gemeindeeigentum stehende Land an lokale Geschäftsleute und gierige Immobilienentwickler verschachert und, wie so oft in China, dafür fette Provisionen kassiert haben. Als wieder einmal Land an einen Entwickler verkauft wird, kocht die Wut der Bürger über. Sie jagen die gesamte Parteileitung aus der Stadt, den langjährigen Dorfvorsteher ebenso wie den örtlichen KP-Parteisekretär und den Polizeichef. Wukans Bürger bunkern sich ein. Durch den Belagerungsring von Polizei und Militär werden tagelang nur kleine Mengen an Wasser und Lebensmitteln gelassen. Die Angst geht um, dass dieser Konflikt blutig enden könnte. Und es mehren sich auch die Anzeichen dafür. Doch letztlich kommt alles anders.

Die Provinzbehörden von Guangdong schalten sich ein, versprechen die Beschwerden der Dorfbewohner zu prüfen und den Landverkauf zu stoppen. Daraufhin werden die Proteste eingestellt. Schließlich gibt man den Rebellen Recht und geht auf ihre Anliegen ein, die frühere Parteileitung wird öffentlich diskreditiert und es wird gegen sie ermittelt. Und noch mehr: Aus Peking kommt grünes Licht für eine freie und offene Wahl. Am Tag vor der Wahl treffen wir Herrn Yang. Er ist 40 Jahre alt und einer der Anführer der Rebellion. Dass er nicht längst im Gefängnis sitzt, kann er selbst kaum glauben. Und er ist ebenso erstaunt, als er am nächsten Tag mit überwältigender Mehrheit zum stellvertretenden Dorfvorsteher von Wukan gewählt wird. Herr Yang wählt

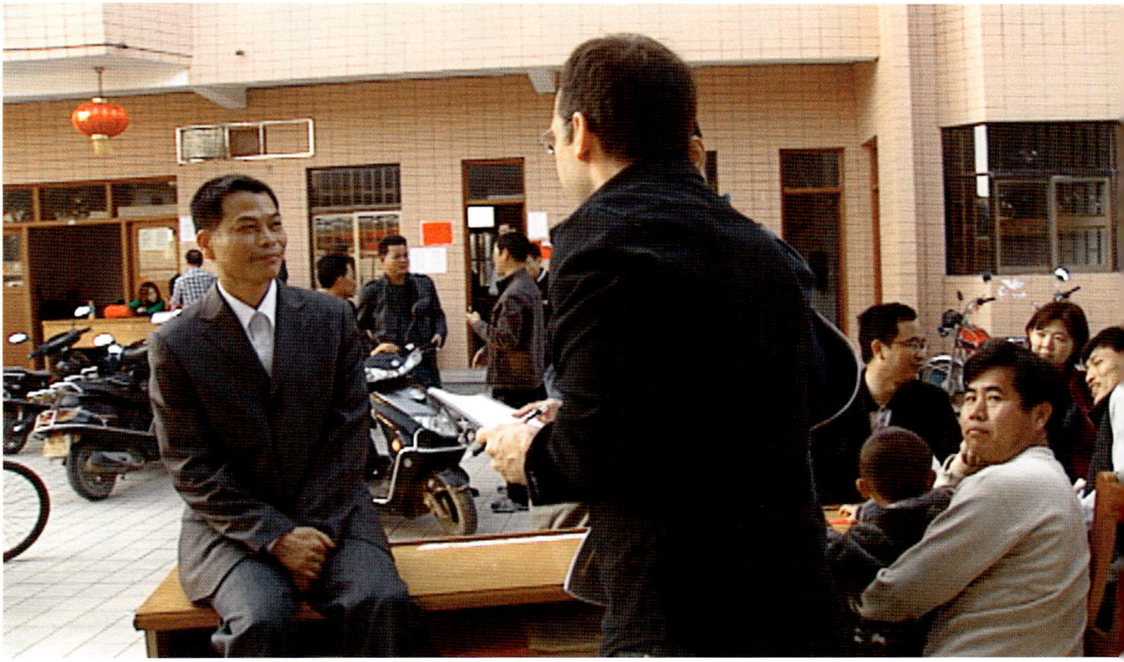

seine Worte mit Bedacht, er ist kein Polterer. Aber er ist bestimmt, nimmt sich kein Blatt vor den Mund. „Die neue Dorfführung wird sich für die Bürger einsetzen, sie wird die Gesetze achten und sie wird von den Dorfbewohnern legitimiert sein", sagt Herr Yang. „Die alte Dorfführung hat besonders viel Dreck am Stecken. Wir wissen, dass sie große Teile unseres Bodens verschachert hat. Vom Erlös haben wir nichts gesehen." Ähnliches bekommen wir immer wieder auf unseren Reisen durch die chinesische Provinz zu hören. Den Bewohnern in hunderten anderen Dörfern geht es nicht anders. Mehr als 100 000 „kollektive Zwischenfälle", wie man das in der Sprachregelung der Kommunistischen Partei nennt, werden jedes Jahr verzeichnet. Doch das ist nur die offizielle Zahl. Viele glauben, dass es viel mehr sind. Gemeint sind damit Protestaktionen, die

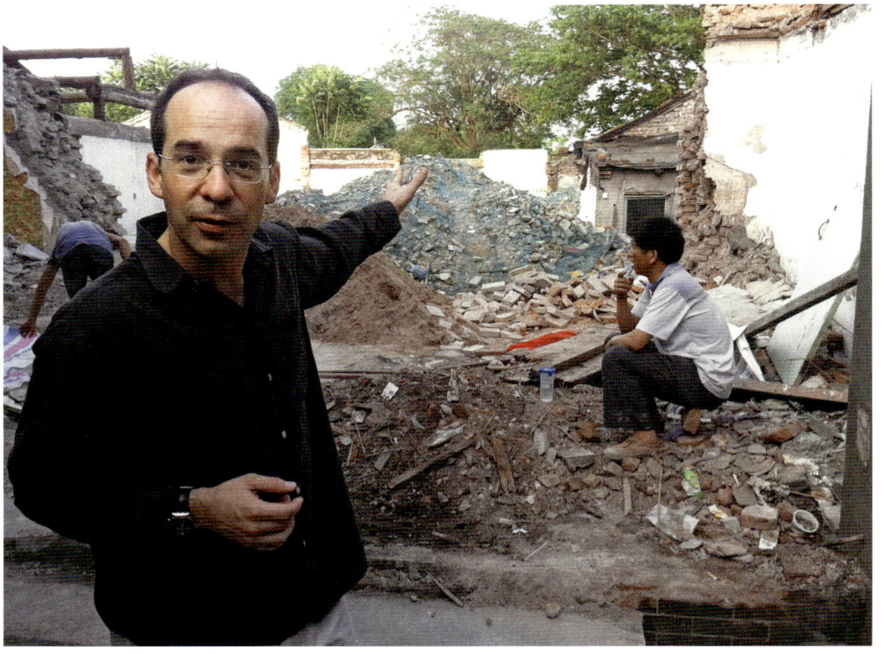

nicht selten in Massenschlägereien und Ausschreitungen gegen die Polizei enden. Bei einem Großteil dieser Konflikte geht es um illegale Landnahme, um Zwangsenteignungen für Infrastruktur- oder Immobilienprojekte.

Die Steuermoral in China ist niedrig und das Konzept eines Finanzausgleichs zwischen Zentrale und Gemeinden unbekannt, daher ist der Verkauf von Land für lokale Regierungen oft die einzige lukrative Einnahmequelle. Allein 2011 haben Kreise und Gemeinden umgerechnet gut 460 Milliarden Dollar aus dem Verkauf von Grundstücken eingesackt. Es geht also um viel Geld, und so lassen Lokalpolitiker Proteste gegen ihre Machenschaften oft mit äußerster Brutalität niederschlagen. Gesetze werden dabei routiniert missachtet. Niemand kümmert sich darum, obwohl Zwangsenteignete laut chinesischem Recht großzügig entschädigt werden müssten. Doch wen kümmert das schon in einem Land ohne Rechtssicherheit? Daran ändert auch wenig, dass die KP-Führung in Peking der Landbevölkerung wiederholt mehr Unterstützung versprochen und lokale Parteifunktionäre aufgefordert hat, bei Landstreitigkeiten auf die Anliegen der Bauern einzugehen. „Wir können nicht länger die Eigentumsrechte der Bauern an ihrem Land opfern, um die Kosten der Urbanisierung und Industrialisierung zu reduzieren", meint Premierminister Wen Jiabao auf einer seiner Inspektionsreisen in die Agrargebiete. Illegale Landnahmen, verbunden mit schamloser Gier lokaler Parteifunktionäre – Chinas Führern ist die soziale Sprengkraft dieser giftigen Mischung längst bewusst. Was dazu führt, dass korrupte Lokalpolitiker bei sozialen Konflikten noch skrupelloser gegen die Betroffenen vorgehen und versuchen, Proteste im Keim zu ersticken. Denn bekommen die Mächtigen in Peking davon erst einmal Wind, dann ist es mit der Parteikarriere rasch vorbei. Das hat das korrupte Dorfkomitee von Wukan schmerzlich erfahren müssen. Und – wie viele ausländische Besucher – fragen auch wir uns eines: Hat man in Wukan nicht Angst, dass es sich die Provinzbehörden wieder anders überlegen könnten, sobald die mediale Aufmerksamkeit verflogen ist? Dass neuerlich Prügelpolizisten ins Dorf geschickt werden, um den politischen Frühling jäh wieder zu beenden? Nein, meint Herr Yang. Und er muss für seine Antwort nicht lange überlegen. Das Rad der Geschichte lasse sich nicht mehr zurückdrehen. In Zukunft werde man umstrittene Dinge diskutieren, anstatt sie mit Polizeigewalt zu lösen. Davon sei er überzeugt. Andere Dorfbewohner, wie Herr Zhuang, sind noch optimistischer.

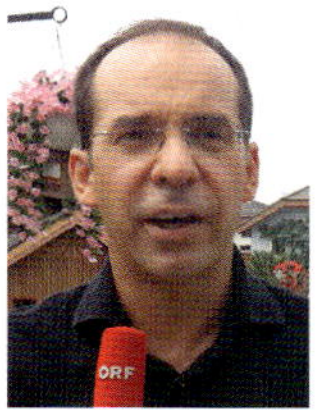

Jörg Winter
aus Peking

„Das ist der Anfang der Demokratie in Wukan. Wir werden künftig über unseren Grund und Boden selbst bestimmen." Wir treffen Herrn Zhuang am Vorplatz der Schule. Dort hat man dutzende Tische aufgestellt. Auf ihnen stapeln sich die Wahlzettel, und die sind ziemlich lang und umfangreich. Sieben Funktionen im Dorfrat sind zu vergeben, 21 Kandidaten stehen zur Wahl. Auf anderen Tischen stehen die Urnen und auch quadratische Holzkisten, die auf einer Seite offen sind. Sie dienen als Wahlkabinen, denn eine Wahl soll ja schließlich nicht nur frei und fair, sondern auch geheim sein, meinen die Wahlveranstalter.

Nicht lange zuvor hatten wir das in einem Wahllokal in einem Pekinger Vorort noch ganz anders erlebt. Auch dort fanden Wahlen statt, wie sie in Chinas Verfassung auf Dorf- und Gemeindeebene ausdrücklich vorgesehen sind. Es gab aber nur eine Wahlkabine, die kaum genutzt wurde. Die Menschen haben die ihnen vorgesetzten und zuvor von der örtlichen Parteileitung ausgewählten Kandidaten gleich öffentlich angekreuzt, vor den Augen der anderen Wähler und der Wahlkommission. Wird das Beispiel Wukans, des unbeugsamen Fischerdorfs, Schule machen? Wird man bald auch in anderen Dörfern seine Kandidaten frei wählen können, ohne dass die Partei dabei die Hände mit im Spiel hat? Diese Frage löst bei Herrn Yang ein Augenzucken aus, er verzieht das Gesicht. Die Frage ist ihm offensichtlich unangenehm. „Dazu kann ich nichts sagen, ich kann nur für Wukan reden", meint er. Der Parteichef der Provinz Guangdong, der mit 104 Millionen Einwohnern bevölkerungsreichsten Chinas, hat für sein Krisenmanagement in Wukan, d. h. für die friedliche Beilegung des Konflikts, jedenfalls viel Lob bekommen. Wang Yang wird für höchste Ämter in Peking gehandelt. Seine Karriere geht steil nach oben. Eine Eskalation in Wukan, etwa ein Massaker durch die Sicherheitskräfte, hätte seine Karrierepläne wohl zunichte gemacht. Und so glauben viele, dass die Rebellen nur Glück gehabt haben. Dass sie nur das perfekte Timing für ihren Aufstand ausgesucht haben, der sonst ganz anders hätte ausgehen können.

Wer den Tiger reitet, kann nur schwer wieder absteigen – Chinas Mikroblogger lehren die Mächtigen das Fürchten

Sie sind der Stolz der Nation: Chinas Hochgeschwindigkeitszüge, die mit 300 km/h und mehr die Metropolen entlang der Ostküste bedienen und zunehmend auch weit ins Landesinnere vorstoßen: Eines der größten Infrastrukturprojekte, das die Menschheit je gesehen hat. In nur wenigen Jahren hat man tausende Kilometer solcher Trassen verlegt. Schon jetzt ist Chinas Hochgeschwindigkeitseisenbahnnetz das längste weltweit. Das vorerst letzte große Schauprojekt, die gut 1 300 Kilometer lange Hochgeschwindigkeitsstrecke zwischen Peking und Shanghai, war gerade erst eröffnet, als sich an einem Sommertag im Juli 2011 das bis dahin größte Eisenbahnunglück in der Geschichte Chinas ereignete. Auf einer Schnelltrasse außerhalb von Wenzhou, in der südchinesischen Provinz Zhejiang, stoßen zwei Züge zusammen. 40 Menschen sterben, fast 200 werden verletzt. Ein Sommergewitter hatte das Signalsystem zerstört, das offenbar aber auch schon zuvor mangelhaft war. Doch das erfahren Chinas Bürger vorerst nicht. Die Behörden, allen voran das mächtige Eisenbahnministerium, reagieren, wie es in solchen Situationen in China üblich ist: Sie schweigen, mauern und verpassen den Medien einen Maulkorb. Doch dieses Mal geht der Schuss nach hinten los. Und zwar gewaltig. Chinas Blogger posten in wenigen Tagen über das Unglück 26 Millionen Nachrichten im Internet. Die Internetgemeinde erfährt von Arbeitertrupps, die Unglückswaggons bei den Aufräumarbeiten einfach eingraben, wohl um Ermittlungen zur Unglücksursache zu behindern, wie es heißt. Sie erfährt von Anwälten, die auf Geheiß der Behörden Angehörige der Opfer nicht vertreten dürfen. Als Regierungschef Wen Jiabao erst Tage später am Unglücksort auftaucht und sein spätes Erscheinen mit einer Grippe rechtfertigt, ist bald eine andere Version zu lesen. Blogger veröffentlichen Fotos des Premiers, die ihn in den Tagen nach dem Unglück beim Empfang ausländischer Staatsgäste in Peking zeigen. So krank kann der Regierungschef dann wohl doch nicht gewesen sein, heißt es in Kommentaren. Auch über den zuvor über einen Korruptionsskandal gestolperten Eisenbahnminister erfährt die Internetgemeinde Brisantes. Er soll Millionen an Schmiergeld genommen haben. Das ist noch nicht alles. Liu Zhijun soll sich außerdem 18 Konkubinen gehalten haben. Solche Nachrichten, ob sie nun stimmen oder nicht, verbreiten sich rasend schnell über die Mikroblogs. „Weibos" nennt man diese Kurznachrichtendienste, die mittlerweile gut 300 Millionen

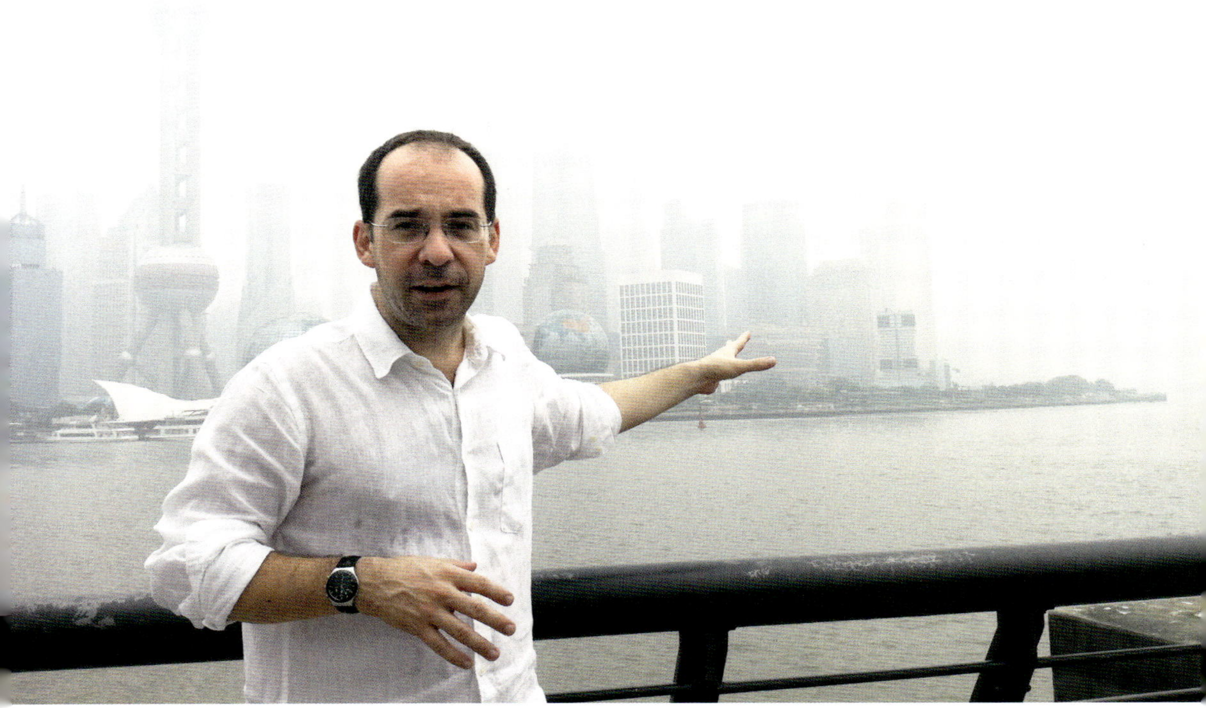

Chinesen regelmäßig nutzen und die noch vor drei Jahren hier fast unbekannt waren. Sie ähneln dem außerhalb Chinas populären, aber in China von der Zensur gesperrten Kurznachrichtendienst Twitter. Die Beiträge sind auf 140 Zeichen beschränkt, mit denen sich auf Chinesisch allerdings viermal mehr schreiben lässt als mit deutschen Zeichen, weil ein einziges Schriftzeichen oft ein ganzes Wort bedeuten kann. Auch können zusätzlich Videos und Bilder verarbeitet werden. Die strenge Zensur wird umgangen, indem Texte oder auch bereits gelöschte Beiträge einfach in Bilder und Screenshots umgewandelt und so weiter verbreitet werden. Den Internetwächtern gehen auf diese Weise viele Informationen durch die Lappen. So schnell verbreiten sich viele Nachrichten, dass die Zensoren mit dem Löschen gar nicht mehr nachkommen. Ein regelrechtes Katz-und-Maus-Spiel ist im Gang. Und die Stimmen innerhalb der Kommunistischen Partei werden lauter, die meinen, man müsste die Umtriebe auf den Mikroblogs endlich stoppen. Sie ganz zu verbieten wäre aber schwierig.

„Die Nachrichtendienste sind so populär, dass ein Verbot für die Regierenden gefährlich wäre, es würde eine riesige Welle der Wut auslösen", erzählt uns Jeremy Goldkorn. Der Südafrikaner, der seit 1995 in Peking lebt, ist eine Auto-

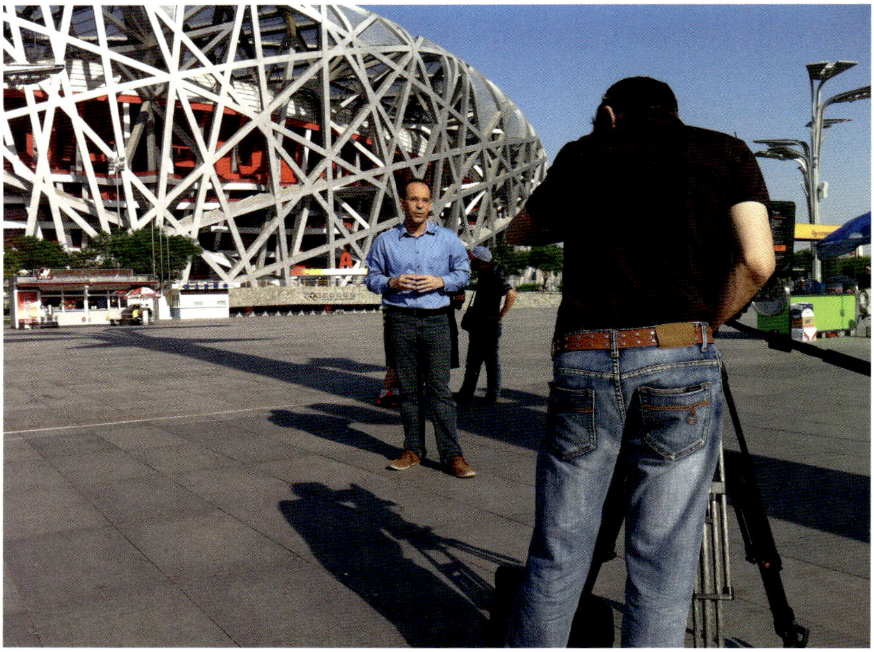

rität in Chinas Internetszene. Auf seiner Website Danwei.org nimmt Jeremy die Medien und ihren Umgang mit dem gesellschaftlichen und sozialen Wandel Chinas seit Jahren genau unter die Lupe. „Die Betreiberfirmen der Mikroblogs beschäftigen ein Heer von Mitarbeitern, die unerwünschte Nachrichten händisch zensurieren. Und sie haben modernste Technologien, um Unruhestifter aus Millionen von Bloggern herauszufiltern." Um ihre Lizenz nicht zu verlieren, zensurieren sich die Betreiber der Weibos selbst. Als im Frühjahr 2012 Gerüchte über einen Machtkampf in höchsten KP-Kreisen die Runde machen, angebliche Augenzeugen von Schießereien im abgeschotteten Regierungsviertel Zhongnanhai berichten sowie Fotos von in Peking einrollenden Panzern durch Internetforen und Mikroblogs geschickt werden, platzt den Regierenden kurzfristig der Kragen. Sina und Tencent, die beiden wichtigsten Betreiber der Mikroblogs in China, werden bestraft. Die Kommentarfunktion auf ihren Diensten wird für ein paar Tage gesperrt, die offizielle Nachrichtenagentur Xinhua wettert gegen „gesetzlose Chaoten, die unwahre Gerüchte verbreiten". Die Volkszeitung, das Sprachrohr der Kommunistischen Partei, sieht gar die soziale Stabilität akut gefährdet, sollten die Gerüchte nicht bald verstummen, von denen die meisten erfunden waren. Soweit wir es wissen, war kein Putsch in Planung, es gab keine Schießereien in Zhongnanhai, und die Bilder von in Peking einrollenden Panzern stammten von einer früheren Militärparade. Hongkonger Medien wollen von hunderten Mikrobloggern erfahren haben, die von den Behörden am Festland ausgeforscht und verhört worden seien. Dabei hat es sich die Kommunistische Partei selbst zuzuschreiben, wenn die Mikroblogger-Szene zusehends zu einer wilden Gerüchteküche verkommt. „Offenheit und Transparenz könnten die Glaubwürdigkeit von Informationen verbessern und Gerüchten keinen Markt mehr bieten", schreibt etwa ein User auf dem populären Mikroblog von Sina.com. Dort konnte man bisher anonym posten. Doch mittlerweile müssen User in Peking ihre wahre Identität preisgeben. Mit Namen und einer dazu registrierten Telefonnummer.

Als die Regelung in Kraft tritt, machen wir die Probe aufs Exempel. Nur zu journalistischen Probezwecken, versteht sich, schließlich achten wir Chinas Regeln und Gesetze. Wir kaufen eine Telefonwertkarte und melden uns mit einem Fantasienamen an. Und siehe da, alles funktioniert genauso wie zuvor. Wie man die Identität von mehr als 300 Millionen Mikrobloggern tatsächlich flächendeckend überprüfen soll, dafür hat derzeit niemand eine Lösung. Chinas Internetuser werden auch immer kreativer, wenn es darum geht, der Zensur eines auszuwischen. Ein chinesischer Bekannter, der selbst ständig in Internetforen und Mikroblogs unterwegs ist, zeigt mir, wie es mit einfallsreichen Wortspielen funktioniert. Als der ebenso hochrangige wie skrupellose Parteifunktionär Bo Xilai im Frühjahr 2012 stürzt, sind die Zensoren sofort zur Stelle. Sein Name ergibt auf den chinesischen Suchmaschinen im Internet keine Ergebnisse mehr. Auf den Kurznachrichtendiensten kann man seinen Namen auch nicht mehr posten, er wird sofort von der Zensur gelöscht. Und so machen Blogger aus dem Zeichen für Bo, das übersetzt so viel wie dünn heißt zwei Zeichen. Bu Hou heißt übersetzt „nicht dick". Und unter Bu Ho Xilai kann weitergepostet werden. Einige Tage später wird auch dieser Begriff gesperrt, und die Blogger erfinden wieder ein neues Wortspiel. Mein Bekannter zeigt mir auch, wie man die große chinesische Firewall umgehen kann, die viele ausländische Websites in China blockiert. Für einen Euro im Monat kann man sich einen Proxy kaufen, eine Art Tunnelverbindung zu einem ausländischen Server. Und dann lassen sich auch Seiten wie Facebook oder Youtube, die in China gesperrt sind, problemlos öffnen. Dieser Service ist illegal, was die Internetgemeinde nur wenig beeindruckt. Ist die Nachrichtenlage zu sensibel, dann werden auch diese Services von der Zensur attackiert. Die meiste Zeit funktionieren sie aber. Ebenso wie die Weibos, die Kurznachrichtendienste, derer sich auch die Kommunistische Partei zusehends bedient. „Die Weibos haben für die KP auch viel Positives. So erfährt sie zum ersten Mal ungefiltert, was in den Provinzen, fernab von der Zentrale in Peking, tatsächlich vor sich geht", meint Jeremy Goldkorn. Denn Chinas Führer wissen eines nur zu gut: Die Korruption sowie die unzähligen Fälle von Machtmissbrauch in den Provinzen und Gemeinden untergraben die Legitimität der Partei. Und sie könnten ihre absolute Macht letztlich zerstören. Wenn in den Weibos von korrupten Parteikadern

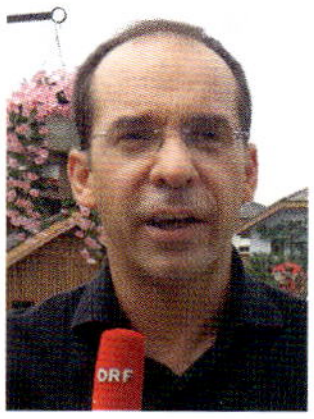

Jörg Winter
aus Peking

die Rede ist, von Schmiergeldaffären, Umweltdesastern oder Privilegien der lokalen Parteibonzen und ihrer Sprösslinge, dann hören die Mächtigen in Peking aufmerksam zu. Allen voran die Zentrale Disziplinarkommission der KP Chinas. „Tian Gao Huang Di Yuan" – „der Himmel ist hoch, der Kaiser ist weit." Das chinesische Sprichwort ist aktueller denn je. Was Peking nicht weiß, macht es auch nicht heiß. So funktioniert China seit vielen Jahrhunderten. Doch scheint die Explosion der Mikroblogs dieses Prinzip ordentlich ins Wanken zu bringen. Auch soll die Partei ein Heer von professionellen Bloggern bezahlen, um für sich gute Stimmung machen zu lassen und die öffentliche Meinung in gewünschte Bahnen zu lenken. Oder hochrangige Parteimitglieder betreiben gleich offen eigene Mikroblogs, informieren über die Arbeit der Behörden oder beantworten Bürgerfragen.

„Erst die neuen Kommunikationsmöglichkeiten im Internet erlauben, dass unsere Stimmen gehört werden und nicht untergehen", erzählt uns Herr Yao, den wir in einem kleinen Kaffeehaus in einem Vorort in Peking treffen. Im Hinterzimmer. Nur dort ist er bereit, mit uns zu reden. In der Öffentlichkeit will er mit einem westlichen Fernsehteam zusammen nicht gesehen werden. Herr Yao ist keine 30 Jahre alt, über seinen Mikroblog will er Wahlkampf machen. Er bewirbt sich als unabhängiger Kandidat für einen Sitz in der Kreisverwaltung. Euphorisch erzählt er uns von seinen Plänen, Monate vor der Wahl. Wenige Tage vor der Wahl wollen wir in einem weiteren Interview wissen, wie es ihm ergangen ist in seinem Internetwahlkampf. „Ich stehe unter Druck, habe meine Kandidatur zurückgezogen, ruft mich nicht mehr an", sagt er uns am Telefon. Dann legt er wortlos auf.

Living the Chinese Dream – von Geisterstädten, Kohlebaronen und Schönheitsoperationen

Plötzlich taucht sie am Horizont auf. Nach vielen Stunden Autofahrt von Peking. Sie liegt mitten in der mongolischen Steppe, am Rande der Wüste Gobi. Die Millionenstadt Ordos. Erbaut in nur wenigen Jahren. Mit einem einzigen Schönheitsfehler: Es wohnt kaum jemand dort. Ordos ist eine Geisterstadt. Nicht die einzige, aber sicher die bekannteste Chinas. Wie viele Menschen hier wohnen, weiß niemand genau. Vielleicht 30 000, erzählt man bei unserem Besuch. Für 700 000 Menschen hat man bereits Wohnungen gebaut, in nur wenigen Jahren hätte Ordos deutlich mehr als eine Million Bewohner zählen sollen. Wie es derzeit aussieht, eine Utopie: Der Besucher fühlt sich recht verloren hier. Die vierspurigen Prachtboulevards sind menschenleer. Vor dem Regierungsgebäude, am Rande eines gigantischen Platzes, der irgendwie an eine

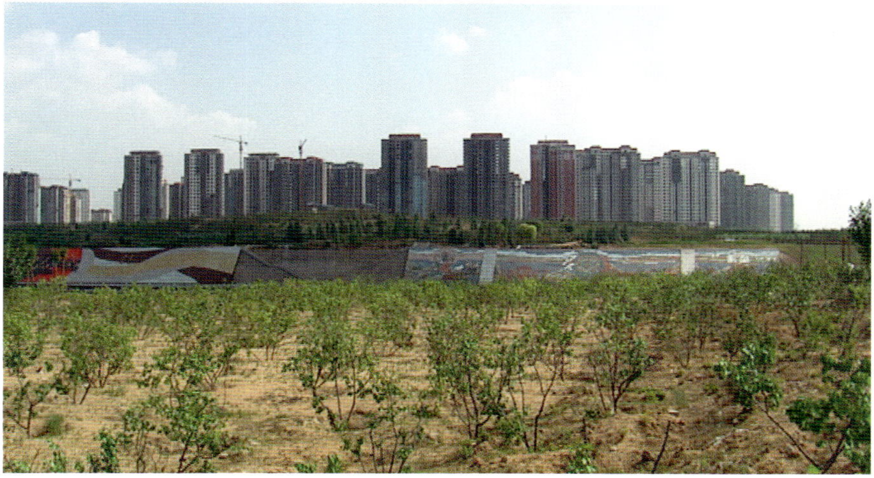

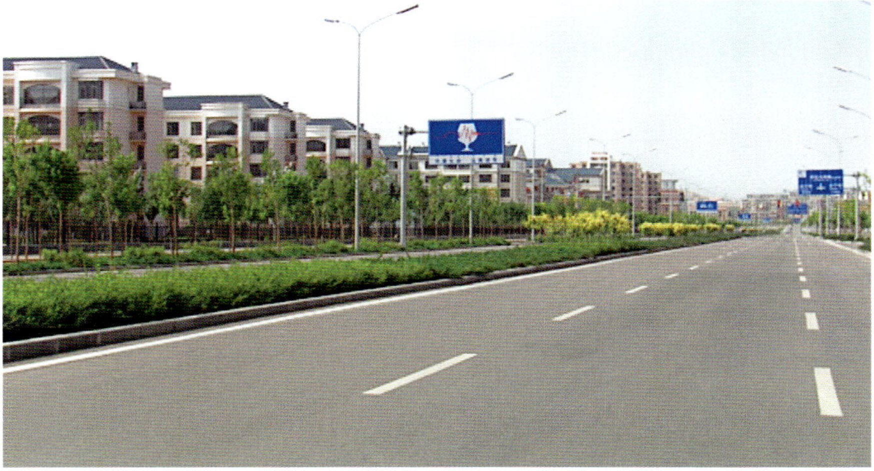

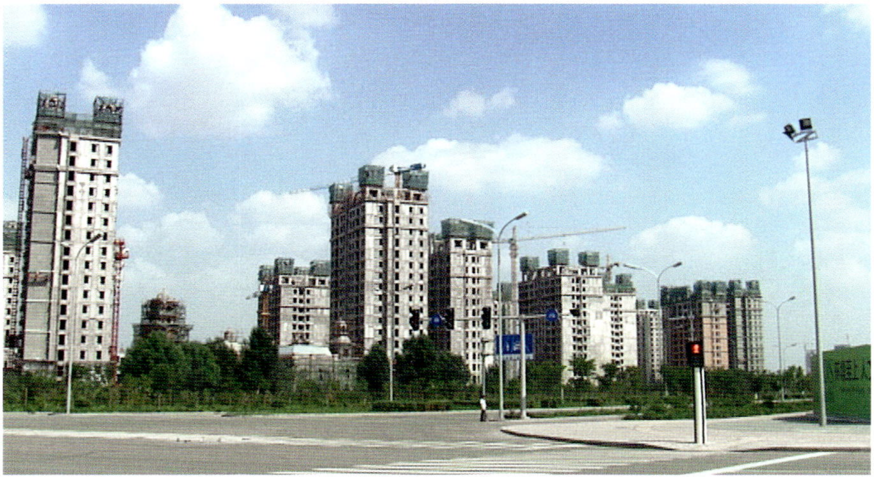

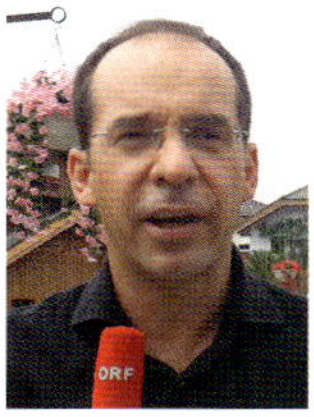

Jörg Winter
aus Peking

moderne Version aus Sowjetzeiten erinnert, thront eine Statue von Dschingis-Khan, dem mongolischen Kriegsherrn, der einst große Teile des chinesischen Reichs beherrscht hat. Die mächtige Statue dient als Fotokulisse für die wenigen Touristen, die sich hierher verirren. Es gibt ein Opernhaus, ein Theater, eine Bibliothek. Alles in modernem, zeitgenössischem Design. Es sind beeindruckende Bauwerke, wie das Museum von Ordos, das auf einem Sockel aus hellem Kalkstein steht. Entworfen hat es Chinas Stararchitekt Ma Yansong. Das Geld wächst hier zwar nicht auf den Bäumen, aber es steckt wörtlich im Boden. Vor einem Jahrzehnt hat man in der Inneren Mongolei, einer Provinz ganz im Norden Chinas, riesige Kohle- und Erdgasvorkommen entdeckt. Auch rund um Ordos. Eine Kaste von Millionären ist entstanden, die sich in kurzer Zeit enorm bereichert hat. Gemeinsam mit den örtlichen Behörden hat man die Retortenstadt aus dem Boden gestampft. Und auch wenn dort kaum jemand wohnt, die meisten Wohnungen sind verkauft, die Immobilienpreise bis zuletzt kräftig gestiegen.

In einer leeren Geschäftsstraße suchen wir nach Interviewpartnern – ziemlich mühsam, weil kaum jemand hier ist. Wir treffen vor allem Bauarbeiter, die Häuser errichten, in denen auch nach Fertigstellung, wie in den anderen Stadtteilen, wahrscheinlich für lange Zeit niemand wohnen wird. Es zieht uns durch die offene Tür in ein Geschäftslokal. Das Erdgeschoss ist mit Antiquitäten und Weinregalen voll geräumt. Im ersten Stock wird ein Club eingerichtet, im Stock darüber befindet sich der VIP-Bereich. Hinter der leeren Kochinsel aus Chrom-Stahl, die auf einem Sockel in der Raummitte thront, steht der Küchenchef. Er habe ihn aus Japan einfliegen lassen, erzählt uns Herr Gao, der Eigentümer des Lokals, nicht ohne Stolz. Unternehmer Gao erfüllt sich hier seinen Lebenstraum und bezeichnet sich als Weinpionier, der für erlesene Gäste, wie er sagt, ein Refugium aufziehen will. „Die Bevölkerungszahl steigt langsam. Früher war hier niemand. Jetzt zieht es die Menschen hierher. Auch Touristen kommen. Wir setzen auf eine exklusive Klientel." Bloß, wir bekommen niemanden zu Gesicht. Auf die Frage, woher seine exklusive Klientel denn kommen soll, antwortet Herr Gao vage mit Abmachungen, die er mit wichtigen Personen und Organisationen getroffen habe. Unerschütterlicher chinesischer Optimismus? Oder geht es bei dieser Businessoperation doch um etwas ganz anderes? Etwas anderes, das wir gar nicht so genau ergründen sollen? Wer weiß das schon. Und langsam denke ich mir, dass vieles hier meiner westlichen Logik wohl nicht zugänglich ist.

Ein Bericht des TV-Senders al-Jazeera hatte Ordos im Jahr 2009 ins Licht der Weltöffentlichkeit gerückt. Als Beispiel für sinnlose Verschwendung, für Arbeitsbeschaffung, für chinesische Gigantomanie. Als Symbol dafür, wie Chinas Neureiche, Beamte und korrupte Parteikader am Immobilienboom kräftig mitschneiden. Wieso stellt Chinas zentral gelenkte Bauwirtschaft Millionen neuer Wohnungen irgendwo ins Gelände, warum werden Städte aus dem Boden gestampft, in denen sich die meisten Chinesen Wohnungen gar nicht leisten können? Die Suche nach Antworten ist schwierig. Eine mögliche Antwort, die wir gefunden haben: der Erfolg der Provinzregierungen wurde in Peking lange Zeit an der Höhe des lokalen Wirtschaftswachstums gemessen. Zieht man derartige Geisterstädte hoch, dann lassen sich die Wachstumsvorgaben eben relativ leicht erfüllen. Je pompöser, desto besser. Doch braucht es dazu auch willige Investoren. Chinas Neureiche, die Kohle- und Gasbarone aus der Inneren Mongolei, brauchen Anlagemöglichkeiten. Geld ins Ausland zu schaffen ist auf legalem Weg kaum möglich, für Bankeinlagen gibt es nur enttäuschende Zinsen. Und so bleiben Immobilien als eine viel versprechende Anlagemöglichkeit, was wahnwitzige und nicht selten skurrile Bauprojekte vorantreibt.

Das vielleicht verrückteste Projekt besuchen wir gut eine Autostunde von Shenzhen entfernt, in der südchinesischen Industrieprovinz Guangdong. Hier hat der mächtige Bergwerks- und Stahlkonzern Minmetals eine Kopie der oberösterreichischen Weltkulturerbegemeinde Hallstatt aus dem Boden gestampft. Die Christuskirche ist ebenso zu bestaunen wie die Nachbildung

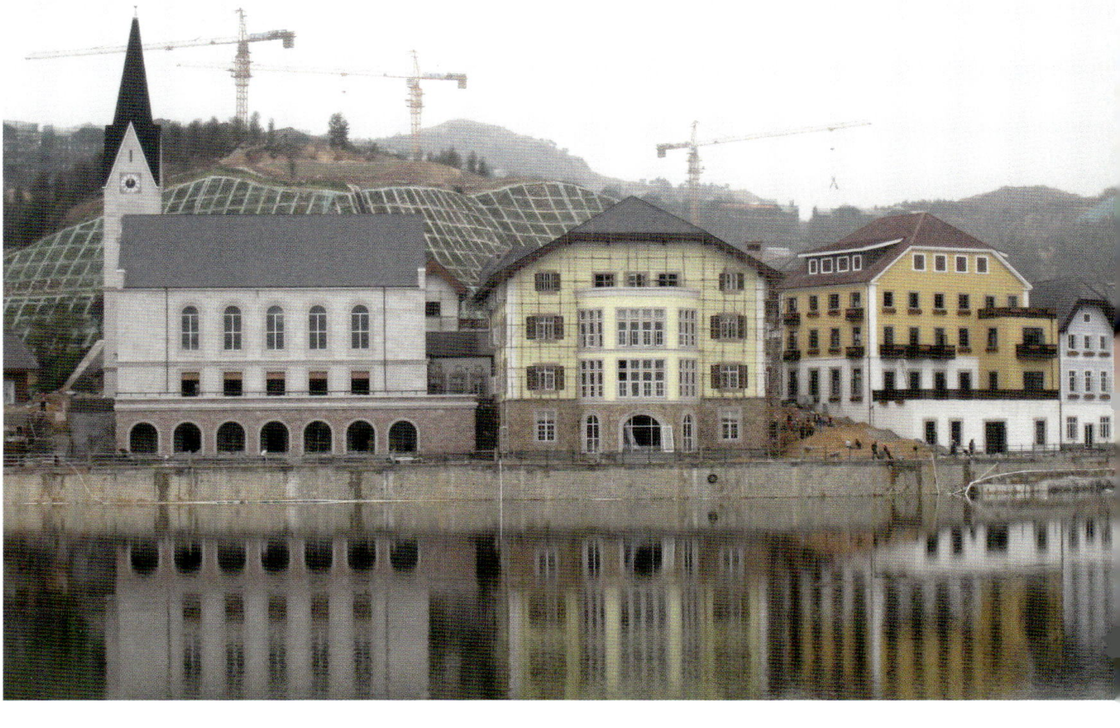

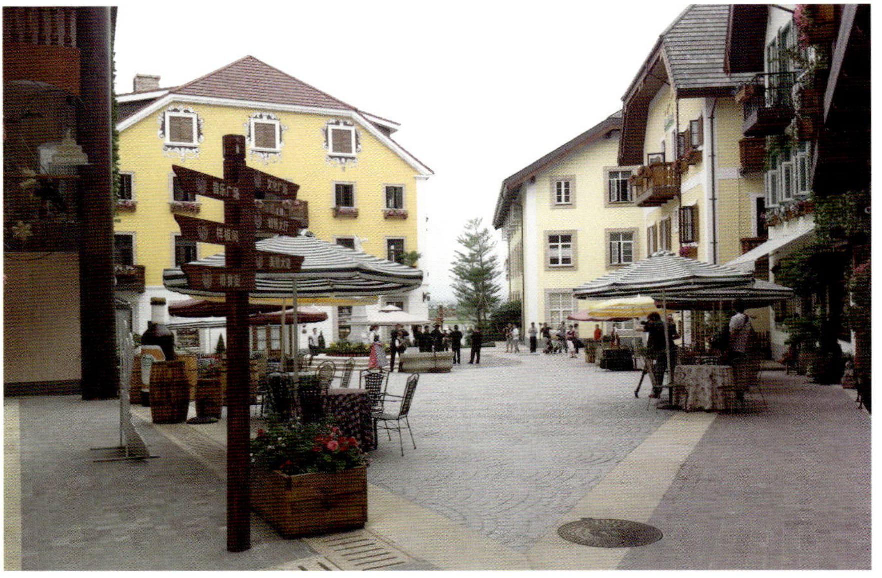

des Hotels „Grüner Baum". Auch den Hallstätter Marktplatz hat man kopiert samt Dreifaltigkeitssäule. Vor Jahren schon hat der Konzern Mitarbeiter und auch Architekten ins echte Hallstatt geschickt, die dort, als Touristen getarnt, alles fotografiert, vermessen und Pläne gezeichnet haben. Eingebettet in chinesische Einheitsarchitektur, umgeben von Fabrikhallen, Wohnblöcken und Baustellen, wirkt Hallstatt 2.0 wie ein Klon aus einer anderen Welt. Statt rauem Gebirgsklima schlägt dem Besucher subtropische Feuchte ins Gesicht. Palmen und ein kleiner See zieren das Dorf, das in den nächsten Jahren zu einer mehrere Quadratkilometer großen, abgeschlossenen Luxuswohnanlage ausgebaut werden soll. Die Wohnungen hier sind für die lokale Bevölkerung unerschwinglich. Für Chinas Wohlhabende jedoch nicht.

In Peking haben Kohlebarone aus der Inneren Mongolei oder der Provinz Shanxi in den vergangenen Jahren ganze Wohnblocks an Luxusapartments aufgekauft. Oft schauen sich die Käufer die erworbenen Wohnungen gar nicht an. „Sie kaufen gleich Dutzende und vermieten sie auch nicht", erzählt uns eine Maklerin, die ungenannt bleiben will. Die Käufer wetten auf immer weiter steigende Wohnungspreise. Sie haben so maßgeblich zur Immobilienblase in Chinas Städten beigetragen und sich die Wut vieler Durchschnittschinesen zugezogen, die sich die horrenden Wohnungspreise nicht mehr leisten können. Umgerechnet 7 000 Euro und mehr pro Quadratmeter sind für Wohnungen in den besten Lagen Pekings bereits zu berappen. Die Arbeiter auf den Baustellen der Stadt verdienen oft gerade einmal 350 Euro pro Monat. Ein Zweijahreslohn kauft also einen guten Quadratmeter Luxuswohnung.

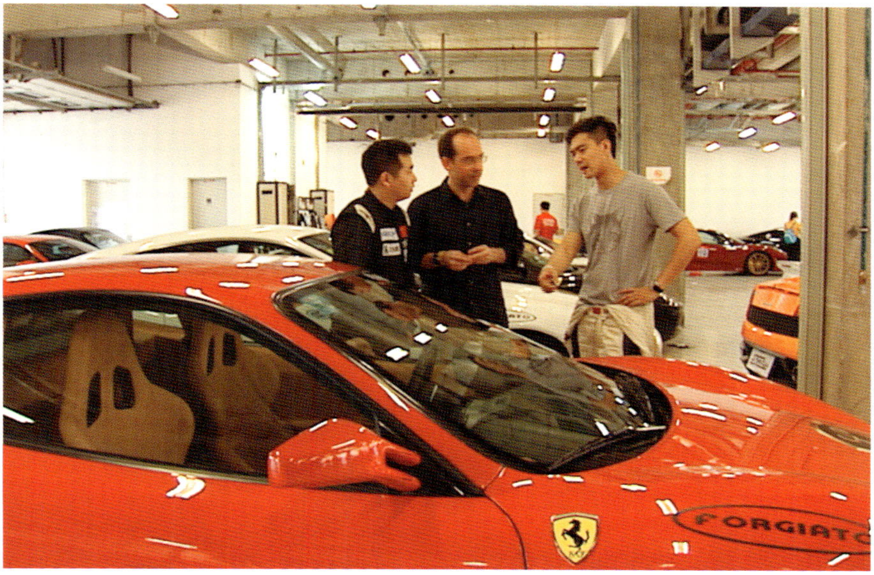

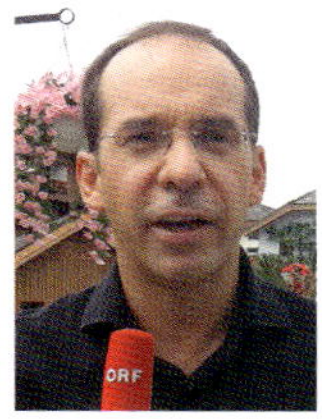

Jörg Winter
aus Peking

In den exklusiven Nachtclubs rund um das Arbeiterstadion tanzen und trinken die Söhne und Töchter der Neureichen. Der Wagenpark vor den Clubs verrät, dass Geld hier absolut keine Rolle spielt. Die Geschichte eines Bekannten passt gut in dieses Bild. Er hat in Peking mitgeholfen, einen Luxusautoclub aufzuziehen, und er plaudert über die Clubmitglieder. Etwa über den jungen Sohn eines reichen Unternehmers, der einen vormals staatlichen Betrieb übernommen und umgekrempelt und damit angeblich hunderte Millionen Yuan verdient hat. Mein Bekannter geht mit dem Jungspross auf Shopping-Tour in Peking. Der junge Mann ist auf der Suche nach einem neuen Auto, geht zielstrebig in ein Ferrari-Geschäft und besiegelt den Kauf innerhalb weniger Minuten. Sozialismus auf Chinesisch. Der junge Unternehmer ist begehrt in Chinas Frauenwelt. Keine Frage. Viele Chinesinnen lassen auch gar keinen Zweifel daran: Am wichtigsten bei einem Mann ist, dass er viel Geld hat. Ein Vorurteil? Nicht unbedingt, glaubt man einer Studie, an der zehntausende Paare und Singles in allen 31 Provinzen teilgenommen haben. Demnach verlangen 7 von 10 Chinesinnen, dass der Mann eine Wohnung besitzt. Besitzt wohlgemerkt, nicht mietet. Ein Mann, der einen solchen Besitz nicht vorweisen kann, hat es schwer auf dem chinesischen Heiratsmarkt. Um sich einen reichen Mann zu angeln, nehmen viele Frauen auch einiges auf sich. Schönheitsoperationen boomen in China. Nach den USA wird in keinem Land mehr Geld für kosmetische Eingriffe ausgegeben als in China. In einem Einkaufszentrum für Pekings Neureiche, genauer: vor der Auslage eines Armani-Geschäftes, treffen wir die Studentin Qi Jia und ihre Freundinnen. Eine hat eine Nasen-OP hinter sich, die andere hat sich das Kinn verlängern lassen. Alle vier bewundern europäische Gesichter. „Die sind dreidimensional, die Augen habe gute Konturen, der Nasenrücken ist hoch, und europäische Frauen haben üppige Lippen“, erklärt mir Qi Jia. „Wir Chinesen haben ein flaches Gesicht. Das ist nicht schön, deshalb wollen viele chinesische Frauen gerne unters Messer, um europäischer auszusehen.“ Besser auszusehen bringe auch bei Vorstellungsgesprächen viel. Personalchefs legen bei weiblichen Bewerberinnen Wert auf gutes Aussehen, man bekomme in China einfach einen besseren Job, wenn man schön ist. Davon sind die vier Freundinnen überzeugt. Und – auch daran lassen sie keinen Zweifel – einen attraktiveren, sprich wohlhabenderen Mann. Das erzählt auch Frau Fei, die das Pekinger Büro einer landesweiten Heiratsvermittlung leitet. Nur die schönsten Frauen haben bei ihr eine Chance. Die männliche Klientel

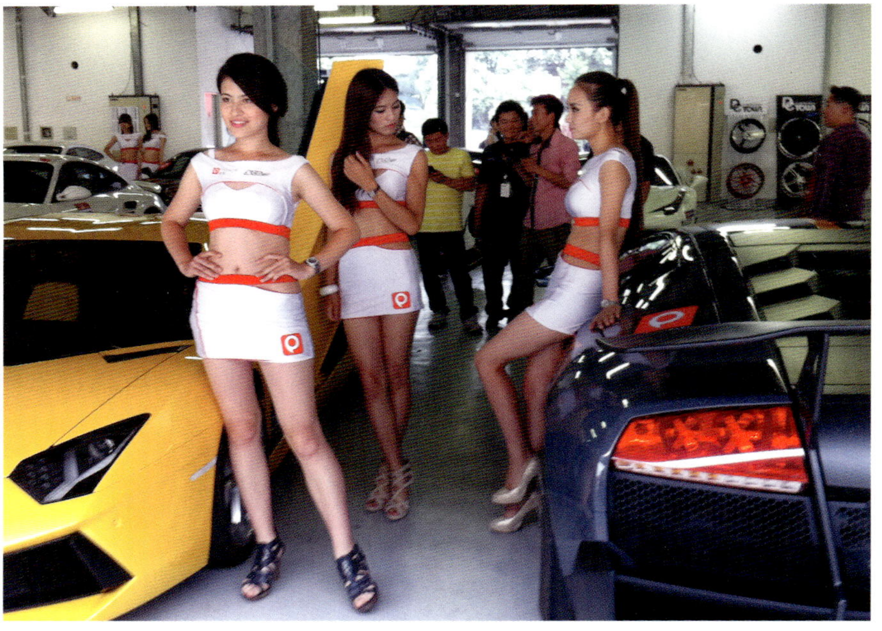

ist anspruchsvoll und vor allem reich. „Wir sind hier sehr exklusiv. Die Männer, die hierher kommen, müssen gut ausgebildet sein und eine hervorragende finanzielle Basis haben“, sagt Frau Fei. Umgerechnet mehr als eine Million Euro muss man an Besitz vorweisen oder Cash auf dem Konto haben. Sonst habe man hier nichts verloren. Es gibt ohnehin genügend Männer, die sich das alles locker leisten können. Doch fragen sich immer mehr normale Bürger mittlerweile, wie und, vor allem, mit welchen Methoden diese illustre Gesellschaft ihr schier grenzenloses Vermögen angehäuft hat. Genau Statistik darüber führt der in Shanghai lebende gebürtige Luxemburger Rupert Hoogewerf, der seit 1999 mit seiner jährlich erscheinenden Reichenliste, dem „Hurun-Report“, Chinas Millionären und Milliardären auf der Spur ist. Zählte er 1999 noch gerade 50

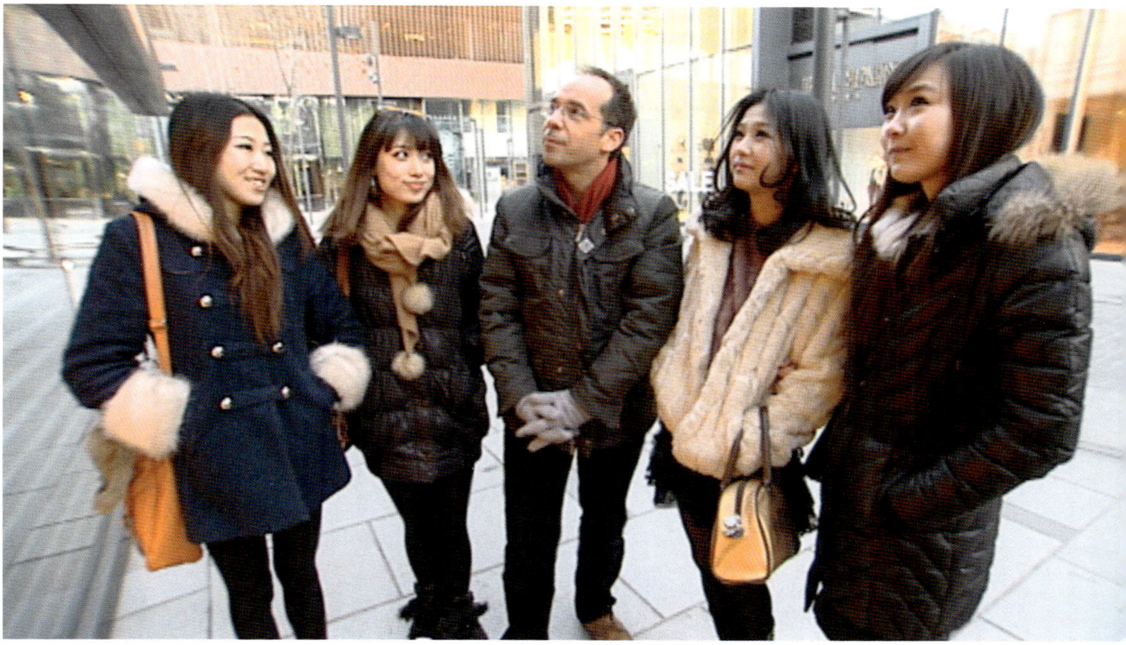

Chinesen, die es auf mindestens 6 Millionen Dollar an Vermögen brachten, so sind es mittlerweile weit über 50 000 Chinesen mit einem Vermögen von 10 Millionen Dollar und mehr. Gut 270 chinesische Staatsbürger bringen es auf mehr als eine Milliarde Dollar. Die meisten haben mit Immobilien ihr Vermögen verdient, gefolgt von industrieller Produktion und Finanztransaktionen.

„China entfernt sich immer mehr von der ursprünglichen Idee des Sozialismus", erzählt uns Zhou Xiaozheng. Er ist Soziologieprofessor an der Volksuniversität in Peking und ein umtriebiger Mensch, der die Dinge beim Namen nennt. „China ist wie ein Apfel", meint er. „Der ist auch nur außen rot. Vieles hier ist schlimmer und ungerechter als im Kapitalismus." Doch hat gerade der letzte unumschränkte KP-Herrscher Chinas diesen Weg vorgezeichnet. „Reich werden ist ruhmvoll" – diese „Weisheit" aus den 80er-Jahren wird Deng Xiaoping zugeschrieben. Deng hat die in China lange Zeit gezähmten Kräfte des Kapitalismus, des freien Unternehmergeistes, endgültig entfesselt. Ein KP-Funktionär, der diese entfesselten Kräfte zumindest etwas beschränken will, ist Lu Peng. Herr Lu ist leitender Beamter der Behörde für sozialen Wohnbau in der Hafenstadt Dalian am Gelben Meer, eine Flugstunde von Peking entfernt. 30 000 Sozialwohnungen pro Jahr will er in der wohlhabenden Hafenstadt errichten lassen, in der die Wohnungspreise wie überall entlang der Ostküste Chinas in den vergangenen Jahren durch den Plafond geschossen sind. „Der Markt kann nicht alles regeln. Die Marktwirtschaft kümmert sich kaum um

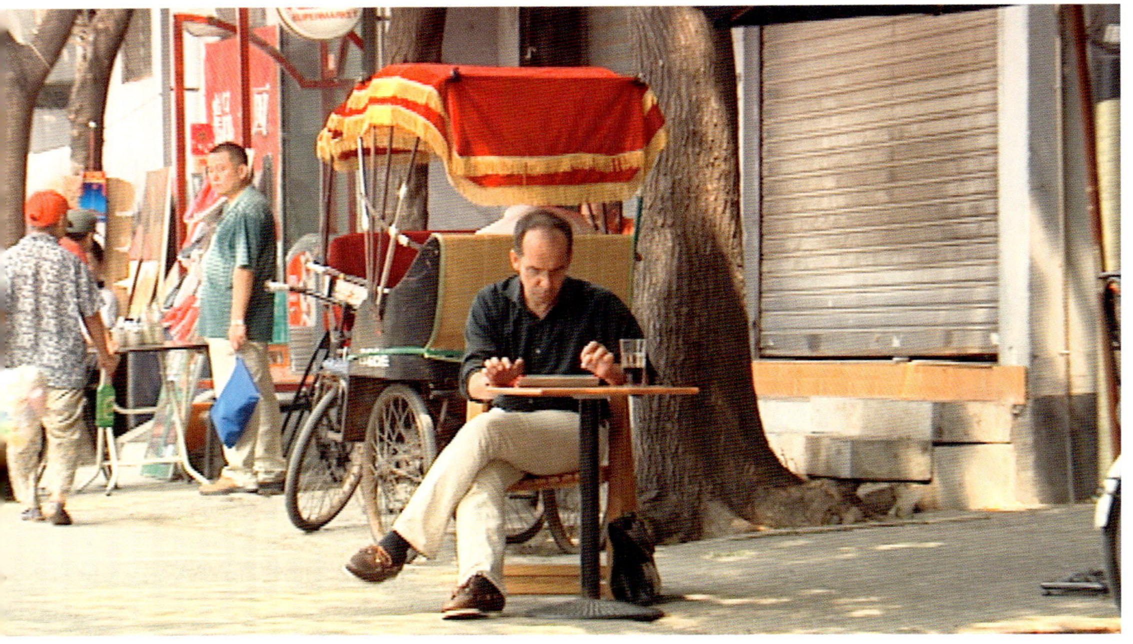

Soziales. Die Probleme bedürftiger Familien können von ihr nur schwer gelöst werden. Deshalb müssen wir uns als Kommunistische Partei auf diesem Gebiet anstrengen." Herr Lu ist Vorkämpfer einer landesweiten Kampagne, die die Zentralregierung in Peking ins Leben gerufen hat. Bis 2015 sollen pro Jahr bis zu 10 Millionen Sozialwohnungen im ganzen Land errichtet werden. Ein ehrgeiziges Ziel. Die sozialen Unterschiede gefährden längst den sozialen Frieden im Land. Das wissen die KP-Führer nur zu genau. Vermögen ist in China mittlerweile deutlich ungerechter verteilt als in Westeuropa, ungerechter als selbst in den USA. Ein paar Parallelen zwischen den beiden Großmächten sind ohnehin nicht zu übersehen. The American Dream, er wird mittlerweile auch in China geträumt. „Vom Tellerwäscher zum Millionär" lautet die amerikanische Variante. Ersetzt man sie durch „vom Bauern zum Unternehmer", dann passt das Konzept hervorragend ins neue China.

In der Provinz Zhejiang treffen wir Herrn Wang. Vor sieben Jahren ist der Bauer aus der armen Inlandsprovinz Hunan hierhergekommen. Auf der Suche nach Arbeit. Wie Millionen anderer vor ihm, die es in die reiche Küstenprovinz südlich von Shanghai verschlagen hat. Zhejiang ist die Wiege chinesischen Unternehmertums, ein Zentrum der chinesischen Leichtindustrie. Wer nach Arbeit sucht, wird hier ohne großen Aufwand fündig. Der Bedarf der Firmen nach Arbeitskräften ist enorm. Daran hat sich über die Jahre nichts geändert. Weniger als einhundert Euro pro Monat hat Herr Yang zu Beginn hier verdient.

„Anfänglich habe ich Müll eingesammelt", erzählt er uns. Dann habe er Bäume gepflanzt für die Stadtverwaltung der Kreisstadt Yiwu. Nach drei Jahren konnte er ein Auto kaufen, dann ein zweites. Er gründete ein Taxiunternehmen und hat mittlerweile auch eine Autoreparaturwerkstätte mit drei Angestellten. Vor kurzem hat er 12 000 Euro in den Laden investiert. Seine Investition will er schon in wenigen Monaten wieder verdient haben. Herr Yang verkörpert den chinesischen Traum. Vom Bauern und Müllsammler zum Kleinunternehmer in nur sieben Jahren. Und obwohl viele öffentlich hingebungsvoll auf die ungerechte Verteilung von Vermögen, auf die sagenhaft Reichen und sich bereichernden Parteibonzen schimpfen: Letztlich spielt man in diesem System mit, in dem Guanxi, das Netzwerk an persönlichen Kontakten, wichtiger als alles andere ist, solange man selbst Vorteile daraus ziehen kann. Dass man vom Staat nicht viel zu erwarten hat, dass man sich selbst aus der eigenen Notlage befreien muss, dies ist in der chinesischen Psyche ganz fest verankert. Solidarität bleibt da auf der Strecke. Daran haben auch Jahrzehnte an Sozialismus nichts geändert. Ein chinesischer Freund hat es mir einmal so erklärt: Chinas Gesellschaft besteht aus zwei konzentrischen Kreisen. Im inneren Kreis befinden sich deine Familie und deine allerbesten Freunde. Für sie tust du alles. Im äußeren Kreis befindet sich der Rest deiner Mitbürger. Für sie tust du nichts, sie sind dir egal, sie müssen sich selbst helfen. Und so fragt man sich als Fremder in China nicht selten, ob es wohl Zufall ist, dass Bettler auf der Straße Almosen meist nur von westlichen Ausländern bekommen, von den eigenen Landsleuten aber fast ausnahmslos ignoriert werden.

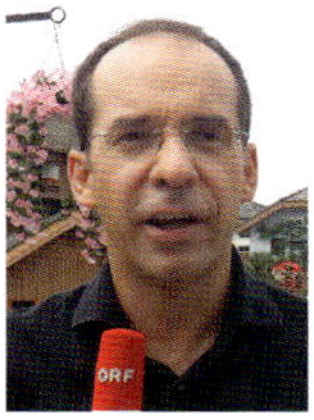

Jörg Winter
aus Peking

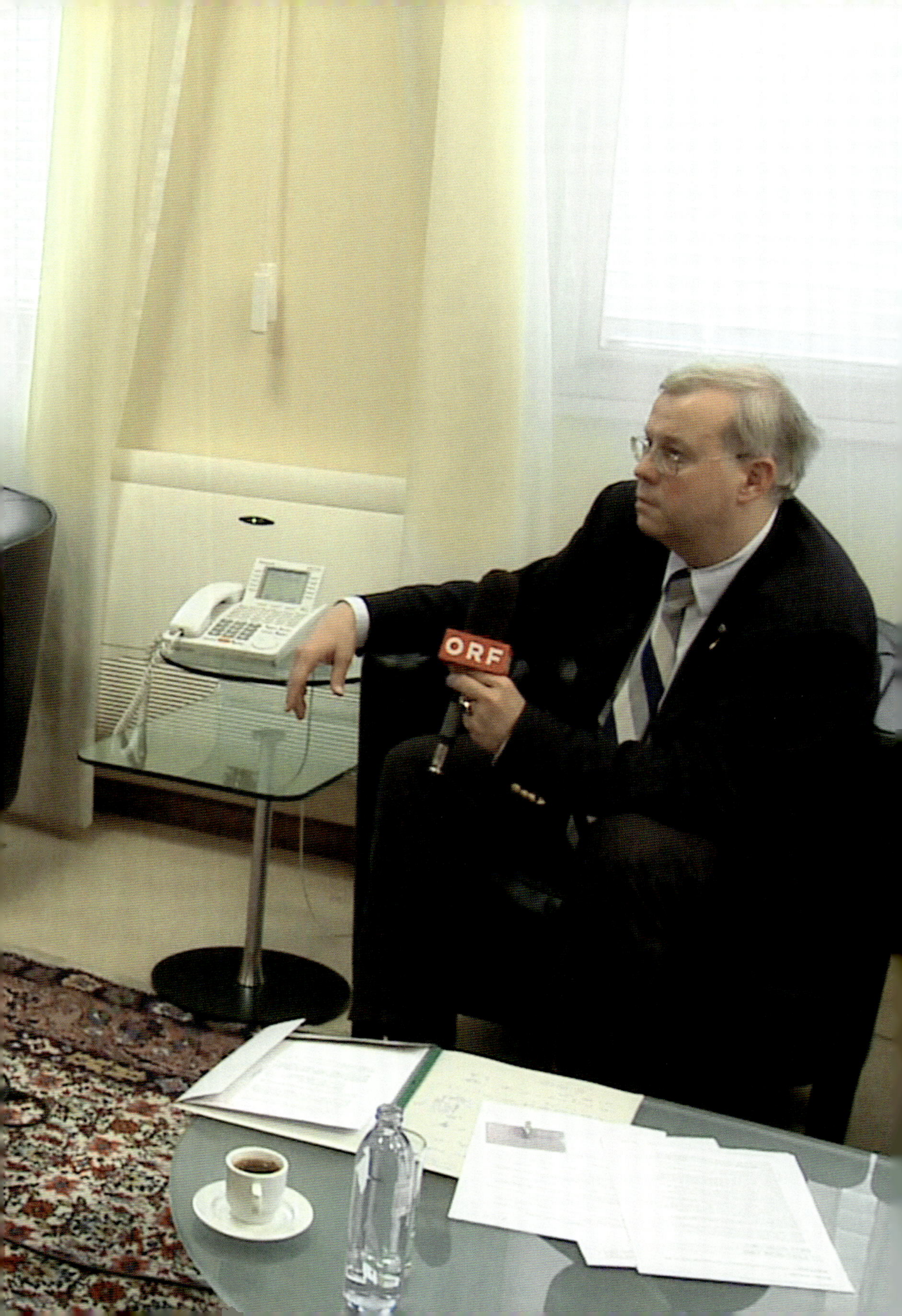
ORF

CHRISTIAN WEHRSCHÜTZ
aus Belgrad

„DURCH DIE WÜSTE“
Serbiens Transition als langer Marsch vom Balkan nach Brüssel

Knapp 30 Kilometer nördlich von Belgrad liegt die Gemeinde Pećinci. Sie zählt 15 Ortschaften mit etwa 20 000 Einwohnern. Bis zum Jahre 2003 war die Landwirtschaft der zentrale Wirtschaftszweig, doch dann siedelte sich ein slowenischer Hersteller von Farben und Lacken im Gemeindegebiet an. Diese Firma produziert auch für die Märkte in Südosteuropa und nutzt die niedrigen Lohnkosten in Serbien, die nach wie vor ein Grund für ausländische Investoren sind, sich in diesem Kernland des ehemaligen Jugoslawien anzusiedeln. Für Pećinci als Standort sprach bereits damals die günstige Lage. Der Belgrader Flughafen ist nur 15 Kilometer entfernt, und die Gemeinde liegt an der Autobahn, die von Belgrad über Agram nach Laibach führt. Diesen Vorteil verstand Pećinci in den folgenden Jahren zu nutzen; Agrarland wurde in eine Industriezone umgewandelt, die auch entsprechend erschlossen wurde, vom Gas- über den Stromanschluss bis hin zur Internetverbindung und zu lokalen Verkehrswegen.

Etwa 40 Firmen, davon viele aus dem Ausland, haben sich in der Gemeinde, und da vor allem in der Ortschaft Šimanovci, angesiedelt und bisher 300 Millionen Euro investiert. Jüngster und bisher größter einzelner Investor ist die Firma Bosch, die mehr als 70 Millionen Euro investieren und mehr als 600 Arbeitsplätze schaffen wird. Ziel der Gemeinde ist es, über die Industriezone in Šimanovci auch die anderen beiden Gebiete der Gemeinde zu entwickeln, die nach wie vor landwirtschaftlich geprägt sind und durch ihre landschaftlichen Reize ein großes Potential für den Tourismus bieten. Doch auch Pećinci hat noch einen weiten Weg zu einer modernen Gemeinde europäischen Zuschnitts vor sich; dabei wird mit Gemeinden in Bosnien und Herzegowina sowie in Kroatien grenzüberschreitend zusammengearbeitet. Das betrifft zum Beispiel das Energiesparen: Pećinci will bei der Modernisierung einer Schule von den Erfahrungen aus Kroatien profitieren. Zu den großen Herausforderungen für die Gemeinde zählen die weitere verkehrsmäßige Erschließung der Industriezone sowie der Bau eines modernen Kindergartens für die Kinder jener Arbeiter, die in Betrieben ausländischer Investoren arbeiten.

Bojan, Jelena und das Leben einer Durchschnittsfamilie

Pećinci ist eines der leider wenigen guten Beispiele für Erfolge, die eine aktive und fähige Gemeindeverwaltung erzielen kann, wenn sie ihre günstigen geografischen Gegebenheiten nutzt. Mit knapp zehn Prozent ist die Arbeitslosigkeit nicht einmal halb so hoch wie im serbischen Durchschnitt. War einst Belgrad das Gravitationszentrum für Arbeitsuchende, so arbeiten nunmehr Belgrader in der Gemeinde, die auch für weit weniger entwickelte Nachbargemeinden ein interessanter Arbeitsmarkt ist. Doch auch Pećinci spürt seit 2008 die tiefe soziale und wirtschaftliche Krise, die in Serbien durch die Krise in der Eurozone und in der EU weiter verschärft wurde. So ist in Pećinci die Arbeitslosigkeit erst in den vergangenen Jahren von sechs auf besagte zehn Prozent gestiegen. Sie trifft auch jene, die noch immer Arbeit haben. Dazu zählen in Šimanovci der 37-jährige Bojan, seine 29 Jahre alte Frau Jelena und Sohn Marko, der zweieinhalb Jahre alt ist. Die drei wohnen mit Bojans Eltern in einem Einfamilienhaus, während Jelenas Eltern in einer Nachbargemeinde leben. Bojan fährt jeden Tag mit einem Kollegen mit dem Firmenwagen nach Belgrad zur Arbeit in eine Bierbrauerei. Sein Monatslohn beträgt 350 Euro netto. Ehefrau Jelena macht eine Ausbildung zur Physiotherapeutin und sorgt für Sohn Marko. Denn beide Großeltern sind krank, daher können sie die Rolle des Babysitters nur zeitweise spielen. Die Pension der Großeltern bringt monatlich 450 Euro. Das gesamte Monatsbudget der sieben Personen beträgt somit 800 Euro! Wie damit gewirtschaftet wird, beschreibt Jelena:

„Sagen wir, dass wir pro Monat etwa 200 Euro zahlen, aber nur für den Strom. Hinzu kommen Wasser, Müllabfuhr und das Essen, sowie die Kosten für das Kind und den Kindergarten. Und dann muss man noch einen Monat leben, bis wieder Geld hereinkommt. Das ist sehr schwierig, das ist wirklich schwer."

Etwas gemildert wird der finanzielle Engpass durch drei Faktoren. Jelenas Vater arbeitet privat als Kunstschmied, ihr Mann Bojan nutzt regelmäßig den Überziehungsrahmen am Gehaltskonto in der Höhe von 450 Euro; die Familie züchtet Hühner und Truthähne für die Eigenversorgung, und einmal pro Jahr wird vom Bauern ein Schwein gekauft und auf Raten abbezahlt. Für Extras bleibe jedenfalls kaum Geld, betont Bojan: „Wir geben alles für das Essen und für Gebühren und Lebenshaltungskosten aus. Ich habe mir wahrscheinlich bereits ein Jahr lang nichts mehr zum Anziehen gekauft. Alles haben wir für das Kind gekauft, doch wir können uns keine neuen Sachen leisten. Meiner Meinung nach wird es immer schlechter."

Rückstand, Rückfall und ungenützte Chancen

Diese persönliche Meinung untermauern Wirtschaftsdaten und die immer deprimierender und alarmierender werdenden Überschriften und Artikel in den Tageszeitungen. So lesen die Bürger Serbiens etwa: „Täglich verlieren 80 Menschen ihren Arbeitsplatz", „Die Wirtschaft kann vier Milliarden Euro nicht zurückzahlen", „Die Korruption frisst ganz Serbien auf" oder „Die Regierung Serbiens muss den Notstand in der Vojvodina ausrufen". Anlass für die Schlagzeile aus der Lokalzeitung der Provinz Vojvodina ist die Trockenheit, die Serbien seit Wochen heimsucht und massive Folgen für die Bauern hat. So rechnen Experten mit Ernteausfällen bei Soja von bis zu 70 Prozent, bei Mais, Sonnenblumen und Zuckerrüben wird befürchtet, dass der Ertrag zwischen 60 oder 40 Prozent niedriger ausfallen könnte. Der Schaden wird auf mehr als zwei Milliarden Dollar geschätzt. Dabei war die Vojvodina einst die vielgerühmte Kornkammer Jugoslawiens. Dessen blutiger Zerfall und die Ära des Autokraten Slobodan Milošević haben nicht nur Serbien um Jahrzehnte zurückgeworfen. Während Mittel- und Osteuropa von westlichen Investitionen profitierten und Boden gegenüber entwickelten Industriestaaten gut machten, herrschte im ehemaligen Jugoslawien Krieg; die Sanktionen ruinierten und kriminalisierten auch in Serbien die Wirtschaft, und die Kanäle für die künstliche Bewässerung der Felder verschlammten.

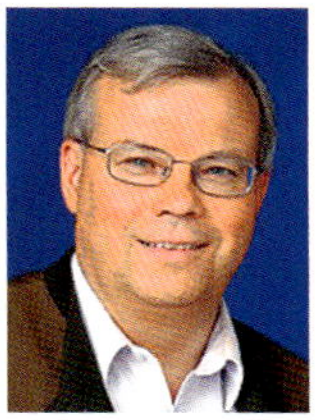

Christian Wehrschütz aus Belgrad

Wie sehr Serbien zurückgefallen ist und noch immer zurückliegt, zeigt der Umstand, dass das Land im Jahre 2012 erst 45 Prozent der Industrieproduktion des Jahres 1989 erreicht hat. In diesem Wendejahr hielt Milošević seine berüchtigte Rede am Amselfeld im Kosovo und beschwor das himmlische Serbien. Was das für Serbiens Wirtschaft bedeutete, zeigt das Beispiel des Autokonzerns Zastava. 1989 produzierte und verkaufte Zastava 230 000 Autos und damit mehr als der tschechische Hersteller Škoda (183 000 Autos). 1991, zu Beginn der jugoslawischen Tragödie, stieg VW bei Škoda ein und im Mai 2000, wenige Monate vor Milošević Sturz, übernahm VW Škoda völlig. Serbien gelang es erst nach vielen Subventionen und unter großen Zugeständnissen im Jahr 2008, FIAT zur Übernahme von Zastava zu bewegen. Für die Autostadt Kragujevac bedeutet der Einstieg zweifellos einen Modernisierungsschub, doch wegen der Krisenjahre auch bei FIAT erfolgt der erhoffte Aufschwung viel langsamer als erwartet.

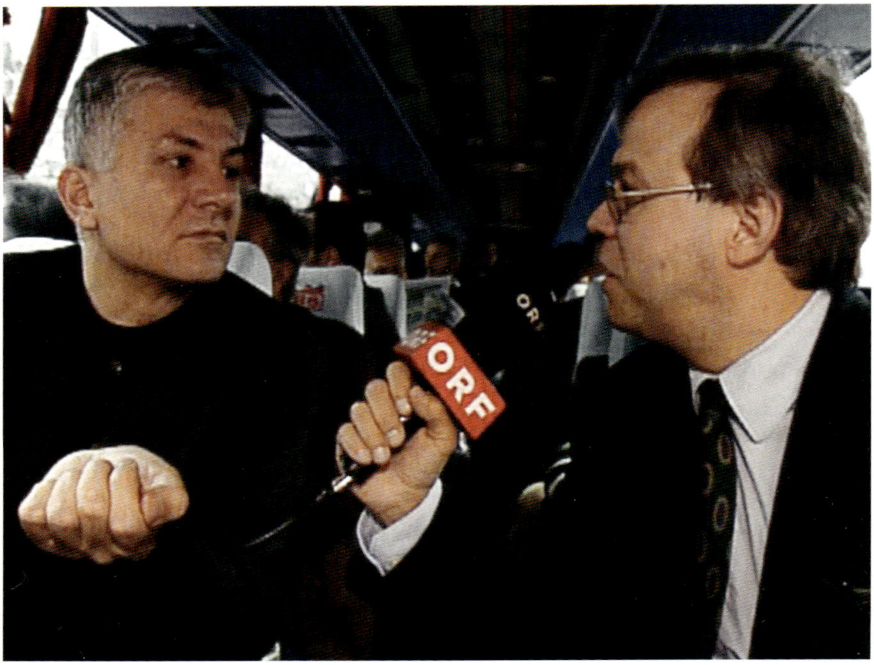

Mit Zoran Djindjic

Doch zwölf Jahre nach seinem Sturz kann nicht mehr allein Milošević für die Rückständigkeit des Landes verantwortlich gemacht werden. Das betrifft auch die Krise in der Landwirtschaft. Vielmehr fehlte seit der Ermordung von Ministerpräsident Zoran Djindjic im März 2003 jeder nachfolgenden Regierung eine klare Strategie für die Entwicklung des Landes. Ein schlagendes Beispiel dafür bietet gerade die Landwirtschaft, die zu den wenigen Sektoren zählt, wo Serbien erfolgreich exportieren kann. Nach Angaben des Landwirtschaftsministeriums gibt es nur 170 000 Hektar mit künstlicher Bewässerung, bei insgesamt 4,2 Millionen Hektar Land, das heißt der Anteil liegt unter fünf Prozent. Ziel Serbiens ist es, binnen vier Jahren 1,1 Millionen Hektar künstlich bewässern zu können. Etwa 1,3 Milliarden Euro kostet allein der Ausbau der grundlegenden Kanalisation, die übrigen 3 bis 4 Milliarden Euro entfallen auf den Wert der technischen Ausstattung für jede Parzelle für die künstliche Bewässerung. Wie groß gerade auf dem Gebiet des Soja-Anbaus die Chancen Serbiens wären, zeigt folgendes Beispiel. Europa deckt nur ein Prozent seines Eigenbedarfs an Soja; doch die USA und Lateinamerika setzen immer stärker auf genetisch modifiziertes Soja, das nicht nur Österreich ablehnt. Österreich ist der drittgrößte Soja-Produzent in der EU, Oberösterreich ist wiederum der größte Soja-Produzent in Österreich; Oberösterreich hat seinen Anbau in den vergangenen zehn Jahren mehr als verdreifacht und erzeugt nun 40 000 Tonnen Soja pro Jahr. Auch aus klimatischen Gründen ist eine Ausweitung nur beschränkt möglich. In

Serbien, wo ebenfalls nur genetisch nicht modifiziertes Soja erzeugt werden darf, ist die Lage anders; mehr als 250 000 Tonnen Soja verarbeitet allein die Victoria Group, einer der großen Agrarbetriebe der Vojvodina, pro Jahr, wobei 90 Prozent aus serbischem Anbau stammt. Damit verarbeitet der Betrieb mehr als doppelt so viel Soja als Österreich produziert. Doch für eine Ausweitung der Produktion und für eine stärkere Zusammenarbeit mit den Staaten der EU bedarf es auch der Liefersicherheit, sprich einer sicheren Ernte, die derzeit jedoch nur eingeschränkt garantiert werden kann.

Serbien nach Milošević – eine Herkules-Aufgabe

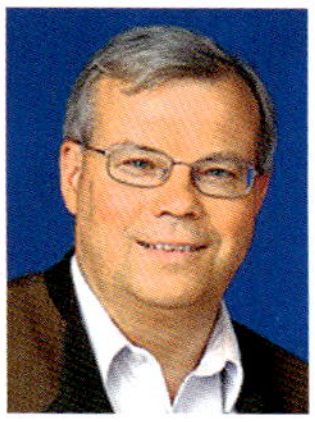

Christian Wehrschütz aus Belgrad

Der Grund für den massiven Zeitverlust bei der Entwicklung Serbiens liegt auch in der Landwirtschaft darin, dass eine klare Entwicklungsstrategie fehlt; hinzu kommt, dass nach Zoran Djindjic kein Spitzenpolitiker mehr die westliche Volksweisheit verinnerlicht hat, wonach Zeit Geld ist. Djindjic, der lange in Deutschland gelebt hatte, war sich der Rückständigkeit Serbiens bewusst, das er durch einen „großen Sprung vorwärts“ so rasch wie möglich modernisieren wollte. Daher war er bestrebt, alle politischen Hindernisse so rasch wie möglich zu beseitigen, die Serbien von dieser Herkules-Aufgabe hätten ablenken können. Dazu zählten nach dem Ende von Slobodan Milošević durch die unblutige Revolution am 5. Oktober 2000 vor allem drei Probleme: die Zusammenarbeit mit dem Haager Tribunal; die komplizierten Beziehungen zu dem nach Unabhängigkeit strebenden Montenegro innerhalb von Rest-Jugoslawien; und drittens die Klärung des endgültigen Status des Kosovo und damit verbunden die Existenzsicherung der serbischen Volksgruppe, die nach dem NATO-Krieg vom „Herrenvolk“ zur verhassten Minderheit geworden war, die gleichsam im Ghetto ihr Leben fristen musste.

Bis zu seiner Ermordung im März 2003 gelang es Djindjic nur, die Beziehungen zu Montenegro einigermaßen zu ordnen. Rest-Jugoslawien wurde aufgelöst und in einen Staatenbund umgewandelt, wobei Montenegro das Recht zugestanden wurde, nach einer Übergangsperiode von drei Jahren eine Volksabstimmung über seine Unabhängigkeit abzuhalten. Deses Referendum fand im Mai 2006 statt und erbrachte eine Mehrheit für die Loslösung von Serbien. Die ungleichen Partner trennten sich; Montenegro entwickelte sich besser als erwartet und verhandelt nun seit Sommer 2012 mit Brüssel über den Beitritt zur EU, während Serbien nach wie vor auf einen Termin für den Beginn von Beitrittsgesprächen wartet. Bei den anderen zwei Problemen scheiterte Zoran Djindjic an internen Widerständen sowie am Unwillen des Westens, der in der Frage des Haager Tribunals auch nach der Auslieferung von Slobodan Milošević nicht bereit war,

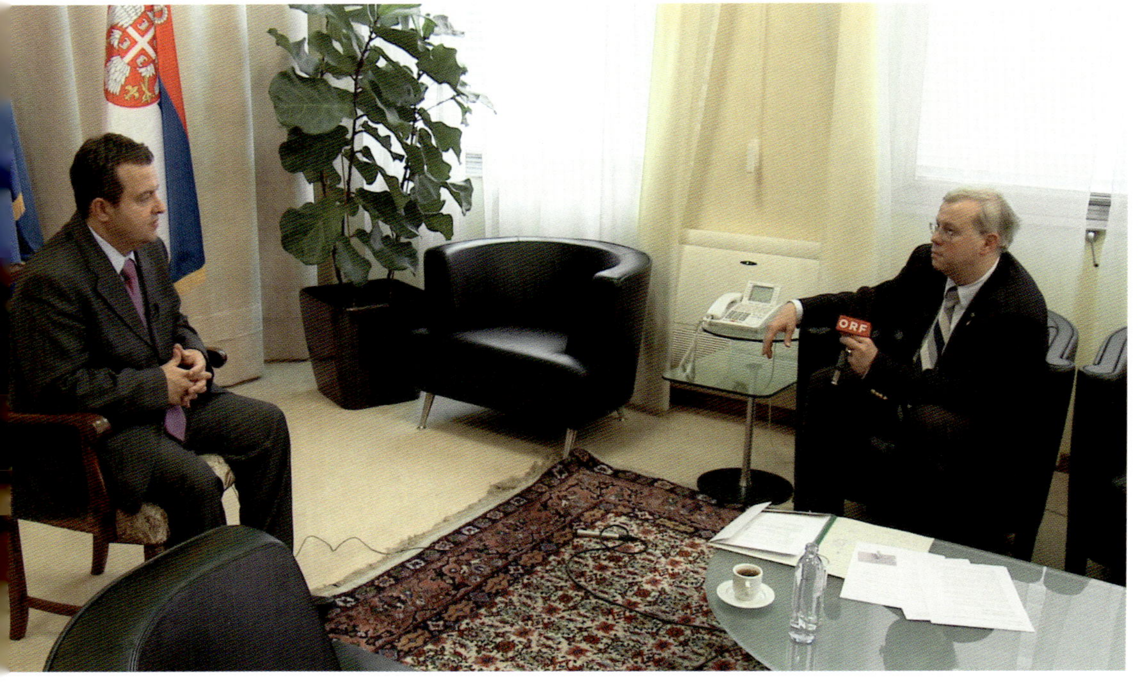

Mit Ivica Dačić

Djindjic die nötige Atempause zur Konsolidierung seiner Macht zu gewähren. Auch in der Kosovo-Frage waren um die Jahreswende 2002/2003 weder EU noch USA bereit, den endgültigen Status zu definieren. Der Mord an Zoran Djindjic machte alle Ansätze für eine bilaterale Regelung zwischen Belgrad und Priština zunichte.

Bereits die kurze Ära von Zoran Djindjic war von wachsender politischer Instabilität geprägt. Wie groß diese Instabilität war, zeigt der Umstand, dass die neue Regierung, die in Serbien nun Ende Juli 2012 gebildet wurde, bereits das sechste Kabinett seit dem Sturz von Slobodan Milošević im Oktober 2000 ist. Die durchschnittliche Lebensdauer einer Regierung betrug somit zwei Jahre, und die Koalition, die die Demokratische Partei (DS) von Staatspräsident Boris Tadić von 2008 bis 2012 führte, war die erste Regierung, die in Serbien eine volle Gesetzgebungsperiode durchgehalten hat. Tadić gewann damals sowohl die Präsidentenwahl als auch die Parlamentswahl, weil er sich noch als Garant für den europäischen Weg Serbiens präsentieren konnte, der durch Nationalisten und Ultranationalisten bedroht war. Hinzu kamen positive Signale aus Brüssel wie die Unterzeichnung des Stabilisierungs- und Assoziationsabkommens und der Einstieg von FIAT beim Autokonzern Zastava. Trotzdem verfehlte Tadić's Wahlblock die absolute Mehrheit, und auch die Bildung eines nationalistisch orientierten Kabinetts wäre möglich gewesen.

Ivica Dačić – der Phönix aus der Asche

Doch es kam anders. Die Regierung, die im Spätfrühling des Jahres 2008 gebildet wurde, war das Ergebnis eines historischen Kompromisses zwischen der DS, die die Speerspitze im Kampf gegen Slobodan Milošević gebildet hatte, und der SPS, den ehemaligen Milošević-Sozialisten, unter Ivica Dačić. Dačić war in den 90er-Jahren hochrangiger Jugendfunktionär und dann Pressesprecher der SPS, bei Milošević nach dessen Sturz aber in Ungnade gefallen. Nach dem Tod Milošević' in einer Zelle des Haager Tribunals übernahm Dačić im Dezember 2006 die am Boden liegende Partei und begann mit deren Erneuerung. Die SPS sollte den Ballast der Vergangenheit hinter sich lassen und eine moderne Linkspartei werden. Um die Fünf-Prozent-Hürde bei der Parlamentswahl des Jahres 2008 sicher zu überspringen, bildete die SPS einen Wahlblock mit der Pensionistenpartei (PUPS) und der Partei eines Lokalkaisers aus Zentralserbien. Der Plan ging auf, und Dačić wurde zum Königsmacher. Er entschied sich für die DS und ihren proeuropäischen Kurs, weil ihm die DS als Mitglied der Sozialistischen Internationale eine Wiederannäherung an diese Organisation und ein Heraustreten aus der belasteten Vergangenheit ermöglichen konnte. Hinzu kam, dass Boris Tadić Staatspräsident blieb und nur eine politisch schwache Figur zum Ministerpräsidenten bestellte, während sich der dem Populismus nicht abgeneigte Dačić als Innenminister und Kämpfer gegen die Organisierte Kriminalität national wie international profilieren konnte.

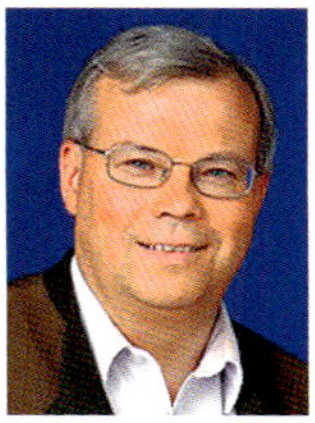

Christian Wehrschütz aus Belgrad

Doch auch die Koalition Tadić/Dačić hatte nur eine knappe Mehrheit im Parlament, und auch diese Regierung setzte entscheidende politische Schritte nur im letzten Moment. Dazu zählt die eingeleitete Normalisierung der Beziehungen zum Kosovo, dessen im Februar 2008 erklärte Unabhängigkeit von Serbien sowie von fünf Mitgliedern der EU nach wie vor nicht anerkannt wird. Durch die Verhaftung und Auslieferung der mutmaßlichen Kriegsverbrecher Radovan Karadžić (2008) und Ratko Mladić (2011) konnte schließlich auch die Zusammenarbeit mit dem Haager Tribunal erfolgreich abgeschlossen werden. Vor allem die Verhaftung von Mladić erfolgte offenbar zum letztmöglichen Zeitpunkt; der damals 70-jährige Mladić soll wenige Monate zuvor einen weiteren Gehirnschlag erlitten haben; ein toter Mladić wäre für die politische Führung in Belgrad kaum „verwertbar" gewesen, wobei bis heute das „Rätsel" nicht geklärt wurde, warum das Dorf, in dem Mladić bei einem Verwandten lebte, von Polizei und Ermittlungsbehörden nicht bereits viel früher und regelmäßig observiert wurde.

Die völlig neue Herausforderung, die die Regierung unter Staatspräsident Boris Tadić zu bewältigen hatte, war die tiefe soziale und wirtschaftliche Krise, in die

Serbien (und das gesamte ehemalige Jugoslawien) im Gefolge der internationalen Finanzkrise und der Krise in der EU und in der Euro-Zone schlitterte. Damit endete auf einen Schlag das in Mittel- und Osteuropa erprobte Modell der Transformation, das auch am Balkan zur Anwendung kam. Es bestand in der weitgehenden Verfügbarkeit von frischem Geld, in Privatisierungen und in ausländischen Direktinvestitionen sowie in einer schaumgebremsten Reformpolitik; so dominierte auch in Serbien die Erhaltung des sozialen Friedens; zu einer radikalen und raschen Transformation der Gesellschaft, der Verwaltung und der staatseigenen oder staatsnahmen Betriebe kam es bis heute nicht, wobei diese Unternehmen nicht nur in diesem Balkan-Land als Mittel zur Belohnung von Parteifunktionären und als Verteilungsmasse bei Koalitionsverhandlungen dienen.

Doch seit der Krise im Jahre 2008 ist dieses Modell nicht mehr anwendbar. Geld wurde zum knappen Gut, ausländische Investoren wurden viel zurückhaltender und auch in Serbien traten die Versäumnisse der Regierungen und die strukturellen Schwächen nun viel schärfer zutage. Daher ist die Krise der Eurozone bei weitem nicht alleine an der serbischen Misere schuld; verursacht wurde sie unter anderem durch „wirtschaftspolitische Maßnahmen, die in den vergangenen 20 Jahren oft inkompetent getroffen wurden, und zwar im Interesse Einzelner und von Interessensgruppen, aber nicht im Interesse der Staatsbürger und ohne einer Vision über die Entwicklung des Landes" (Nationalbankpräsident Dejan Šoškić, *Politika*, 26. Juli 2012). Zu den Versäumnissen zählt etwa der Umstand, dass die Autobahn von Belgrad über Novi Sad bis zur ungarischen Grenze noch immer nicht fertig ist, obwohl das Terrain alles andere als schwierig zu bebauen ist. Hinzu kommen Korruption, Bürokratie und eine gescheiterte Justizreform, die dazu führte, dass der Verfassungsgerichtshof in Belgrad nun hunderte Richter und Staatsanwälte wieder einstellen musste, die von der Regierung unter Boris Tadić entlassen worden waren.

Wirtschaftskrise und Demographie

Am katastrophalsten war die Bilanz der Regierung jedoch in wirtschaftlicher Hinsicht. Nach Angaben der Nationalbank in Belgrad kann fast jede vierte serbische Firma ihre Schulden nicht regelmäßig bedienen, die insgesamt etwa drei Milliarden Euro betragen. Praktisch jeder vierte Bewohner Serbiens ist arbeitslos, die Inflation steigt, der Dinar verliert drastisch an Wert, das Budgetdefizit stieg auf sieben Prozent des Bruttoinlandsprodukts (BIP) und die Staatsverschuldung nahm von 29 Prozent des BIP im Jahre 2008 auf mehr als 50 Prozent im Jahre 2012 zu. Hinzu kam die grassierende Korruption nicht nur unter führenden Funktionären der DS, sondern auch im Alltagsleben, von der Justiz bis hin zum Gesundheitswesen. Noch katastrophaler sind demografische Entwicklung und soziale Struktur der Bevölkerung. Nach vorläufigen Daten der Volkszählung des Jahres 2011 sank die Bevölkerung binnen zehn Jahren von 7,5 auf unter 7,3 Millionen, und mit einem Durchschnittsalter von 41,4 Jahren hat Serbien die fünftälteste Bevölkerung in Europa. Wie dramatisch die Entwicklung ist, erläutert Gordana Bjelobrk vom Statistischen Zentralamt in Belgrad:

„Wir verlieren pro Jahr zwischen 30 000 und 35 000 Einwohner. Seit 2002 haben wir 280 000 Personen nur wegen der negativen Geburtenrate verloren. Evident ist, dass sich bestimmte Teile Serbiens entleeren. So haben wir 4 700 Ortschaften, und in 1 100 davon wurde im Jahre 2010 keine einzige Geburt registriert. Jede versuchte Gegenmaßnahme des Staates wirkt nur sehr langsam, weil wir mit einer Alterung der gesamten Bevölkerung so tief in die Entvölkerung geschlittert sind. Wenn aber niemand Kinder bekommt, dann gibt es auch morgen keinen, der arbeiten wird."

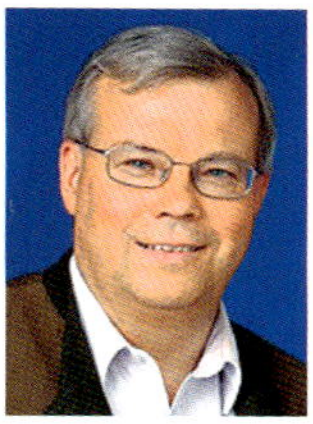
Christian Wehrschütz aus Belgrad

Hält der Trend an, dürften in Serbien im Jahre 2050 nur mehr fünf Millionen Einwohner leben. Verschärft wird die „Entvölkerung" Serbiens noch durch Auswanderung. So berichtete die Tageszeitung *Večernije Novosti* Ende Juli, dass in den ersten drei Monaten des Jahres 2012 bereits mehr als 200 Ärzte eine Bestätigung bei der Ärztekammer beantragt haben, die eine Voraussetzung für eine Arbeit im Ausland ist. Das ist ein drastischer Anstieg, weil die Ärztekammer bis Jahresbeginn pro Monat nur ein bis zwei derartige Anträge bekommen hat. Die Kosten für die universitäre Ausbildung eines Arztes werden in Serbien auf etwa 100 000 Euro geschätzt. Im Ausland begehrt sind aber auch Elektrotechniker und Informatiker, wobei der so genannte „brain drain" das Land nicht nur viel Geld, sondern auch jene an sich aktive Schicht kostet, die für Reformen und Wiederaufbau unerlässlich ist. Die Zahl der Auslands-Serben wird auf etwa vier Millionen geschätzt, und das serbische Sprichwort „Sprich Serbisch, damit dich die ganze Welt versteht!" ist wahrlich keine Übertreibung, denn Serben findet man tatsächlich überall auf der Welt.

Die Überalterung der Bevölkerung zeigt sich auch in der Beschäftigungsstruktur, die sich durch Frühpensionierungen in den vergangenen 20 Jahren zusätzlich verschlechtert hat. Auf einen Arbeitnehmer kommt ein Pensionist (insgesamt 1,7 Millionen); jeder Vierte muss mit einer Rente von 140 Euro im Monat sein Leben fristen. Doch auch die Verteilung der Arbeitnehmer und die Gehaltsstruktur ist äußerst problematisch, wie der renommierte Belgrader Wirtschaftsjournalist Milan Ćulibrk erläutert:

„Jeder dritte Beschäftigte arbeitet im öffentlichen Sektor, in der Schule, in der Polizei, den Streitkräften oder öffentlichen Betrieben. Die Masse dieser Löhne ist gleich wie in der Privatwirtschaft. Doch obwohl die Arbeitsplätze im öffentlichen Dienst sicher sind, gibt es hier sogar noch höhere Löhne, und das ist absurd. Ebenfalls absurd ist, dass die öffentlichen Betriebe auch 20 Jahre nach dem Systemwechsel nicht restrukturiert sind. So gibt es Schätzungen, dass jedenfalls jeder Vierte im öffentlichen Sektor zu viel ist. Und das bezahlen die anderen Bürger und die Wirtschaft."

Von Boris Tadić zu Tomislav Nikolić und zur politischen Wende

Angesichts dieser Ausgangslage war klar, dass in jedem Land der Welt die Chancen einer Regierung auf eine Wiederwahl als ausgesprochen schlecht einzustufen waren. In Serbien kamen noch zwei Faktoren hinzu. Nachdem der Kandidat der ultranationalistischen Partei SRS, Tomislav Nikolić, die Präsidentenwahl gegen Boris Tadić im Jahre 2008 knapp verloren hatte und eine Regierungsbeteiligung der SRS nicht zustande kam, obwohl diese Partei, stärkste Kraft im Parlament war, spaltete sich die SRS. Nikolić und Alexander Vučić, die bis dahin loyal zum Vorsitzenden Vojislav Šešelj standen, der sich im Jahre 2003 freiwillig dem Haager Tribunal gestellt hatte, traten aus der SRS aus. Von Tadić und Co. zunächst unterstützt, gründeten die beiden ehemaligen Ultranationalisten und Koalitionspartner von Slobodan Milošević die SNS, die Serbische Fortschrittspartei. Sie soll eine moderne Mitte-Rechts-Partei sein, die die Aufnahme in die Gruppe der Europäischen Volksparteien anstrebt. In Serbien von der Erblast des Vojislav Šešelj befreit und von Brüssel akzeptiert, wurde die SNS immer mehr zur Bedrohung für die DS und Boris Tadić.

Das zweite Problem für Tadić bestand im Fehlen eines geeigneten Kandidaten für das Amt des Ministerpräsidenten. Der farblose Amtsinhaber konnte auf keinen Fall in den Wahlkampf geschickt werden; doch die Kronprinzen in der DS, der Bürgermeister von Belgrad oder der Regierungschef der autonomen Provinz Vojvodina standen ebenfalls vor Wahlen, und einen anderen starken Politiker seiner eigenen Partei wollte Tadić entweder nicht als Konkurrenten dulden, oder ihm fehlte die nötige Popularität in der Bevölkerung. In dieser Lage setzte die DS alles auf eine Karte; Tadić trat als Präsident zurück, und so fanden am 6. Mai 2012 nicht nur Parlaments- und Lokalwahlen und die Wahlen in der Provinz Vojvodina, sondern auch die erste Runde der Präsidentenwahl statt. Dabei hießen die Gegner neuerlich Boris Tadić und Tomislav Nikolić. Aus Mangel an vorzeigbaren innenpolitischen Erfolgen und aus Mangel an klaren programmatischen Inhalten und wegen des Fehlens eines klaren

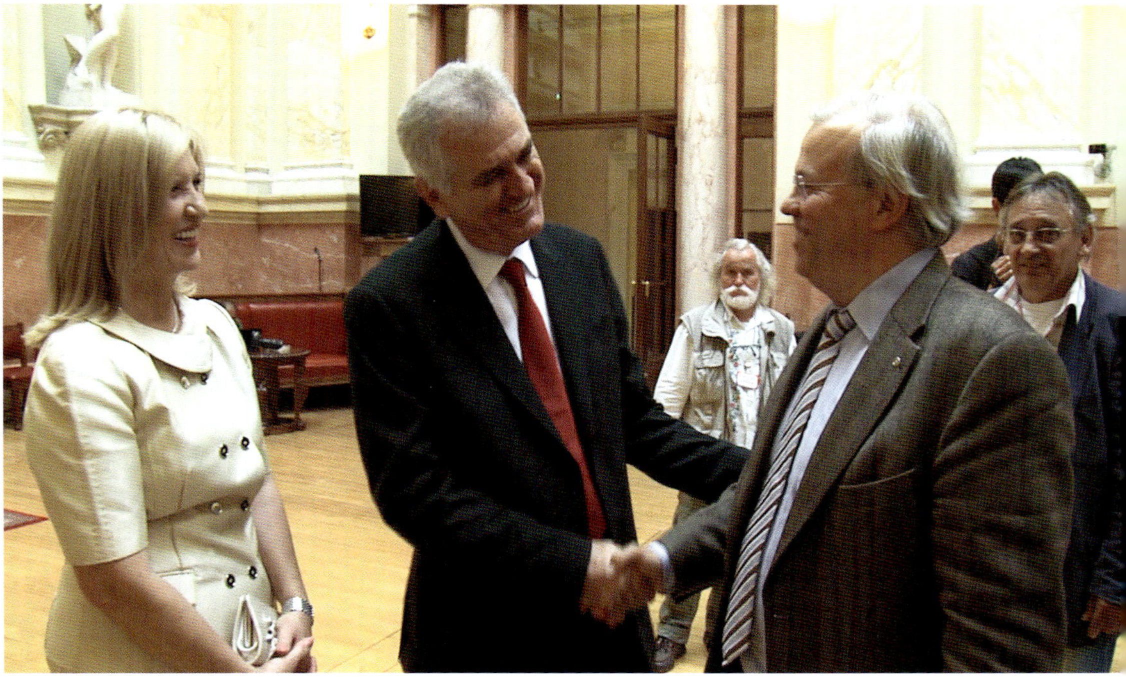

Anti-Krisen-Plans war der Wahlkampf eine einzige Schmutzkübel-Kampagne. Dabei standen praktisch alle großen Medien auf der Seite der DS, und der absolute Wahlsieger war zweifellos die „Autozensur der Journalisten“, wie es die deutsche Konrad-Adenauer-Stiftung in einem Bericht über die Rolle der Medien im Wahlkampf formulierte. Zur Wahl selbst traten die großen Parteien wiederum nicht allein, sondern in Wahlblöcken an. Das galt ebenso für die DS wie für die SNS und die Sozialisten, die wieder gemeinsam mit der Pensionistenpartei und einer Lokalpartei eine Listengemeinschaft bildete. Das führt zu einer enormen Parteienvielfalt, weil so Gruppen die Fünf-Prozent-Hürde überspringen, die ansonsten nie eine Chance auf ein Mandat hätten. So sind nun im serbischen Parlament mit seinen 250 Sitzen mehr als 40 Parteien und 13 Fraktionen vertreten, was vor allem bei knappen Mehrheitsverhältnissen einen extensiven „Kuhhandel“ begünstigt, wobei Fälle des Stimmenkaufs durch das nun geltende freie Mandat wohl noch zunehmen könnten.

Mit Tomislav Nikolič

Die Ergebnisse der Wahlen am 6. Mai schienen zunächst die Kampagne der amerikanischen Wahlkampfstrategen der DS zu bestätigen. In Belgrad und der Vojvodina bewahrte die DS ihre dominierende Rolle. Im Parlament wurde das Wahlbündnis der SNS zwar wie erwartet stärkste Kraft, doch sein Vorsprung gegenüber dem Block der DS war nur minimal. Die geplante Fortsetzung der Koalition mit den Sozialisten unter Ivica Dačić war daher nicht nur möglich, sondern wurde sogar noch vor der Stichwahl um das Amt des Präsidenten am 20. Mai vereinbart. Nach der ersten Runde führte sogar Boris Tadić knapp vor Tomislav Nikolić, weil der Drittplatzierte Ivica Dačić viele potentielle Nikolić-Wähler ebenso gebunden hatte wie an sich bedeutungslose nationalistische Kandidaten. Somit schien es zunächst, als könnten Tadic und die DS trotz ihrer mageren Bilanz weiter an der Macht bleiben. Doch der Schein trog, denn gerade viele Intellektuelle, potentielle Tadić-Wähler waren von dessen Kurs der Aussöhnung mit den Sozialisten unter Ivica Dačić ebenso enttäuscht wie von den mageren Ergebnissen der Regierung und der Schmutzkübelkampagne im Wahlkampf. Dafür wurde Boris Tadić in der Stichwahl abgestraft. Klar war, dass Tomislav Nikolić über ein Potential von etwa 1,5 Millionen Stimmen verfügte. Eine Wahlbeteiligung von drei Millionen würde ihm somit zum Sieg verhelfen, während eine klar höhere Wahlbeteiligung den Sieg für Tadić bedeutete. Bei der Stichwahl sank die Wahlbeteiligung um 10 Prozentpunkte auf 47 Prozent, lag aber über der Marke von drei Millionen. Doch 100 000 Stimmen waren ungültig, und so hieß der neue serbische Präsident Tomislav Nikolić. Er hat den Vorsitz in der SNS an seinen langjährigen Weggefährten Alexander Vučić übergeben, der nun in Serbien zu einer zentralen politischen Figur geworden ist.

Noch in der Wahlnacht erklärte der sichtbar getroffene Boris Tadić, er werde nicht für das Amt des Ministerpräsidenten zur Verfügung stehen. Wenige Tage später nahm er dann doch Koalitionsverhandlungen mit den Sozialisten unter Ivica Dačić auf, die wiederum das Zünglein an der Waage bildeten, weil die DS eine Koalition mit der SNS ausschloss. Warum und woran diese Verhandlungen letztlich scheiterten, ist nur teilweise bekannt. Mit dazu beigetragen haben dürfte der Umstand, dass Tadić nicht in der Lage war, sich auf den Verlust seiner dominanten Stellung und die damit geänderten politischen Rahmenbedingungen einzustellen. Schließlich nahm Ivica Dačić das Angebot der SNS an, Ministerpräsident zu werden. Seit Ende Juli verfügt Serbien nun über eine neue Regierung, die aus acht Parteien besteht. Ihr Rückgrat bilden die Sozialisten und die SNS; Dačić ist Ministerpräsident und behielt auch die Funktion des Innenministers bei. Alexander Vučić ist sein Stellvertreter, Verteidigungsminister und für die Koordination der Geheimdienste zuständig. Diese Konzentration der Kontrolle der Sicherheitsapparate ist zweifellos bedenklich, und zwar umso mehr als die Geheimdienste in Serbien für unkontrolliertes Abhören „berühmt" sind, und eine demokratische Kontrolle der Geheimdienste überhaupt fehlt; so wird sogar der entsprechende Ausschuss des Parlaments von einem Abgeordneten der SNS geleitet. Auf dem Weg Richtung EU wird Brüssel daher wohl auch hier auf Demokratisierung dringen müssen, wie überhaupt Volksanwaltschaft und Rechnungshof als Kontrollinstanzen personell wie materiell massiv zu stärken sind. Interessant wird jedenfalls sein, in welchem Ausmaß Alexander Vučić als Verteidigungsminister die Zusammenarbeit mit dem NATO-Programm „Partnerschaft für den Frieden" (PfP) betreiben wird. SNS und Sozialisten gelten als russophil; die Intensität der Teilnahme am PfP-Programm sowie die weitere Entwicklung der Ausbildungsprogramme der serbischen Streitkräfte mit den USA wird über die Orientierung der Hauptakteure ebenso Aufschluss geben wie die Entwicklung des Energiesektors, auf den Russland vielleicht weiter an Einfluss gewinnen könnte.

Politische Kontinuität ohne klares Wirtschaftsprogramm

Sechs der Koalitionsparteien waren bereits in der Regierung vertreten, die in den vergangenen vier Jahren von der DS dominiert wurde. Das zeigt, wie gering die ideologischen Gegensätze in Serbien geworden sind, und wie sehr Machtinteressen dominieren. Diese Zusammensetzung verheißt ein großes Ausmaß an politischer Kontinuität, wobei die Politik nun wohl nicht mehr vom Präsidenten, sondern entsprechend der Verfassung wieder von der Regierung geprägt werden wird. Neu ist auch, dass dieses neue Kabinett mit 19 Ministern das bisher kleinste in Serbien seit dem Sturz von Slobodan Milošević ist, wobei die Regierung im Parlament mit etwa 140 Mandaten über eine komfortable absolute Mehrheit verfügt.

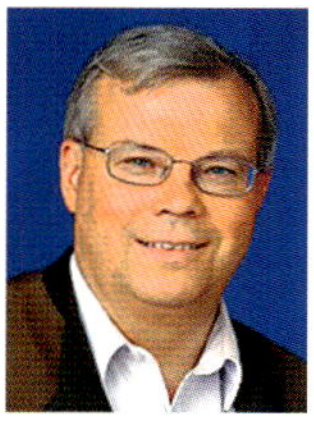

Christian Wehrschütz aus Belgrad

Für Kontinuität spricht die Regierungserklärung von Ivica Dačić. Serbien soll so rasch wie möglich ein Datum für den Beginn von Beitrittsverhandlungen mit der EU erhalten, der Kosovo wird nicht anerkannt, doch eine Normalisierung der Beziehungen wird angestrebt. Alle Probleme mit den andern Nachfolgestaaten des ehemaligen Jugoslawien sollen auf friedliche Weise gelöst werden. Die neue Regierung stößt in der Region auf weit größere Vorbehalte als in Brüssel oder Washington, weil Ivica Dačić, Alexander Vučić und Staatspräsident Tomislav Nikolić durch die politische Erblast der Zerfallskriege im ehemaligen Jugoslawien mit einem großen Misstrauensvorschuss bedacht werden. Möglich ist aber, dass ehemals nationalistischen Parteien historische Kompromisse leichter fallen als linken Parteien, die nicht mit dem Odium des nationalen Verräters bedacht werden können. Die neue Regierung hat jedenfalls viele Probleme mit den Nachbarstaaten geerbt, die es zu lösen gilt. Dabei ist mit spektakulären Schritten ebenso kaum zu rechnen wie mit einer drastischen Verschlechterung der Beziehungen. Eine Ausnahme muss wohl die Kosovo-Frage bilden, weil ohne sichtbare und dauerhafte Stabilisierung der Beziehungen eine weitere Annäherung an die EU nicht erreichbar sein wird.

Über Erfolg und Scheitern der Regierung wird aber ihre Fähigkeit entscheiden, die soziale und wirtschaftliche Krise zu meistern. Ein klares Programm ist Ivica Dačić in seiner Regierungserklärung schuldig geblieben. Jeder Vierte ist in Serbien arbeitslos, das Budgetdefizit steigt rasant, viele Firmen sind zahlungsunfähig, trotzdem schloss Dačić ein Einfrieren von Löhnen und Gehältern im öffentlichen Sektor aus. Die Stunde der Wahrheit wird wohl bei den Verhandlungen mit dem Internationalen Währungsfonds im Frühherbst kommen. Im Wahlkampf lehnte Dačić derartige Gespräche ab, in seiner Regierungserklärung kündigte er sie bereits an. Zu erwarten sind einige spektakuläre Verhaftungen, um den Willen zum Kampf gegen die Korruption zu dokumentieren. Zu den „Opfern" dürften vor allem Personen zählen, die der DS nahestanden oder ihr angehörten, weil die SNS gegen die Klientel der eigenen Koalitionspartner, die sie in Einzelfällen nach einem Wahlsieg sogar verhaften lassen wollte, nun kaum vorgehen kann. Vielleicht gelingt es, die Korruption auf unteren Ebenen etwas einzudämmen und die Arbeit von Justiz und Bürokratie zu verbessern.

Hoffnung gibt, dass Serbien als Standort für ausländische Investoren aus mehreren Gründen interessant ist. Die technischen Fakultäten genießen einen guten Ruf, die Lohnkosten sind niedrig (Durchschnittslohn im Juni 2012 357 Euro), die Mitbestimmung der Arbeitnehmer ist trotz aller sozialistischen Rhetorik des Ministerpräsidenten unterentwickelt, Arbeitsplätze werden subventioniert (verlängerte Werkbank) und der Nachholbedarf bei der Infrastruktur ist enorm. So baute jüngst eine österreichische Firma die erste Brücke in Belgrad seit mehr als 30 Jahren. Die serbische Hauptstadt hat noch keine Kläranlage, und in der Provinz ist die Lage noch viel schlechter. Schlecht ist derzeit allerdings auch der wirtschaftliche Ausblick. So sagt etwa die Europäische Bank für Wiederaufbau und Entwicklung für 2012 ein BIP-Wachstum von nur 0,1 Prozent voraus, und nach Einschätzung des Wiener Instituts für Internationale Wirtschaftsvergleiche wird die Arbeitslosigkeit weiter steigen. Deutlich gesunken sind dagegen die ausländischen Direktinvestitionen, und zwar im Vergleich zu den ersten fünf Monaten des Vorjahres um 140 Millionen Euro auf 400 Millionen Euro in den ersten fünf Monaten dieses Jahres. Hinzu kommt, dass Serbien durch die Wahlen wohl mehr als ein halbes Jahr für Reformen verloren hat und seine Perspektive zu einem guten Teil von der Krise in der Euro-Zone mit beeinflusst wird.

Wie überleben die Serben?

Doch wie überlebt der Durchschnittsserbe angesichts derartiger Rahmenbedingungen? Zu nennen ist in diesem Zusammenhang die Schattenwirtschaft, die auf etwa 30 Prozent des BIP geschätzt wird. Hinzu kommen Zuwendungen aus der Diaspora. Sie sollen pro Jahr drei Milliarden Euro betragen, das entspricht mehr als einem Drittel der gesamten Exporterlöse Serbiens im Jahre 2011. Bedeutsam sind Pensionszahlungen aus dem Ausland an ehemalige Gastarbeiter. So überweist Österreich mehr als 80 Millionen Euro pro Jahr an fast 25 000 Pensionsbezieher in Serbien. Darüber hinaus besagen Schätzungen, dass die etwa 300 000 Serben in Österreich pro Jahr knapp 170 Millionen Euro an ihre Verwandten überweisen. Natürlich sind auch viele Haushalte in Serbien verschuldet, und es gibt praktisch nichts, was nicht in Raten bezahlt werden kann. Das gilt auch für den Urlaub, der vielfach zu Beginn des Jahres bereits gebucht und dann in Raten während des ganzen Jahres abbezahlt wird, wobei heuer Griechenland und die Türkei, aber auch Ägypten (Hurgada) hoch im Kurs stehen. Und natürlich gibt es in Serben eine minimale Mittelschicht und eine noch viel kleinere Gruppe der Superreichen, für die Geld keine Rolle spielt. Festzustellen bleibt jedoch, dass die Verarmung der Bevölkerung steigt und die sich seit 2001 entwickelnde Mittelschicht von der Krise massiv getroffen wurde. Unbestreitbar ist, dass die Serben – wie viele andere Balkan-Völker auch – Überlebenskünstler sind, die vor allem in ländlichen Gegenden natürlich selbst viel zur Eigenversorgung beitragen können. Doch der Großteil des Einkommens muss in Serbien eben für Grundbedürfnisse verwendet werden, während für Vorsorge oder Versicherungen kaum Geld bleibt.

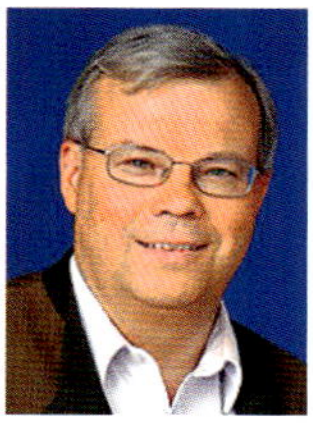

Christian Wehrschütz aus Belgrad

Ausblick und die Hoffnung auf ein normales Leben

Trotz der Krise ist die neue Regierung derzeit jedoch anderweitig beschäftigt, und zwar mit dem politischen „Umfärben“. Politologen schätzen, dass in Serbien bei einem Machtwechsel bis zu 20 000 Funktionen ausgetauscht werden – von den Ministerien über die Staatsbetriebe bis hin zur Nationalbank und den Städten und Gemeinden, in denen nun ebenfalls Bündnisse nach dem Muster der Regierungskoalition gebildet werden. Diesen Prozess hat die Gemeinde Pećinci bereits schmerzlos hinter sich gebracht. Statt der DS von Boris Tadić regiert nun eine Koalition, die aus einer Bürgerliste und allen Parteien besteht, die auch in der Regierung vertreten sind. Dadurch soll auch eine weitere Unterstützung für die Entwicklung der Gemeinde sichergestellt werden, die für ausländische Investoren weiter attraktiv bleiben will.

Für die Wende haben auch Jelena und Bojan in Simanovci gestimmt. Sie hoffen auf eine wirkungsvollere Bekämpfung der Korruption und auf die Schaffung neuer Arbeitsplätze. Über die Bierbrauerei, seinen Arbeitgeber, hätte Bojan zehn Tage gratis nach Montenegro fahren können. Der Aufpreis für die Ehefrau beträgt 19 Euro pro Tag. Doch Jelena ist krank, daher kommt für die

Familie heuer ein Urlaub nicht in Frage. Das Leben der Familie dominieren Alltagssorgen, die große Politik oder der EU-Beitritt Serbiens in vielleicht zehn Jahren spielen daher im Leben der Serben keine große Rolle. Doch wie denkt die Familie im Ort Simanovci über die EU? Dazu sagt Familienvater Bojan:

„Was weiß ich; es wäre gut, dass wir beitreten, glaube ich. Für mich zählt nur ein normales Leben, dass ich das Auto haben und tanken kann, dass ich mit dem Kind wenigstens am Wochenende in die Stadt fahren kann, weil es hier keine besonderen Aktivitäten gibt. Und – dass ich mir einen Urlaub am Meer leisten kann, weil ich ja aus Montenegro bin. Ich will nur normal leben."

Und was verstehen Bojan und Jelena unter einem normalen Leben?

„Tausend Euro wären genug, dass wir einigermaßen normal leben könnten. Wenn jeder von uns 500 Euro Lohn hätte, weil wir ja keine Miete zahlen. Dann hätten wir irgendein kleines Auto. Für uns wäre das genug, denn wir hätten noch gerne weitere Kinder."

In seiner Regierungserklärung bezeichnete Ministerpräsident Ivica Dačić die demografische Lage als die größte Herausforderung Serbiens. Doch selbst mittelfristig wird eine Trendwende nur schwer zu erreichen sein, obwohl die innenpolitischen Rahmenbedingungen für die Regierung gar nicht so schlecht sind. Durch ihre breite Mehrheit sollen die dominanten Koalitionsparteien politisch schwerer erpressbar sein. Im Parlament wird die Opposition keine große Rolle spielen. Die Ultranationalisten scheiterten bei der Wahl an der Fünf-Prozent-Hürde; und die DS von Boris Tadić wird in den kommenden Monaten nur mit sich selbst beschäftigt sein; für Reformen und für eine Wende in der Kosovo-Politik waren die Zeiten in Serbien wohl noch nie so günstig wie jetzt; scheitern kann die neue Regierung nur an sich selbst. Ihr ist jedenfalls viel Erfolg zu wünschen; denn sonst werden Bojan, Jelena und die Masse der serbischen Bevölkerung noch viele Jahre auf ein normales Leben warten müssen.

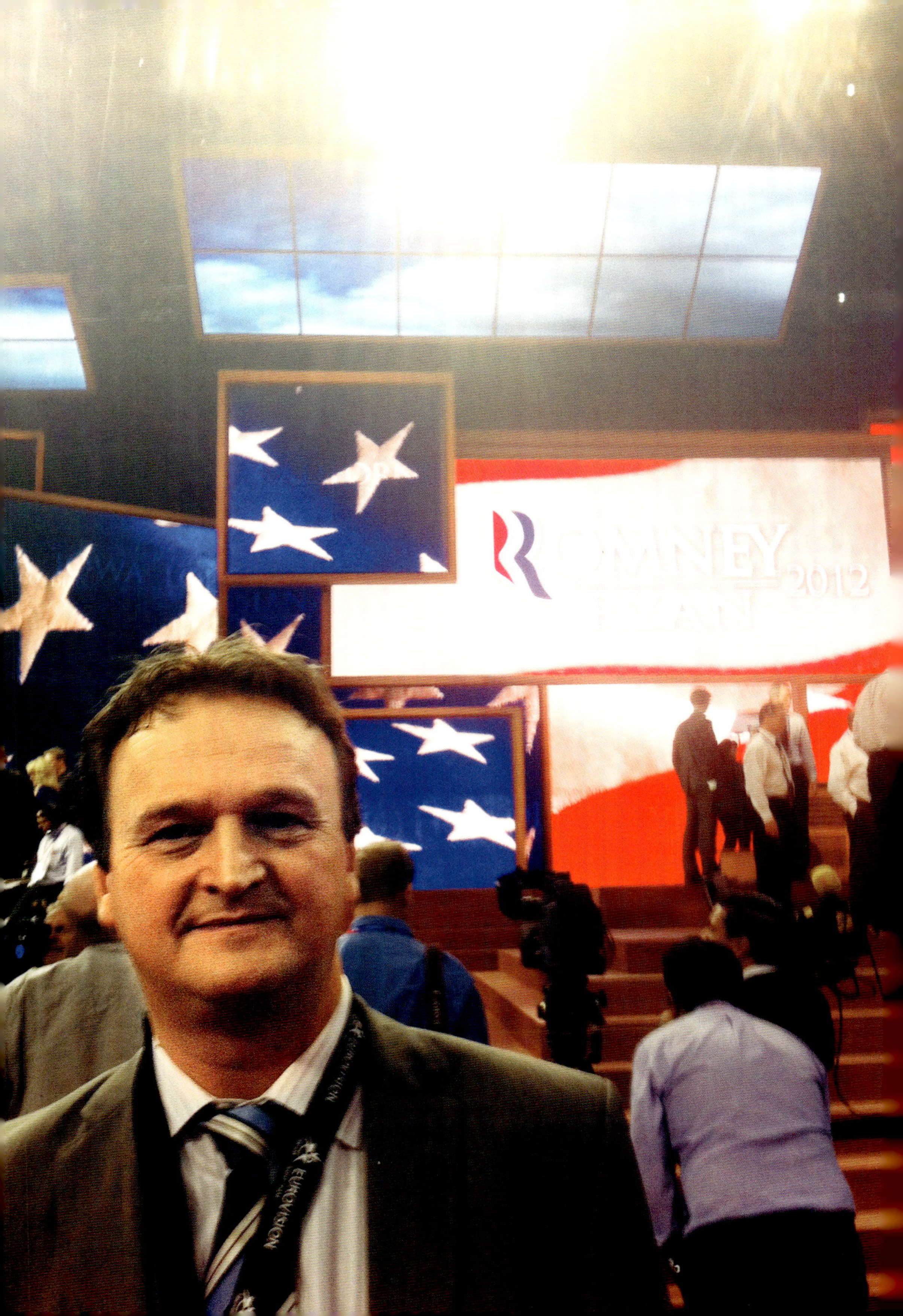
2012
EUROVISION

HANNO SETTELE
aus Washington

VORWÄRTS IN DIE VERGANGENHEIT

Donnerstag, 14. August 2003. Mein erster Tag als Korrespondent in Washington, D.C. Gleichzeitig der letzte für Peter Fritz, der das Büro jahrelang geleitet hatte. Sein Flugzeug ist noch keine Stunde in der Luft, als wir, die verbliebene Mannschaft, die Nachricht bekommen, dass ein massiver Stromausfall die amerikanische Ostküste von Kanada bis Baltimore de facto lahmlegt. 55 Millionen Menschen sind an diesem Tag ab 16 Uhr 10 nachmittags ohne Strom. 55 Millionen. Ganz Italien. Wer bei Wikipedia nachschaut, findet die Geschichte unter "The Northeast Blackout of 2003". Wochen vergehen, bis die Reparaturen abgeschlossen sind.

Samstag, 30. Juni 2012. Nicht mein letzter Tag als Korrespondent in Washington, D.C., aber einer meiner letzten. Es ist der Heimreisetag für meine Familie, die nach rund neun Jahren USA heute von unserer zweiten Heimat Abschied nimmt. Am Vorabend zieht noch ein Sturm durch die Stadt. Diesmal sind nicht 55 Millionen betroffen, sondern „nur" vier Millionen. Vier Millionen, die bei Temperaturen von 40 Grad und Luftfeuchte von 90 Prozent und mehr die nächste Woche stromlos verbringen werden. Es war ein heftiger Sturm, zugegeben. Aber es war ein Sturm. Nicht mehr, nicht weniger. Der internationale Flughafen von Washington hat seine eigene Stromversorgung. Unser AUA-Flug OS94 startet pünktlich um 17:50. Gut für uns. Denn auch in unserem kleinen Haus, das wir von einem nach Istanbul entsandten Mitarbeiter der Weltbank gemietet hatten, waren in der Nacht davor die Lichter und die Kühlung ausgegangen.

Wir heben ab, blicken auf die verschwitzte Stadt ohne funktionierende Ampeln und Straßenbeleuchtung, und fragen uns – nicht zum ersten Mal – wieso?

Nach fast einem Jahrzehnt als Gast in diesem aufregenden Land können wir uns viele Fragen beantworten, vieles erklären, was auf den ersten Blick uner-

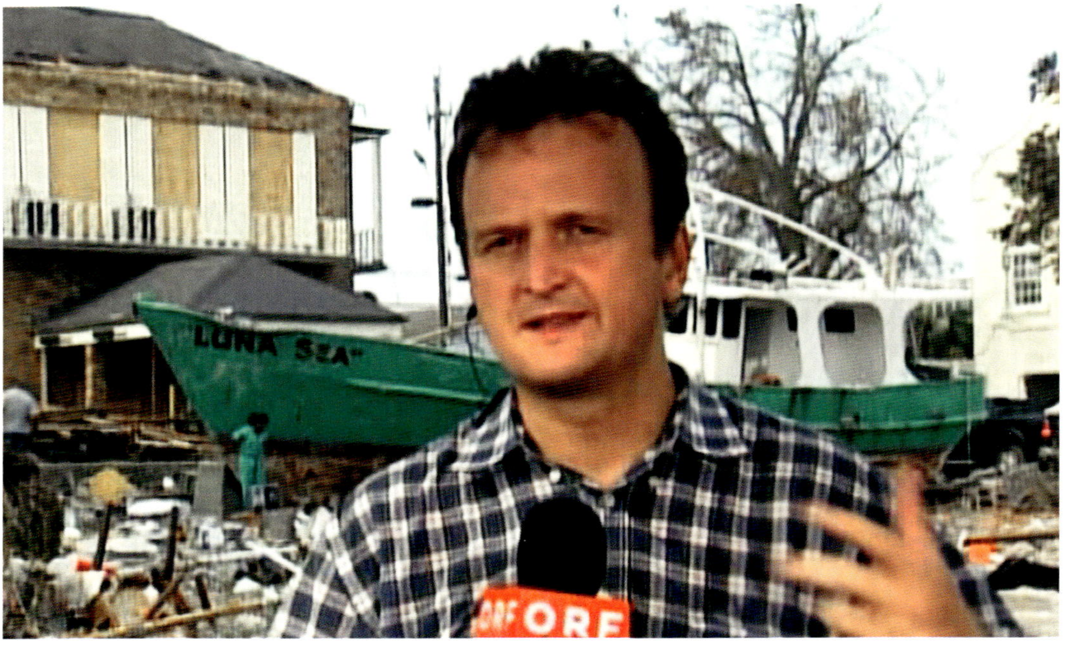

klärlich schien. Manches freilich entzieht sich für uns bis heute einer endgültigen und schlüssigen Beurteilung. Manches „ist einfach so". Das macht das Abenteuer USA aber nur noch spannender.

Die Trümmer nach dem Hurrican Katrina im August 2005 in New Orleans

Es dauerte ein bisschen, bis die häufigen Stromausfälle für uns Neuankömmlinge aus Europa nachvollziehbar wurden. Hinter diesen scheinbar nur technologischen Unzulänglichkeiten am Beginn des 21. Jahrhunderts steckt eine simple und knallharte politisch-ökonomische Ideologie: Die eigentlich auf regionale Stromversorgung ausgelegten, zuvor streng regulierten Stromnetze der USA, wurden seit den Tagen von Ronald Reagan in den 80ern weitgehend dereguliert. Sie wurden zu Zockerzwecken zu manipulierbaren, privatisierten und überregionalen Strombörsen verschaltet, ohne dass die dafür eigentlich erforderlichen Investitionen in die Überlandleitungen und flankierende Infrastruktur vorgenommen worden wären. Die Wall Street übernahm das Kommando. Immer mehr Strom wurde in die Leitungen gepumpt, denn Strom kann man verkaufen. Leitungen nicht. Also wurden die Leitungen so gelassen, wie sie sind. Der Enron-Skandal 2001 war da nur die Spitze des Eisbergs. Genau deshalb gehen in D.C. regelmäßig die Lichter aus, wenn es mal vom Atlantik hereinpfeift.

Der amerikanische Traum: Ein Auslaufmodell

Die sehr einseitige Verteilung von Vermögen und Einkommen in den USA ist kein Geheimnis. Damit lockt man heute keine Maus mehr hinter dem Ofen hervor. So manchem Gesprächspartner in Österreich huscht ein gar nicht verstecktes Gähnen übers Gesicht, wenn man darüber berichtet. Nicht wenige antworten mit dem Argument, dass es „eh bei uns auch so ist, oder fast so". Nein, ist es nicht. Es ist weder „auch so" noch ist es „fast so". Es ist eine andere Welt.

Die Einkommen der Geringverdiener in den USA sind zwischen 1979 und 2007 um 15 Prozent gestiegen. Die Einkommen der Topverdiener (die obersten 1 Prozent) stieg im selben Zeitraum um 275 Prozent. Dabei muss man beachten, dass diese Statistik schon bei den sehr ungleichen US-Einkommensniveaus im Jahr 1979 ansetzt. Wenn die Mehrheit der Bevölkerung über 30 Jahre hinweg ihr Einkommen um gerade einmal 15 Prozent steigern kann, die reichsten 1 Prozent ihre Pfründe dagegen verdreifachen können – so kann man sich unschwer ausmalen, wer hier wen übervorteilt. Wer sich hier bei wem bedient.

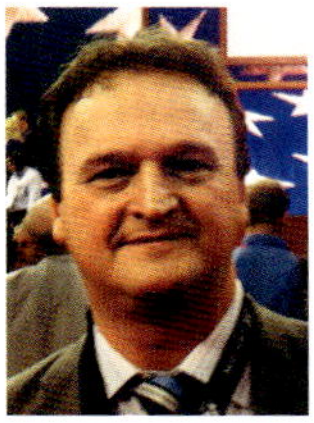

Hanno Settele
aus Washington

Auch in Österreich sind Einkommen und Vermögen nicht linear verteilt, auch in Österreich nehmen die bestverdienenden 20 Prozent rund 48 Prozent der Löhne nach Hause. Rechnet man Einkommen aus Vermögen hinzu, so verschärft sich die Ungleichheit noch. Doch von den Zuständen in den USA, wo die Mittelklasse langsam aber sicher ausgeblutet wird, während ganz oben der Schampus spritzt, sind wir weit entfernt.

Das Schweigen der Kredite

Wundersamerweise wurde diese offen und gar nicht versteckt ablaufende Entwicklung der rasanten Einkommensverschiebungen jahrzehntelang in den USA de facto ignoriert. Die dramatischen Auswirkungen wurden nämlich durch abenteuerliche Kreditvergaben an Krethi und Plethi schlicht übertüncht. Wer Geld brauchte, ging zur Bank und holte es sich. Die weitestgehend deregulierten und aufsichtslosen Geldhäuser griffen dabei ab Mitte der 80er-Jahre ins Volle: Menschen, die mangels Eigenkapital nicht einen einzigen Cent eigenes Geld in ihr gerade „erworbenes" Haus investieren konnten, fühlten sich gerne als "home owner". Und wurden auch als solche behandelt. Menschen, deren finanzielle Gebarung kaum den Ankauf eines Mopeds erlaubt hätte, gondelten mit dem Sportwagen durchs Land. Finanziert mit Hypotheken auf das mit Kredit finanzierte Haus. Fantastische „Wertsteigerungen" des Eigenheims von 20 Prozent jährlich wurden durch weiter aufgestockte Kredite augenblicklich abgeschöpft und – in aller Regel – in Konsumausgaben umgewandelt. Man bewohnte ein Haus, fuhr zwei Autos, ermöglichte im besseren Fall dem Nachwuchs teure Ausbildungen. Der einzige Wermutstropfen waren die paar Zahlen hinter dem Minus auf dem Kontoauszug. Das Leben war leistbar und nach Norden gerichtet. Aufwärts, sprach der Liftboy. 2008 kam dann, was irgendwann kommen musste: Lehman. Die exzessive Kreditaufnahme der Mittel-, und später auch der einkommensschwächsten Schicht, begann exakt zu dem Zeitpunkt, als es in den 80er-Jahren – nach Abzug der Inflation – für die arbeitende Bevölkerung keine Reallohnsteigerungen mehr zu verzeichnen gab. Die massive Kreditausweitung in die breitesten Bevölkerungsschichten hinein übernahm die Rolle eines imaginierten, placebohaften Vermögenszuwachses, der mit Erwerbslöhnen nicht mehr möglich war. Präzise parallel dazu begann die mit Riesenschritten voranschreitende Abkoppelung der Produktivsphäre von der Finanzindustrie neuen Zuschnitts. In genau dieser Phase wurde etwa aus einer mittleren Investmentbank mit persönlich haftbaren Gesellschaftern wie Goldman Sachs in wenigen Jahren eine börsennotierte Rieseninstitution, die nun ihre Leute in die Politik entsandte.

Böses Erwachen

Die Chance, es durch redliche Arbeit, Gesetzestreue und Fleiß, unabhängig von der eigenen Herkunft, zu Reichtum und Wohlstand zu bringen, ist seit mehr als 200 Jahren die Essenz des so genannten "American Dream". Unbehindert von Zünften, Kammern und regulierungswütigen Politikern, soll es die eigene Leistung sein, die das Fortkommen definiert. Dabei ist den Amerikanern durchaus bewusst, dass ihr System mit Instrumenten, die der Erlangung von mehr sozialer Gerechtigkeit dienen, nicht wirklich überfrachtet ist. Ganz im Gegenteil, es ist seit jeher in drakonischer Weise auf die Leistungsfähigkeit und -willigkeit des Individuums ausgerichtet. Wer nicht „leisten" kann – oder noch schlimmer: nicht will –, der muss schauen, wo er bleibt. Diese Härte wurde und wird aber in Kauf genommen, solange im Gegenzug den Willigen und Fähigen die Aussicht auf ein besseres Leben geboten wird. The "American Dream" eben.

Aber wie es Träume so an sich haben – sie sind Träume. Die wenigsten werden wahr. Die wenigsten gehen, Wünschen gleich, in Erfüllung. In seinem Buch *The Price of Inequality* schreibt Nobelpreisträger Joseph Stiglitz, dass der amerikanische Traum nur noch ein Mythos sei. In den Jahren der wirtschaftlichen „Erholung", 2009 und 2010, entfielen laut Stiglitz 93 Prozent der Einkommenszuwächse in den USA auf das oberste Prozent aller Einkommen.

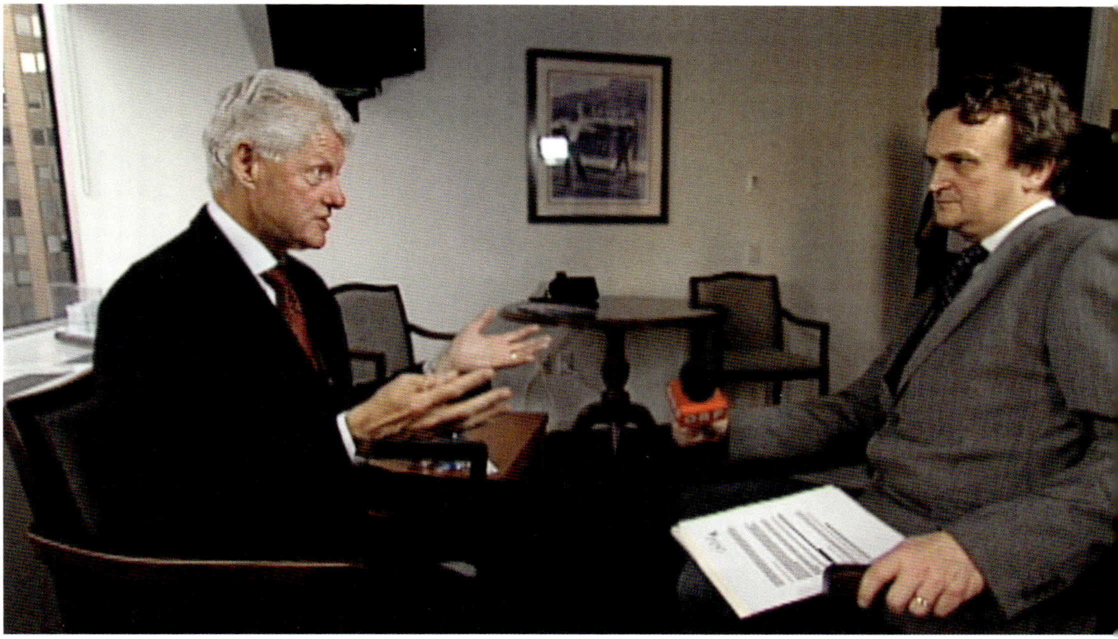

Mit Bill Clinton im April 2012

Und noch ein Effekt stellt sich mittlerweile ein, der eine langjährige Entwicklung umdreht, ja diese ins Gegenteil verkehrt: Die USA verlieren ihre besten Köpfe. Schlechte Jobaussichten und mittelprächtige Löhne sind nur ein Grund dafür. Massiv verschärfte Visa-Vorschriften und Einwanderungsgesetze post 9/11 sorgen zusätzlich dafür, dass viele hochqualifizierte Experten und deren Familien die USA augenblicklich nach Abschluss der Studienzeit wieder verlassen.

Viele der dringend benötigten billigen Arbeitskräfte kommen gleich gar nicht mehr. Dies bedeutet die Umkehr von Wanderungsströmen, die den USA jahrzehntelang den Spitzenplatz in zahllosen Bereichen verschafft haben. Hausgemachte Probleme sind das, weder gottgegeben noch von irgendeiner dunklen Macht (Wall Street? Bilderberger?) hervorgebracht. Ein ganz deutliches Zeichen des gesellschaftlichen Wandels in den USA.

Neun Jahre sind nicht genug

Meine Frau Sabine ist Österreicherin. Seit nun neun Jahren lebt sie mit mir und unseren beiden Kindern in den USA. Sie spricht fließend Englisch, sie ist eine zu 100 Prozent gesetzestreue Person und sie hat unsere kleine Familie perfekt in der Nachbarschaft integriert – was immer das in den USA auch

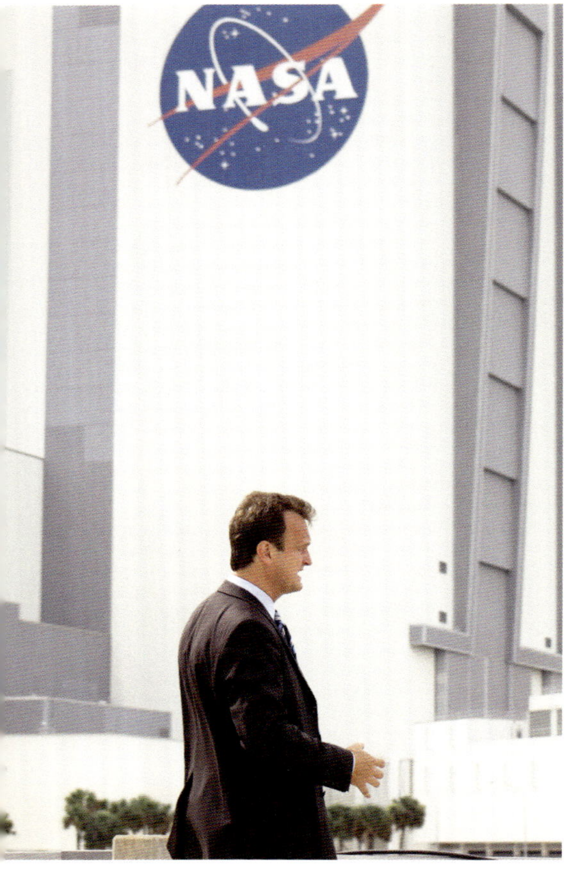

Juli 2011:
Beim letzten
Spaceshuttle-Start

heißen mag. Neun Jahre Aufenthalt in den USA, ohne jedes Problem mit Behörden, nicht einmal einen Strafzettel hat sie in all den Jahren kassiert. Diese neun Jahre reichen aber nicht aus, dass meine Frau – legal – auch nur bei McDonalds' ums Eck einen Hamburger braten dürfte, geschweige denn, dass sie einen Job annehmen könnte, der ihren Qualifikationen wirklich entspricht. Nach neun Jahren Aufenthalt in Washington, D.C. gilt sie noch immer, wie auch ich, als „Legal Alien" – sie ist eine „legale Fremde" und als solche nicht berechtigt, einen Arbeitsplatz in den USA anzunehmen. Diese Erfahrung widerspricht ein wenig dem Bild, das man sich in der Fremde von den USA oft macht. Das Einwanderungsland Nummer eins beginnt sich abzuschotten. Die Ereignisse des 11. September 2001 haben diese Entwicklung in Gang gebracht. Heute, elf Jahre später, ist die Erinnerung an die verheerenden Anschläge noch immer die treibende Kraft hinter den verschärften Fremden-Gesetzen. Wissenschaftlerinnen, Ingenieure, Ärztinnen und andere Schlüsselkräfte aus aller Welt sind bis vor wenigen Jahren meistens dort geblieben, wo sie ihre hervorragenden Ausbildungen gemacht haben – in den USA. Heute sprechen die Zahlen eine andere Sprache. Die gesuchten Schlüsselkräfte wenden sich zusehends von den USA ab. Viele gehen rasch zurück dorthin, von wo sie gekommen sind. Nach Hause. Denn dort gibt es mittlerweile auch gut bezahlte Arbeitsplätze. Brain Drain eben.

Vorwärts, nach hinten

Die Parteitage der Republikaner Ende August in Tampa und der Demokraten Anfang September 2012 in Charlotte bringen einen neuen Höhepunkt in der „American Dream"-Beschwörung. Kaum ein Redner, egal bei welchem Parteitag, der nicht Anekdoten aus seiner ganz persönlichen Vergangenheit hervorkramt. Vom Großvater, dessen in der Mine schwielengestählte Hand am Abend zärtlich das Haupthaar des Enkerls (heute erfolgreicher Politiker) streichelte. Von der Mutter, die sich als illegale Immigrantin durchschlagen musste. Von der

Cousine, die an der Elite-Uni mit einem Stipendium aufgenommen wurde. Endlose Geschichten, jede für sich valide und spannend. Doch haben sie alle nur einen Sinn: Zu zeigen, wie positiv doch der amerikanische Traum das Leben der geschilderten Personen verändert habe. Verbessert habe. Es fällt – fast – niemandem in den atemlos berichtenden US-Massenmedien auf, dass alle Geschichten in der Vergangenheit spielen. Nach hinten gerichtet sind. Damaliges beschwören. Das offizielle Wahlmotto der Demokraten 2012 lautet übrigens „Forward“ – „Nach Vorn“.

Fakten untermauern die politisch so opportune Vision des “American Dream” nicht mehr. Dabei sind es nicht die protestierenden Demonstranten der Occupy-Wallstreet-Bewegung oder der ein oder andere progressive Think-Tank, die dazu die Daten liefern: Ausgerechnet das Congressional Research Service, also jener Arm des US-Kongresses, der die Abgeordneten mit Daten und Zahlen versorgt, ehe sie eine Entscheidung fällen, trifft in einem offiziellen Report vom März 2012 den “American Dream” mitten ins Herz: Die soziale Mobilität, also die Möglichkeit, die eigene Lebenswelt durch Arbeit und Leistung gegen eine finanziell attraktivere einzutauschen, ist laut diesem Report in den USA geringer ausgeprägt als in vielen Ländern Europas.

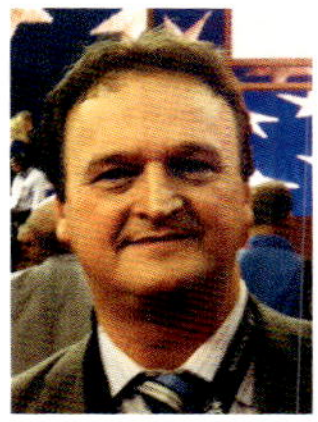

Hanno Settele
aus Washington

Was so manchen amerikanischen Politiker dabei stutzig machen könnte: Ausgerechnet in den von ihnen oft als „kryptokommunistisch und altmodisch“ verunglimpften, dicht regulierten Ländern wie Schweden, Niederlande und Dänemark haben junge Menschen heute bessere Chancen aufzusteigen als im „Dreamland“ USA.

Nicht die Freude an der eigenen und, ja auch, fremden Leistung – eine so wohltuende Eigenschaft vieler Amerikaner – hat abgenommen. Das, was sie damit erreichen, schwindet. Eine Tatsache, die in nicht zu unterschätzenden Teilen der Bevölkerung, allen voran bei den Mitgliedern der Tea Party-Bewegung, allerdings zu wundersamen Schlussfolgerungen führt.

“Glenn Beck is not President. Glenn Beck is Moses”

Es ist heiss, an diesem 28. August 2010. Zehntausende Menschen strömen zur National Mall, jenem extensiven Grünstreifen mitten in der Hauptstadt Washington, der das Lincoln Memorial im Westen der Anlage mit dem imposanten Kongressgebäude am Ostende verbindet. Glenn Beck hat sie gerufen. Unter dem Motto “Restoring Honor” – Die Wiederherstellung der Ehre – galvanisiert der ultrakonservative Fernsehmoderator Beck eine Bewegung, die vor allem eine

Institution für ihren eigenen sozialen Abstieg, jedenfalls aber ihre Stagnation, verantwortlich macht: The Government, die Regierung, sei an allem schuld. Beck, der neue Star von Rupert Murdochs Radikalinski-Sender FOX, zitiert die Bibel, sich selbst und vor allem einen: Ronald Reagan, den Säulenheiligen der Bewegung. Jenen Reagan, der seine Philosophie gegenüber der Regierung, der er selbst acht Jahre lang vorstehen würde, in seiner Inaugurationsrede 1981 einst pointiert zusammenfasste: „Die Regierung ist in dieser Krise nicht die Lösung des Problems, die Regierung selbst ist das Problem", donnerte Reagan da fast exakt an jenem Ort, an dem heute Glenn Beck seine gottesfürchtigen und Obama-feindlichen Sprüche in die Menge schleudert.

CNN – Communist News Network

Alle zwei Minuten kommen Menschen auf meinen Kameramann und mich zu und fragen, wofür denn das „ORF" auf unserem roten Würfel stehe. Ich erkläre, dass ich aus Österreich komme und dass bei uns zuhause ein großes Interesse an so einer klassischen Bürgerbewegung, wie sie die Tea Party darstellt, bestehe. Dann sei es ja gut, meinen die meisten. Solange wir nur nicht von CNN seien, jenem linkslinken Kommunisten-Sender. CNN steht in diesen Kreisen für "Communist News Network". Manchen hingegen kommen Zweifel an unseren hehren Absichten: "You guys are socialists over there, aren't you?" bekrittelt die Mittvierzigerin mit verkniffenen Augen. "Go back to where you came from!" ist ihr Rat an den verdutzten Journalisten, der nicht wirklich mit solcher Verve gerechnet hatte. Auf dem Weg zurück ins Studio beschenkt mich ein älterer Herr mit einem T-Shirt. Vorne drauf Barack Obamas per Photoshop verzerrte Fratze, drunter steht, in Bluttettern, "Socialist". Seit drei Tagen sei er hier, sagt der Mann, der sich als William aus Wisconsin zu erkennen gibt. Die Chance, Glenn Beck, seinen Helden aus dem

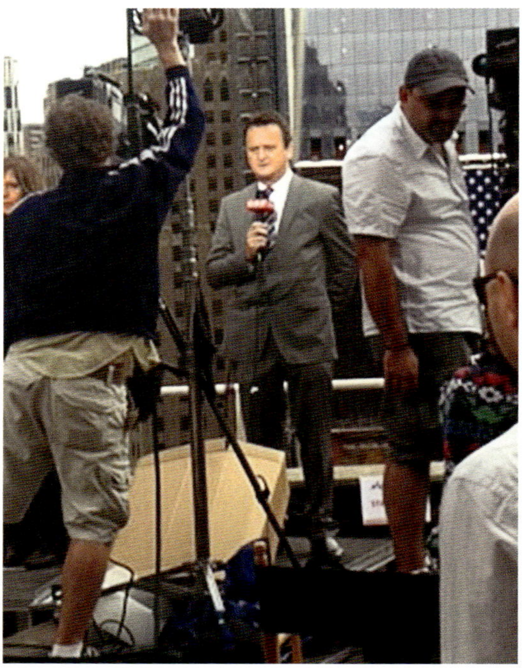

Standup beim Zehnjahresgedenken an den 11. September 2001

TV, live zu sehen, das war ihm die Flugreise wert. Mangels Geld für ein Hotel haben er und drei Freunde sich dann ein kleines Zelt geteilt. Ich frage ihn, ob er Glenn Beck gerne als Präsidenten sehen würde. William weist solch profanes Ansinnen augenblicklich zurück. „Nein, Glenn Beck ist nicht präsidentielles Material. Glenn Beck ist Moses. Der Mann, der uns den Weg weist, die Fluten teilt und uns ins gelobte Land der Freiheit marschieren lässt."

Das Mantra der Tea Party vom schlanken Staat, von den niedrigen Steuern, vom notwendigen Rückbau der Verwaltung ist die Reaktion auf die langsam, aber stetig greifbarere Vermutung, dass die besten Zeiten vorbei sein könnten. Auch Tea Party-Eltern haben Kinder, die nach Jahren des Studierens wieder im Hotel Mama einziehen müssen. Auch Tea Party-Mitglieder sehen ihre Ersparnisse schwinden, ihre Pensionen schrumpfen und ihre Krankenversorgung in Gefahr. Warum als Lösung dieser Probleme das Rezept von den noch einmal zu senkenden Steuern für Millionäre zur Anwendung kommen soll, können viele an diesem heißen Sommertag nicht wirklich beantworten.

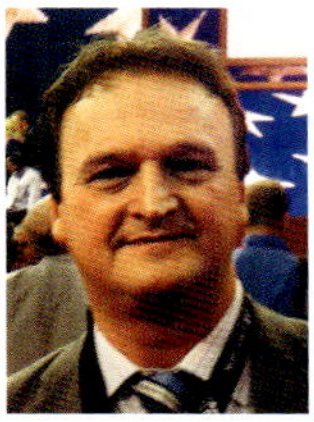

Hanno Settele
aus Washington

Mittlerweile wurde Glenn Beck von FOX-News gefeuert, und die simple Erkenntnis, dass unter Präsident Ronald Reagan die amerikanischen Regierungsausgaben explosionartig angestiegen sind, setzt sich auch immer mehr durch. Nicht überall, aber mancherorts. Weiterhin unverifiziert bleibt hingegen die Geschichte mit Moses und den Fluten. Kann ja noch werden.

Das verlorene Jahrzehnt

Das knappe Jahrzehnt, das ich in den USA für den ORF verbringen durfte, war kein gutes für die amerikanische Mittelklasse. Das inflationsbereinigte Median-Einkommen aller Haushalte ist im Jahr 2010 niedriger als im Jahr 2000. Eine Premiere in einem Land, das jahrzehntelang nur einen Weg kannte: Wachstum, Größe, mehr haben, besser leben.

Die USA sind in einer schwierigen Position. Während sie – wie wirtschaftlicher und politischer Aufstieg beweist – über Jahrzehnte, wenn nicht Jahrhunderte, gegenüber dem alten Europa, das die absolutistischen Feudalsysteme abschütteln musste, die Nase vorne hatten, finden sie jetzt kein Rezept auf die heute nicht mehr regionalen, sondern globalen tektonischen Verschiebungen in ihrem wirtschaftlichen und politischen Umfeld.

Die Vereinigten Staaten von Amerika sind kein Nationalstaat mit einer identitätsstiftenden gemeinsamen Kulturgeschichte. Sie sind vielmehr eine Staat ge-

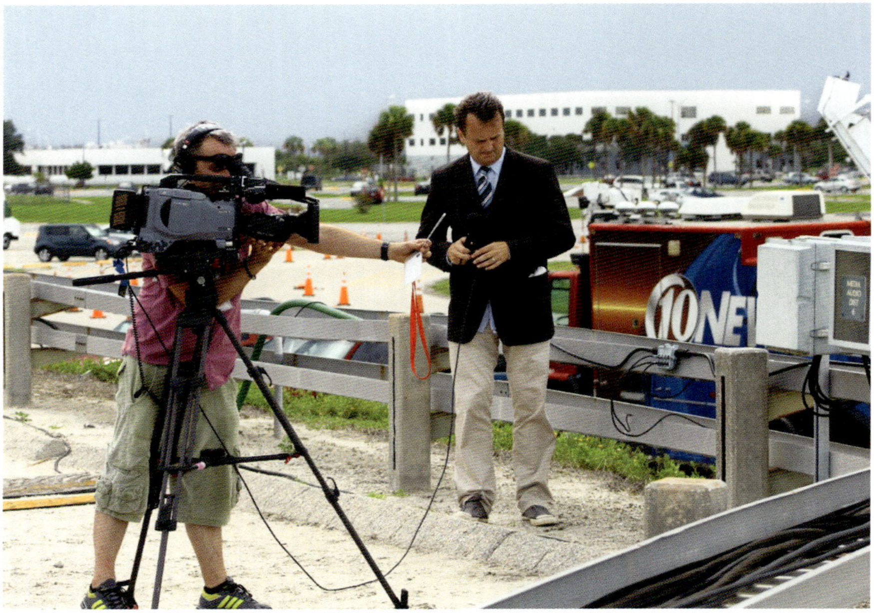

Rechts:
Wie gut, dass der Kameramann alles unter der Gürtellinie abschneidet …

Unten:
Mit Hannelore Veit über den Dächern von New York

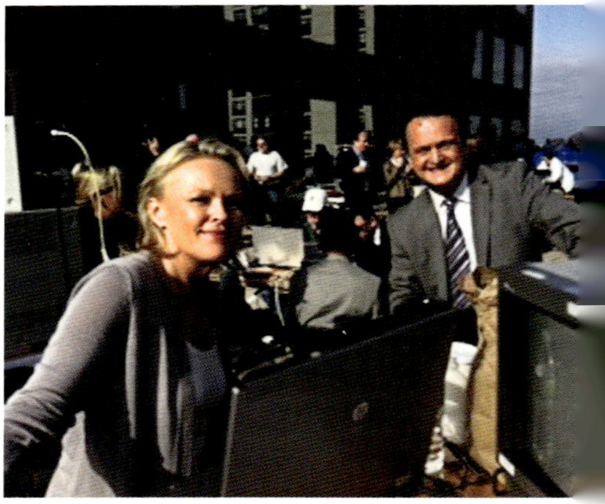

wordene Gegenbewegung zu vielem, was, zumindest in seinen Ausläufern, die gesellschaftlichen Strömungen in Europa noch heute bestimmt. Amerika ist an sich die historische Antwort auf die Entmündigung des einzelnen durch Kirche & Kaiser in Europa. Als in den USA das Recht auf Meinungsfreiheit in den Verfassungsrang gehoben wurde, da spazierte der vierzehnjährige Klemens Wenzel Lothar von Metternich geradem al als Teenager durch Koblenz. Es war außergewöhnlich, was hier entstand, und es war uramerikanisch. Soviel auch zum in Österreich so gern zitierten Mythos, dass die „Amis ja keine Kultur haben". Meinungs- und Religionsfreiheit für alle gesetzlich zu verankern, zu einer Zeit, als in Europa degenerierte Kaiser und Könige in ihren diversen Sommerfrischen ihre multiplen Geschlechtskrankheiten austauschen – sollte das nicht als „Kultur" durchgehen? Ich meine doch.

Jene Auswanderer, die diesem Europa den Rücken kehrten, legten in der neuen Welt ein neues Fundament: Selbstverantwortung, Wettbewerb auf Basis der individuellen Leistung, individuelle Freiheit und vor allem massive Skepsis gegen jede Art von staatlichem Einfluss waren die Eckpfeiler. Diese Werte sind zwar in der amerikanischen Wirklichkeit 2012 häufig nur noch in dezenter Form vorhanden, bleiben aber Trägerelemente des amerikanischen Selbstverständnisses. Amerikas Wertkonsens, auf dem die Glücks- und Wohlstandsverheißungen des "American Dream" aufbauen, ist zwar obsolet, bleibt aber der einzige und damit unverzichtbare ideelle Kleister, der das komplexe Mosaik aus Ethnien, Religionen, Neueinwanderern und Pilgervaterabkömmlingen, die sonst eigentlich nichts verbindet, zusammenhält. Ihr gewöhnungsbedürftiger Hurra-Patriotismus und die Heiligenverehrung ihrer Verfassung sind nur Symptome.

Warum passiert das aber genau jetzt, warum am Beginn des 21. Jahrhunderts? Im Zuge der Globalisierung hat sich der Arbeitskräftepool der Welt verdreifacht. In der entwickelten Welt sinken – was Ökonomen nie für möglich gehalten hätten – die Reallöhne bzw. der Anteil der Arbeitseinkommen an den jeweiligen volkswirtschaftlichen Gesamtergebnissen. Damit sinkt die soziale Mobilität, damit klafft die Einkommensschere auseinander und damit – wohl am dramatischsten – kommt es zu einer Negativauslese im Bildungsbereich. Viele grundsätzlich Hochbegabte bleiben in der „neuen Armut" stecken. Diese Spirale dreht sich auch in unserer sozialen Marktwirtschaft. In der freien, Modell USA, tut sie das freilich beträchtlich schneller.

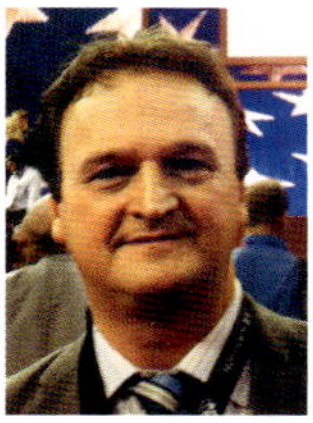

Hanno Settele
aus Washington

In Europa hat man trotz ebenfalls massiver Fehlentwicklungen Antworten gefunden oder ist zumindest auf dem Weg dahin. Soziale Netze, frei zugängliche und vergesellschaftete Bildungssysteme, Kapitalmarktregulierung, um nur einige zu nennen. In Amerika würden diese wahrscheinlich auch funktionieren, stünden sie nicht in einem eklatanten Gegensatz zu diesem „gesellschaftlichen Grundkonsens", der sich – irgendwie unglücklicherweise – auch noch gut argumentieren lässt, eben weil er so lange so erfolgreich war.

Um ein Sozialstaat und eine Solidargesellschaft zu werden, müssten die Amerikaner – sehr überspitzt formuliert – alles über Bord werfen, was sie zusammenhält. Das wäre ein „Bewusstseinssprung", der, wie das fast 100 Jahre alte europäische Beispiel zeigt, nicht ohne Kampf und Krampf vonstattengeht. Die Tea Party ist das dumpfe Aufbäumen einer Lost Generation, die mangels Erklärungen und Zukunftsperspektiven ihr Heil in einer Rückbesinnung auf das sucht, was früher einmal erfolgreich war (siehe Weimarer Republik und die Suche nach dem starken Mann). Das alles wird im Land der Freiheit, wo jeder alles instrumentalisieren darf, natürlich von den oben erwähnten 1 Prozent genützt, um in der Gunst der Stunde, die sie selbst geschaffen haben, ins Volle zu greifen.

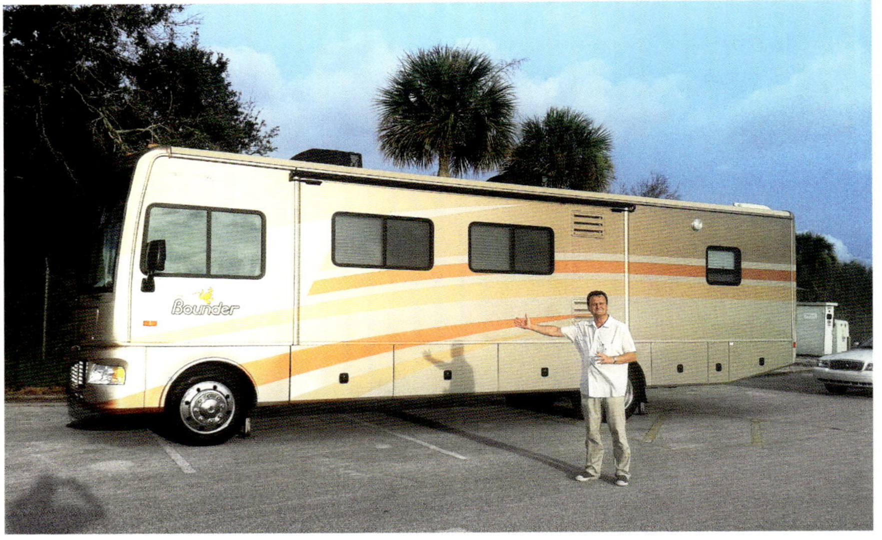

Hast du kein Zimmer, musst du dir eines mitbringen. Beim letzten Spaceshuttle-Start im Juli 2011 erweist sich der Lastwagenführerschein als nützlich …

Dem Land kommt nach und nach sein gemeinsamer Nenner, seine ideologische Grundlage, sein gesellschaftlicher Kitt abhanden: Das Versprechen, dass man es mit eigener Leistung schaffen kann. Dass man jene Verhältnisse, in die man hineingeboren ist, durch selbstbestimmtes Handeln im Zuge einer Generation verlassen kann. Daran ändern die vielzitierten Beispiele vom Studenten, der Facebook gründet und vom Präsidenten, der aus bescheidenen Verhältnissen kommt und noch dazu african-american ist, nichts: Sie wirken zusehends wie Märchen aus einem fernen Land.

All das, was hier beschrieben ist, liest sich nicht sehr positiv, ich weiß. Ist es auch nicht. Und dennoch gibt es Hoffnung, dennoch wäre man schlecht beraten, die USA und ihre freundlichen, lebensbejahenden Menschen abzuschreiben. Ihr geradezu atemberaubender Pragmatismus, ihre im Positiven unerhörte „Yes, we can"-Lebensart sind in dieser Situation die besten Waffen, die der amerikanischen Bevölkerung zur Verfügung stehen. Wie sie diese wirkungsvoll einsetzen könnten, in Zeiten von politischer Totalblockade zwischen den mittlerweile verfeindeten Parteien Demokraten und Republikaner, das ist eines jener Dinge, für die mir in all den Jahren noch immer die Erklärung fehlt.

Mein Jahrzehnt in den USA war ein spannendes, ein aufregendes, ein bereicherndes. Ich hoffe freilich, dass wir in Europa unsere Augen und Ohren und Gehirne weit offen haben und präzise, sine ira et studio, beobachten, was hier passiert. Mit ein bissel Verspätung, so die verbreitete Meinung, komme ja alles, was in den USA passiert, auch zu uns. Dazu meint dieser Europäer, in aller Bescheidenheit: Man muß nicht alles haben.

Einige Verweise:

http://en.wikipedia.org/wiki/Northeast_blackout_of_2003
http://en.wikipedia.org/wiki/Income_inequality_in_the_United_States
(http://abcnews.go.com/Business/income-doubles-top-percent-1979/story?id=14817561
http://diepresse.com/home/wirtschaft/economist/446997/Sozialbericht_Einkommen-in-Oesterreich-ungleicher-verteilt
http://www.manager-magazin.de/politik/weltwirtschaft/0,2828,848000,00.html
http://www.fas.org/sgp/crs/misc/R42400.pdf
http://www.americanprogress.org/issues/economy/news/2006/04/26/1917/understanding-mobility-in-america/
http://www.epi.org/publication/a_lost_decade_poverty_and_income_trends/

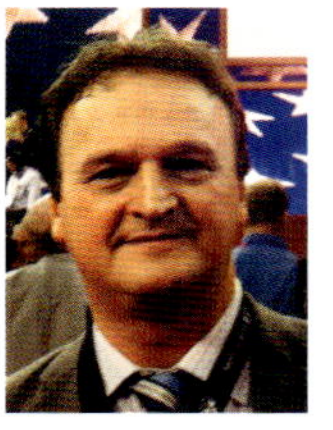

Hanno Settele
aus Washington

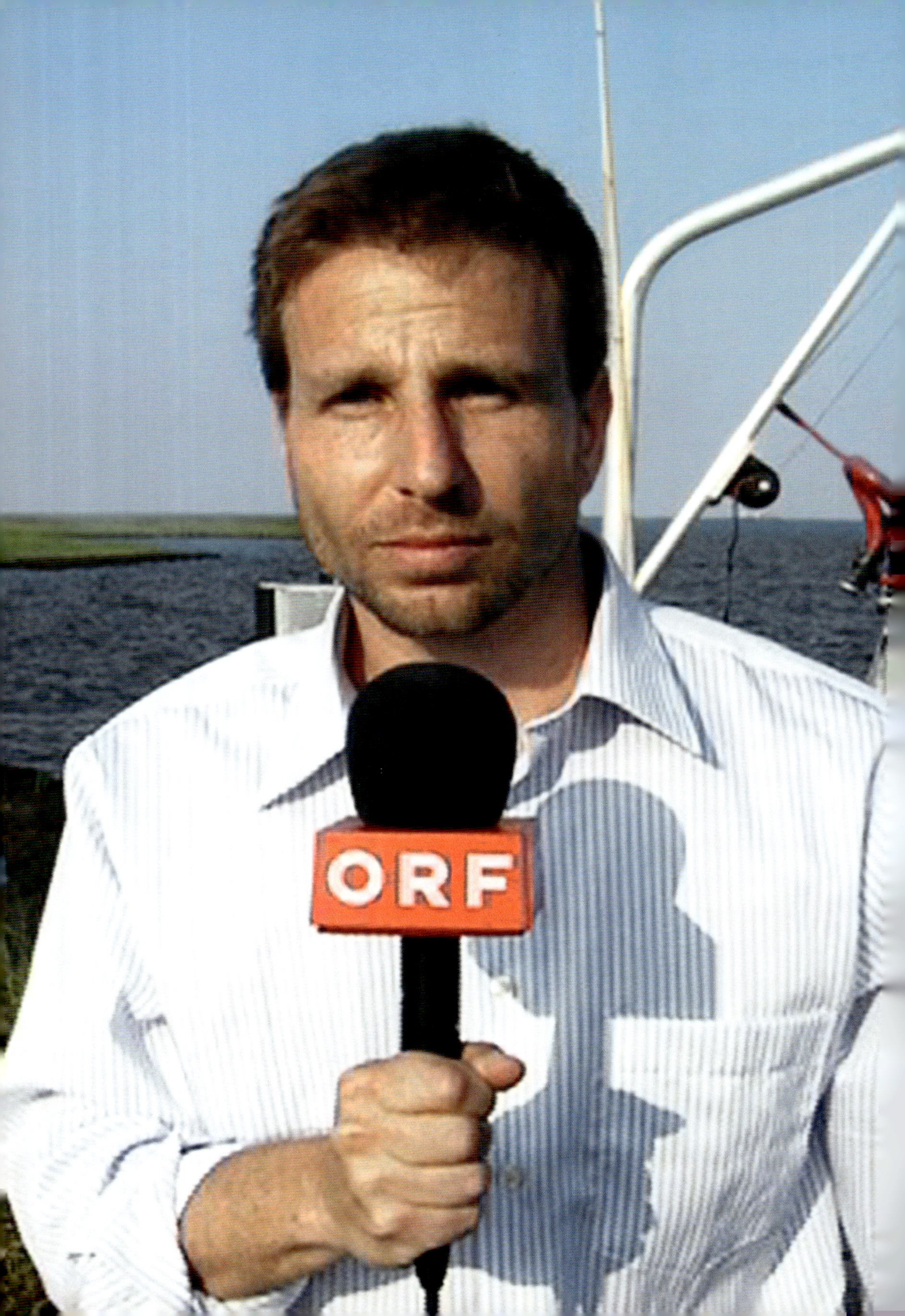
ORF

TIM CUPAL
aus Washington

DER AMERIKANISCHE HERBST

Das Jahr 2011 ist für große Teile der US-Gesellschaft ernüchternd. Die Arbeitslosigkeit sinkt nur langsam, der Wirtschaftsmotor stottert. Bildung, Gesundheitsversorgung und Wohnen sind teuer, für viele unerschwinglich. Nur die Vertreter des Finanzsystems, die Banker und die Broker der Wall Street scheinen in den Augen der Öffentlichkeit als Einzige immer zu gewinnen. Medienberichte über hohe Bonus-Zahlungen trotz hoher Verluste, Top-Gagen und Steuerschlupf-Löcher für Superreiche lösen Unverständnis und Zorn aus. Ein Zorn, der sich zunächst kaum bemerkbar macht, aber unter der Oberfläche brodelt. Ein Unbehagen, das zunächst nur in sozialen Netzwerken im Internet sichtbar wird.

„#OCCUPYWALLSTREET. *Seid ihr bereit für einen Tahrir-Moment? Strömt am 17. September nach Lower Manhattan, baut Zelte, Küchen, friedliche Barrikaden und besetzt die Wall Street.“*
– Adbusters Website am 13. Juli 2011

Die konsumkritische Stiftung Adbusters Media Foundation aus Kanada trifft mit diesem Aufruf genau im richtigen Moment den richtigen Ton und damit einen Nerv. Unter dem Eindruck der Bürgerrechts-Bewegung im arabischen Raum und der Besetzung des Tahrir-Platzes im Zentrum der ägyptischen Hauptstadt Kairo entsteht die Bewegung „Occupy Wall Street“, „Besetzt die Wall Street!“

Der 17. September wird zum offiziellen Geburtsdatum von Occupy Wall Street. Der ursprüngliche Plan, die Besetzung des Welt-Finanzzentrums, scheitert an Polizeisperren. Stattdessen besetzen einige hundert Demonstranten spontan einen kleinen Park im Herzen des New Yorker Finanzbezirks an der Südspitze von Manhattan: Den Zuccotti-Park zwischen Broadway, Trinity Place, Liberty Street und Cedar Street. Es ist nicht mehr als eine kleine freie Fläche, etwa ein Zwanzigstel des Wiener Stadtparks mit schweren Steinbänken und ein paar Bäumen, umgeben von Hochhäusern mit Spiegelglas-Fassaden.

Links:
In Louisiana

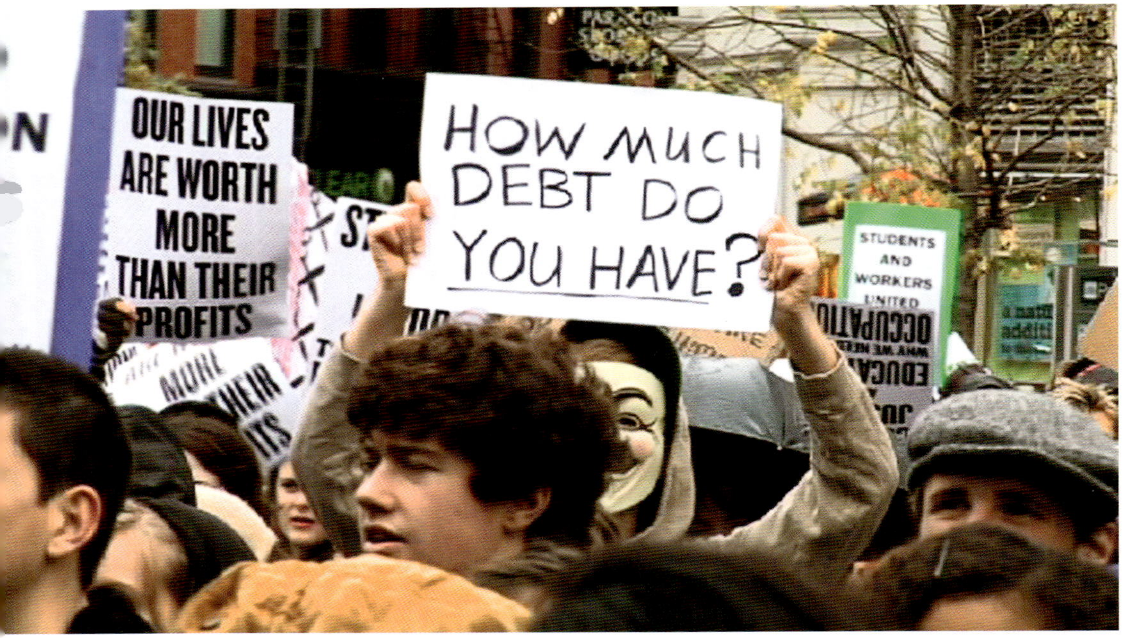
OUR LIVES
ARE WORTH
MORE
THAN THEIR
PROFITS
HOW MUCH
DEBT DO
YOU HAVE?
STUDENTS
AND
WORKERS

Die Demonstranten im Zuccotti-Park werden in den folgenden Wochen immer mehr zu einem Symbol für den Widerstand gegen das Finanzsystem und gegen soziale Ungerechtigkeit. Im ganzen Land und auf der ganzen Welt entstehen innerhalb weniger Wochen ähnliche Protestcamps. Was mit einer winzigen Demonstration in New York begonnen hat, wird zu einer weltweiten Protest-Bewegung. Nach dem Arabischen Frühling scheint der Amerikanische Herbst angebrochen zu sein.

15. November 2011 02:05

Ein „Breaking News"-SMS von CNN reißt mich aus dem Schlaf. Momentan bin ich völlig orientierungslos. Oh nein, wie spät ist es? Wieso ist es noch dunkel? Ich bin doch gerade erst ins Bett gegangen. Erst jetzt sehe ich die Nachricht: Die New Yorker Polizei räumt gerade das Lager der Occupy Wall Street-Aktivisten. Noch immer benommen, greife ich nach der TV-Fernbedienung. CNN ist wie so oft am schnellsten, aber nicht besonders informativ. Die Bilder, offenbar von einem der angrenzenden Hochhäuser gefilmt, sind dunkel und unscharf, es ist kaum etwas zu erkennen.

Mit einem sinkenden Gefühl im Magen realisiere ich, dass wochenlange Recherchen für das ORF-Weltjournal mit einem Schlag wertlos geworden sind. Ausgerechnet heute! Eigentlich hätte mein Wecker um 04:30 läuten sollen, rechtzeitig für mich, um gemeinsam mit unserem Kameramann Markus den Frühzug nach New York zu erreichen. Verdammt, verdammt, ausgerechnet heute! Licht an, kalte Dusche und Gedanken sammeln. Es hat lange gedauert und war schwierig, Ansprechpartner bei Occupy Wall Street zu finden. Niemand bleibt lange, Telefonnummern ändern sich. Viele der Aktivisten sind von den US-Medien enttäuscht und wollten daher auch nicht mit uns reden. Führungsfiguren oder Sprecher zu finden war fast unmöglich, weil im Zuccotti-Park alles basis-demokratisch organisiert und abgestimmt worden ist. Vor dem Einschlafen war ich mir noch sicher, genug Kontakte gesammelt zu haben, genug spannende Gesprächspartner, um zehn Minuten zu einem ORF-Weltjournal über das weltweite Occupy-Phänomen beitragen zu können. Ausgerechnet heute! Ich versuche meine Kontaktpersonen zu erreichen, aber niemand hebt ab, die meisten Nummern, die ich wähle, sind entweder besetzt oder ich komme sofort auf die Mobilbox. In Wien ist es kurz nach 8 Uhr Früh. Der für die Sendung verantwortliche Redakteur ist noch nicht im Haus.

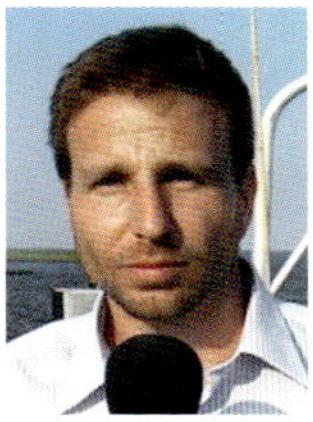
Tim Cupal
aus Washington

Ich entschließe mich im Alleingang dazu, trotzdem nach New York zu fahren. Die Geschichte, die ich ursprünglich erzählen wollte, gibt es zwar nicht mehr, dafür aber mit Sicherheit andere.

An Schlaf ist nicht mehr zu denken. Ich setze mich vor den Computer und versuche, möglichst viel über die derzeitige Lage zu erfahren. Ein interessantes Detail: Die New Yorker Polizei hat sich offenbar an die Kommunikationswege der OWS-Aktivisten gewöhnt und die Räumung des Parks aus Hygienegründen selbst zunächst über den Internetkurznachrichtendienst Twitter angekündigt.

Internet und Pfefferspray

Wochenlang berichten die klassischen US-Medien so gut wie gar nicht über die Aktivisten im Zuccotti-Park. Bis auf ein paar Artikel im *Guardian* und der *New York Times* agieren die Parkbesetzer unterhalb der Wahrnehmungsgrenze der breiten Öffentlichkeit. Trotzdem wächst die Bewegung rasant – im Internet. Zahlreiche Websites sprießen aus dem virtuellen Boden. Die Aktivisten verständigen sich untereinander über Netzwerke und soziale Medien wie Twitter und Facebook. Viele sind jung, mit ihren Laptops mobil und mit der ganzen Welt vernetzt. Auch ich erfahre das erste Mal über Twitter von Occupy Wall Street.
Das alles ändert sich schlagartig am 24. September 2011. Bei einem Protestzug setzt die New Yorker Polizei aus nächster Nähe Pfefferspray gegen eingekesselte Demonstrantinnen ein. Dieser Übergriff und ähnliche Vorfälle werden aufgezeichnet und innerhalb weniger Sekunden über Mobiltelefone millionen-

fach im Internet verbreitet. Die ganze Welt hört, wie eine der Frauen schreiend zusammenbricht.

Spenden und Sympathie-Kundgebungen strömen aus dem ganzen Land zum Protestcamp im Zuccotti-Park. Die weltweite Medien-Maschinerie rollt an, und auch das ORF-Büro in Washington berichtet ab diesem Moment regelmäßig über die Aktivisten. Occupy Wall Street ist im Main Stream angekommen.

15. November 2011 04:00

Auf dem Weg von meinem Haus ins ORF-Büro im Washingtoner Nobelviertel Georgetown habe ich fast einen Unfall. Es ist noch dunkel und die Straßenbeleuchtung funktioniert nicht. Wahrscheinlich gibt es wieder einmal einen Stromausfall. Oder aber die Lampen sind einfach kaputt und nie ausgewechselt worden. Ich rase mit meinem Fahrrad direkt in eines der vielen großen Schlaglöcher in meiner Straße, die ich eigentlich längst blind kennen sollte. Aber ich bin in Gedanken schon in New York und bei meiner Geschichte. „Weißt du schon ...“, begrüßt mich Markus im Büro und ich nicke. Wir laden Kamera, Stativ und die Kiste mit der Lichtausrüstung in ein Taxi, das uns zur Union Station bringt. Um 05:00 sitzen wir im Hochgeschwindigkeitszug von DC nach New York, Ankunft 07:40. Der Acela, der schnellste Zug der USA, der größten Volkswirtschaft der Welt, erreicht gerade einmal eine Höchstgeschwindigkeit von 240 km/h. Zum Vergleich: Der französische TGV schafft 320 km/h.

We are the 99 % – Wir sind die 99 %

Es ist wohl der einprägsamste Slogan von Occupy Wall Street, gleichsam der Schlachtruf der Aktivisten bei jeder Protest-Kundgebung. Und es ist der Slogan, den wohl jeder einzelne Demonstrant voll und ganz nachempfinden kann: Wir sind die 99 %, die Verlierer, die unter Massenarbeitslosigkeit, Preissteigerungen und der Finanz- und Immobilienkrise leiden müssen, während nur die Superreichen, das eine Top-Prozent der Bevölkerung, Jahr für Jahr ihren Wohlstand steigern können.

Das Camp der Aktivisten im New Yorker Zuccotti-Park wird innerhalb kürzester Zeit zu einer Art Touristenattraktion. Der Wirtschaftsnobelpreisträger Joseph Stiglitz besucht die Zeltstadt genauso wie Musiker und Schauspieler. Als ich Ende September privat in New York bin, muss ich im Finanzbezirk nur den Trommelklängen folgen, um den Park zu finden. Die langhaarigen Musiker, die

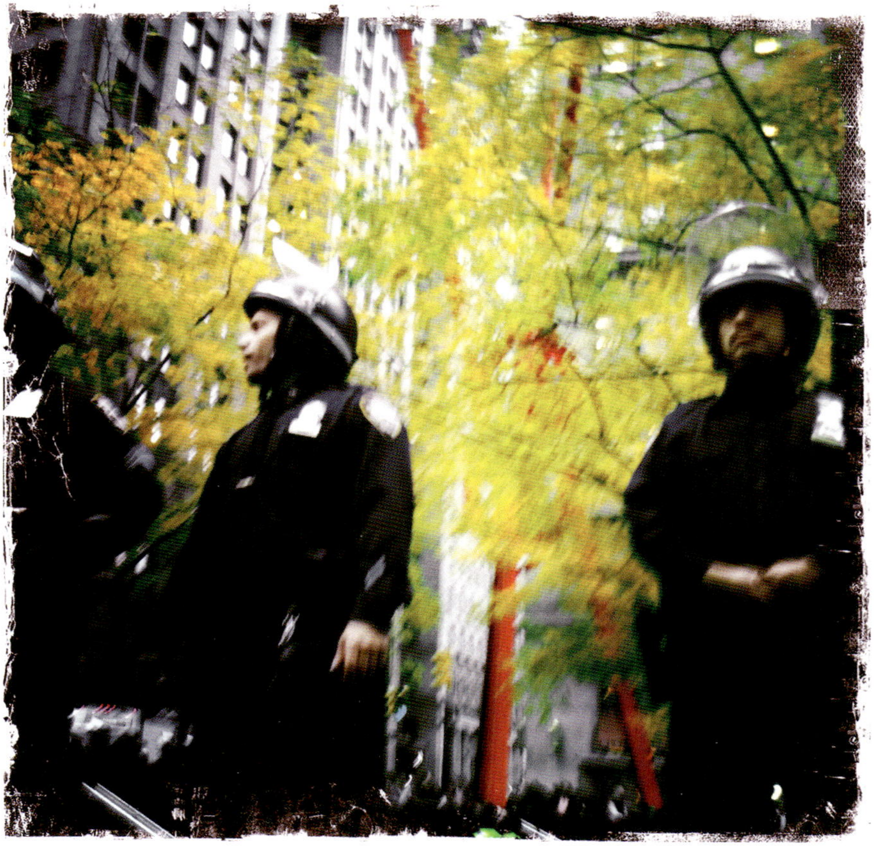

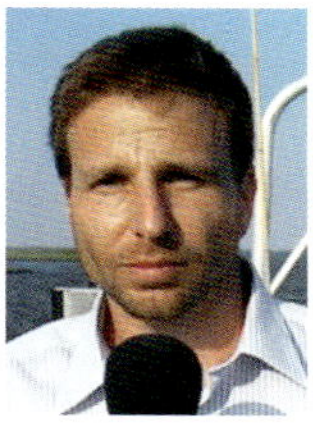

Tim Cupal
aus Washington

Transparente, die bunte Zeltstadt und auch der Hauch von Marihuana, der in der Luft liegt, das alles erinnert auf den ersten Blick an Woodstock, an die Hippie-Ära. Erst bei genauerem Hinschauen wird deutlich, dass diese kleine Zelt-Stadt mitten in der Weltstadt bestens organisiert ist. Es gibt eine Krankenstation, ein Küchenzelt, ein Medienzentrum mit Laptops und eigenem Generator, wo ich Kontaktadressen bekomme. Eine Gruppe von OWS-Aktivisten bedruckt T-Shirts und Buttons, andere beraten über weitere Protestaktionen. „Sucht euch Arbeit!", ruft ein vorbeikommender Wall Street Banker im Nadelstreif. Weil die angrenzenden Lokale den Aktivisten nach und nach den Zugang zu ihren Toiletten verboten haben, hat die Stadt New York ein Dutzend Mobilklos aufgestellt. Auf den Gehsteigen rund um den Park ist ein Vorwärtskommen kaum möglich. Dutzende Touristen fotografieren den bunten Menschenzoo, der von mindestens ebenso vielen Polizisten umringt ist.

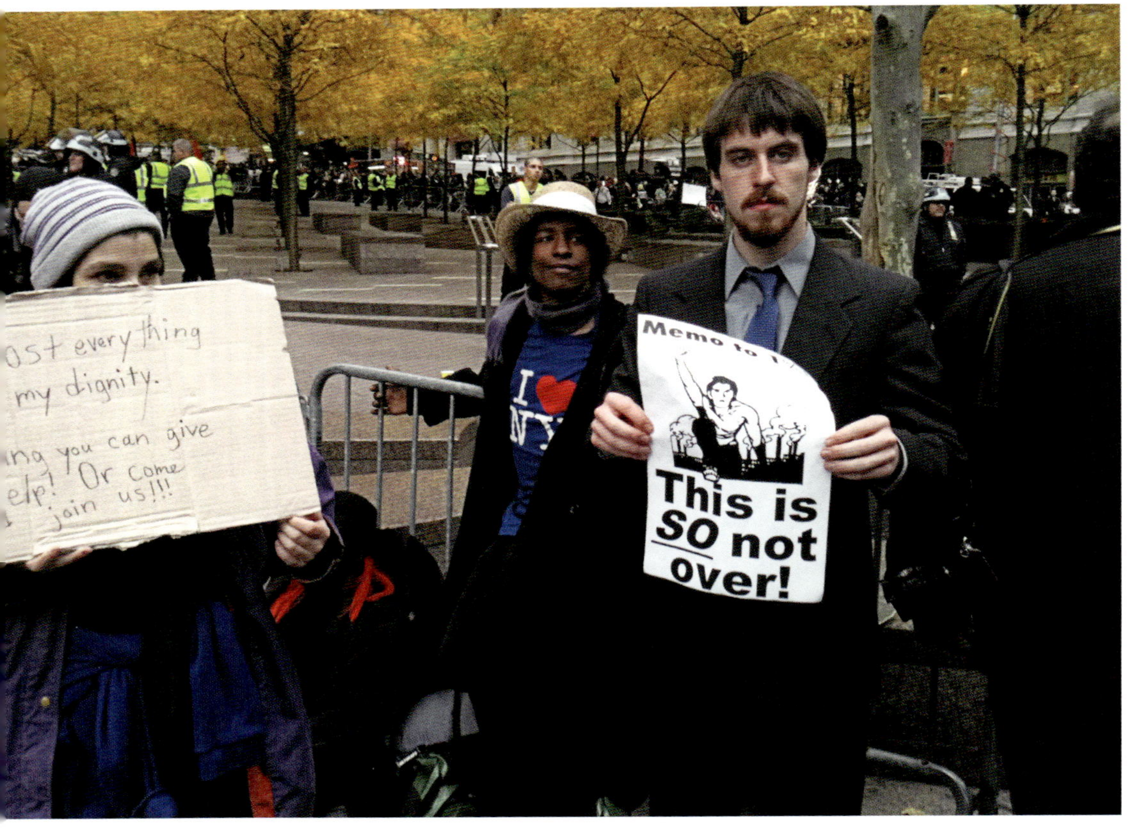

ost every thing
my dignity.
ing you can give
elp! Or come
join us!!!
This is SO not over!

15. November 2011 08:30

Verkehrte Welt: Statt der Aktivisten besetzen jetzt Polizisten in Kampfausrüstung den Platz. Sie stehen hinter Metall-Absperrungen, umringt von ein paar hundert Demonstranten, die wütend „ihren" Park zurückfordern. Die Zeltstadt ist verschwunden. Putztrupps der Stadt säubern den Park, spritzen die Parkbänke mit Wasser ab, kehren auf. Die Überreste der Volks-Bibliothek wandern in einen der Müllcontainer. Auf dem Boden mischt sich herbstlich-gelbes Laub mit vereinzelten handgemalten Transparenten. Ich suche vergeblich meine Interviewpartner. „Wir wollen unseren Park zurück!", brüllen die Aktivisten. Die 26-jährige June ist schon heiser. Die Studentin kommt aus Long Island. Sie sei schon von Anfang an hier gewesen, erzählt sie.

„Ich werde von der Last meines Studentenkredits erdrückt, starte mein Berufsleben mit einem riesigen Schuldenberg, ohne zu wissen ob ich diese Schulden überhaupt irgendwann begleichen kann, weil ich nicht weiß, ob ich jemals einen Job finden werde. Bildung sollte frei sein, das ist doch ein Menschenrecht!"

Das Bildungssystem in den USA lässt nur wenig Platz für Aufstiegschancen. Teure Privatschulen ebnen den Weg in noch teurere Universitäten. Laut aktuellen Untersuchungen sind die Aufstiegschancen mittlerweile in Teilen Europas größer als in den USA. Das Land der unbegrenzten Möglichkeiten ist zum Land der grenzenlosen Gegensätze geworden.

„This is so not over" steht auf dem Transparent, das Greg in die Höhe hält. „Es ist so was von nicht vorbei." Greg ist Mitte dreißig und hatte bis vor zwei Jahren noch eine eigene kleine Computerspiele-Firma und ein eigenes Haus. Bis ihm die Finanzkrise die Kunden und die Immobilienkrise das Haus genommen haben. Seit drei Wochen hat er hier im Zuccotti-Park gelebt. Während der Räumung des Parks sind seine letzten Besitztümer verschwunden: Sein Zelt und zwei Rucksäcke mit Kleidung und ein paar Büchern. Nur seinen Laptop und seinen iPod hat er retten können. Jetzt hat er in einer Kirche in der Nachbarschaft Unterschlupf gefunden – vorläufig. Greg ist wütend: „Die Demokratie, das Volk wird unterdrückt und reguliert, die Wall Street wird nicht reguliert."

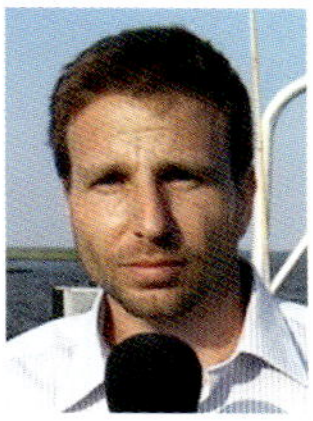

Tim Cupal
aus Washington

Am Anfang der US-Immobilienkrise steht ein Traum, der Traum vom eigenen Haus für jeden Amerikaner. Die US-Banken haben jahrelang hohe Kredite vergeben, ohne von Kreditnehmern Eigenkapital, Einkommensnachweise oder Bürgschaften zu verlangen. Besichert haben die Banken diese Kredite mit der erwarteten Wertsteigerung der Häuser. Das ist so lange gut gegangen, bis die Häuser an Wert verloren haben und der Traum geplatzt ist wie eine Seifenblase.

Dreads, Didgeridoo und ein riesiger Nasenring, das ist Walter. Er trägt keine Schuhe und friert sichtlich. Er sieht mein Mikrofon und gibt mir bereitwillig ein Interview. Nach etwa dreißig Sekunden bereue ich es ein bisschen. Ich kann ihm kaum folgen, weil er undeutlich spricht. Liebe habe in der Zeltstadt geherrscht, Toleranz und gegenseitiges Verständnis, die richtige Energie eben. Mir ist auch kalt und mein Mikrofon-Arm schmerzt. Ich hätte doch die wärmeren Schuhe anziehen sollen, denke ich, und dann verbiete ich mir den Gedanken gleich wieder. Die großen Zehen von Walter sind bläulich verfärbt. Ich brauche keine Schuhe, sagt er, die Liebe wärmt mich von innen.

„Mike-Check!" ruft eine OWS-Aktivistin neben mir, so lange bis alle Umstehenden wiederholen, was sie sagt. Wer duschen will – wer duschen will – kann das – kann das – im Gemeindezentrum – im Gemeindezentrum ...
Weil die Stadt New York den Gebrauch von Megaphonen verboten hat, haben die Aktivisten das „menschliche Megaphon" erfunden. Etwas umständlich und langsam, aber immerhin es funktioniert.

15. November 2011 14:30

Der Soziologe Jeffrey Goldfarb hat mit seinen Studenten mehrmals das Zeltlager mitten im Finanzbezirk besucht. Ein Anschauungsunterricht in Basisdemokratie, sagt er, und seine Augen leuchten dabei.

„Occupy Wall Street hat seinen größten Erfolg bereits errungen. Zum ersten Mal seit Jahrzehnten wird in der US-Gesellschaft über Einkommensverteilung diskutiert."

Wie es jetzt weitergehen kann, frage ich, und er wird nachdenklich.

„Das ist der Wendepunkt der Bewegung. Die Bewegung hat ihr sichtbarstes Symbol verloren. Entweder es kristallisieren sich Führungspersönlichkeiten heraus oder aber Occupy Wall Street wird einfach wieder verschwinden."

Auf dem Rückweg von dem Interview ruft ein Redakteur aus Wien an. Man brauche unbedingt Bilder von den basisdemokratischen Plenarsitzungen und bitte auch noch Bilder von der Zeichensprache der Aktivisten. Ich bin skeptisch, verspreche aber, alles zu versuchen.

15. November 2011 18:00

Es ist kalt, es regnet und es wird langsam dunkel. Ein paar Dutzend Demonstranten haben den Park wieder betreten dürfen. Eine Verordnung der Stadt verbietet ihnen allerdings, Zelte aufzustellen. Auch hinlegen dürfen sie sich nicht. An einem Ende des Parks findet eine Plenumssitzung der Aktivisten statt. Ich frage mich, ob auf unseren Film-Aufnahmen noch irgendetwas zu erkennen ist. Handzeichen sehe ich keine. Trotz Regens und Kälte ist ein Demonstrant auf einer der Parkbänke eingeschlafen. Ein Polizist stupst ihn eher unsanft mit seinem Schlagstock an, bis er aufwacht und sich wieder aufsetzt. Wir können nicht bei den 99 % bleiben, wir haben einen Drehtermin beim obersten Prozent.

15. November 2011 19:00

Das oberste Stockwerk von Sotheby's ist für die Freunde der Salzburger Festspiele reserviert. Es wird Geld gesammelt. Die Festspielpräsidentin ist hier und der Intendant. An den Wänden hängen Bilder bekannter Künstler, ich erkenne einen Kandinsky. Kellner servieren kleine Häppchen. Die Damen tragen Abendkleider, viele Männer sind im Smoking hier. Ich komme mir in meinem Anzug von der Stange ein wenig wie ein Fremdkörper vor. Weltberühmte Musiker singen und spielen für die Gäste. Die Musik wärmt mich innerlich und ich entspanne mich. Bei den Interviews werden wir immer wieder gefragt, ob wir extra für diesen Termin nach New York gekommen seien. Wenn ich von unserer Reportage über Occupy Wall Street erzähle, ist die häufigste Reaktion hier Unverständnis. Was wollen die überhaupt? Und was soll das eigentlich bringen, einen Park zu besetzen?

16. November 2011 07:00

Die kalte Herbstsonne des anbrechenden Tages enthüllt unbarmherzig, was von der Besetzung des Parks übriggeblieben ist. Gerade einmal eine Handvoll zitternder Demonstranten, die in Plastikplanen gehüllt die Nacht in „ihrem" Park verbracht haben. Die Rettung transportiert zwei unterkühlte Aktivisten ab. Ein Arzt vom „Occupy Wall Street medical-team" behandelt einen schwer verkühlten Mann Mitte 20, der nicht ansprechbar zu sein scheint. Diejenigen, die jetzt hier sind, scheinen nirgendwo anders hinzukönnen.

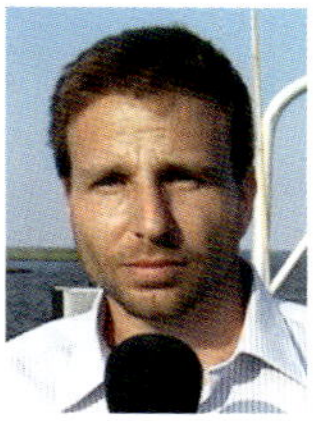

Tim Cupal
aus Washington

Im Laufe des Tages füllt sich der Park langsam wieder. Endlich finde ich einen meiner Interviewpartner. Bob hat in den 80er- und 90er-Jahren als Aktivist der Aids-Hilfe-Bewegung gearbeitet. Heute spricht er für Occupy Wall Street.

„Das ist erst der Anfang. Wir brauchen den Park nicht, diese Bewegung lässt sich nicht mehr stoppen. Und morgen werden wir ein sichtbares Signal geben, dass diese Bewegung durch Polizeigewalt nicht zu unterdrücken ist."

17. November 2011 08:00

Zwei Monate nach der Besetzung des Parks und zwei Tage nach der Räumung hat Occupy Wall Street hat zum "Day of Action" aufgerufen, dem Tag der Aktion. Mehrere Großdemonstrationen sind geplant. Unter anderem versuchen die Aktivisten, den Zugang zur Wall Street zu blockieren, um die Angestellten der Bankmanager und Wall Street Broker am Weg zur Arbeit zu behindern.

Wieder einmal staune ich über den unendlichen Aktionismus der Amerikaner: Tanzdarbietungen, Musikkapellen, Kostüme, kreative und witzige Plakate und Slogans, spontane Sit-ins. „Der Chef von Goldman-Sachs verdient an einem Tag

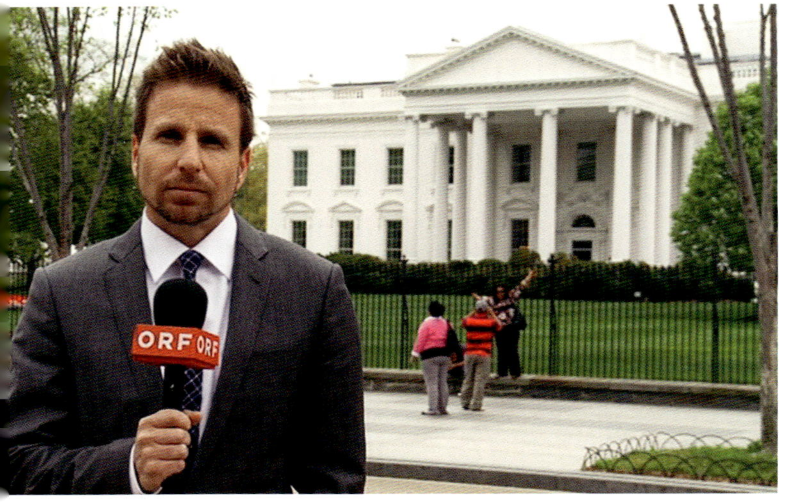

so viel wie Ihr in einem Jahr" steht auf einem Transparent, das ein Demonstrant den vorbeiziehenden Polizisten entgegenhält.

Was folgt, ist ein Katz-und-Maus-Spiel: Die Demonstranten versuchen, zur Wall Street vorzudringen. Immer wieder werden sie von der Polizei abgedrängt. Die ganze Zeit kreisen Hubschrauber am Himmel.

17. November 2011 12:00

Der Zuccotti-Park brodelt. Ich schätze, es halten sich mindestens 2 000 Demonstranten auf der kleinen freien Fläche zwischen den Hochhäusern auf. Aggressivität liegt in der Luft. Die Demonstranten versuchen, die Metall-Absperrungen der Polizei nieder zu reißen, es kommt zu Zusammenstößen. Ein Mann mit einer stark blutenden Platzwunde am Kopf läuft an mir vorbei. Markus stürzt sich mit der Kamera ohne zu zögern mitten ins Getümmel. Ich dränge ihm nach und versuche, ihn zurück zu halten. Schließlich sticht das Argument, dass wir noch Interviews drehen müssen und es uns daher nicht leisten können, jetzt schon verhaftet zu werden.

Die „Zeit im Bild" bittet wenig später um einen Live-Einstieg. Die Produzenten in Wien buchen eine Live-Position am Rand des Parks. Natürlich halten sich Demonstranten nicht an Zeitvorgaben. Wenige Minuten vor meinem Einstieg ziehen die meisten von ihnen zur nächsten Demonstration Richtung Brooklyn Bridge.

Es ist tatsächlich ein starkes Lebenszeichen von Occupy Wall Street. Später erfahre ich, dass es das letzte war. Und, dass die New Yorker Polizei an diesem Tag mindestens 250 Menschen festgenommen hat, darunter auch zahlreiche Journalisten.

18. November 2011 00:30

Zurück in Washington. Anwar aus Äthiopien fährt mich in seinem Taxi von der Union Station nach Hause. Während der Fahrt erzählt er mir, dass er vergangenes Jahr fast obdachlos geworden wäre. Ein offener Beinbruch habe ihn alle Ersparnisse gekostet. Vorher eine Versicherung abzuschließen, das wäre für ihn viel zu teuer gewesen. Was er denn dann von der Obama-Gesundheitsreform halte, frage ich ihn.

„Das ist nichts für Amerika, niemand darf mir hier etwas vorschreiben, auch nicht, dass ich versichert sein muss. In Amerika geht es um Freiheit! Wir sind frei, das ist das Wichtigste.“

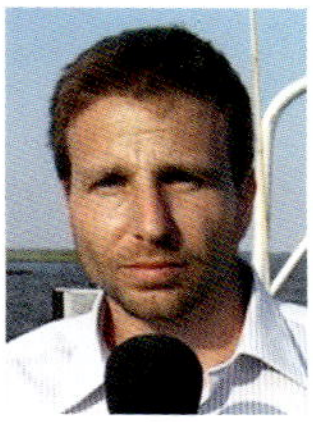

Tim Cupal
aus Washington

2012 – Was bleibt

Wenige Wochen vor den US-Präsidentschaftswahlen sind die Aktivisten von Occupy Wall Street fast zur Gänze von der Bildfläche verschwunden. Bei der Demonstration zum Gründungs-Jahrestag der Bewegung haben sich in New York gerade einmal eintausend Menschen eingefunden. Sie sind fast ebenso vielen Polizisten gegenüber gestanden. Bemerkenswert ist dabei nur die Zahl der Festnahmen: Mehr als einhundert Teilnehmer sind wegen ungebührlichen Benehmens angezeigt worden. Die Nervosität der Behörden bleibt groß, obwohl die Veranstaltung auf mich persönlich höchstens wie eine müde Straßenparty gewirkt hat.

Occupy Wall Street ist heute nur noch ein Abklatsch der energiegeladenen Bürgerbewegung von vor einem Jahr. Der Kampf gegen bestehende Strukturen ist der strukturlosen Bewegung zum Verhängnis geworden. Ähnlich der ultrarechten Tea Party Bewegung bei den Republikanern, hätte Occupy Wall Street meiner Ansicht nach die Gelegenheit gehabt, zu einer neuen Kraft innerhalb der demokratischen Partei zu werden. Aber anstatt zu versuchen, eigene Kandidaten bei den Demokraten zu unterstützen oder bestimmte Themen, wie soziale Gerechtigkeit, in den Vordergrund zu stellen, hat man sich auf Proteste gegen die gesamte Politik beschränkt. Die Energie ist verpufft.

Übrig bleibt ein Teil-Erfolg. Dank Occupy wird in den USA heute über Einkommensverteilung gesprochen. Die 99% sind zu einem Symbol geworden.

http://www.adbusters.org/blogs/adbusters-blog/occupywallstreet.html
(Occupy Wall Street)
http://www.youtube.com/watch?v=TZo5rWx1pig (Pfefferspray)

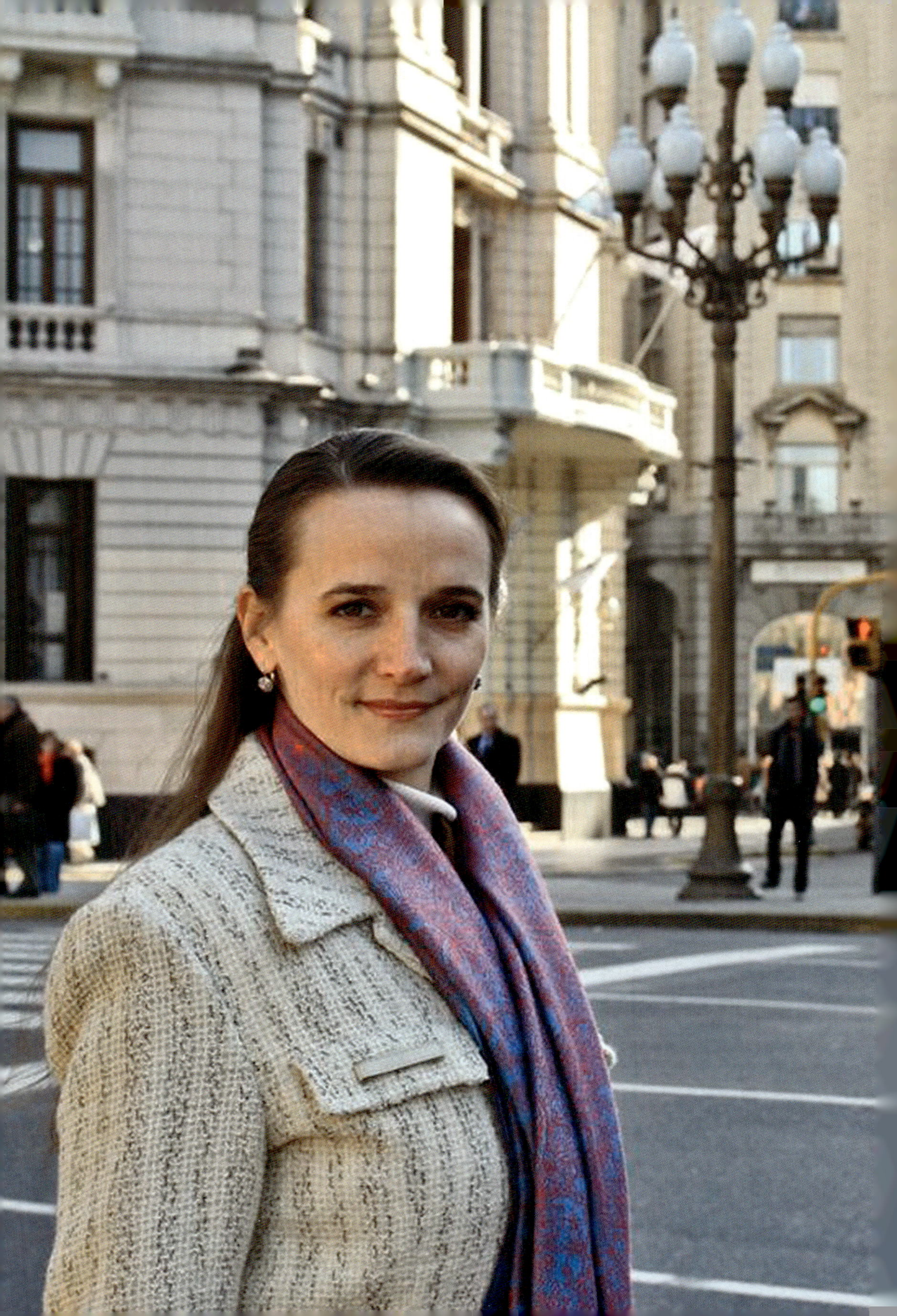

ESTHER MERZ
aus Buenos Aires

ARGENTINIEN
Mittel und Wege

Stolz halten angolanische Kinder weiße Socken mit dem Aufdruck: "Clarín miente!" – „Clarín lügt!" in die Kamera. Dieses Photo ging in Argentinien durch alle Tageszeitungen. *Clarín* ist seit den 1960er-Jahren eine der einflussreichsten Tageszeitungen des Landes am Rio de la Plata. Die Mediengruppe dominiert den Kabelanbieter-Markt und ist einer der größten Multimedia-Konzerne Lateinamerikas.

Einst unterstützte Clarín die Politik des damaligen Präsidenten Nestor Kirchner und seiner jetzt amtierenden Ehefrau Cristina Fernández de Kirchner, doch seit 2008 haben sich die Fronten auf beiden Seiten verhärtet. Die auflagenstärkste Tageszeitung *Clarín* kritisierte damals das Vorhaben der Regierung, die Agrarsteuern zu erhöhen. Einer der Gründe für diese Kritik soll die Relevanz der zahlungskräftigen Anzeigenkunden aus dem Agrarsektor gewesen sein. Die Missstimmungen zwischen der Regierung und *Clarín* sollten sich noch mehr zuspitzen, als im Herbst 2009 der Kongress ein neues Mediengesetz verabschiedete. Dieses ersetzte eine Regelung, die zur Zeit der Militärregierung 1980 eingeführt wurde, und hatte zum Ziel, die Marktmacht des Medienkonzerns Clarín zu beschneiden.

Doch zurück zu den Kindern in Angola. Beim Betrachten des Fotos drängt sich die Frage auf, inwiefern die argentinischen Socken mit ihrer aufgedruckten Nachricht: „Clarin lügt!" auf der anderen Seite des Atlantiks das Leben der Angolaner beeinflussen könnten. Statt weißer Propaganda-Socken wären womöglich für jene Kinder, die barfuß im Sand stehen, einfache Sandalen nützlicher gewesen – so die Kommentare einiger „Porteños" – der Einwohner der Hauptstadt Buenos Aires, die in allen Tageszeitungen die „Socken-Story" lesen konnten.

Die 500-köpfige Delegation, die Cristina Fernández de Kirchner auf ihrem Staatsbesuch im Mai 2012 nach Angola begleitete, schickte ein Schiff mit ar-

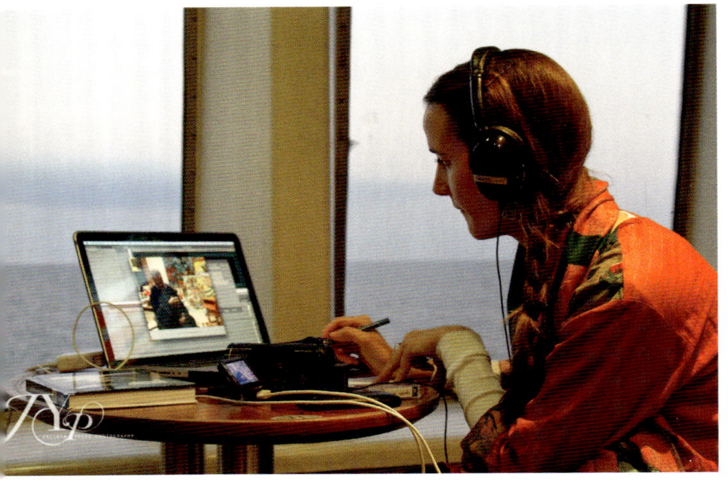

gentinischen Gütern – Kühe, Lebensmittel und Socken – ins afrikanische Land. Die Ware wurde auf einer internationalen Messe in der Hauptstadt Luanda, eine der teuersten Städte der Welt, präsentiert mit dem Ziel, die Handelsbeziehungen zwischen den beiden Ländern zu vertiefen. Auf die Frage, was Argentinien mit Angola verbinden würde – sieht man von der Sklavengeschichte von vor 500 Jahren ab, als zahlreiche Sklaven von Angola über Brasilien auch nach Buenos Aires gelangten –, war die Antwort der Porteños oft ein Schulterzucken. Gegenüber ihrem angolanischen Gastgeber, José Eduardo Dos Santos, der seit 1979 das Land regiert, betonte die argentinische Präsidentin, dass sowohl politische als auch wirtschaftliche Interessen die beiden Länder verbänden. So würden beide Staaten über Öl- und Erdgasvorkommen verfügen, zählten zu den aufstrebenden Ländern und seien Vorkämpfer für die Menschenrechte. Eine Aussage, die viele Argentinier lieber unkommentiert stehen ließen.

Cristina Kirchner will neben Angola auch Handelsbeziehungen zu Algerien, Azerbaijan, Vietnam und Jordanien aufbauen – alles Länder, die ebenfalls über Erdöl und Erdgas verfügen. Obwohl im Mai 2011 im Süden Argentiniens ein riesiges Gebiet mit Ölschiefer entdeckt wurde und somit das Land zum Erdölexporteur werden könnte, musste es im selben Jahr erstmals seit 20 Jahren wieder Energie importieren. Ein Trend, der sich in der Zukunft fortsetzen wird, denn es fehlen momentan die notwendigen Investitionen, um den Erdölschatz heben zu können.

Mitverantwortlich für den enormen Energiekonsum Argentiniens ist eine Politik hoher Subventionen. Die Regierung hält seit etlichen Jahren die Energiepreise künstlich niedrig – so beträgt beispielsweise die monatliche Stromrechnung für ein 100-Quadratmeter-Haus in der Hauptstadt lediglich rund zehn Euro. Auf der anderen Seite steigen die Lebensmittelpreise jedes Jahr um etwa 20 Prozent. Zahlreiche Unternehmen profitieren von dieser Energie-Politik. Folge: Der Energiekonsum stieg in den letzten zehn Jahren um über 30 Prozent und das Land braucht kurzfristig Energie-Nachschub, sei es aus Angola oder anderen Erdölstaaten.

Als Argentiniens Präsidentin im April 2012 bekannt gab, dass der Staat sich 51 Prozent des Erdölunternehmens Repsol-YPF sichern werde, das sich bis dahin zu 57 Prozent in spanischer Hand befand, führte dies zu heftigen Auseinandersetzungen auf diplomatischer Ebene. Spanien wertete diese Entscheidung als eine „eindeutig feindselige Geste". Während ein Großteil der Argentinier die Zurückeroberung des 1993 privatisierten Unternehmens YPF *(Yacimientos Petrolíferos Fiscales)* feierte, kritisierten dennoch viele die Art und Weise der Durchführung der Verstaatlichung, denn diese entsprach viel mehr dem Stil eines autoritären Regimes als dem einer demokratischen Regierung. Mit der Teilverstaatlichung will Kirchner dem Land teure Energieimporte ersparen. Diese belasten die Handelsbilanz, die positiv gehalten werden muss, da Argentinien seit der schweren Wirtschaftskrise von 2002 auf den Finanzmärkten keine Kredite mehr erhält.

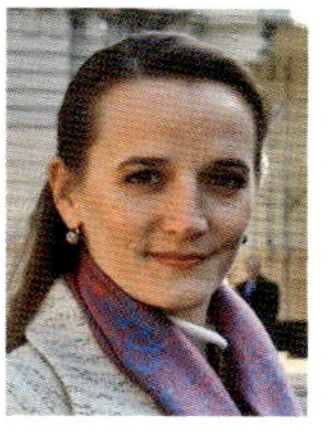

Esther Merz
aus Buenos Aires

Wegen Importrestriktionen litten im vergangenen Jahr auch die Beziehungen zu den wichtigsten Handelspartnern Argentiniens, Brasilien und China. Die Suche von Cristina Kirchner nach investitionswilligen Handelspartnern gestaltet sich schwierig, denn Argentinien hat sich aufgrund abenteuerlicher wirtschaftspolitischer Maßnahmen weitum unbeliebt gemacht. Vierzig Staaten, darunter die USA, die EU-Länder und Japan, haben im April 2012 bei der Welthandelsorganisation eine Klage gegen Südamerikas zweitgrößte Volkswirtschaft, eingereicht – Grund: zunehmende Importbeschränkungen, die die WTO-Ordnung verletzen.

Was hat Cristina Kirchner dazu bewogen, politische Maßnahmen zu ergreifen, die zu einer Abschottung Argentiniens von der Welt führen? Argentinien leidet unter einem Handelsdefizit und hoher Kapitalflucht, welche die Devisenreserven schrumpfen ließen.

Seit der Wirtschaftskrise 1955 begann die argentinische Gesellschaft, auf die stabilere Währung, den US-Dollar, zu setzen. Unter dem ehemaligen Präsidenten Carlos Menem wurde schließlich 1991 der argentinische Peso im Verhältnis 1:1 an den US-Dollar gekoppelt und verlor jegliche Autonomie. Seit der verheerenden Wirtschaftskrise von 2001 kämpft der Peso um seine Existenz und Anerkennung in der Bevölkerung. Doch kaum ein Argentinier vertraut mehr der landeseigenen Währung. So wurden Immobilien ausschließlich in US-Dollar ausgeschrieben und Mieten waren, geschützt vor einheimischer Inflation, in der US-amerikanischen Währung zu bezahlen. Wer konnte, wechselte umgehend einen Großteil seines Gehaltes in die wertvollen grünen Scheinchen um. Diese lagern dann nicht selten auf internationalen Bankkonten oder werden für schöne Ferienhäuser in Uruguay oder anderen Destinationen umge-

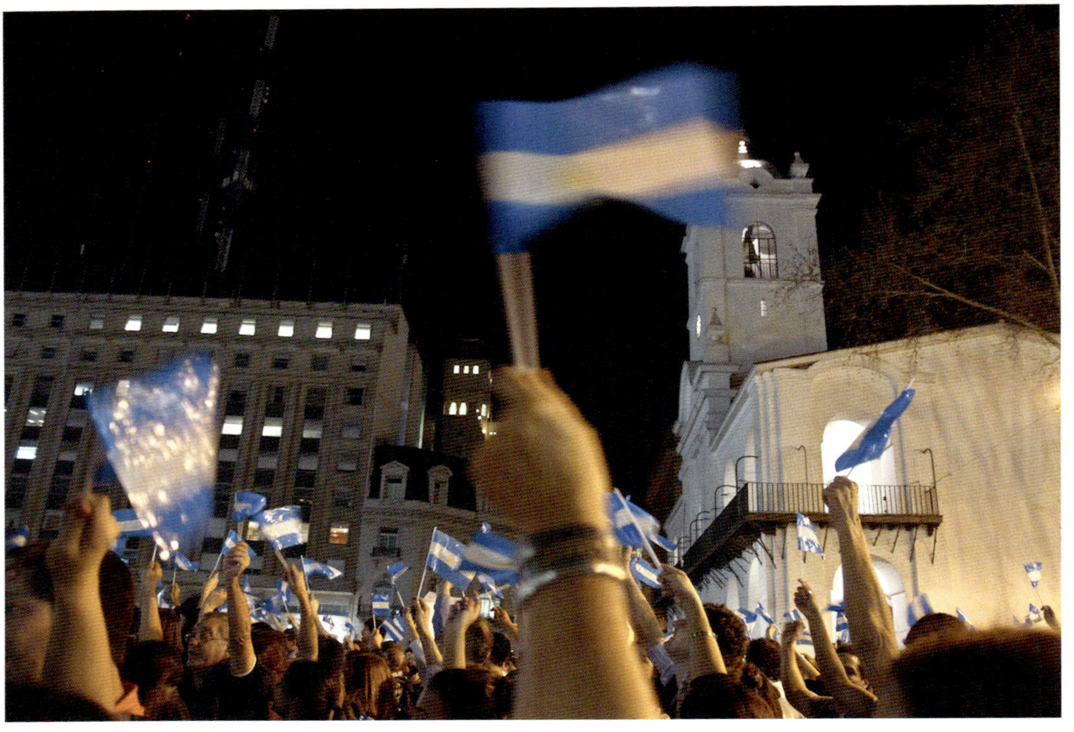

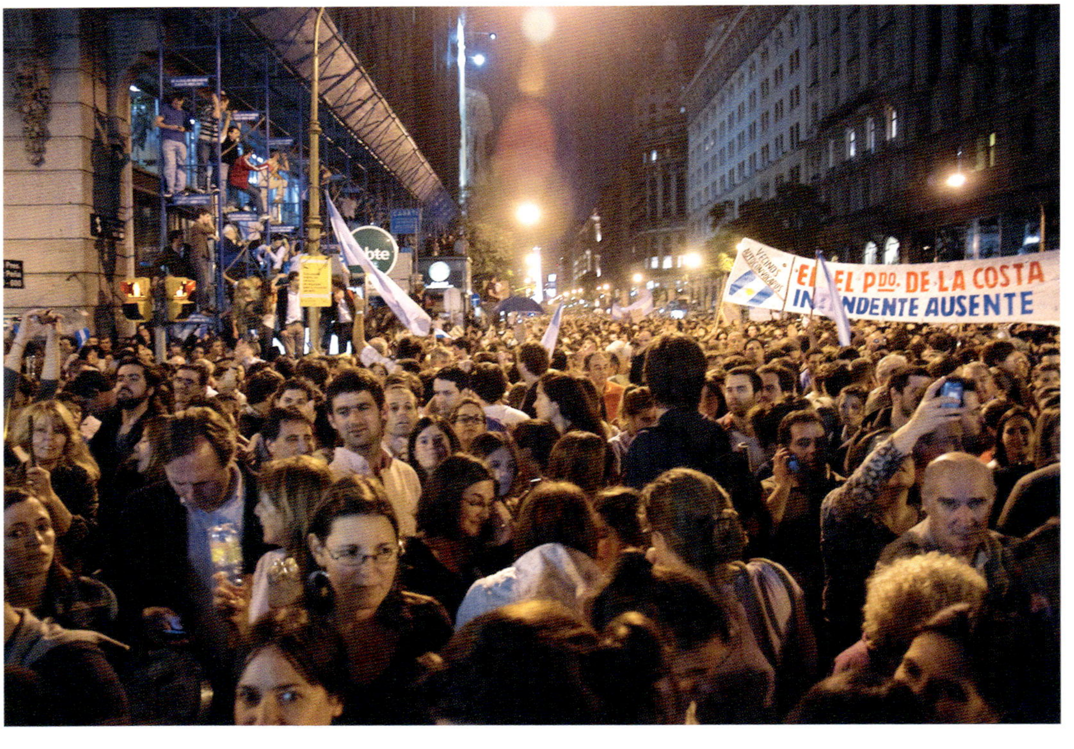
EL Pdo. DE LA COSTA
AUSENTE

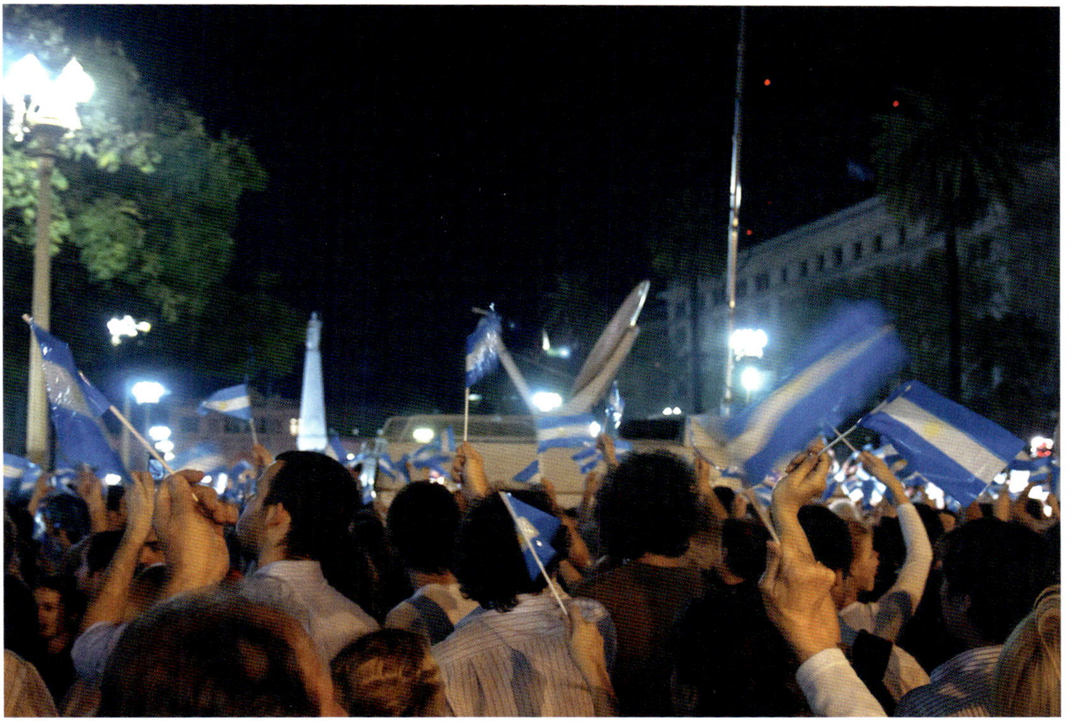

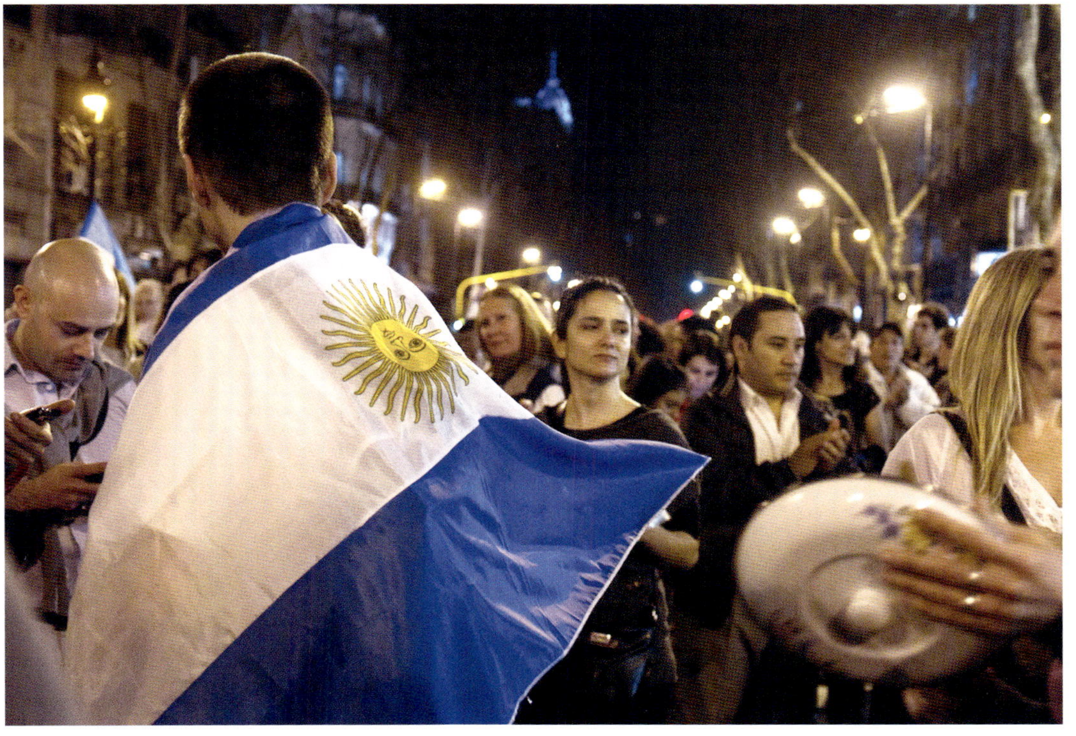

tauscht – Hauptsache, es ist einem rechtzeitig gelungen, die Pesos loszuwerden, bevor sie weiter an Wert verlieren.

2011 haben die Argentinier 18,5 Milliarden Dollar aus dem Land geschafft – fast doppelt soviel wie im Vorjahr. Die Devisenreserven schrumpften um zwölf Prozent und betragen derzeit noch 46 Milliarden Dollar. Jetzt sollen strengere Kontrollen verhindern, dass die Devisen das Land verlassen. Seither floriert wieder der Schwarzmarkt. Während in den offiziellen Wechselstuben die Angestellten gelangweilt hinter ihren Schaltern sitzen und auf Kunden warten, hört man im geschäftigen Stadtzentrum von Buenos Aires an allen Ecken die verlockenden Rufe der Schwarzhändler: „Cambio! Cambio!" – in Hinterstuben von Friseursalons und Schuhgeschäften verkaufen sie die begehrten US-Dollar zu einem Wechselkurs, der bis zu 30 Prozent höher ist als der offizielle. Und wer die richtigen Leute kennt, verdient sich nebenbei noch etwas Geld dazu, indem es ihm gelingt, die Dollar zum offiziellen Kurs zu kaufen, um sie dann wieder zum Schwarzkurs zu verkaufen.

Um diesen Trend zu stoppen, hat Cristina Kirchner dem US-Dollar offiziell den Kampf erklärt und die Rettung des Peso zur Staatssache erhoben. Die Präsidentin forderte ihr Volk auf, „in Pesos zu denken und nicht in Dollar" – und kündigte an, auch sie werde ihr persönliches Sparguthaben in Höhe von drei Millionen US-Dollar in ein Peso-Konto überführen. Doch dies motivierte die Argentinier nur geringfügig, ihrem Beispiel Folge zu leisten. Im Gegenteil, noch im selben Monat hoben sie nach Angaben der Notenbank etwa 1,5 Milliarden US-Dollar von ihren Konten ab. Diese wurden offensichtlich nicht von den Dollar-Spürhunden erschnüffelt, die mittlerweile am internationalen Flughafen von Buenos Aires patrouillieren.

Eine weitere Maßnahme, mit der Argentinien sein Zahlungsbilanzproblem in den Griff bekommen will, ist die Kopplung von Importen und Exporten. Zunächst müssen alle Importe vorab beantragt werden. Nach Angaben der argentinischen Kammer der Importeure wird jedoch die Hälfte dieser Anträge beanstandet. Bessere Chancen, die Vorgaben zu erfüllen, hat, wem es gelingt, von dritter Seite Exportware zu beschaffen. Die Logik hinter dieser etwas ungewöhnlichen Wirtschaftspolitik ist folgende: Unternehmen sollen keine Produkte importieren können, die im Land hergestellt werden und sollen gewährleisten, dass argentinische Produkte exportiert werden. Das führt zu dem Szenario, dass Importeure seit Februar 2012 genötigt sind, sich nun auch dem Exportgeschäft zu widmen. Und so entstanden skurrile Allianzen. Internationale Autohersteller exportieren zum Beispiel Soja, Leder, Reis und argentinischen Wein, und wer Musikinstrumente importieren will, wird zum Kichererbsen-Exporteur. Doch zum Lachen ist bei diesem Tauschgeschäft den Unternehmern nicht mehr zumute. Zu einer offiziellen Stellungnahme ist keiner der betroffenen Importeure bereit. Zu groß ist ihre Angst, dass der Sekretär für Binnenhandel Guillermo Moreno höchstpersönlich zum Telefon greift, um ihnen zu verkünden, dass sie in Zukunft nichts mehr im Ausland kaufen dürfen. Etliche Geschäftsleute, die sich in den letzten Jahren dem Import gewidmet hatten, mussten bereits ihre Büros schließen und haben Argentinien den Rücken gekehrt.

Obwohl bei diesen Maßnahmen das Ziel war, die nationale Industrie anzukurbeln, ist genau das Gegenteil eingetreten. Viele Industrien mussten ihre Produktion reduzieren oder sogar zeitweise einstellen, weil die notwendigen Rohstoffe monatelang im Hafen von Buenos Aires blockiert waren. Es mangelt an vielem in Argentinien. So sind unter anderem Haushaltsgeräte, Bücher, italienischer Espresso-Kaffee oder Lachs seltene und begehrte Güter geworden. Und wer importierte Medikamente benötigt, muss, wenn er Pech hat, zehn verschiedene Apotheken in Buenos Aires ablaufen – ein alltägliches Szenario, das viele in Kauf nehmen. Absurdität erreichten die Importrestriktionen, als bekannt gegeben wurde, dass beim Import von Büchern am Zoll nachgewiesen werden musste, dass der Bleigehalt der Druckerschwärze einen Wert von 0,05 Prozent nicht übersteige. Und wer sich via Kurierdienst ein Buch im Ausland bestellte, musste zum außerhalb von Buenos Aires gelegenen Flughafen fahren, um gegen eine Gebühr von 60 US-Dollar seine Bestellung in Empfang nehmen zu dürfen. Eine Regelung, die aufgrund starker Proteste bald wieder aufgehoben werden musste.

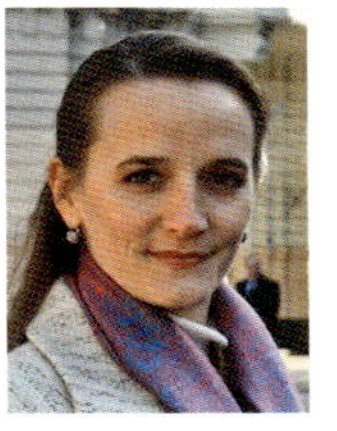
Esther Merz
aus Buenos Aires

Das „Modell-K“ – benannt nach Nestor und Cristina Kirchner – ist in Schieflage geraten. Bislang stützte es sich auf die Verteilung öffentlicher Mittel für soziale Zwecke. Ein Modell, das die Konjunktur mittlerweile nicht mehr tragen kann. Argentiniens Staatskassen sind leer.

Dennoch, das „Modell-K“ hat nach wie vor seine Anhänger. Während die Mittelschicht immer mehr dem Kirchnerismus den Rücken zukehrt, ist eine neue Generation von jungen Politikern in Szene getreten. Sie sind zwischen 25 und 35 und haben einen Hochschulabschluss. Sie genießen die Unterstützung der Präsidentin und ihres Sohnes Máximo, der gemeinsam mit seinem Vater Nestor Kirchner „La Cámpora“ gegründet hat: Eine militante politische Vereinigung, die ihren Mitgliedern gut bezahlte Ämter in staatlichen Institutionen verschafft. Bei jedem offiziellen Akt von Cristina Kirchner sind sie dabei. Sie jubeln und applaudieren, wenn die Präsidentin neue populistische Maßnahmen bekannt gibt oder dem Volk die Puppe „Cristinita“ vorstellt. Die ins Schwarz der Trauer gekleidete Puppe kann käuflich erworben werden, ebenso wie der dazugehörige Nestor Kirchner in Puppenformat mit Engels-Flügeln.

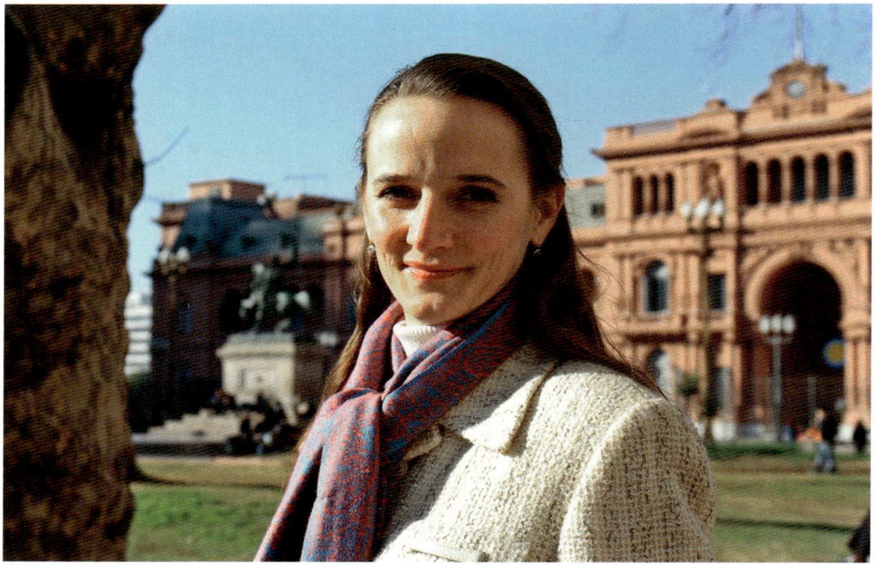

BRASILIEN
Höher, schneller ... weiter?

Sie sind hoch, so hoch, dass es einem Kunststück gleicht, darin nicht die Balance zu verlieren. Ein knalliges Rot, ein blendendes Gelb oder ein grelles Pink – die Farben gefallen. Kein Blick führt an ihnen vorbei – an jenen Schuhen, die mehr einer farblich aggressiven Hochbaukonstruktion gleichen als einem gewöhnlichen Schuh, dessen Aufgabe in der Regel ist, das Fortschreiten zu erleichtern, wenn nicht gar zu beschleunigen. Brasiliens Frauen haben sicherlich einen extravaganten Geschmack bei der Wahl ihrer Schuhe. Häufig geht es ihnen beim Kauf dieser unbequemen Kunstwerke jedoch nur darum, zu zeigen, dass sie sich das Objekt ihrer Begierde leisten können.

Brasilien ist die sechststärkste Wirtschaftsmacht der Welt. In zehn Jahren ist es dem größten südamerikanischen Staat gelungen, seine Mittelschicht auf 53 Prozent anwachsen zu lassen. 2014 sollen sogar 60 Prozent aller Brasilianer zur Mittelschicht zählen. Während die Arbeitslosigkeit auf ein Minimum zurückgegangen ist, strebt der Konsum unaufhaltsam noch nicht erahnte Gipfel an. Über dreißig Millionen Menschen sind in den letzten Jahren in die Konsumgesellschaft aufgestiegen. In den Favelas von Rio de Janeiro, São Paulo oder Fortaleza schlummert ein verlockender Absatzmarkt, der internationale Unternehmen auf Brasilien blicken lässt.

Das Land des Karnevals und der Samba ist zu einem Schlaraffenland für all jene geworden, die sich im Besitz einer Kreditkarte befinden. Die Benutzer jener magischen Plastikkarte fühlen sich vor allem zu den Angeboten hingezogen, die auf Raten gezahlt werden können. „Zahlbar in 36 Monatsraten!" – preisen manche Geschäfte ihre Waschmaschinen, Kühlschränke oder Mikrowellen auf großen Verkaufsschildern an. Diesen Lockrufen widersteht kaum eine brasilianische Familie der unteren Mittelschicht, die es geschafft hat, das Elend der Favela hinter sich zu lassen und jetzt ihren ersten Kühlschrank kaufen kann. Ihr durchschnittliches monatliches Familieneinkommen liegt bei maximal 1 000 Reales – umgerechnet rund 300 Euro. Der Kühlschrank kostet rund 500 Euro. Wer das nicht hat, kauft auf Raten und bezahlt drei Jahre lang monatlich 14 Euro, und so wird der Eindruck erweckt, dass der Kühlschrank ja gar nicht so teuer sei. Die wirtschaftliche Macht vieler Brasilianer steht auf einem wackeligen Fundament. Gut über fünfzig Prozent der Brasilianer können sich dank ihrer Kreditkarte Tag für Tag ein wenig mehr verschulden.

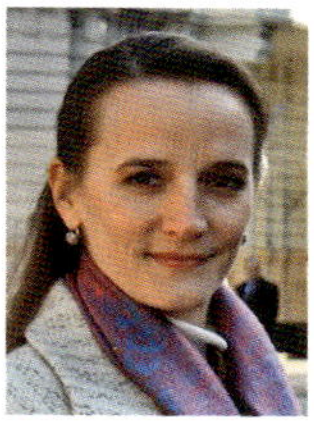

Esther Merz
aus Buenos Aires

Der Brasilianer ist stolz darauf, sich Teil einer Wirtschaftsmacht nennen zu können. Diesen Erfolg für alle sichtbar zu machen, ist für viele besonders wichtig. Auch wenn dies auf Pump geschieht. Francisco ist Wirtschaftsjournalist im Bundesstaat Santa Catarina im Süden Brasiliens. Täglich schreibt er in seiner Kolumne in der Tageszeitung der Stadt Blumenau über die wirtschaftliche Entwicklung der Region. Seinen Angaben zufolge sind rund 80 Prozent der Einwohner von Blumenau bereits verschuldet.

Mitte des 19. Jahrhunderts wanderte Dr. Hermann Bruno Otto Blumenau nach Brasilien aus. Gemeinsam mit 16 weiteren Deutschen gründete er die Stadt, die heute seinen Namen trägt und mit über 3 000 Industriebetrieben zu den reichsten Gemeinden Brasiliens zählt. Wie wichtig es dem Blumenauer ist, seinen wirtschaftlichen Status zu demonstrieren, zeigt folgende Geschichte, der Francisco den Titel gibt: „Das Auto – Zeichen für Erfolg und Misserfolg in Brasilien":

„Als der Bürgermeister von Blumenau, João Paulo Kleinübing, Anfang 2012 durchsetzte, dass die öffentlichen Busse fortan eine Exklusiv-Spur im Straßenverkehr bekommen, war dies für viele Blumenauer ein Skandal. Mit dieser Maßnahme sollte erreicht werden, dass mehr Leute auf öffentliche Verkehrsmittel umsteigen und das Auto zuhause stehen lassen. Denn die zum Teil fein säuberlich mit Geranien geschmückten Straßen der Stadt wurden nicht für jene Massen an Autos konzipiert, die sich heute tagtäglich hindurch drängeln.

Einige Monate nach der Umsetzung der neuen Verkehrspolitik steigt der Blumenauer nach wie vor in sein Auto und steht geduldig im Stau, während die mit Wi-Fi aus-

gestatteten Busse mit einer Handvoll Passagieren an Bord auf ihrer Exklusiv-Spur an den PKWs vorbei rauschen. Tatsache ist, wenn in Blumenau jemand mit dem Bus fährt, denken seine Nachbarn und jene die ihn kennen, dass er sich kein Auto leisten kann, entweder weil er seinen Job verloren hat oder aus anderen Gründen zum Sparen angehalten ist. Es ist kulturell bedingt, dass der Brasilianer das Auto als Statussymbol benötigt. Es ist nicht ungewöhnlich, dass eine vierköpfige Familie auch vier Autos hat und jeder mit seinem eigenen Auto zum Familien-Essen zum Restaurant fährt."

Bei einer Einwohnerzahl von knapp 200 Millionen, von denen über 50 Prozent eine wachsende Kaufkraft entwickeln und zudem ein Faible für Autos haben, ist es nicht verwunderlich, dass sich die internationalen Unternehmen aus der Automobilindustrie ihren Platz im brasilianischen Markt gesichert haben. Auch für sie ist Brasilien zum Schlaraffenland geworden.

Zwischen Karibik, Amazonas und dem Atlantik breitet sich unaufhaltsam der wirtschaftliche Fortschritt aus. Gekonnt balanciert Südamerikas Wirtschaftsmacht Nummer eins zielstrebig, auf zum Teil schwindelerregenden Absätzen, seinem Erfolg entgegen. Dieser Erfolg von heute, der von außen zeitweise mit Skepsis beäugt wird, erscheint im Bewusstsein des Brasilianers unendlich, denn eine Eigenschaft der brasilianischen Kultur ist es, im Hier und Jetzt zu leben. Morgen sehen wir weiter.

Die künstliche Schönheit

Der endlose Strand des kleinen Badeorts Camboriú zieht sie magisch an. Ob bei Sonnenschein oder nächtlichem Flutlicht, es scheint, als käme der Strand nie zur Ruhe. Schnell, zügig und zackig marschieren die einen, während die anderen mit Elan und Ehrgeiz zielstrebig von einem bis zum anderen Ende der kleinen Bucht rennen. All dies zum Wohle der Gesundheit und des äußeren Erscheinungsbildes. Tagtäglich wird dem Brasilianer im Fernsehen und auf Werbeplakaten vor Augen geführt, welchen ästhetischen Kriterien er zu entsprechen habe. Wer jedoch weder Zeit noch Lust hat, sich der Schönheitsdiktatur zu unterwerfen und sich am Strand sportlich für diesen Zweck zu ertüchtigen, dem stehen andere Möglichkeiten zur Verfügung: die plastische Chirurgie, die laut ihrer Werbung für eine perfekte Erscheinung sorgt.

Auch Brasilien arbeitet an seinem Erscheinungsbild. Es bedarf allerdings mehr als Schönheitsoperationen, bis dieses Bild mit dem der wirtschaftlichen Erfolgsgeschichten übereinstimmt. Während in São Paulo die Schönheitskliniken versuchen, einander den Rang abzulaufen und ihre zahlungskräftige Klientel mit Po-Implantaten und garantiert faltenfreien Gesichtsliftings locken, befinden sich die öffentlichen Krankenhäuser für die ärmere Bevölkerungsschicht oftmals in desolatem Zustand. Schon seit Jahren strahlt das nationale Fernsehen skandalöse Reportagen zur Prime-time aus, in denen Spitäler im abrissreifen Zustand gezeigt werden und Patienten, die in einigen Fällen nur mit dem Minimum versorgt werden können. Immer wieder finden Aufklärungskampagnen statt – vor allem in den Elendsvierteln, um der Bevölkerung Hinweise zu geben, wie sie sich gegen Lepra und Tuberkulose schützen kann – Krankheiten, die in Europa schon lange nicht mehr existieren! Die Ärzte der öffentlichen Krankenhäuser haben genug. Sie demonstrieren, fordern bessere Arbeitskonditionen und höhere Gehälter. Doch nur zögerlich fließt der wirtschaftliche Reichtum des Landes in ihre Richtung. Im Vergleich: Ein Arzt eines öffentlichen Krankenhauses verdient pro Monat im Durchschnitt rund 750 Euro bei einem Arbeitstag von 20 Stunden, im privaten Sektor hingegen verdient ein Arzt über 3 000 Euro pro Monat.

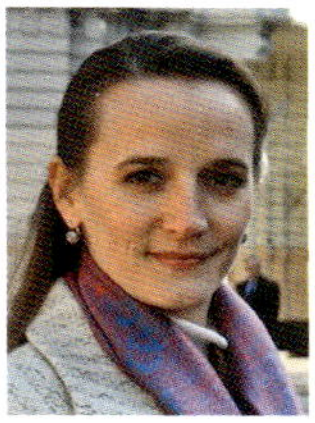

Esther Merz
aus Buenos Aires

Eine weitere Schönheitsoperation benötigt Brasilien in seinem Bildungssystem. Denn die letzte PISA-Studie von 2010 zeigte, dass die Schüler aus dem südamerikanischen Land verhältnismäßig schlecht abschnitten. Im Nationen-Ranking befindet sich Brasilien im hinteren Drittel und belegt von 65 Ländern Platz 53. Ein solches Ergebnis verwundert nicht wirklich, wenn man bedenkt, dass ein Lehrer pro Monat rund 300 Euro verdient und zum Überleben noch ein oder zwei weitere Jobs annehmen muss. Viele Lehrer sind nicht motiviert und ziehen es vor, im privaten Sektor zu arbeiten. Wer es bis zu einer staatlichen Universität geschafft hat, den erwartet auch dort keine bessere Aussicht. Es mangelt an staatlichen finanziellen Mitteln für Wissenschaft und Forschung, und auch hier beklagen sich die Dozenten über zu geringe Gehälter. Im Juni 2012 sind Lehrer, Universitätsdozenten und Studenten gemeinsam in den Streik getreten. Ihre Forderung: Der Staat solle mehr als die bisherigen fünf Prozent des BIP in das Bildungssystem einfließen lassen – die Rede ist von zehn Prozent. Die Politiker in der Hauptstadt Brasilia, fernab der Proteste in São Paulo oder Rio de Janeiro, haben bereits angekündigt, dass es schwer sein wird, rund 32 Milliarden Euro von anderen Ministerien abzuzweigen, um sie in die Bildung zu investieren.

Bildung ist in Brasilien Opfer der wirtschaftlichen Prioritäten geworden. So sind laut einer letzten Umfrage im Jahre 2010 rund 14 Millionen Brasilianer Analphabeten und 16 Millionen leben in extremer Armut. Beide Zahlen können miteinander in Verbindung gebracht werden, denn unter den schlechten Bedingungen an öffentlichen Schulen leidet in erster Linie jene Bevölkerungsschicht, die nach wie vor in extremer Armut lebt. Wer sein Kind jedoch in die

Schule schicken kann, sei vorgewarnt, denn 34 Prozent der Schüler, die die fünfte Klasse erreichen, können immer noch nicht lesen, und 20 Prozent der Jugendlichen, die die Grundausbildung beenden und in großen Städten leben, beherrschen Lesen und Schreiben nur mangelhaft.

Für die Weltmeisterschaft 2014 wird sich Brasilien der Welt von seiner schönsten Seite zeigen. Viele Brasilianer bezweifeln, dass es zu mehr als nur Schönheitsoperationen kommen wird.

Kleinere Länder wie Uruguay treten seltener ins Rampenlicht. 1972 stürzte ein Passagierflugzeug über den Anden ab. Erst zweiundsiebzig Tage später wurden die sechzehn Überlebenden geborgen – sie hatten überlebt, weil sie sich darauf geeinigt hatten, vom Fleisch ihrer Reisekameraden zu essen. Vierzig Jahre später fanden in Montevideo Interviews mit einigen von ihnen, die bei dieser Tragödie dabei waren, statt. Daraus entsteht eine besondere Reportage für den ORF.

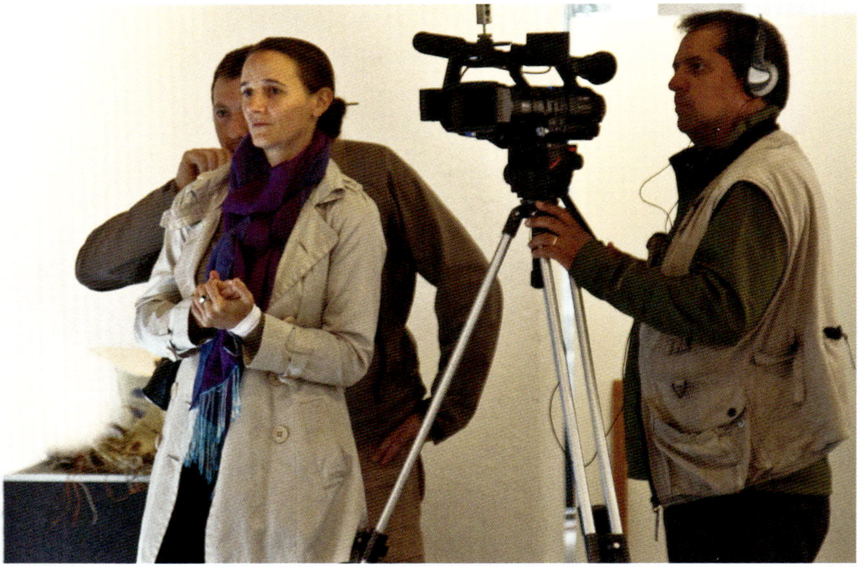

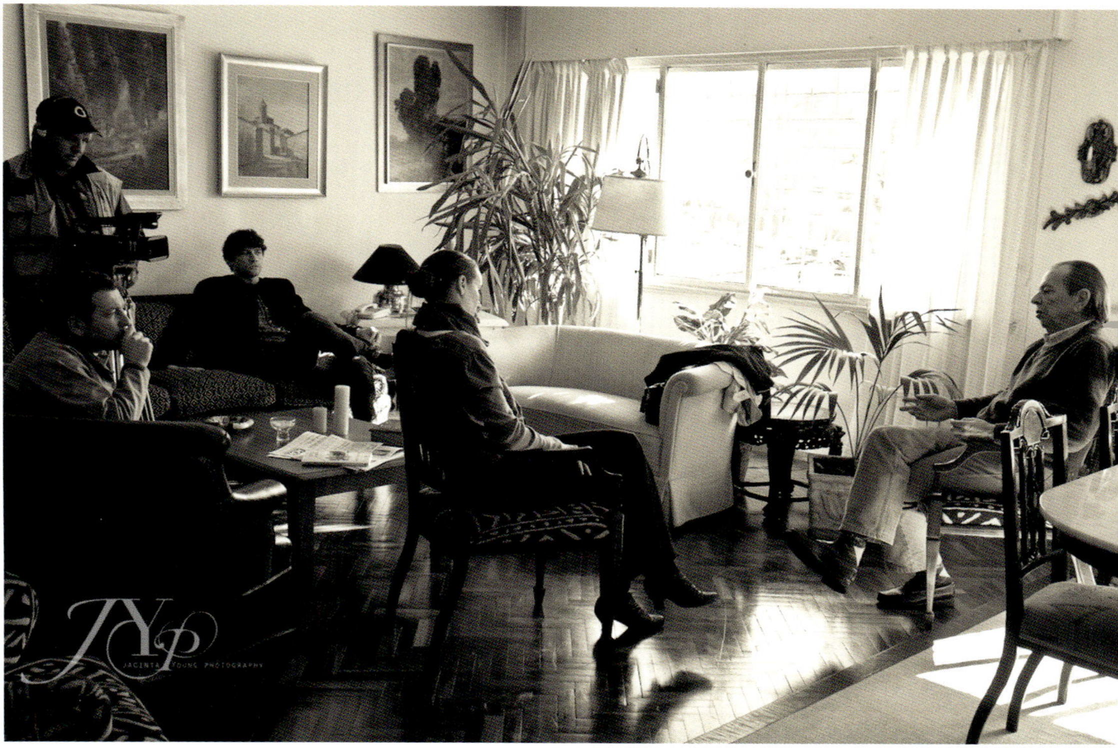
JYP
JACINTA YOUNG PHOTOGRAPHY

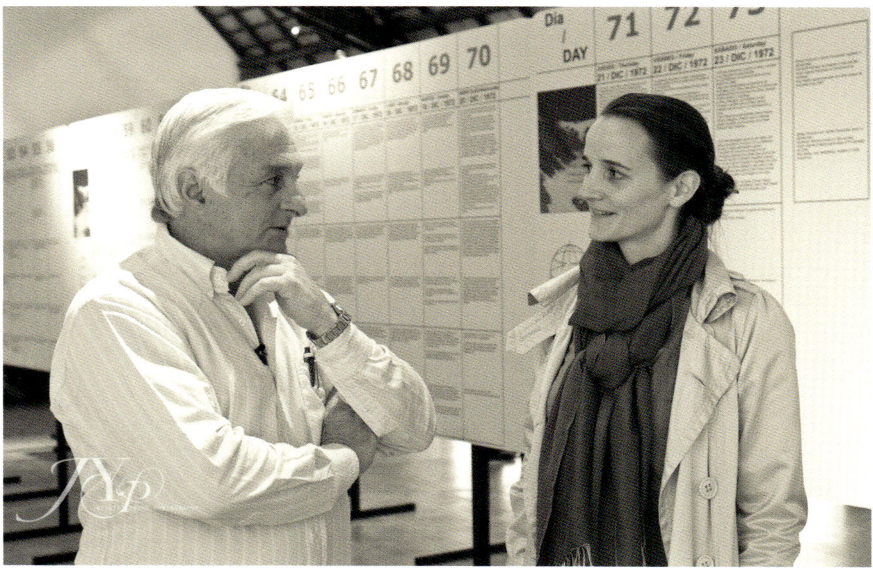
Día / DAY
64 65 66 67 68 69 70
71 72 73
21 / DIC / 1972
22 / DIC / 1972
23 / DIC / 1972
JYP

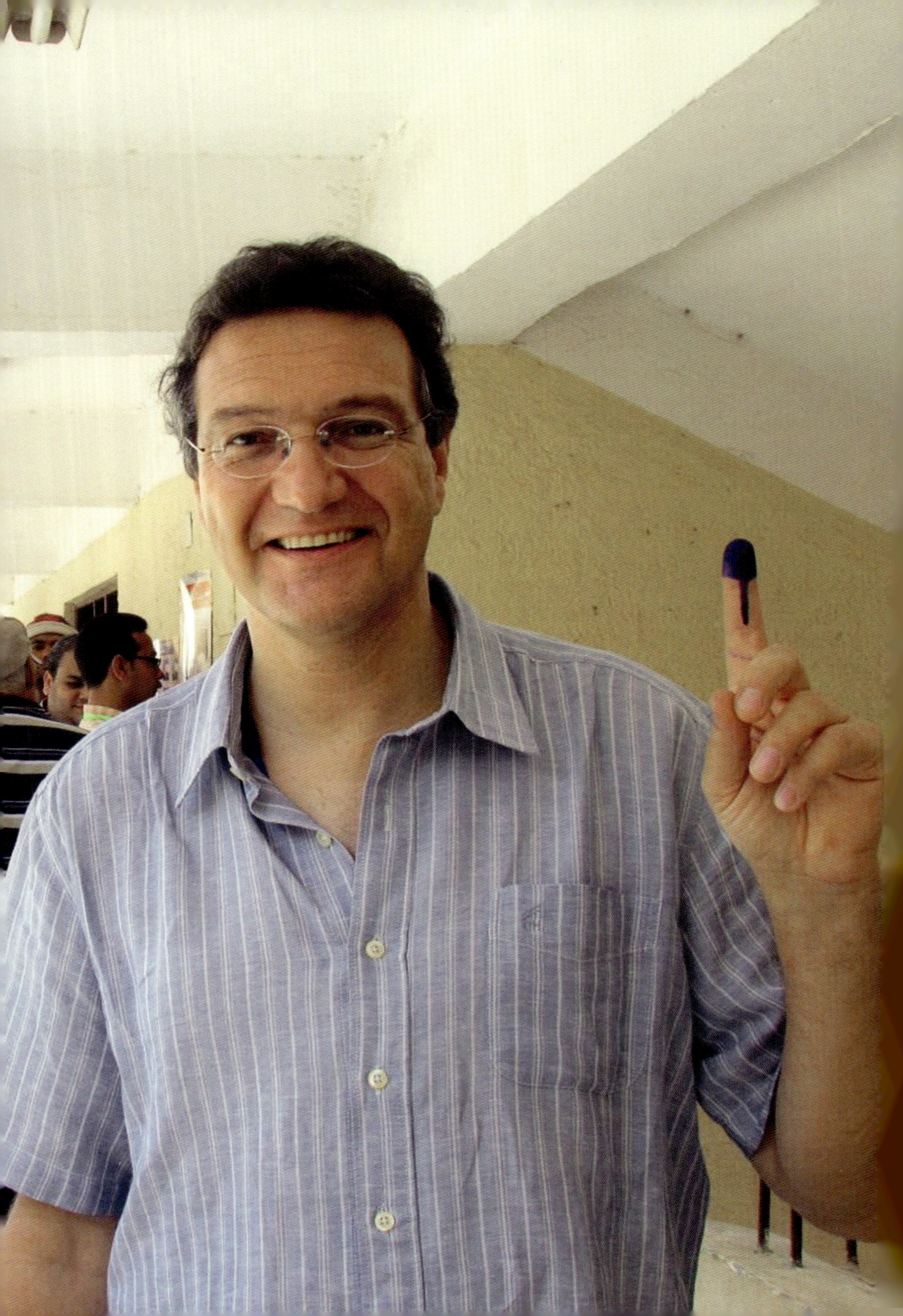

KARIM EL-GAWHARY
aus Kairo

„DEMOKRATIE IST NICHTS ANDERES ALS DER FORTDAUERNDE KAMPF UM DEMOKRATIE“

Über die verbliebene Spielzeit im Arabischen Wandel, journalistische Grenzen und das philosophische Konzept eines Kairoer Straßenkehrers

„Mubarak, es war nur Spaß, komm wieder zurück“, hatte ein Witzbold nach dem Sturz des Diktators auf ein Schild gepinselt, das er grinsend auf dem Tahrir-Platz hochhielt. Für mich gibt es kein schöneres Symbol für die Unumkehrbarkeit dessen, was als Umbruch in der Arabischen Welt begonnen hat.

Aber es dauerte nicht lange, da schlug in Europa die Stunde der Besserwisser. Jene, die schon immer gewusst haben, dass die Araber in ihrem vermeintlich undemokratischen Wesen es nicht hinkriegen werden, schütteten ihre grenzenlose Häme über die Nachbarschaft am südöstlichen Mittelmeer aus. Andere waren eher traurig, dass das von ihnen erträumte Politmärchen einer Befreiung in Tausendundeiner Nacht nicht in Erfüllung ging. Und alle sprachen sie gerne vom Arabischen Frühling, der verblüht oder gar zur Eiszeit erstarrt war. Ganz so, als wären politische Veränderungen eine Abfolge von Jahreszeiten, die idealerweise im Sommer aufhören sollte.

„Ernüchterung nach der Euphorie“ war der Titel einer Diskussionsveranstaltung beim Bayerischen Rundfunk, an der ich Anfang 2012 teilgenommen hatte. Ein Titel, den ich damals und heute nicht verstanden habe. Haben alle gedacht, man ruft für seine Freiheit beim Pizzaservice an und dann kommt sie frei Haus? Natürlich ist das ein Kampf mit allem Auf und Ab. Da wird den Arabern nichts geschenkt, weder von außen, noch im Land selbst; weder von den Diktatoren, wie in Syrien, noch von den Golfstaaten, die keinerlei Interesse am Erfolg eines demokratischen Projektes im Rest der Arabischen Welt haben; noch aus Europa oder den USA, die ihre eigenen Interessen verfolgen und jahrzehntelang die arabischen Diktatoren im Namen der Stabilität gestützt haben.

Man könnte jetzt ein Essay schreiben, dass Politik und Wandel nicht in Jahreszeiten einander folgen, sondern ein turbulenter Prozess sind, der nicht gradlinig verläuft. Oder darüber, dass die Französische Revolution auch nicht in einem Jahr ein säkulares Frankreich geschaffen hat. Man könnte es aber vielleicht auch viel einfacher ausdrücken, wie Aiman Eid, der Komponist einer der ägyptischen Revolutionshymnen auf Youtube: „Das Problem ist", sagt er, „dass wir bereits in der zweiten Minute mit dem Sturz Mubaraks und Ben Alis ein entscheidendes Tor geschossen, gejubelt und dabei vergessen haben, dass wir noch 88 Minuten vor uns haben."

Wann das Spiel genau angepfiffen wird, darüber haben wir mit Freunden, Bekannten und Kollegen in Kairo zwei Jahrzehnte lang spekuliert. Zwanzig lange Jahre, in denen ich als Korrespondent von dieser Arabischen Welt aus einer Region berichtet hatte, die politisch in der Garage geparkt war und die doch für so viele Turbulenzen sorgte. Wie oft sprachen wir von dem bevorstehenden Knall, der unweigerlich irgendwann einmal kommen musste, weil die Widersprüche immer größer wurden, weil die Schere zwischen Arm und Reich immer weiter auseinanderklaffte und weil die Würde der Menschen von den Regimen jeden Tag an Straßenecken und auf Polizeistationen mit Füßen getreten wurde.

Als der Anpfiff zum Aufstand schließlich zunächst noch kaum hörbar zu vernehmen war, kam er völlig überraschend. In einer tunesischen Provinzstadt zündete sich der Gemüsehändler Muhammad Bouazizi selbst an, nachdem seine Waren wieder einmal von den Behörden konfisziert worden waren. Wenige Wochen später war der tunesische Diktator Ben Ali mit seiner korrupten Frau Leila per Flugzeug aus dem Land geflüchtet.

Am Tag nach der Flucht des ersten arabischen Autokraten machte ich mich auf den Weg nach Tunis. Die Fahrt vom Flughafen zum Hotel verlief zunächst friedlich, doch dann wurde unser Taxi von zwei Polizeifahrzeugen in die Zange genommen, die Polizisten sprangen mit den Waffen im Anschlag aus dem Auto und zwangen meinen Kamera- und Tonmann und mich, unser Gepäck zur Durchsuchung auf die Straße zu werfen. Die ersten Tage in Tunis nach dem Abgang Ben Alis waren angespannt. Das zeigte sich auch bei der Ankunft im Hotel, als man aus Sicherheitsgründen nicht mit dem Auto zufahren konnte. Also schleppten wir unser Gepäck durch eine kleine Gasse, in der plötzlich eine wüste Schießerei begann. Ben Alis Scharfschützen machten auf den Dächern die Innenstadt immer noch unsicher, auch wenn ihr Boss bereits abgereist war. „Willkommen im neuen Arabien" – minutenlang lag ich hinter einem Auto abgedeckt mit meiner Tasche, bis die Schießerei endlich zu Ende war. Es war ein neues, aber auch unsicheres Arabien. Der Kampf zwischen Alt und Neu war noch längst nicht vorbei. Und doch fieberte alles noch ungläubig dem Neuen entgegen. „Ich glaube, ich lebe in einem Science Fiction-Film", fasste das Muhsen Abdel Rahman, ein Journalist, der unsere Drehs in Tunis organisierte, zusammen. „Und wann geht es bei euch in Kairo los?", war die am meisten gestellte Frage der tunesischen Jugendlichen. Ich zuckte immer nur mit der Schulter, oder antwortete mit einem kurzen „Schön wär's".

Da hatte ich noch keine Ahnung, dass ich kurz nach meiner Rückkehr nach Ägypten am 25. Januar auf dem Tahrir-Platz stehen und diesen mächtigen Moment miterleben würde, an dem die jugendlichen Ägypter erstmals furchtlos auf die Polizeiketten zustürmten – und die Polizisten vor den Massen davonliefen. Am 28. Januar verlor der junge Zahnarzt Ahmad Harara durch die eingesetzten Gummigeschosse sein rechtes Auge, er war eines der vielen Opfer des Aufstandes. 18 Tage und 840 Tote dauerte es, bis Mubarak schließlich aufgab. Es war ein Aufstand ohne jegliche politische Führung und ohne jegliches Konzept, was nach dem Diktator geschehen sollte. Der Kampf zwischen jenen, die möglichst viel aus der alten Zeit hinüberretten wollen und jenen, die den vollkommenen Bruch fordern, geht weiter. Ende des Jahres fand ich mich mit meinem damaligen Kameramann Michael und meiner österreichischen Produzentin Iris erneut in den Tränengasschwaden des Tahrir-Platzes wieder. Diesmal ging es nicht mehr gegen Mubarak, sondern mit den gleichen Parolen gegen die Militärführung, die seit dem Sturz des Diktators die Macht übernommen hat. Und wieder war er dort, der junge Zahnarzt Ahmad Harara. Auf dem Tahrir-Platz war er bereits eine Berühmtheit mit seiner Aluminum-Augenklappe, mit dem Datum 28. Januar eingraviert, jenem Tag, als die Polizei sein erstes Auge kaputtgeschossen hatte. Nun hat er bei den Straßenschlachten, wieder durch Gummigeschosse, auch sein zweites Auge verloren. Ägyptens aktive Facebook-, Twitter- und Bloggergemeinde hat seinen berühmten Satz im Internet verbreitet: „Es ist besser blind zu sein und erhobenen Hauptes durch das Leben zu gehen, als sehen zu können und auf den Boden schauen zu müssen."

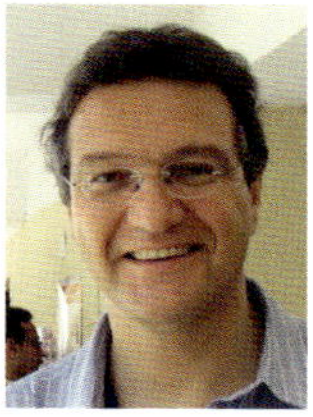

Karim El-Gawhary aus Kairo

Einer von vielen Sätzen, Sprüchen und Momenten, die mich seit dem Sturz Mubaraks umgeworfen haben. Gibt es bei den Arabischen Revolutionen das Konzept des objektiven Journalismus, der ausgewogen zwischen Diktaturen und Freiheitsbewegungen berichtet? Diese Frage habe ich mir oft gestellt.

Zugegeben: nach zwei Jahrzehnten Arbeit und Leben in Ägypten war es unmöglich, am Tag des Sturzes von Mubarak als Journalist nicht mitzufeiern.

Manchmal wird das Konzept des objektiven Journalismus auch mit Distanz zum Objekt gleichgesetzt, über das man berichten soll. Besser den Tahrir-Platz vom journalistischen Heißluftballon aus zu beschreiben, als mitten drin zu stehen, und über die Leiden, Freuden und Sorgen der Menschen zu schreiben, denn dann könnte man sich doch mit ihrer Sache gemein machen.
Eigentlich wäre guter Journalismus doch gerade das Gegenteil: möglichst nah dran zu sein. Bei meiner letzten Reise nach Tripoli im August, wenige Tage nach dem Sturz Gaddafis, war die Versorgungslage katastrophal: kein Wasser, sporadisch Strom, in den Läden nur noch Tunfischdosen. Darüber kann und muss man berichten. Doch auch hier ergab sich eine völlig andere Perspektive, wenn man auf die Straße ging und mit den Menschen sprach. Etwa mit dem alten Mann, der einen Kanister mit Wasser auf einer alten Karre an einer geschlossenen Ladenzeile in der Innenstadt entlang schob. Das Wasser hatte er zuvor an einem der wenigen Brunnen abgefüllt. „Das ist die schönste Krise meines Lebens", erklärte der 70-jährige Rentner gut gelaunt. Nach 42 Jahren Gaddafi werde er das schon durchstehen und Geduld aufbringen, bis er seinen Lebenstraum erfüllen und erstmals frei wählen kann. Da war der Versorgungsengpass flugs auf den Kopf gestellt.

Es gab auch Situationen, da funktionierten überhaupt keine journalistischen Kategorien mehr. Etwa als ein Arzt in einem Krankenhaus in Tripoli erzählte, dass einen Trakt weiter ein Scharfschütze Gaddafis liege; sofort war mein journalistischer Instinkt für eine gute Geschichte geweckt. Nur dass ich schon beim Eintritt ins Krankenzimmer weggeblasen wurde, weil dort ein schwerverletztes 19-jähriges Mädchen in einem Bett lag, das sie mit ihrem zierlichen Körper kaum ausfüllte. Die Scharfschützin Gaddafis, Sareen, erzählte, wie sie auf der Flucht vor den Rebellen vom Dach eines zweistöckigen Gebäudes gesprungen war. Sie sprach langsam und unter schweren Schmerzen. Auf die Frage, wie es ihr nun gehe, jung, schwerverletzt, Gaddafi auf der Flucht, brach das Mädchen in Tränen aus und beendete das Gespräch unter Schluchzen. Was soll man über Sareen denken? Sie tat mir leid, ihr junges Leben ruiniert, ein Opfer. Oder doch eine Täterin? Wie viele Menschen hat sie auf dem Gewissen, die sie versteckt auf einem der Dächer von Tripoli erschossen hat? Vielleicht taucht er da plötzlich wieder auf, der objektive Journalist, der beide Seiten betrachtet. Beim Heraustreten aus dem Krankenzimmer der Scharfschützin im Dienste Gaddafis fühlte ich mich hilflos. Meine Kategorien griffen nicht mehr. Das ist die Grenze des Journalismus, egal ob objektiv, nah dran oder sonst irgendwie. Vergessen werde ich den Anblick des Mädchens nie mehr.

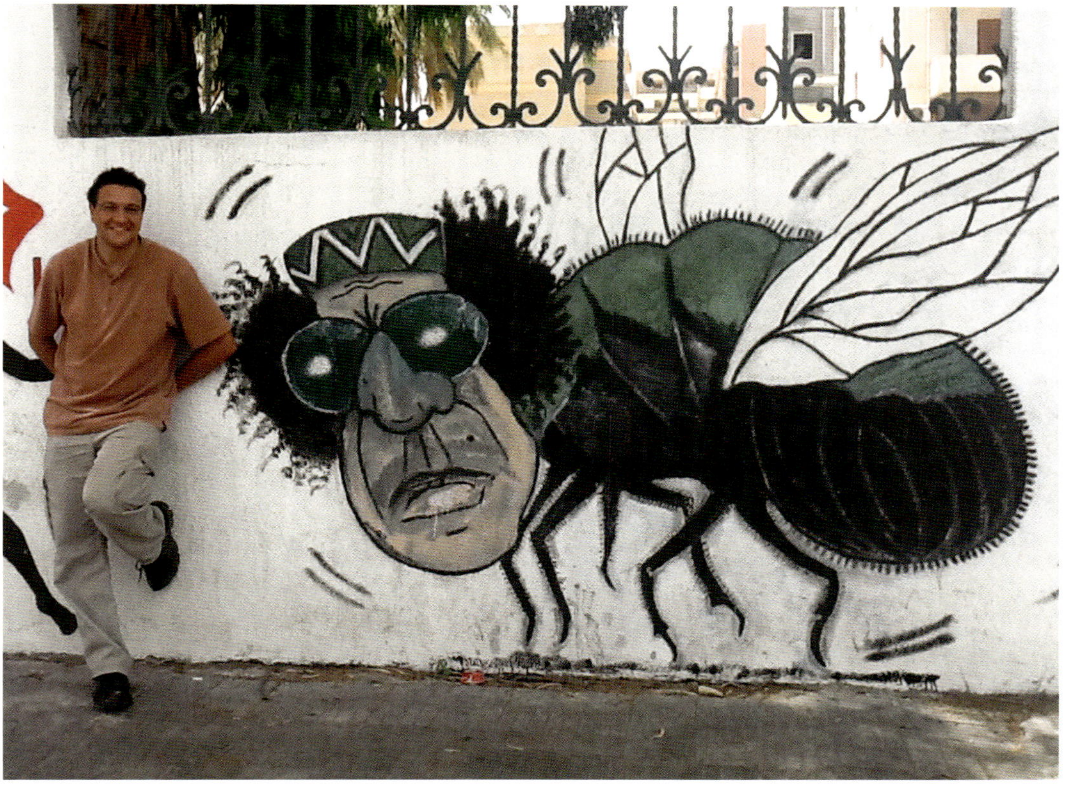

Dann kam der 29. November, der Tag, an dem ich das erste Mal in meinem Leben in Ägypten wählen gegangen bin. Was für Europäer selbstverständlich ist, entwickelte sich in Ägypten zu einem Festtag. Stolz zeigten sich die Menschen gegenseitig den Finger mit der nichtabwaschbaren Tinte, die sicherstellt,, dass niemand zweimal wählen geht. Ein Zeichen der neuen Zeit.
Die Ägypter hatten in ihrer ersten Parlamentswahl mehrheitlich islamisch-konservativ gewählt. Fast die Hälfte der Sitze gewann die Muslimbruderschaft. Zusammen mit den ultra-konservativen Salafisten saßen 70 Prozent Islamisten im ersten frei gewählten ägyptischen Parlament. Die Ägypter hatten sich damit wohl an die wenigen ihnen bekannten politischen Größen gehalten. Wie mir ein Mann in einem der Armenviertel Kairos erklärte, der den Salafisten seine Stimme gegeben hatte: „Ich bin ein frommer Mann und die Salafisten kenne ich. Die waren all die Jahre die Prediger in unsere lokalen Moschee." Sie hätten im Viertel immer ausgeholfen, wenn es Probleme gab, etwa Geldsammlungen durchgeführt, wenn jemand die Krankenhauskosten nicht bezahlen konnte. Oder sie hätten verbilligtes Fleisch verkauft. „Die Liberalen, die Jungen vom Tahrir-Platz", sagte er, „die kenne ich nur aus dem Fernsehen, die waren noch nie hier in unserem Armenviertel."

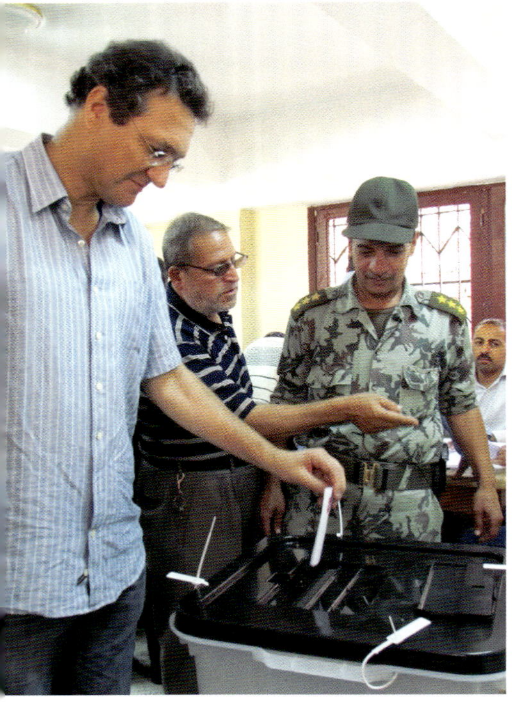

Oben:
Zum ersten Mal als Wähler in Ägypten

Im Parlament ging es ziemlich chaotisch zu. Das lag wohl nicht nur an der politischen Zusammensetzung, sondern auch daran, dass 90 Prozent der Abgeordneten das erste Mal in ihrem Leben parlamentarische Arbeit leisteten. Das wäre ungefähr so, wenn nach der nächsten Wahl zum österreichischen Nationalrat oder zum Deutschen Bundestag 90 Prozent Piraten Einzug halten würden.

Es dauerte nur ein paar Monate, da waren viele Ägypter ernüchtert. Selbst auf dem Land, dort wo sie gewählt worden waren, war das Image der islamisch-konservativen Volksvertreter angekratzt. Das zeigt sich in Schobek, einem 8000-Seelen-Dorf südlich von Kairo. Am Straßenrand in einer kleinen Hütte aus Schilf und Palmwedeln saß ich im Mai 2012 mit einer Gruppe Bauern zusammen. Wir tranken Tee. Sie alle hatten bei den Parlamentswahlen entweder Salafisten oder Muslimbrüder gewählt, erzählten sie. Und auch in der Enttäuschung, dass diese im Parlament nur reden und nichts getan haben, um die Lebensumstände auf den Dörfern zu verbessern, waren sie sich einig. Der örtliche Bewässerungskanal war immer noch zugemüllt, Diesel für die Bewässerungspumpen gab es nur am Schwarzmarkt. Ein örtlicher Kader der Muslimbrüder, Mohammed Abad, beschwichtigte. „Nach 30 Jahren Diktatur kann man doch nicht erwarten, dass die Muslimbrüder mit ihrer Parlamentsmehrheit über Nacht alle Probleme lösen", warf er ein. Das wäre so, wie wenn man nach fünf Minuten ein Fußballteam auswechselt, weil es noch kein Tor geschossen habe, fügt er hinzu. Der Dorfvorsteher Ismail al-Sanuti schüttelte den Kopf. „Die Islamisten haben bisher überhaupt nichts gemacht", wetterte er. Die Dorfbewohner prügelten sich um Diesel und Trinkwasser und der Kanal verbreite weiter Krankheiten.

Das war die Stimmung zur ersten Runde der Präsidentschaftswahlen, die aber dem Enthusiasmus über die politische Selbstbestimmung kaum einen Abbruch tat. Ich habe früher oft in Deutschland gewählt, den Bundestag, den Berliner und zuvor den bayerischen Landtag. Aber noch nie habe ich so aufregende Urnengänge erlebt, wie rund um die erste freie Wahl eines ägyptischen Präsidenten. 840 Menschen waren im Aufstand gegen Mubarak gestorben, um das zu tun, was in Europa selbstverständlich ist, ihre Stimme abzugeben, die zählt. Mein Freund und Nachbar, der Menschenrechtsaktivist Gasser Abdel

Rasek, erzählte am Ende des Tages, wie er vor dem Wahllokal im Auto saß und von seinen Emotionen übermannt worden war. „Ich saß einfach nur da und habe geweint, wie ein kleines Kind." Für ihn, wie für viele andere junge Ägypter, ist gelebte Demokratie nicht nur eine Frage des Wahlzettels. Das fasste er in einem Satz zusammen: „Heute wählen wir begeistert einen Präsidenten, gegen den wir nächste Woche auf dem Tahrir-Platz für unsere Rechte demonstrieren werden."

Am Ende kamen jene beiden Kandidaten in die Stichwahl, die Apparate hinter sich hatten, mit denen sie landesweit bis in das letzte Dorf mobilisieren konnten. Die alten Seilschaften des Mubarak-Regimes brachten dessen letzten Premier Ahmad Schafik nach vorne. Die seit 80 Jahren bestehende Muslimbruderschaft ihren Kandidaten Muhammad Mursi. Die liberalen und die jungen Tahrir-Aktivisten, die den ganzen Prozess erst möglich gemacht hatten, die waren außen vor geblieben. Politisch aufgesplittet in zu viele Kandidaten und ohne echte landesweite Mobilisierungsapparate, hatten sie das Nachsehen. Mit Talkshows allein lassen sich keine Wahlen gewinnen. Das war ihre erste große demokratische Lektion. Am Ende wählten die Ägypter meist nicht für, sondern gegen etwas. Die einen wollten, mit ihrer Stimme für Mursi, die Rückkehr des Mubarak-Regimes verhindern, die anderen machten meist ihr Kreuzchen bei Schafik, weil sie Angst vor einem Islamisten an der Macht hatten.

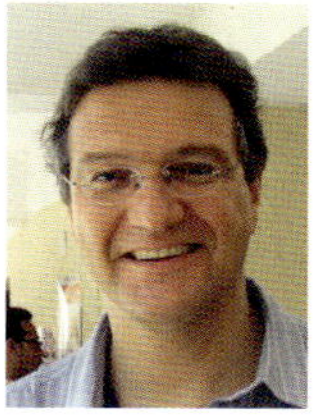

Karim El-Gawhary aus Kairo

Geschichten, die das demokratische Leben schreibt, können manchmal dramatisch sein. Das galt vor allem für die Auswahl bei der Präsidenten-Stichwahl: Mubarak-Mann oder Islamist. Ahmad Schafik hatte im Wahlkampf versucht, vom Mubarak-Regime Distanz zu bekommen. Der Muslimbruder Mursi präsentierte sich als Kandidat, der Revolution und Wandel fortsetzen wolle. Eine christliche Bekannte, die von Anfang der Revolution mit auf dem Tahrir-Platz mit aktiv dabei war, fuhr heulend zum Wahllokal und machte ihr Kreuzchen bei dem Muslimbruder Mursi, um den Mubarak-Mann Schafik zu verhindern. Lässt sich gelittene Demokratie besser beschreiben?

Die hitzigen Debatten um die richtige Stimmabgabe haben so manche ägyptische Familie vor eine Zerreißprobe gestellt. Vor dem Wahllokal in einem Armenviertel in Kairo traf ich Sabah Tolba, im traditionellen schwarzen Umhang der ägyptischen Bäuerinnen, die vor kurzem vom Land in die Stadt gezogen ist. „Es gab viele Diskussionen zwischen mir, meinem Ehemann und meinen vier Kindern. Wir haben uns sogar gestritten, wer wen wählt", erzählt sie. Sie hat ihre Stimme dem letzten Premier Mubaraks, Ahmad Schafik gegeben, weil der etwas von Politik versteht, erklärt sie. Ihr Ehemann habe gesagt, der sei doch vom alten Regime. „Wenn du so wählst, dann kenne ich dich nicht mehr", habe ihr Ehemann gedroht. Sabah lachte: „Nach den Wahlen werden wir uns wieder versöhnen oder im Zorn bleiben. Das ist gelebte Familiendemokratie."

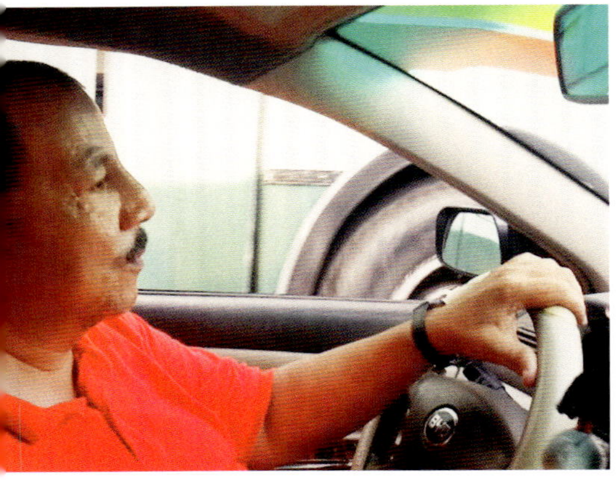
Mustafa

Am Ende ging Mursi knapp als Wahlsieger hervor. Die Anhänger Mursis feierten auf dem Tahrir-Platz. Die anderen leckten ihre Wunden. Er habe eigentlich den letzten Premier Mubaraks und Wahlverlierer Ahmad Schafik gewählt, weil er „einfach mehr Erfahrung hat und weiß, wie der Hase läuft", erklärt mir Mustafa der Taxifahrer, der mich am Morgen nach Muris Wahlsieg ins Büro fährt. Mustafa ist ein perfektes Beispiel für den Pragmatismus der Ägypter, die vielleicht aufgrund ihrer 7000-jährigen Geschichte und ihrer Gottgläubigkeit die Dinge manchmal in größeren Zeiträumen und mit Distanz betrachten. „Gott hat uns jetzt den Muslimbruder Muhammad Mursi als Präsidenten gebracht", beginnt er seine Wahlbetrachtung. Wenn Mursi nichts liefert, dann werden ihn die Ägypter in vier Jahren einfach wieder abwählen, davon ist er überzeugt. Und wenn er Gutes vollbringt, „dann umso besser". Außerdem habe auch Mursi sicherlich von der Erfahrung Mubaraks gelernt, dass man nicht am Stuhl kleben und dem Volk besser dienen sollte. Er werde sich nicht mit den Ägyptern anlegen, denn er habe doch gesehen, wie das ausgehen kann. „Weißt du", sagt er, nimmt die Hand ungeachtet des chaotischen Verkehrs vor ihm für eine kurze Schrecksekunde vom Lenkrad und klopft mir auf die Schulter: „Alles was die Ägypter wollen, ist ein Präsident, der genau das mit ihnen macht und sagt: Alles wird gut. Wenn er ihnen dann noch Brot gibt, dann werden sie ihn in vier Jahren wieder wählen."

Viel Wasser ist seitdem vor meinem Büro den Nil heruntergeflossen. Das damals gewählte Parlament wurde nach einem Verfassungsgerichtsbeschluss vom Obersten Militärrat aufgelöst. Wochenlang stritten sich Präsident und Militärrat hinter den Kulissen um Macht und Kompetenzen, bis Mursi schließlich im August 2012 zu einem für alle überraschenden Befreiungsschlag ausholte und Ägyptens Generäle in die Wüste schickte. Die politische Entmachtung der obersten Militärführung war für das Land am Nil das wohl wichtigste Ereignis seit dem Sturz Mubaraks. Erstmals in der neueren Geschichte des Landes hat ein ziviler Präsident offen eine Entscheidung gegen die Militärs getroffen. Mursi schickte seinen Verteidigungsminister Muhammad El-Tantawi und seinen Stabschef Sami Anan in Rente. Jene beiden grauen Eminenzen, die die meisten Ägypter für die wahren und damit unantastbaren Machthaber Ägyptens gehalten hatten. Doch am Ende erwiesen sie sich als zahnlos. Der Präsident hatte es geschafft, die Militärführung zu spalten und Mitglieder des Obersten Militärrates an dessen eigener politischen Absetzung zu beteiligen. Sowohl der neue Verteidigungsminister Abdel Fattah Al-Sisi als auch der neue Stabschef Sidqi Subhi stammen aus dem obersten Militärrat. Mit ihrer Ernennung hatten sie ihrer politischen Entmachtung zugestimmt.

Man kann das ganze aus zweierlei Perspektive betrachten. Im Machtkampf zwischen den Muslimbrüdern, denen Muris entstammt, und den Militärs, haben die Muslimbrüder nun gewonnen. Es war aber auch ein Machtkampf zwischen der gewählten und damit legitimierten Institution des obersten Staatschefs und der nicht gewählten, intransparenten und nicht zur Rechenschaft zu ziehenden Institution des Militärrates. Dass der Gewählte diesen Kampf für sich entschieden hat, ist auch ein Sieg in der demokratischen Umwandlung des Landes.

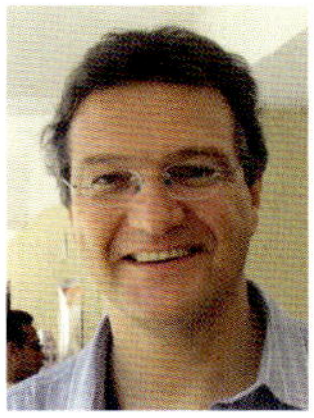

Karim El-Gawhary
aus Kairo

Gefährlich ist dabei freilich die Machtfülle, die der Präsident im Moment inne hat. Mursi hat die volle exekutive und legislative Macht und das Recht, die verfassunggebende Versammlung neu aufzustellen, sollte die bisherige nicht vorankommen. Die große Frage ist, wie verantwortungsvoll er mit diesem politischen Monopol nun umgeht.

Mursi braucht eine breite politische Unterstützung, die über sein eigenes Klientel, die konservativen Muslimbrüder hinausreicht. Dabei ist die kürzliche Ernennung Mahmud Mekkis zum neuen Vizepräsidenten von großer Bedeutung. Der liberale Richter war in den letzten Mubarak-Jahren das Aushängeschild der Richter in ihrem Kampf für eine regime-unabhängige Justiz. Dessen Ernennung stellt damit auch ein wichtiges Signal in Richtung liberaler und linker Kreise dar. Ein scheinbar unüberwindlicher Felsbrocken war damit aus dem Weg geschafft. Die Türkei hat drei Jahrzehnte gebraucht, um die Generäle aus der Politik zu entfernen. Ägypten hat die Generäle in nur 18 Monaten politisch in Pension geschickt.

Das Amt eines des durch Wahlen legitimierten Präsidenten hatte langsam die Macht der Generäle ausgehöhlt. Auch diese Dynamik ist Teil des neuen Prozesses in der Arabischen Welt. Und auch der Präsident hat mit dem neuen Prinzip der Arabischen Welt zu kämpfen, dem Prinzip politische Rechenschaft. „Stürzt Mubarak!" hatten sie am 25. Januar 2011 auf dem Tahrir-Platz gerufen.

Später wurde das Ganze einfach in ein „Stürzt den Militärrat!“ umgewandelt. Irgendwann bereits im Frühjahr 2012 rollte ein Spaßvogel auf dem Tahrir-Platz ein Transparent aus auf dem stand: „Stürzt den nächsten Präsidenten!“. Das war Monate vor der ägyptischen Präsidentschaftswahl. Was könnte das neue Prinzip der politischen Haftbarkeit in der Arabischen Welt besser ausrücken? Der zukünftige Streit über das Verhältnis von Religion und Staat, aber auch die Rückkehr der Armee in die Kasernen und die demokratische Kontrolle über die Generäle sind vorgezeichnet. Aber am meisten wird es die soziale Frage sein, an der sich die Arabellion messen lassen muss. Vier von zehn Ägyptern müssen mit etwas mehr als einem Euro am Tag auskommen. Nun sind die politischen Schleusen geöffnet. Ob der Präsident ein Muslimbruder ist oder ob im Parlament Liberale, Islamisten oder Linke sitzen – von ihnen allen wird erwartet, dass sie auf die Frage eine Antwort finden.

Adham kehrt und kehrt. In einer kleinen Straße, nur wenige hundert Meter vom Tahrir-Platz entfernt. Er erinnert in seiner Leidenschaft zu fegen ein wenig an Beppo, den Straßenkehrer im Kinderbuch *Momo*. Auch wenn es nicht leicht ist, den Müll zwischen den in der zweiten Reihe parkenden Autos hervorzukehren, seine Straße gehört zu den saubereren im Gassengewirr der Kairoer Innenstadt. Fast jeden Tag verlässt Adham, Vater von sieben Kindern, um vier Uhr morgens sein Haus, um in seiner Straße bis zum frühen Nachmittag fertig zu sein. Selbst während des 18-tägigen Aufstandes gegen Mubarak hatte Adham immer jeden Tag pflichtbewusst seine Straße gefegt.

Auf die Frage, was er von der ägyptischen Revolution erwartet, zögert er nicht lange und zieht einen Schlüsselanhänger aus seinem verdreckten Overall hervor. Daran hängt ein kleiner Stempel, auf dem sein Name eingraviert ist. Adham, der niemals Lesen und Schreiben gelernt hat, benutzt ihn, wenn er offizielle Dokumente abzeichnen muss. „Ich möchte, dass meine Kinder alle zur Schule gehen und so etwas nicht mehr brauchen“, lautet seine Antwort auf die Frage, was er erwartet. So simpel und so schwer können die Forderungen an den Arabischen Frühling sein.

Adham ist ein gutes Beispiel dafür, welche großen sozialen Herausforderungen einem demokratischen Ägypten bevorstehen. Er verdient gerade einmal 55 Euro im Monat, neben den Trinkgeldern, die ihm die Anrainer manchmal zustecken. „Ich will nicht reich werden. Das wichtigste ist, dass alle Leute zufrieden sind, und nicht nur einige wenige auf Kosten der anderen leben“, sagt er bescheiden. Manchmal hat er nur noch zehn Pfund, umgerechnet etwas mehr als einen Euro in der Tasche. „Ich versuche damit auszukommen, bis wieder Geld hereinkommt." Die zehn Pfund gebe er dann seiner Frau. „Andere haben zehntausend Pfund im Monat und kommen damit nicht aus", schüttet er ungläubig den Kopf. „Ich habe kein Geld, um meine Kinder auf Privatschulen zu schicken, und die staatlichen Schulen sind eine Katastrophe. Ich möchte, dass meine Kinder dort etwas lernen, zum Beispiel Englisch." Gleiches gelte für die staatlichen vernachlässigten Krankenhäuser, in die man nur im alleräußersten Notfall geht. „Private Klinken kann ich mir nicht leisten", sagt er. „Am Ende wird nicht die Revolution, sondern Gott für uns sorgen, wenn wir versuchen, unsere eigene Lage zu verbessern und ein neues Ägypten zu schaffen", erläutert er seine Revolutionsphilosophie. Für Politik, erzählt er, hat er eigentlich keinen Kopf. Wählen ist er aber gegangen, das erste Mal in seinem Leben. Nachdem er im Fernsehen eine Frau gesehen hatte, die sich im Rollstuhl vor dem Wahllokal angestellt hat, hat er beschlossen, dass auch er gehen müsse. Gewählt hat er die Muslimbrüder. „Weil alle anderen es auch getan haben", sagt er.

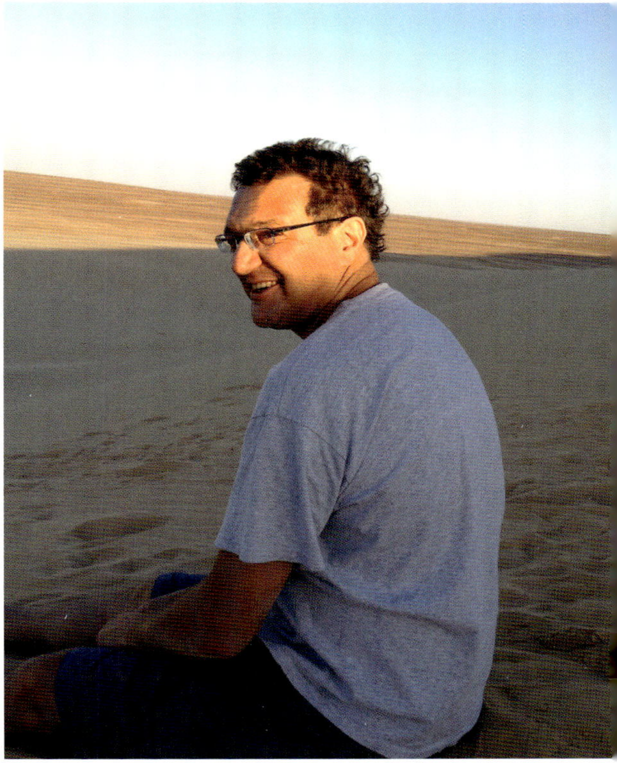

Ahmad Abdel Alim ist das Gegenteil von Adham. Er leitet ein kleines Unternehmen oder besser gesagt einen Laden in bester Lage, mitten im Labyrinth des Touristenbazars Khan El-Khalili in Kairos Altstadt. Ein paar Stufen runter geht es in sein Reich, das ziemlich genau das in Rot gehaltene Bazar-Klischee wiedergibt. Dafür sorgen vor allem die Kelimteppiche und Beduinenpolsterbezüge, wenn der Kunde seine zwei großen Verkaufsräume heruntergeschritten ist, Räume voller Arabesken-Tischchen und Spiegeln, Schmuck und Perlmutt-Kästchen, die die Herzen der Touristen höher schlagen lässt.

Auch Ahmad hat wie Adham nicht an den Protesten gegen Mubarak vor einem Jahr teilgenommen. „Ich saß mit meiner Familie zu Hause und wir haben überhaupt nicht verstanden, was los ist. Wir haben uns Sorgen gemacht über das ganze Chaos, das entstanden ist", erinnert er sich. Für ihn stellt die Revolution zunächst einmal ein großes praktisches Problem dar. Sein Geschäft ist vollkommen eingebrochen. „Wir haben hier im Bazar 85 Prozent weniger Touristen", schätzt er. Drei Angestellte musste er entlassen. Jetzt macht er sich Sorgen, ob die islamistische Mehrheit im Parlament dem Tourismus zusätzlich schadet. Er hofft auf den Pragmatismus der Muslimbrüder. „Sie sind streng, aber keine Betonköpfe und werden hoffentlich mit ihren Aufgaben wachsen und sehen, was für das Land gut ist", meint er dazu. Trotz all seiner Probleme ist er froh, dass die Zeiten Mubaraks vorbei sind. „Ich bin für die Revolution, sie hat das verdient", sagt er und fügt hinzu, „wenn wir etwas Neues schaffen wollen, müssen wir erst einmal leiden, bevor es besser wird". Und der Tourismus? „Manchmal ist er krank, aber sterben wird er nicht."

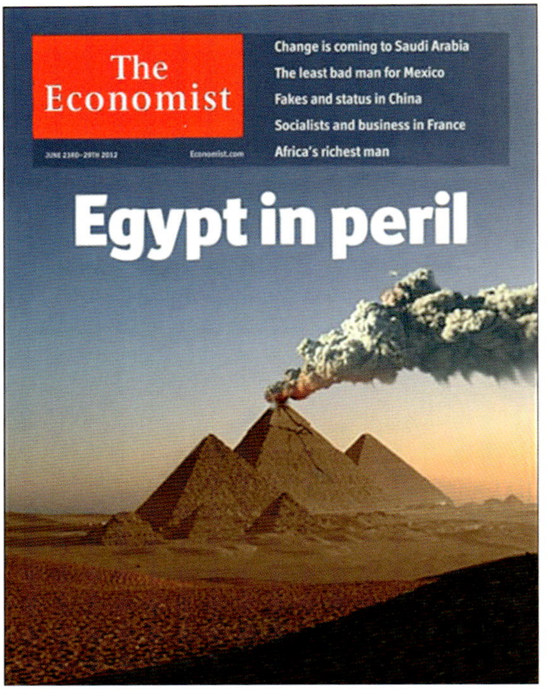

Amani El Tunsi empfängt in ihrem Tonstudio im vornehmen Kairoer Bezirk Maadi. Sie ist bekannt, auch im Westen: Als Radiomacherin des ersten feministischen Online-Radio Senders im arabischen Raum „Banat we Bas", des „Girls Only Radio", wurde die 28-Jährige auch oft als eine der Tahrir-Aktivistinnen porträtiert. „Die Revolution hat Ägypten verändert, weil die Barriere der Angst gebrochen wurde", sagt sie. Aber nicht alles läuft für sie nach Plan. „Ich habe Angst, dass die kommenden Jahre voller wirtschaftlicher Probleme, Verletzungen der Freiheiten und Angriffen auf Frauen und Christen sein könnten", erklärt Amany. Während des Aufstandes gegen Mubarak spielten die Frauen eine große Rolle, jetzt würden sie wieder an die Rand gedrängt. Sie hofft, dass die Islamisten die Kunst und die Medien gewähren lassen. „Sie sollten sich vor allem um das Bildungssystem kümmern – mehr als etwa um die Frage, wer was anzieht", rät sie. Auch im Zusammenleben zwischen Kopten und Muslimen gebe es Spannungen, „nicht geschürt von der Revolution, sondern von jenen, die sie zum Scheitern bringen wollen und die wollen, dass die Lage instabil bleibt", erläutert sie. Aber das größte Problem ist für die 28-Jährige die soziale Frage. „Wenn die

Armen revoltieren, dann werden wir eine zweite, viel heftigere Revolution erleben", prophezeit sie, denn „Menschen, die revoltieren, weil sie Hunger haben, sind anders als jene, die für ihre Rechte revoltieren".

Manchmal kann ein Bild oder eine Zeichnung mehr ausdrücken als tausend Worte. Die britische Zeitschrift *The Economist* machte im Sommer 2012 mit einem Cover auf, das eine Pyramide als rauchenden Vulkan zeigt, kurz vor dem Ausbruch. Statt der Jahreszeiten bedient man sich jetzt der Naturkatastrophen, um den Wandel in der Arabischen Welt zu erklären.

Adham der Straßenkehrer in Kairo kann weder Englisch noch kennt er den *Economist*. Er denkt wie Beppo, die *Momo*-Figur, in langen, bedächtigen Abschnitten. Während und nach dem Sturz Mubaraks ging es ziemlich chaotisch rund um seinen Arbeitsplatz zu, aber langsam, sehr langsam werde es wieder besser, erzählt er. Französisch kann Adham selbstverständlich auch nicht, und er hat sicherlich noch nie von dem französische Philosoph Henri Lefebvre gehört. „Demokratie ist nichts anderes als der fortdauernde Kampf um Demokratie", hat der einmal gesagt. Das gleicht philosophisch gesehen irgendwie der Arbeit Adhams, der jeden Tag seine Straße in Kairo von Neuem fegt und hofft, dass die Menschen irgendwann einmal aufhören, ihren Dreck auf den Boden zu werfen.

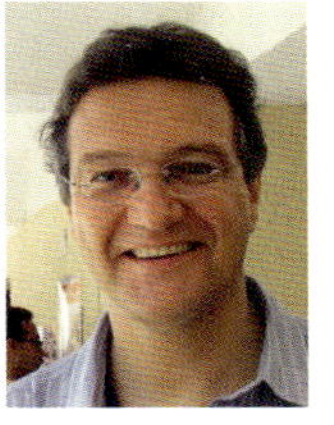

Karim El-Gawhary aus Kairo

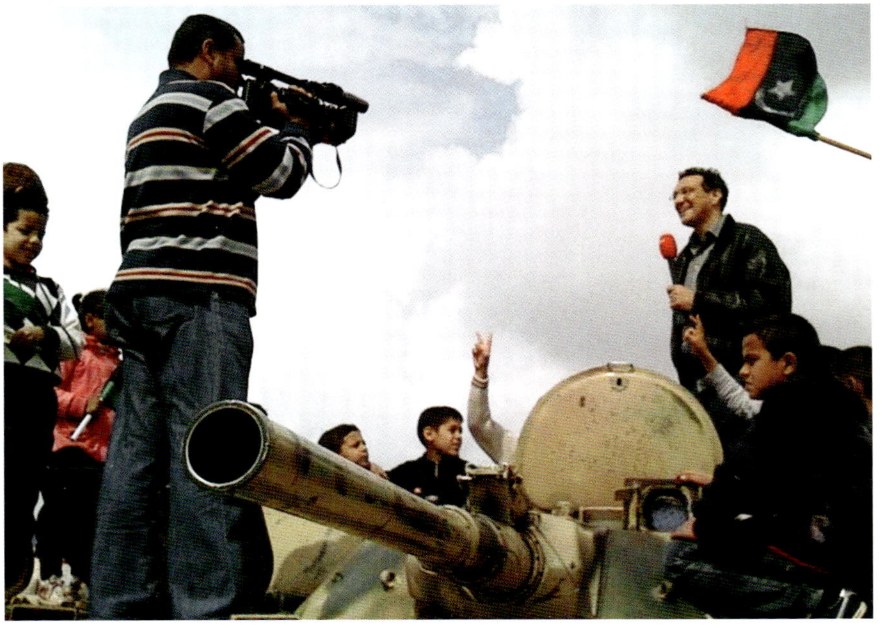

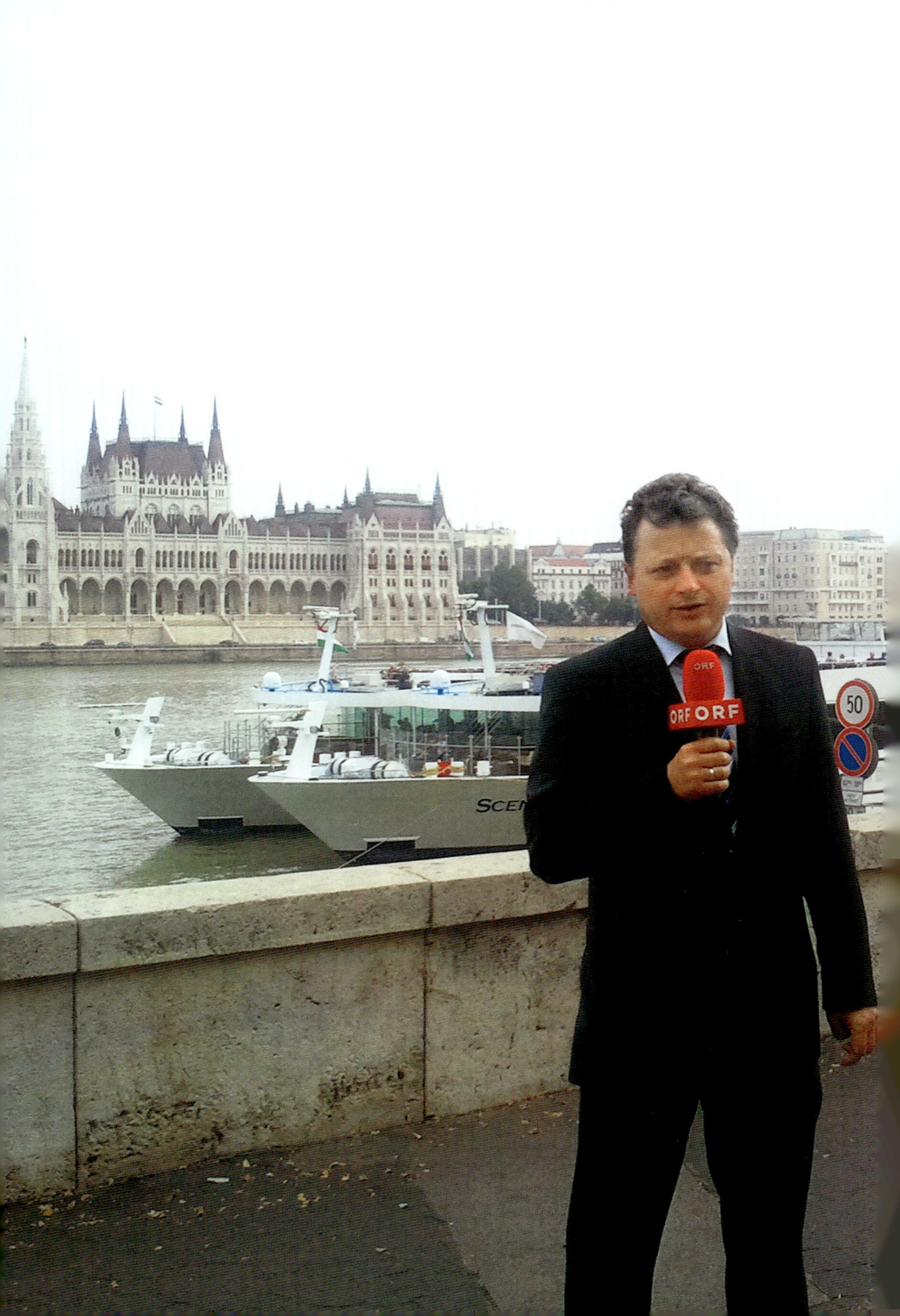
ORF
ORF
50

ERNST GELEGS
aus Budapest

ORBÁNS RECHTE REVOLUTION

Die verschwundene Massendemo

Der Abend des 3. Jänner 2012 ist nasskalt und ungemütlich, trotzdem sind zehntausende Menschen auf der Straße. Mühsam drängen wir uns durch die Masse der Demonstranten. Sie stehen dicht gedrängt, fast Schulter an Schulter auf der vierspurigen, noch weihnachtlich beleuchteten Andrássy Straße, der Prachtstraße im Herzen Budapests. Zsolt, mein Kameramann, und ich versuchen irgendwie zur Staatsoper vorzudringen, wo das Zentrum der Massendemonstration zu sein scheint. Irgendwo dort, so hoffen wir, muss doch eine Bühne stehen, die einen eindrucksvollen Blick auf die Menschenmasse ermöglicht. Sehen können wir sie nicht. Zu viele stehen noch vor uns. Gut hunderttausend Menschen füllen das riesige Areal zwischen der Oper und dem so genannten Oktogon, ein großer Kreisverkehr, der den Ring mit der Andrássy Straße verbindet. Die Menschen sind aufgebracht. Sie demonstrieren gegen die neue Verfassung, die die rechtsnationale ungarische Regierung unter dem machtbewussten Ministerpräsidenten Viktor Orbán ohne ernstzunehmenden öffentlichen Diskurs, quasi im Eiltempo vom Parlament verabschieden hat lassen.

In der Staatsoper versammelt sich die Nomenklatura des heutigen Ungarn, alles treue und loyale Funktionäre der Regierungspartei FIDESZ (Fiatal Demokraták Szövetsége – zu Deutsch: Bund junger Demokraten), die zumindest noch bis zu den nächsten, planmäßig vorgesehenen Wahlen im Frühjahr 2014 keine nennenswerte Opposition zu fürchten hat. Gekleidet in dunkle Anzügen stoßen sie mit „Hungaria Extra Dry“, einem ungarischen Sekt, auf ihre neue Verfassung an, die am 1. Jänner 2012 in Kraft getreten ist. Man bleibt unter sich, nippt am Sekt, während draußen die Masse tobt. „Viktator, Viktator“, skandieren die Menschen, regelmäßig unterbrochen von rhythmischen „Orbán hau ab“-Rufen. Seit Viktor Orbán bei den Parlamentswahlen im Frühjahr 2010 eine fulminante

Zweidrittel-Mehrheit erreicht hat, baut er das Land ganz nach seinen Vorstellungen um. Er fühlt sich dazu demokratisch legitimiert. Seine nationalkonservative Partei FIDESZ hat bei den Parlamentswahlen im Frühjahr knapp 53 Prozent der Stimmen bekommen, das ist nach ungarischer Wahlarithmetik eine Zwei-Drittel-Mehrheit, mit der man das Land politisch auf den Kopf stellen kann. Und das tut er auch.

Den Auftakt setzt Orbán noch in der Wahlnacht. Umgeben von seinen Bewunderern und berauscht von einem in Ungarn noch nie da gewesenen Wahlsieg, spricht der selbstbewusste Ungar wörtlich von einer „Revolution in den Wahlzellen", die das Land verändern wird. Kurz nach seinem Amtsantritt im Mai 2010 beginnt der Ministerpräsident, systematisch die Macht seiner Partei FIDESZ zu zementieren. Dabei duldet Orbán weder Kritik noch Kontrolle. Kritiker werden einfach „ins linke Eck" gestellt und als „Kommunisten übelster Sorte" verunglimpft. Kontrolle wird insofern abgeschafft, als Orbán und seine Jünger ein System konstruieren, das sich quasi selbst kontrolliert. So etwa demontiert die Orbán-Regierung nach und nach unabhängige, demokratische Kontrollinstanzen, indem sie sie entweder per Verfassungsgesetz in ihrer Kontrolle beschränkt und/oder mit willfährigen loyalen Parteigängern besetzt. Paradebeispiel ist die allmächtige Medienbehörde, die ausschließlich aus treuen FIDESZ-Funktionären besteht. Unter der politischen Kontrolle Viktor Orbáns sind dank der Zwei-Drittel-Mehrheit nicht nur alle Ministerien und das Parlament, sondern mittlerweile auch der Staatspräsident, der Rechnungshof, die Justiz, der Verfassungsgerichtshof und die öffentlich-rechtlichen Medien. All die für die totale Kontrolle des Staates nötigen Gesetze lässt er vom Parlament in den Verfassungsrang heben. Damit sind sie künftig nur noch mit einer Zwei-Drittel-Mehrheit zu ändern. Orbán schafft so vollendete Tatsachen. Im kleinen Kreis soll der Ministerpräsident gesagt haben: „Ich binde die Hände der nächsten Regierungen!" Ein wirkungsvolles Instrument dafür ist der von Orbán reformierte und in der Verfassung verankerte Haushaltsrat, der, wenn er will, jede Regierung zu Fall bringen kann. Der Haushaltsrat ist ein Organ zur Kontrolle der Regierung, das von Orbán mit einer unglaublichen Machtfülle ausgestattet worden ist. Die drei Mitglieder werden nach Vorschlag des Ministerpräsidenten vom Gouverneur der Notenbank, vom Rechnungshofpräsidenten und vom Staatspräsidenten delegiert, sind neun Jahre im Amt (jetzt einmal bis 2020) und können nicht abgesetzt werden. Der Haushaltsrat hat die Aufgabe, das von der Regierung vorgelegte Budget zu prüfen und hat das Recht, ein Veto gegen das Budget einzulegen. Ein Veto führt automatisch zur Auflösung des Parlaments. Es muss wohl nicht näher erläutert werden, wen Viktor Orbán in den Haushaltsrat berufen ließ ... und man muss auch kein Prophet sein, um sich ausmalen zu können, was der Haushaltsrat wohl tun wird, wenn die FIDESZ

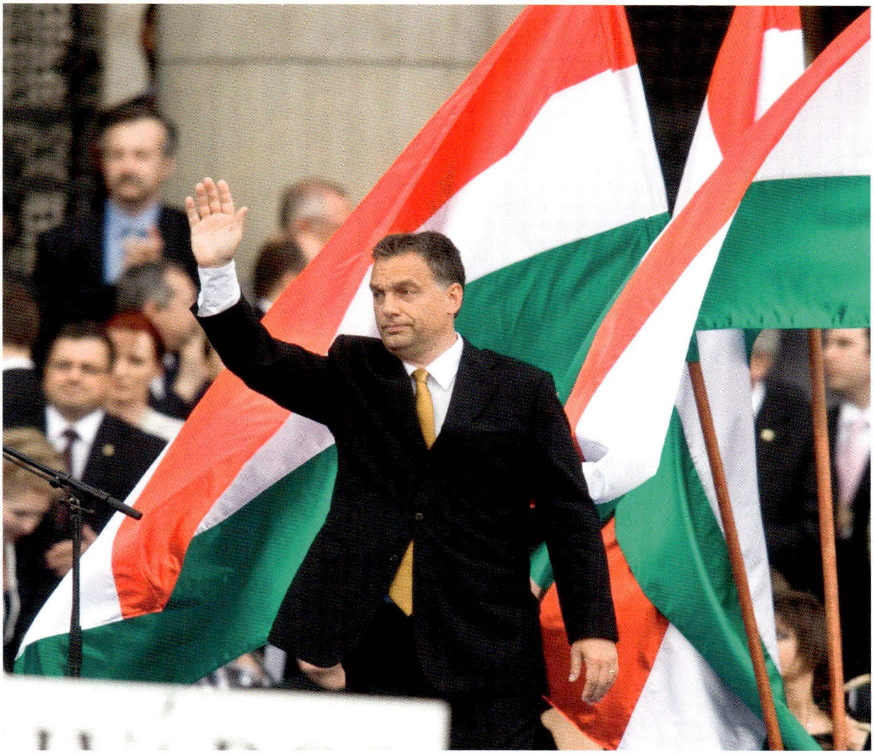

Viktor Orbán: Nach der Angelobung der Regierung am 29. Mai 2010

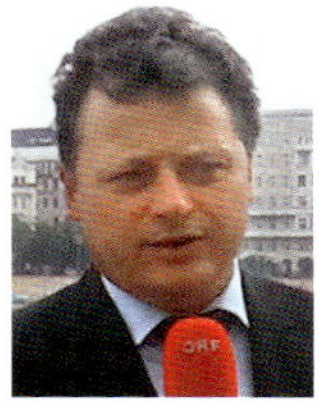

Ernst Gelegs aus Budapest

die nächsten Wahlen im Jahr 2014 verlieren und eine neue Regierung ohne FIDESZ-Beteiligung ihr erstes Budget vorlegen sollte …

Damit das „Wir-kontrollieren-uns-selber-System" reibungslos funktioniert, braucht Orbán loyale Parteigänger in allen Schlüsselstellen des Staates, die er ganz rasch gefunden und in ihre Ämter gehoben hat. Der erste war Pál Schmitt, den Orbán kurz nach seinem Amtsantritt mit Hilfe seiner Zwei-Drittel-Mehrheit im Parlament zum Staatspräsidenten gemacht hat. Schmitts wichtigste Qualifikation für den Posten des Staatspräsidenten war seine hündische Ergebenheit zu Orbán. Tatsächlich hat der Präsident auch kein einziges Gesetz der Orbán-Regierung beeinsprucht. Das musste letztlich die Europäische Union tun …

Pál Schmitt wäre heute noch Präsident, hätte das Wochenmagazin HVG nicht enthüllt, dass der ehemalige Fechtolympiasieger seine Dissertation über die neuzeitlichen Olympischen Spiele fast vollständig von einem bulgarischen Sportwissenschaftler abgeschrieben hatte. Orbán ist gar nichts anderes mehr übrig geblieben, als seinen treuen Diener fallen zu lassen. Er hat daraufhin seinem langjährigen Weggefährten János Àder in das Amt des Staatspräsidenten verholfen.

Einzig der Gouverneur der ungarischen Nationalbank, András Simor, hat sich mit Hilfe der Europäischen Union (EU) und der Europäischen Zentralbank (EZB) bisher erfolgreich gegen seine Demontage zur Wehr setzen und die Unabhängigkeit der Notenbank erhalten können. Die EU und die EZB arbeiten derzeit daran, die Unabhängigkeit der Justiz und der Datenschutzbehörde wieder herzustellen. Zu Jahresbeginn 2012 haben sie Vertragsverletzungsverfahren gegen Ungarn eingeleitet.

Schon in den ersten Monaten der Regierungszeit von Viktor Orbán spielen sich in den staatlichen Behörden, Institutionen, Schulen, Universitäten und Kultureinrichtungen Ungarns wahre Dramen ab. Hunderte Staatsdiener, die nur in die Nähe des Verdachts gerückt werden können, keine treuen FIDESZ-Parteigän-

Die Orbán-Gegner freuen sich über das Interesse des ORF

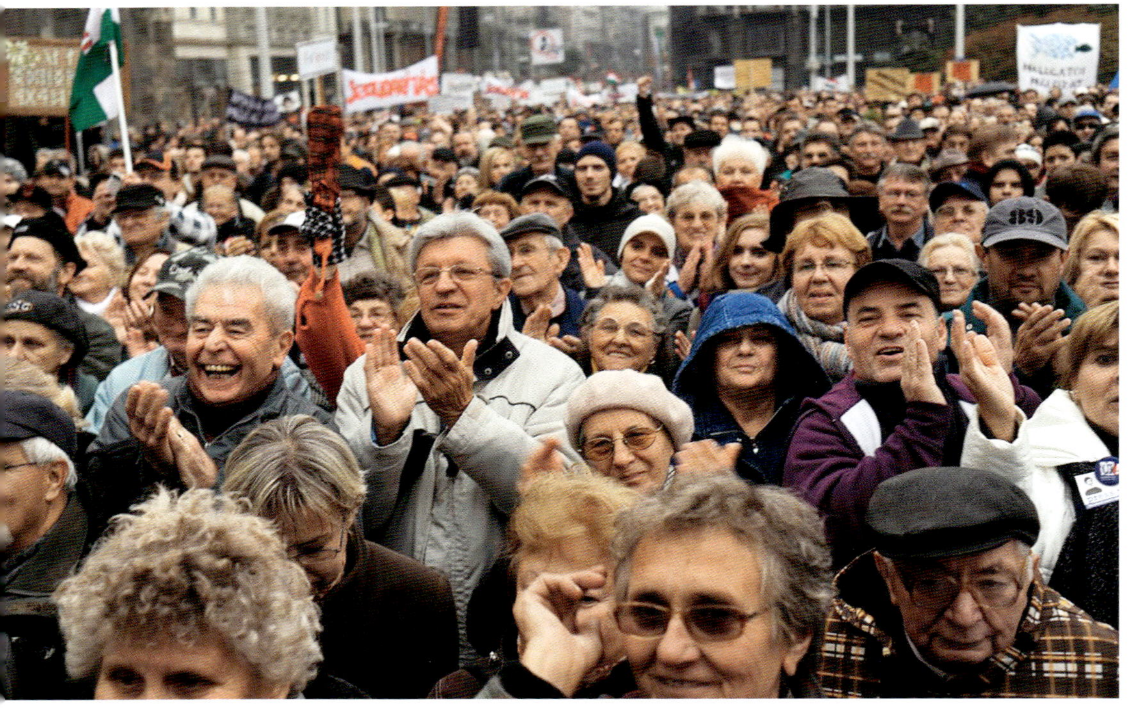

ger zu sein, verlieren ihre Jobs. Erfolgreiche Theaterdirektoren müssen gehen, weil sie kein Nahverhältnis zu den Regierenden haben oder sich kritisch zu den Regierenden verhalten. Es fließen Blut und Tränen – bis heute. Erst kürzlich ist an einer Schule in Szigetszentmiklós der Direktor ausgetauscht worden. Er muss einem nachweislich weniger qualifizierten FIDESZ-Parteigänger Platz machen. Die Proteste der Lehrer und Eltern der Schüler bleiben fruchtlos. Die „politischen Säuberungen" im ganzen Land machen viele Menschen wütend und treiben sie zu Protesten auf die Straße.

Zsolt schlängelt sich mit geschulterter Kamera durch die eng beisammen stehenden Demonstranten, er drängt sie zur Seite, wie ein Slalomfahrer die Kippstangen. Ich folge im Windschatten. Endlich können wir die Bühne sehen. Doch je besser sie in unser Blickfeld rückt, desto langsamer kommen wir voran. Zu dicht gedrängt stehen die Menschen. Und die Zeit beginnt uns davon zu laufen. „Zsolt, bleib stehen, es ist sinnlos!“, rufe ich ihm hinterher. Es ist schon 19 Uhr, in drei Stunden muss in der ZiB 2 eine Reportage darüber zu sehen sein und wir haben noch keine Sekunde davon im Kasten. Ich denke an den mühsamen Rückweg durch die Menschenmasse zum Oktogon, an die oft zermürbende Suche nach einem Taxi und die Fahrt durch diverse Staus zurück ins Büro. Das kostet Zeit. Und die fehlt dann für den Schnitt, Text und für die Überspielung nach Wien. Zsolt stemmt die Kamera hoch über seinen Kopf und beginnt die Demo abzuschwenken, endlich läuft die „Mühle“!

Eine ältere Frau spricht uns an. Offenbar hat sie das ORF-Logo auf der Kamera gesehen. „Gut, dass wenigstens Sie hier sind“, sagt sie, „das ungarische Fernsehen zeigt diese Proteste nicht.“ Schnell ein rasches Interview mit ihr. Sie habe im Jahr 1989 die Geburt der Republik erlebt, betont sie, „ich will sie nicht wieder verlieren!“

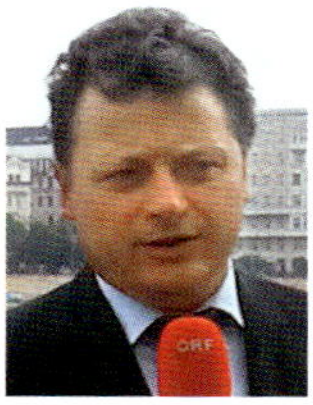

Ernst Gelegs
aus Budapest

Orbáns hat in seiner neuer Verfassung, die ganz auf die Ideologie und Interessen seiner rechtsnationalen Bürgerunion FIDESZ zugeschnitten ist, das Wort „Republik“ aus dem Staatsnamen streichen lassen. Österreichs magyarischer Nachbar heißt nicht mehr „Republik Ungarn“, sondern nur noch „Ungarn“. Zwar ist auch in der neuen Verfassung festgeschrieben, dass die Staatsform eine Republik ist, dennoch stellt ein Demonstrant die rhetorische Frage: „Wozu haben wir einen Präsidenten, wenn wir keine Republik mehr sind?!“, während ein anderer einen Pappkarton in die Kamera hält, mit der Aufschrift: „Hey, Europe, sorry for our Prime Minister!“

Mit viel Kaffee und den letzten eingetrockneten Beigli (ungarische Nussrouladen, die zu Weihnachten tonnenweise verschlungen werden) lassen wir, wie jeden Morgen im Büro, den vergangenen Produktionstag Revue passieren. Manöverkritik, die nicht immer angenehm ausfällt. Diesmal sind wir zufrieden, zumindest im Großen und Ganzen. Alles ist pünktlich auf Sendung gegangen. Wir haben gezeigt, wie Orbán sich und seine neue Verfassung in der Staatsoper feiern lässt. Zu sehen war der Unmut vieler Bürger in Ungarn und warum dieser immer größer wird. Meine Producerin zeigt mir, was das ungarische Fernsehen zu selben Zeit gebracht hat. Eine schier endlose Berichterstattung über den Festakt in der Oper, mit vielen langatmigen Interviews, in der die „höchst spannende“ Frage erörtert wird, welche Bedeutung das neue Grundgesetz für die Zukunft der ungarischen Nation hat. Und die Demo? Sie wird zwar erwähnt, aber nicht gezeigt. Die Menschenmassen auf der Andrássy Straße sind nicht eine einzige Sekunde lang im Bild. Es wird auch nicht erklärt, warum die Demonstranten protestieren. Der Reporter des ungarischen Fernsehens sagt nur, dass „einige" gegen die Politik der Regierung demonstrieren, quasi unverbesserliche linke Querulanten. Kein Wort über die massiven Bedenken der EU, der USA, des IWF, der EZB über den systematischen Demokratieabbau der Orbán-Regierung, keine Anti-Orbán-Plakate, keine Orbán-hau-ab-Rufe. Keine Statements von Demonstranten, was sie denn so schlecht an der neuen Verfassung und der Regierungspolitik fänden. Immer wieder sind ein stolzer Viktor Orbán zu sehen, seine festlich gekleideten Regierungsmitglieder, der pompöse Festakt und, ganz deutlich, der vorauseilende Gehorsam öffentlich-rechtlicher Fernseh-Journalisten in Ungarn.

Ich denke an die Worte der älteren Frau bei der Demo, die so glücklich schien, dass zumindest EIN ausländisches Fernsehteam die Demonstration wahrgenommen hat. Und mir fällt die Begegnung mit einem älteren Ungarn ein, der mir vor einigen Jahren gesagt hat: „Wissen Sie, dass der ORF einst sehr wichtig für mich war? Wir haben in der Kádár-Ära um 19 Uhr immer die Nachrichten im ungarischen Fernsehen geschaut und um halb Acht haben wir dann heimlich zur ZiB geschaltet, damit wir sehen, wie's wirklich ist ..."

Orbáns seltsame Wege aus der Krise

Ich nenne ihn Attila, um seine Identität zu schützen, denn Attila hat Angst, große Angst, wie mir scheint, etwas Falsches zu sagen. Attila ist Mitte 30 und arbeitet als Angestellter im mittleren Management eines multinationalen Konzerns, ist verheiratet und hat zwei Kinder. Kennengelernt habe ich ihn über einen Freund von mir, einen Österreicher, der ebenfalls in dem Konzern arbeitet. Attila hat sein Einfamilienhaus am Stadtrand von Budapest mit Hilfe eines Fremdwährungskredits gebaut. 100 000 Euro hat er in Schweizer Franken aufgenommen, zu einem Zinssatz von nicht einmal 3 Prozent. Für einen Forint-Kredit in dieser Höhe hätte er an die 15 Prozent Zinsen zahlen müssen. Alles ist gut gelaufen, bis zu dem Zeitpunkt, als der Schweizer Franken im Frühjahr 2010 zu einem Höhenflug ansetzt. Innerhalb eines knappen Jahres sind Attilas Schulden um fast 30 Prozent gestiegen. Die Bank hat seine monatlichen Rückzahlungsraten entsprechend angehoben und damit sein Finanzierungskonzept durcheinander gebracht. Immer öfter rutscht sein Konto ins Minus, immer schwerer fällt es ihm, seine Raten zu zahlen. Attila ist einer von rund 800 000 Ungarn, die ihren Fremdwährungskredit kaum noch bedienen können. Rund zwei Drittel aller Kreditnehmer in Ungarn haben sich in einer fremden Währung wie Schweizer Franken, Euro oder Yen verschuldet, denn die Zinsen eines Forint-Kredits sind fünf Mal so hoch. Mögliche Schwankungen der Währung haben die meisten Kreditnehmer in Ungarn außer Acht gelassen. Sie wurden von den Banken, allen voran den österreichischen, vor Unterzeichnung des Kreditvertrags auch nicht wirklich erwähnt. Kaum wer hat damit gerechnet, dass der Forint ins Bodenlose fallen und der Franken gleichzeitig nach oben schießen würde. Das einst so billige Geld, mit dem sich hunderttausende Ungarn jahrelang allerlei Träume wie Eigenheim oder auch Luxusautos finanziert haben, ist quasi über Nacht zum unüberschaubaren Schuldenberg angewachsen und damit auch zum wirtschaftlichen Problem der Orbán-Regierung geworden.

Attila schien mir ein geradezu idealer Interviewpartner für eine TV-Story über die Maßnahmen der ungarischen Regierung im Kampf gegen die Fremdwährungsschuldenberge zu sein. Beim Mittagessen in einer Pizzeria versuche ich, ihn zu einem Fernseh-Interview zu bewegen. Attila schildert, dass er große Hoffnungen in Viktor Orbán gesetzt und daher auch FIDESZ gewählt habe. Doch jetzt bereue er sein Wahlverhalten, wie er sagt. Seit Orbán regiert, ist das tägliche Leben in Ungarn teurer geworden. Steuern und Abgaben sind erhöht, Sozialleistungen reduziert oder gar gestrichen worden. Die Mehrwertsteuer beträgt bereits 27 Prozent und ist die höchste in ganz Europa. Das trifft vor allem die Bezieher kleinerer und mittlerer Einkommen. Ungarn braucht dringend frisches Kapital, um sich refinanzieren zu können, denn das Land steht wirtschaftlich mit dem Rücken zur Wand. Nicht nur die Bevölkerung, sondern auch der Staat ist hoch verschuldet. Die Gesamtverschuldung Ungarns, die hauptsächlich von den beiden Regierungen unter der Führung der Sozialisten in den Jahren zwischen 2002 und 2010 verursacht worden ist, beträgt rund 80 Prozent des Bruttoinlandsproduktes. Nur ein Notkredit des IWF und der EU in der Höhe von 20 Milliarden Euro hat Ungarn im Jahr 2010 vor der Pleite bewahrt. Jetzt braucht Ungarn wieder die finanzielle Unterstützung des IWF, denn die Wirtschaft schrumpft im Jahr 2012, erst 2013 rechnen die Ökonomen mit einem leichten Wachstum. Ungarn bemüht sich um einen 15 Milliarden Euro-Kredit, doch der IWF hat die Verhandlungen darüber auf die lange Bank geschoben. Erst wenn die Unabhängigkeit der Ungarischen Nationalbank gesetzlich garantiert ist, will der IWF mit der Regierung in Budapest über einen neuerlichen Hilfskredit reden. Finanziell helfen würden auch ausländische Direktinvestitionen, doch die sind seit der Vereidigung der Orbán-Regierung zurückgegangen. Investoren beklagen sich über mangelnde Rechtssicherheit im Land der Magyaren. Die im Eilzugstempo eingeführten Krisensteuern sind nämlich meist so gestaltet, dass vor allem ausländische Konzerne „zum Hand-

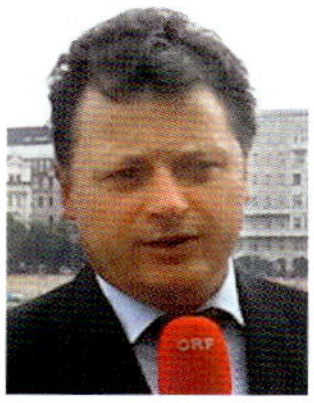

Ernst Gelegs
aus Budapest

kuss“ kommen. Bemerkenswert in diesem Zusammenhang ist die so genannte „volksgesundheitliche Produktsteuer“, die im September 2011 eingeführt worden ist. Auf der Suche nach neuen Geldquellen lässt die Orbán-Regierung alle Erfrischungsgetränke und Lebensmittel, die wegen ihres hohen Zucker-, Salz-, Kohlenhydrat- oder Koffein-Gehalts „ungesund“ sein können, zusätzlich besteuern. Darunter fallen Energiedrinks, Erfrischungsgetränke wie Cola oder Fanta, diverse Süßigkeiten, Eis oder Salzsnacks. Die zusätzlichen Einnahmen sollen dem ungarischen Gesundheitssystem zufließen. „Schließlich achte die Regierung auf die Gesundheit der Ungarn“, wie die PR-Strategen Orbáns verlauten ließen. Nicht dazu gesagt haben sie, dass all diese „ungesunden Produkte“ entweder importiert oder von ausländischen Erzeugern in Ungarn hergestellt werden. Diese Waren haben sich seither um bis zu 35 Cent pro Flasche oder Packung verteuert. Auffallend seltsam ist, dass Produkte mit hohem Fett-Gehalt nach Ansicht der Orbán-Regierung als „nicht ungesund“ eingestuft werden. Sie fallen daher auch nicht unter die neue Besteuerung. Bei genauerem Hinsehen fällt auf, dass sich die Wurst- und Fleischwarenindustrie mehrheitlich in ungarischer Hand befindet. Die Marktführer Pick, mit der landesweit größten Salamiproduktion, sowie der Fleisch- und Wurstwarenhersteller Délhus gehören dem reichsten Mann des Landes, Sándor Csány, ein enger Freund des Premierministers Viktor Orbán. Ein Schelm, wer denkt, dass Viktor Orbán auf seinen alten Freund Rücksicht genommen hat …

Auch die Ende 2010 eingeführte Supermarktsteuer ist so raffiniert angelegt, dass die ungarische Kette CBA glimpflich davon kommt, während die vielen ausländischen Konzerne wie TESCO, Auchan oder SPAR ordentlich zur Kasse gebeten werden. Darüber hinaus wird den ausländischen Supermärkten gesetzlich vorgeschrieben, dass 80 Prozent ihrer angebotenen Produkte aus Ungarn stammen müssen. Protektionismus in Reinkultur.

Von mangelnder Rechtssicherheit sprechen auch die in Ungarn tätigen ausländischen Banken. Sie ächzen nicht nur unter der europaweit höchsten Bankenabgabe (Orbán selbst bezeichnete sie in einem Vortrag in Wien als „brutal“), sondern mittlerweile auch unter dem Gesetz zur begünstigten Rückzahlung von Fremdwährungskrediten, mit dem die Orbán-Regierung ihren in Franken, Euro oder Yen verschuldeten Landsleuten zu Hilfe eilt. Im Herbst 2011 lässt Ministerpräsident Orbán im Parlament das Gesetz zur vorzeitigen und begünstigten Rückzahlung von Fremdwährungskrediten beschließen, das bei den ausländischen Banken eine Welle der Empörung auslöst. Demnach kann jeder Fremdwährungskreditnehmer seinen Kredit zu einem von der Regierung festgesetzten und sehr günstigen Wechselkurs auf einen Schlag zurückzahlen. Der Wechselkurs für einen Schweizer Franken wird mit 180 Forint (Marktwert ist 240 Forint) festgelegt, der eines Euro mit 250 Forint (Marktwert 290). Bisher haben knapp 150 000 Kreditnehmer die günstige Gelegenheit beim Schopf gepackt und ihren Fremdwährungskredit vorzeitig zurückgezahlt oder auf einen Forint-Kredit umgeschuldet. Die Verluste, die sich durch die Differenz zwischen Orbáns Wunschkurs und dem international gültigen Marktkurs ergeben, müssen die Banken tragen. Das sind nach Schätzungen der ungarischen Finanzmarktaufsicht rund 1 Milliarde Euro. Erst nach heftigen Protesten der Banken, allen voran von Raiffeisen International, wird entschieden, dass die Geldinstitute 30 Prozent des Verlusts von der Bankensteuer abziehen dürfen.

In keinem EU-Mitgliedsland gab es bisher derart gravierende, protektionistische und marktkorrigierende Eingriffe wie in Ungarn. In einer Parlamentsrede Anfang Juli 2012 hat Viktor Orbán seine zum Teil brutalen wirtschaftspolitischen Eingriffe verteidigt. „Ungarn", sagte der Ministerpräsident, „gehe eben andere Wege, doch die sind erfolgreich!"

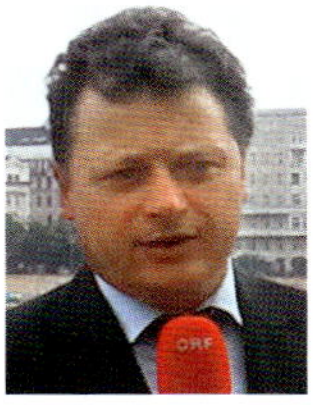

Ernst Gelegs
aus Budapest

Attila ist aufgebracht. „Wem nützt denn die Orbánsche Wirtschaftspolitik?", fragt er mich leicht verärgert und schiebt den leeren Pizzateller von sich. „Wer kann es sich denn leisten, seinen Fremdwährungskredit, selbst zum günstigsten Wechselkurs, zurückzuzahlen? – Doch nur die Reichen! Ich kleiner Häuslbauer leider nicht", meint er resignierend. Und leise fügt Attila hinzu, dass er mir das alles sicher nicht in die Kamera sagen werde. „Warum nicht?", frage ich verständnislos. „Meine Frau arbeitet in einem staatsnahen Betrieb", sagt er, „Kritik an Orbán könnte sie den Job kosten." Meine Überredungsversuche, dass doch nicht seine Frau, sondern ER das Interview gebe, dass seine Aussagen in Österreich ausgestrahlt würden, und nicht in Ungarn, scheitern. „Die machen da keinen Unterschied", sagt er, „das ist zu gefährlich, es geht um meine Existenz!"

Die Auswirkung des Mediengesetzes – Selbstzensur

Am Montag, dem 4. Juni um 16 Uhr 30 blieben in ganz Ungarn die Kirchenglocken stumm. Das ist deshalb bemerkenswert, weil die nationalkonservative Regierung unter Ministerpräsident Viktor Orbán die Bischöfe des Landes ausdrücklich gebeten hatte, zu diesem Zeitpunkt die Kirchenglocken zu läuten. Doch erstmals widersetzte sich eine bedeutende Institution des Staates dem Willen des allmächtigen Ministerpräsidenten. Die christlichen Kirchen Ungarns wollen sich nicht von Orbáns nationalkonservativer Politik vereinnahmen lassen. Zu den Merkmalen dieser Politik gehört die Ablehnung des Friedensvertrages von Trianon. Eine der ersten Maßnahmen der Orbán-Regierung war, den

4. Juni zum Trianon-Gedenktag zu erklären, zum „Tag des nationalen Zusammenhalt", wie der Gedenktag offiziell heißt. Der Friedensvertrag, geschlossen 1920 im Schloss Trianon von Versailles, ist für viele Ungarn noch immer so etwas wie ein nationales Trauma, eine Wunde, die immer noch schmerzt. Vor allem die nationalkonservative Partei FIDESZ unter Viktor Orbán und die im Parlament vertretene rechtsradikale Partei Jobbik pflegen diesen Schmerz und wollen sich mit den Konsequenzen des – wie sie sagen – „Schandvertrages" nicht abfinden. Ungarn musste damals zwei Drittel seines Staatsgebietes an die Nachbarländer oder Nachfolgestaaten abtreten, drei Millionen Ungarn, mehr als die Hälfte der damaligen Bevölkerung, waren plötzlich Bürger eines anderen Staates. Da der Trianon-Vertrag um 16 Uhr 30 unterschrieben wurde, sollten nach Orbáns Wunsch genau zu diesem Zeitpunkt auch alle Kirchenglocken läuten. Doch die Oberhäupter der katholischen, reformierten und evangelischen Kirchen ließen in einem Schreiben an die Regierung wissen, dass sie dem Wunsch Orbáns nicht nachkommen könnten, weil die Kirchenglocken ausschließlich im Rahmen der kirchlichen liturgischen Ordnung läuten würden.

Dass Viktor Orbán mit einem Wunsch kalt abblitzt, ist ungewöhnlich. Üblicherweise werden in Ungarn Wünsche des Ministerpräsidenten prompt erfüllt, manchmal sogar vorauseilend, wie an der Berichterstattung der öffentlich-rechtlichen Medien täglich zu hören und zu sehen ist. Ein Opfer dieses vorauseilenden Gehorsams ist beispielsweise der international renommierte Filmregisseur und visionäre Filmemacher Béla Tarr. Mit seinem Schwarz-weiß-Epos „Das Turiner Pferd" (A torinói ló) gewann er bei der 61. Berlinale den Großen Preis der Jury. Es versteht sich wohl von selbst, dass diese hohe Auszeichnung für einen ungarischen Künstler Gegenstand ausführlicher Berichterstattung in den Kultursendungen der öffentlich-rechtlichen Medien in Ungarn ist. Nicht so im Orbán-Land. Nicht eine einzige Sekunde war in den Programmen vom MTV (Magyar Televízió) zu sehen. Béla Tarr hatte es nämlich gewagt, Orbáns Regierungspolitik öffentlich zu kritisieren. Zum einen protestierte Tarr gegen die Zentralisierung in der ungarischen Filmwirtschaft, zum anderen unterzeichnete er gemeinsam mit anderen namhaften Künstlern, wie dem Dirigenten Adam Fischer oder dem Pianisten András Schiff, einen offenen Brief „an die Künstler Europas und der ganzen Welt", in dem sie gebeten werden, gegen das umstrittene Mediengesetz, gegen zunehmenden Antisemitismus, Nationalismus und Chauvinismus in Ungarn aufzutreten. Damit ist Tarr, wie Schiff oder Fischer, zur „persona non grata" im Orbán-Land geworden, zum Nestbeschmutzer, der bekämpft werden muss. Jeder weiß das, selbstverständlich auch die Redakteure der öffentlich-rechtlichen Medien. Und daher wird über Erfolge und Leistungen dieser Personen nicht berichtet. Natürlich hat weder Viktor Orbán noch einer seiner Jünger die TV- oder Radio-Chefredakteure angerufen und mitgeteilt, dass eine Berichterstattung über die oder jene Person unerwünscht sei. So ein Anruf ist gar nicht notwendig. Hofberichterstattung funktioniert ganz von selbst. Dafür sorgt schon die Schere im Kopf der Journalisten, die seit In-Kraft-Treten des Mediengesetzes im Juli 2011 zu schneiden begonnen hat. Als ich bei einer Diskussionsveranstaltung über das umstrittene Mediengesetz, organisiert vom ÖJC (Österreichischer Journalistenklub), das mediale Ignorieren Béla Tarrs als Beispiel für die beginnende Selbstzensur im Land erwähnte, fragte mich ein ungarischer Orbán-Fan im Publikum, ob ich vielleicht ein Freund von Béla Tarr sei ...

Kritik an Ungarns Regierung ist unerwünscht, Kritiker werden mundtot gemacht. Dafür gibt es Dutzende Beispiele. Eines davon: der kritischen Radiojournalistin Julia Váradi wurde mitgeteilt, dass ihre Nebentätigkeit als Pressesprecherin des Budapester Festival Orchesters in Gefahr sei. Es sei nämlich für das Orchester nicht gut, wenn sie der Orbán-Regierung so kritisch gegenüberstehe ...

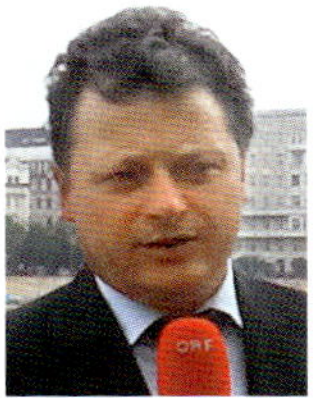

Ernst Gelegs aus Budapest

Aber auch in Ungarn tätige Auslandskorrespondenten werden genau beobachtet. Die Presseabteilungen der ungarischen Botschaften in aller Welt lesen aufmerksam Zeitungen und verfolgen die Radio- und Fernsehnachrichten über Ungarn. Kritische, also unliebsame Berichterstattung wird nicht nur als linke Propaganda abgetan, sondern hat auch Konsequenzen. Die erste ist,

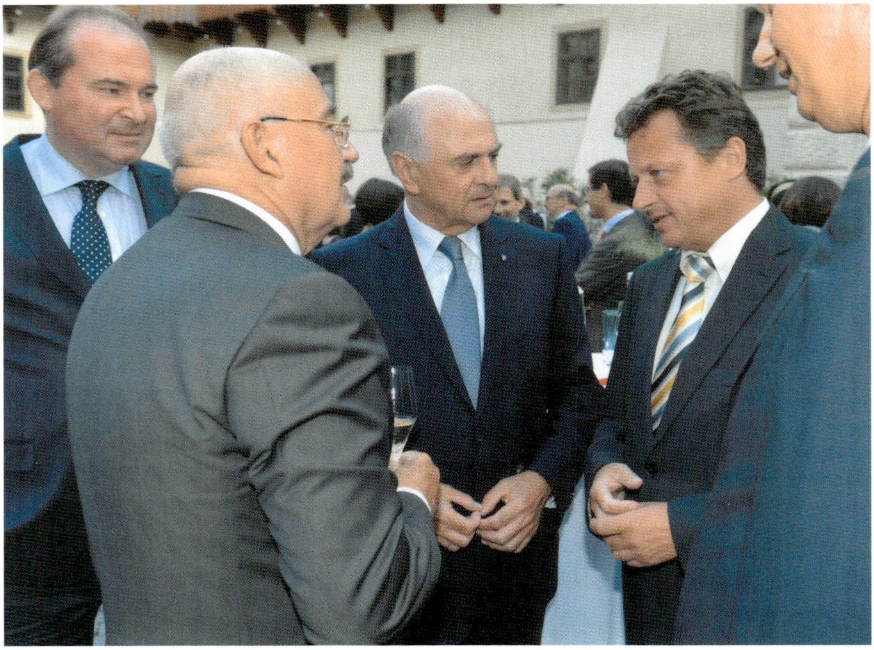

Mit dem niederösterreichischen Landeshauptmann Erwin Pröll und dem ungarischen Außenminister János Martonyi im Juni 2012

dass die betreffenden Korrespondenten in Ungarn ausgegrenzt werden. Sie erhalten keine Informationen, werden zu keinen Pressekonferenzen geladen und bekommen auch keine Interviews mit Regierungsmitgliedern. Nützt das nichts, wird direkt interveniert. So etwa hat sich der ungarische Botschafter in Wien über meine Ungarn-Berichte im ORF bei Generaldirektor Alexander Wrabetz brieflich beschwert und mir „mangelnde Sorgfalt bei der Recherche" und „bewusst tendenziöse Berichterstattung" vorgeworfen. Ähnliches sagte der Botschafter auch über den renommierten Journalisten Paul Lendvai, der regelmäßig kritische Analysen der ungarischen Regierungspolitik veröffentlicht. Doch der Botschafter hat noch nachgelegt. Bei einem Treffen mit dem TV-Chefredakteur und dem Auslandschef der ZiB versuchte er meine Vorgesetzten davon zu überzeugen, dass ich als Korrespondent in Budapest eine Fehlbesetzung sei, weil mir das „Ungarn-Bewusstsein" fehle. Quasi als Beweis dafür hat der Herr Botschafter private(!) E-Mails von mir vorgelegt, die ihm offenbar zugespielt worden sind (Kádár lässt grüßen). Mein Vergehen war, dass ich diese E-Mails mit den Worten „schöne Grüße aus dem Orbán-Land" beendet hatte ...
Damit Kritik gleich im Keim erstickt wird, sind die ungarischen Medien an die kurze Leine genommen worden. Das international verurteilte Mediengesetz hat die drei öffentlich-rechtlichen Fernsehsender, die Radiostationen und die ungarische Presseagentur MTI (Magyar Távirati Iroda) unter einem Dach quasi fusioniert. Die Nachrichtenredaktionen wurden zusammengelegt und somit gleichgeschaltet. Meinungsvielfalt und Pluralismus existieren nicht mehr bei den öffentlich-rechtlichen Medien in Ungarn. Unter Radio- und Fernsehjournalisten kursiert eine Liste unerwünschter Wörter, die in der politischen Berichterstattung nicht verwendet werden sollen. So beispielsweise ist das Wort „Sparmaßnahme" absolut tabu. In Ungarn gibt es keine Sparmaßnahmen! Es gibt auch keine „Steuererhöhung" und keine „Kürzung der Sozialleistung." Angehörige der ungarischen Minderheit in Rumänien oder der Slowakei müssen wörtlich als „Ungarn, die außerhalb der Heimat leben" bezeichnet werden. Für die Regierung unangenehme Themen, wie etwa die Steuerfreiheit für Pachterträge in der Landwirtschaft, damit die regierungsnahen „Grünen Barone" weiter Geld scheffeln können, werden nicht aufgegriffen.

Über all dem wacht eine allmächtige Medienbehörde. Sie passt auf, dass auch ordentlich getextet und „objektiv" sowie „ausgewogen" berichtet wird. Was „ausgewogen und objektiv" ist, entscheidet allein die Medienbehörde, in der ausschließlich loyale Vertreter der Regierungspartei FIDESZ sitzen. Chefin der Behörde ist das FIDESZ-Mitglied Annamaria Szalai, eine gute Freundin der Familie Orbán. Wie objektiv und ausgewogen die Medienbehörde selbst agiert, lässt sich an zwei kleinen Beispielen illustrieren: Der private Radiosender NEO-FM ist von der Medienbehörde zu einer Geldstrafe von knapp 800 Euro verur-

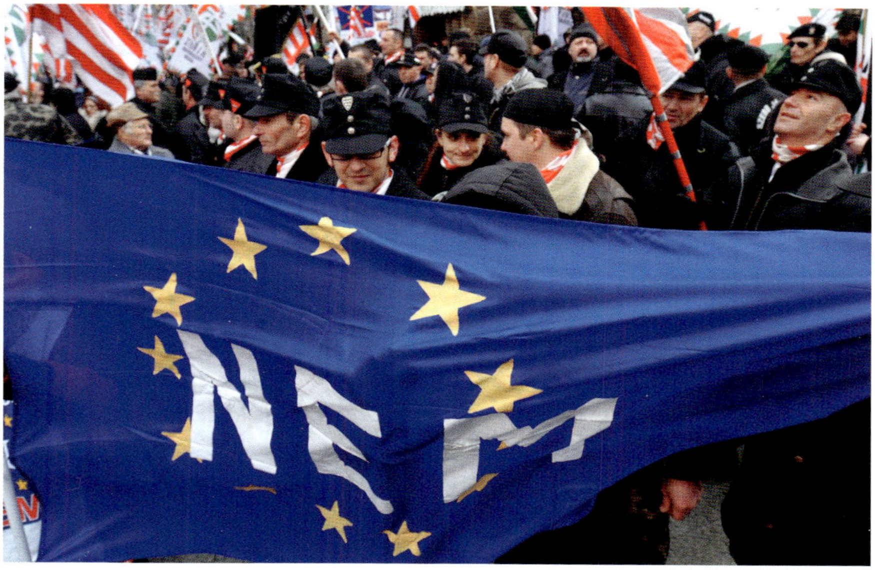

Der Nationalismus hat viele Gesichter

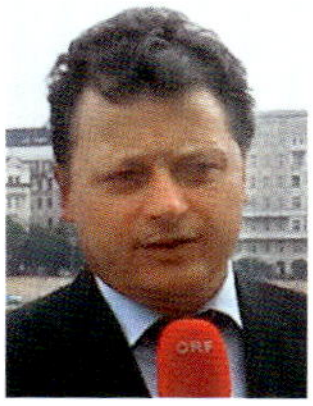

Ernst Gelegs aus Budapest

teilt worden. Grund der Verurteilung waren eher geschmacklose Witze über Tiere in der Satiresendung namens „Boomerang". Die Moderatoren witzelten, dass das Aussterben der Panda-Bären niemanden stören würde, weil sie ohnehin nur rumsitzen und fressen würden. Das gleiche gelte für die Riesen-Schildkröten, die schon sehr lange auf der Welt seien, wie es in der Sendung hieß. Eine Umweltaktivistin hat sich bei der Medienbehörde über diese „Respektlosigkeit" beschwert. Mit Erfolg. Die Medienbehörde verurteilte den Sender mit der Begründung, dass die Moderatoren in ihrer Vorbildfunktion für Kinder versagt hätten. Auch die österreichische grüne Europa-Abgeordnete Ulrike Lunacek hat sich mit einer Beschwerde an die ungarische Medienbehörde gewandt. Nicht wegen Aussagen in einer Satiresendung, sondern wegen Beleidigungen in einer Polit-Sendung des extrem rechtslastigen privaten Fernsehsenders Echo-TV. Der Moderator Zsolt Bayer, der schon durch zahlreiche antisemitische und homophobe Artikel aufgefallen und übrigens gut mit Viktor Orbán befreundet ist, bezeichnete Lunacek in seiner Sendung „Korrektura" als „gehirnamputierte, an Krätze leidende Idiotin". Die Medienbehörde hat die Beschwerde Lunaceks wegen „Unzuständigkeit" abgewiesen. Man schütze nur die Rechte der Hörer und Seher, wie der österreichischen Europa-Abgeordneten offiziell mitgeteilt worden ist ...

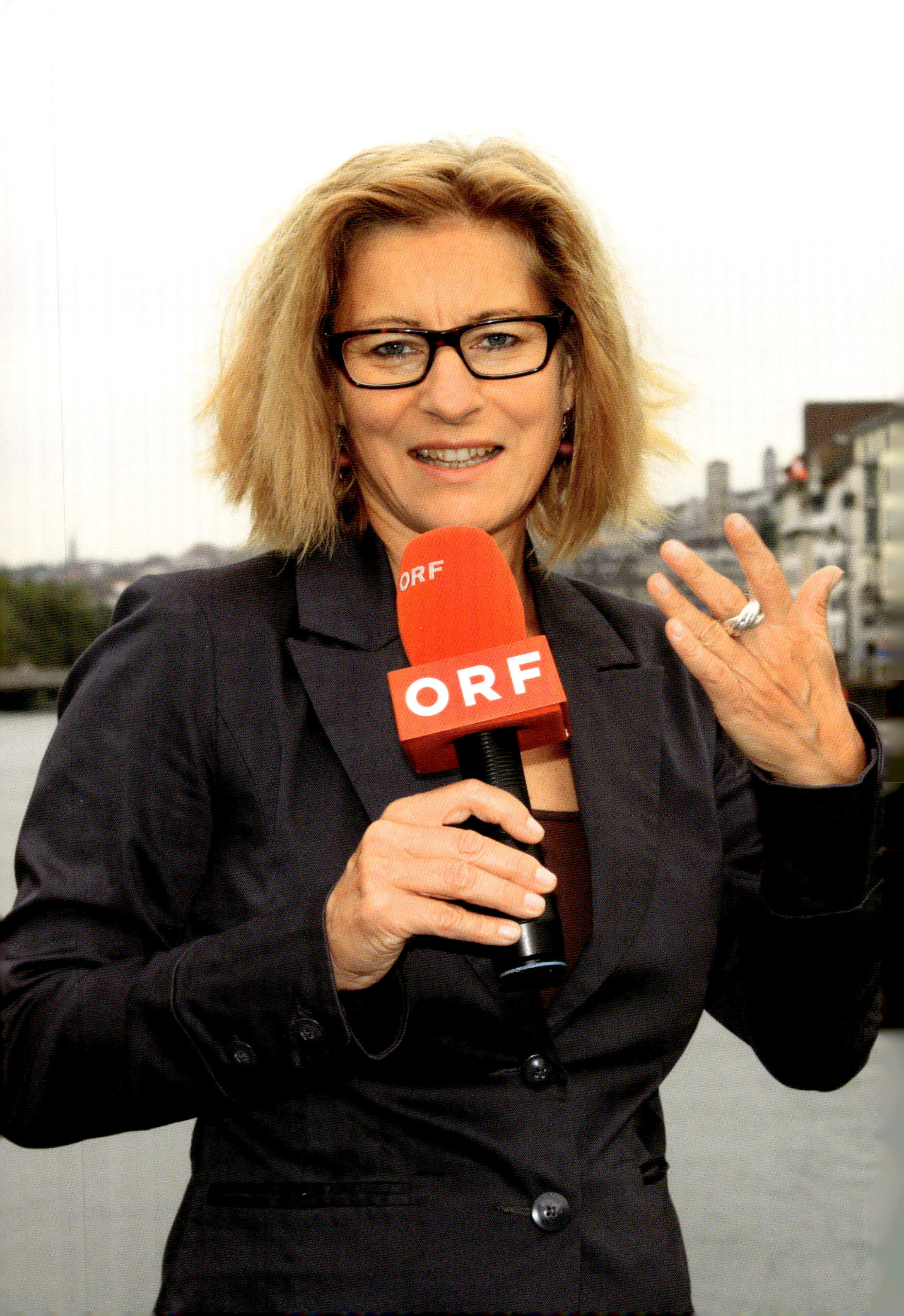
ORF
ORF

RAPHAELA STEFANDL
aus Bern

WO DAS VOLK BESTIMMT

Traditionell und bewährt und immer noch mehrheitsfähig. Seit 600 Jahren stimmt das Volk einmal im Jahr unter freiem Himmel über fast alles ab, was ein Land bewegt. Das ist die Landsgemeinde. Eine politische Spezialität, die es nurmehr in zwei Schweizer Kantonen gibt.

Sonntag Vormittag. Es schüttet in Strömen. Dichte Wolkenbänder hängen an den Berggipfeln rund um den Walensee; hier biege ich ab in den Kanton Glarus. Ich war noch nie da und hätte mir gewünscht, dass der Blick frei wäre auf die Berge, die hier steil aus dem Boden wachsen.

Der Blick fällt rasch auf den Nationalstolz der Schweizer, der sich an vielen Häusern und in Gärten in Form einer großen quadratischen Schweizer Fahne manifestiert. Die Ortschaften sind weit auseinandergezogen, rustikale Bauernhöfe wechseln sich ab mit modernen Wohnhäusern.

Glarus. In dem kleinen Städtchen ist der Bär los. Polizei und Helfer lotsen das Kamerateam und mich durch die Straßen, das Zentrum ist gesperrt, hier tummeln sich Menschenmassen zwischen Ständen mit Holzpantoffeln und Walkjanker und sonst allem möglichen Kleinkram; es riecht intensiv nach Wurst, Raclette-Brot und Zuckerwatte, und auf dem Ringelspiel vergnügen sich die Kleinsten. Auf den ersten Blick könnte man meinen, ich sei auf einer Kirmes gelandet; bin ich auch, aber mittendrin findet direkte Demokratie statt: ein politisch-historisch höchst interessantes Schauspiel: die Landsgemeinde.

Zwischen Häuserzeilen tut sich der Zaunplatz auf; hier ist es also, das offizielle Abstimmungsgelände, der so genannte „Ring“. Vor mir Menschenmassen, sie stehen am Boden und sitzen auf Tribünen; das Gelände ist durch die Armee abgeriegelt. Die Jungmänner in grüngrauen Tarnanzügen mit Helmen sind bis an die Zähne bewaffnet. Kein Durchkommen ist möglich für solche wie mich, die nur schauen, Bilder machen und Interviews führen wollen. Der junge Mann in grauer Polizeiuniform stoppt mich freundlich und verweist mich an das Polizeihauptquartier. „Für den Eintritt in den Ring braucht man einen Besucher-Ausweis“, belehrt er uns. Den müssen wir uns erst besorgen.

Wir betreten das Viereck, das sich Ring nennt; schätzungsweise 8 000 von zirka 25 000 Wahlberechtigten im Kanton befinden sich hier drin. Junge Paare, Alte Frauen und Männer, Familien mit Kindern auf dem Arm, junge Erwachsene in Gruppen, Honoratioren in Trachten-Kleidern; elegante Damen mit Hüten, einfache Älpler mit goldenem Ohrstecker und wärmender ärmelloser Filzweste; viele Menschen sind eingehüllt in dünne Plastik-Regenmäntel, andere sind mit bunten Schirmen ausgerüstet; die Tribünen sind voll, die meisten Sitzplätze belegt; in der Mitte des Rings steht ein überdachtes Podest, auf dem sich der Landammann – der Vorsitzende der Kantonsregierung – und seine Mitarbeiter befinden. Während er die vierstündige Veranstaltung leitet, stützt sich der Landammann auf das Landesschwert.

Landsgemeinde: was ist das eigentlich? Folklore für den Tourismus, gut fürs Geschäft, alte Gepflogenheiten im politischen Leben mit großem Spaßfaktor? Der Landammann von Glarus Andrea Bettiga mag das so nicht gelten lassen. „Die Landsgemeinde ist Tradition, ganz klar, aber die Folklore rundherum, das Volksfest, hat sich dazu entwickelt. Es soll was geboten werden an diesem Tag, wenn sich einmal im Jahr, am ersten Sonntag im Mai, die stimmberechtigen BewohnerInnen des Kantons Glarus unter freiem Himmel versammeln. Man trifft sich, spricht miteinander, das ist auch ein Teil der Landsgemeinde.“

Die Landsgemeinde ist das oberste gesetzgebende Organ des Kantons. Hier wird an Ort und Stelle an einem Sonntagvormittag entschieden, wie die Sachpolitik der nächsten Jahre aussehen wird. Von der Hundesteuer über die freie Bus-Fahrt für die Jugend, große Bau-Investitionen, bis zum Frauenstimmrecht – hier wird alles vor das Volk gebracht. Auch Richter und der oberste politische Landesvertreter, der Landammann, werden direkt vom Volk gewählt; kurios erscheint dem Außenstehenden, dass die Landsgemeinden zudem über den Steuerfuß befinden. (Eine Besonderheit in der Schweiz, dass die Kantone selbst bestimmen, wie hoch ihre Steuern sind.)

Die Haushalte erhalten im Vorfeld der Landsgemeinde das Memorial; darin sind alle bisher bekannten Standpunkte und Fakten zu einem Thema zusammengefasst, das im Ring zur Sprache kommen wird.

Glarus ist einer von zwei Schweizer Kantonen, die die Landsgemeinde auch im

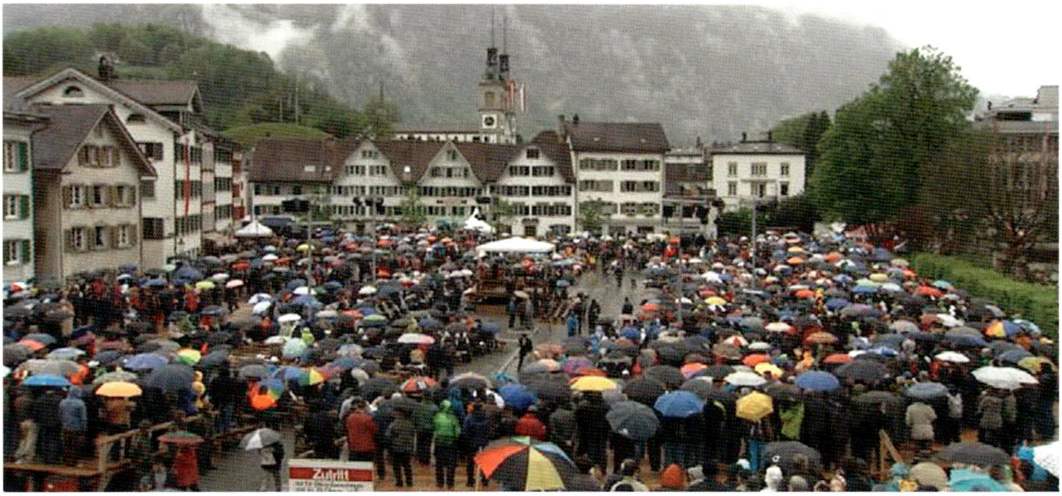

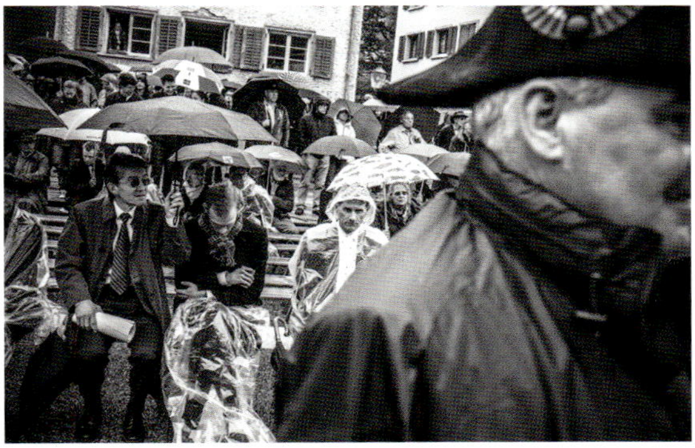

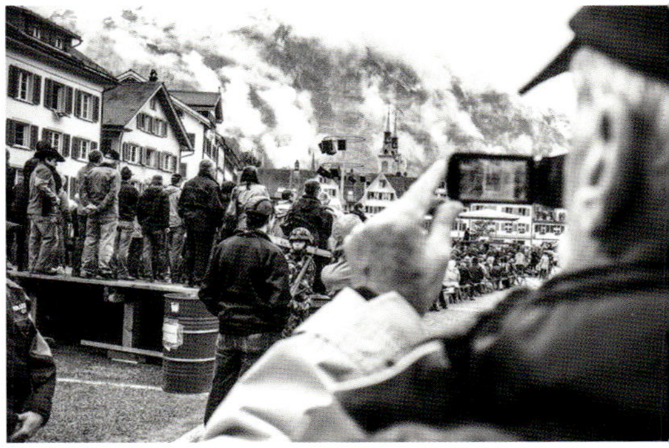

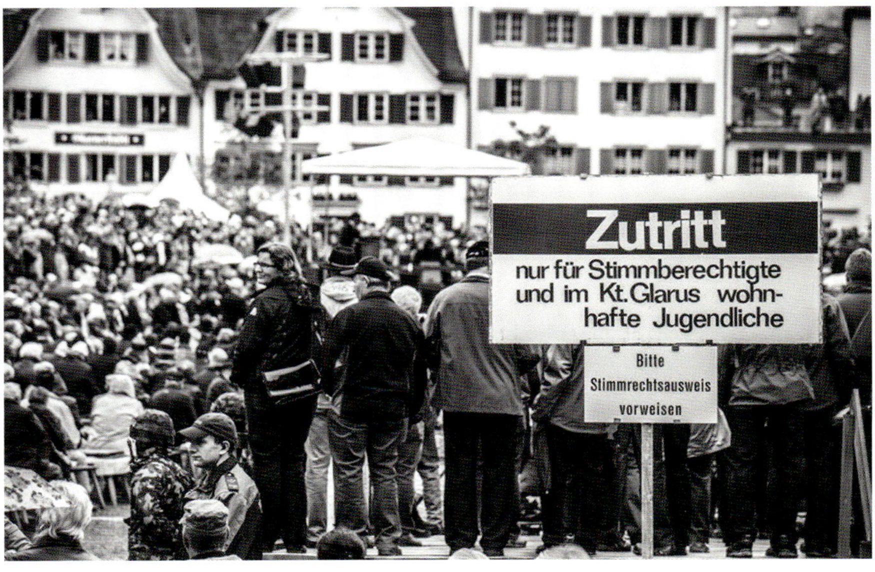
Zutritt
nur für Stimmberechtigte
und im Kt. Glarus wohn-
hafte Jugendliche
Bitte
Stimmrechtsausweis
vorweisen

21. Jahrhundert beibehalten und durch alle Diskussionen der letzten Jahrzehnte durchgetragen haben. Seit 1387 wird direkte Demokratie unter freiem Himmel ausgeübt. Nur Glarus und Appenzell Innerrhoden, ebenfalls ein Ostschweizer Kanton, halten daran fest.

Aufzug der Landsgemeinde

Die Straßen sind dichtgesäumt mit Bürgern, Zuschauern, Touristen. Hobby-Fotografen drängen sich in der Menge, wir sind nicht das einzige Fernsehteam, das am Straßenrand darauf wartet, gute Bilder schießen zu können.

Die Landsgemeinde erfolgt nach einem ganz bestimmten Ritual. Vor dem Rathaus formiert sich ein Zug von Menschen in teils traditionellen Gewändern. Vorne weg marschiert die Blasmusik, danach Soldaten in Kampfanzügen, die Glarner Regierung und jeweils Vertreter eines Gästekantons. Die Gerichtsbarkeit folgt ebenfalls dem Zug wie auch ein Vertreter der Schweizer Bundesregierung. Die Regierungsräte tragen Zylinder; besonders sticht der Weibel hervor, eine Art Amtsdiener, erkennbar an seinem langen roten Umhang samt Dreispitz. Nach wenigen Minuten erreicht der Zug das Abstimmungsgelände.

Der scheidende Landammann begrüßt die Menge, gibt Anweisungen und eröffnet die Landsgemeinde mit einer kurzen Rede, dann werden die Stimmberechtigten vereidigt. Der Landammann ist zuständig für die ordnungsgemäße Abwicklung. Durchhaltevermögen ist nötig – nicht nur wegen des Regens. Es gießt wie aus Kübeln.

Zum Auftakt der Landsgemeinde wird Justizdirektor Andrea Bettiga von den Freisinnigen zum neuen Glarner Landammann gewählt. Er erläutert die Vorlage und gibt das Rednerpult frei: „ Liabe Mitlandlüt, s Wort isch frey." Jeder kann sich melden, kann einen Redebeitrag leisten, solange niemand aus der Menge den Redner auffordert „Abi" – das heißt „runter".

Ein junger Mann steht am Rednerpult. Er spricht mit lauter Stimme. Erst wenn man ein wenig genauer hinhört, erkennt man das Thema, über das er sich so aufregt. Es geht darum, ob in Glarus an höchsten Feiertagen wie zu Weihnachen weiterhin Tanz- und Musik-Veranstaltungen verboten bleiben sollen. Der junge Mann steigert sich hinein. Ihm folgt ein älterer Herr, der vehement für das Verbot von Partys an hohen Feiertagen eintritt. Er spricht von Gott und Hingabe und Fasten im religiösen Sinne.
„Die Jungen wachsen ganz selbstverständlich mit der Demokratie auf; für sie

ist es meist nichts Besonderes, vor tausenden Leuten zu sagen, was sie über ein Thema denken, was sie wollen und was sie ablehnen. Die lernen viel dabei", sagt Bettiga.

Das Volk hat das letzte Wort

So ist das hier und deshalb werden die Schweizer generell oft zur Urne gerufen. Vier Mal im Jahr steht im Kalender „Abstimmungssonntag". Da flattert ein „Abstimmungsbüchlein" ins Haus mit allen Pro- und Contra-Argumenten, die Regierung und Volksinitiativen eingefallen sind. Bis zu acht verschiedene Themen können da an einem Sonntag abgehandelt werden. Verfassungsgesetze werden den Schweizern obligatorisch zur Abstimmung vorgelegt, das Volk sanktioniert also, was Bundesrat (= Regierung) und Parlament bereits beschlossen haben. Bei einem normalen Gesetz, wie zuletzt beim Steuerabkommen mit Österreich, kann eine Initiative dagegen Unterschriften sammeln; bringen sie innert 3 Monaten 50 000 Unterschriften zusammen, ist eine Volksabstimmung zwingend. Und dann gibt es noch die Möglichkeit, dass Jedermann/Frau eine Idee hat, wie es in der Schweiz weitergehen soll; für einen Initiative-Antrag hat man eineinhalb Jahre Zeit, 100 000 Unterschriften zu sammeln. Auf Kantons-Ebene sind jeweils entsprechend weniger Stimmen nötig.

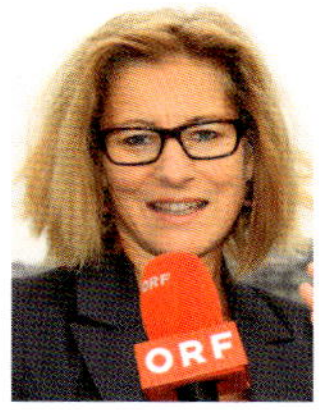

Raphaela Stefandl aus Bern

Die Regierung überlegt, über einen Gegenvorschlag abstimmen zu lassen oder schafft neue Richtlinien, um so den Initianten bei der Abstimmung den Wind aus den Segeln zu nehmen. Zuletzt scheiterte ein solcher Versuch bei der Beschränkung der Zahl der Zweitwohnsitze in Ferienorten kläglich – das Volk verschärfte die Bestimmungen in den Tourismusorten.

„Solche Volksinitiativen sind also oft das Schwungrad in der politischen Arbeit", sagt mir Marc Bühlmann von der Universität in Bern in einem Interview. „Sie werden vor Wahlgängen von Parteien benutzt, um mit kontrovers diskutierten Themen auf sich aufmerksam zu machen." Die SVP schaffte das mit ausländerfeindlichen Inhalten, wie der „Ausschaffung" von kriminellen Ausländern.

Das ist wohl ein heikler Punkt. „Inhaltliche Grenzen gibt es eigentlich nicht, das sah man an der Abstimmung gegen den Bau von Minaretten; sie verstößt gegen die Religionsfreiheit und trotzdem ist es so gekommen", sagt Bühlmann, „57 Prozent waren gegen den Bau, wobei ich meine, dass nicht das Bauwerk als solches so umstritten war, vielmehr ging es um Ängste in der Bevölkerung und die Elite mußte sich sagen: da haben wir in der Integration Möglichkeiten verpasst, zuwenig auf den Dialog geachtet; und selbst moslemische Gruppen meinten danach, als die Emotionen abgeklungen waren, sie müßten auch etwas tun, um den Schweizern zu zeigen, dass sie an Integration interessiert sind."

Allerdings mahlen die politischen Mühlen dann doch wieder langsam, es kann Jahre dauern, bis eine Initiative dann schlussendlich zur Anwendung kommt. Die Ausschaffungs-Initiative krimineller Ausländer ist so eine Sache, da bastelt die Regierung 2,5 Jahre danach noch an Definitionen, wer genau gemeint ist und wie der Volkeswille umgesetzt werden soll.

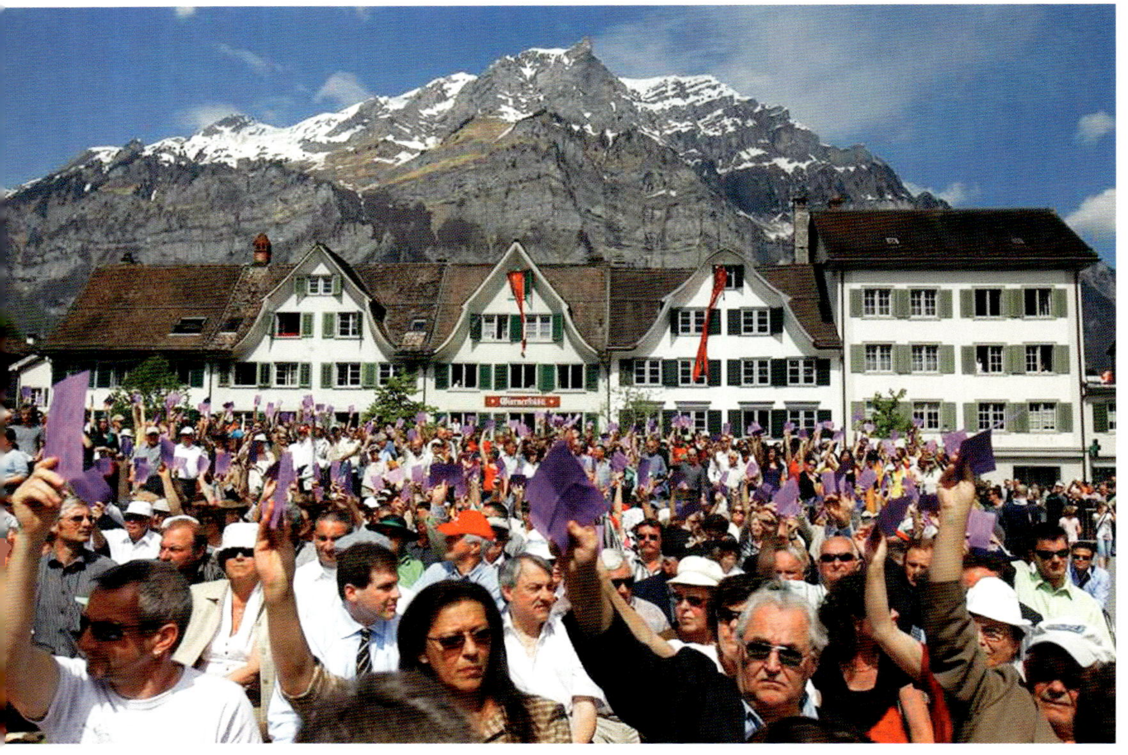

Zur Abstimmung gehen 35, 40 oder mal 50 Prozent. Also da kann man wohl auch von Politikverdrossenheit reden wie in anderen Ländern. Der Politologe sagt: „Die Leute gehen hin, wenn sie das Thema betrifft oder interessiert; die anderen sind zufrieden – offenbar. Insgesamt hätten die Schweizer mehr Vertrauen in die Amtsträger, weil sie wissen, dass sie diese im Nachhinein zurückpfeifen und kontrollieren können."

Zurück zur Landsgemeinde in Glarus. Das Thema „Vergnügen an Feiertagen" geht in die Endrunde. Der Landammann bittet um das Zeichen mit der Stimmkarte. Tausende Hände gehen zwischen Schirmen, Regenmänteln und Hüten in die Höhe; der Landammann wirft einen kritischen Blick in die Runde:

Es ist das „Mehr“, also die Mehrheit. Eine klare Sache, das sieht man deutlich. Was aber passiert, wenn das nicht mit freiem Auge sichtbar ist? Andrea Bettiga meint: „Die Antwort des Landammannes zählt einfach; die Bürger vertrauen ihm, dass er das richtig gesehen hat.“ Nur einmal gab es dagegen Widerstand – und so wurde eine außerordentliche Landsgemeinde einberufen; dabei kam es zu einem klaren Votum.

Immer gut für Überraschungen

Die Landsgemeinde kann aber durchaus Überraschungen liefern. Als vor einigen Jahren die Reduzierung der 25 Gemeinden des Kantons auf zehn vorgeschlagen wurde, gewann plötzlich Eigendynamik die Oberhand. Am Ende des Vormittags waren aus den 25 nur mehr drei (!) Gemeinden übrig geblieben. Ein junger Mann hatte mit dem Vorschlag eigentlich nur provozieren wollen – und das Volk hat ihn angenommen.

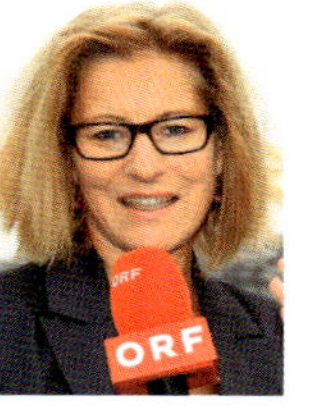

Raphaela Stefandl aus Bern

Dass neben dem eigentlichen Ring auch noch Politik gemacht wird, versteht man dann, wenn man am späten Vormittag das „Glarnerstübli“ oder den „Ochsen“ besucht. Hier treffen Politiker, Meinungsbildner, Interessierte aus dem In- und Ausland zusammen, trinken einen Kaffee oder den typischen leichten Rotwein und spechteln von oben auf den Ring. Demokratie goes Europe – österreichische und deutsche Politiker sind hier zu Gast und sehen sich an, wie Schweizer Demokratie funktioniert.

Bettiga: „Ein wunderbares System; wir sind nicht so viele Leute und alles ist kleinräumig, daher klappt das. Als Landammann ist man schon nervös, was kommt, wie wird abgestimmt. Aber letztlich entscheidet das Volk, so ist das bei uns in der Schweiz.“ Kritische Stimmen finde ich an diesem Vormittag kaum. Zur weiteren Betrachtung der Landsgemeinde ziehen sich die Glarner in die Gasthäuser zurück. In den Küchen dampft das Abstimmungs-Menue: Heiße Chalberwurst mit Kartoffelstock und Zwetschgenmus.

Chuchichäschtli und co – die Schweiz und ihre Sprachen und Dialekte

Sie meinen, wenn Sie in die Schweiz fahren, brauchen Sie keine Fremdsprache zu beherrschen. Schließlich spricht man da ja Deutsch. Fast richtig: Schwiitzer-Dütsch. Die Sprache ist leicht gefärbt durch den Dialekt? Weit gefehlt. Umgekehrt: der Dialekt wird leicht mit hochdeutschem Akzent versetzt – wenn es nötig ist.

Verstehen Sie? Original klingt das nämlich so:
„Nüssli und Anke sött ma nit im Chuchichästli ufbewahra."
(Feldsalat und Butter sollte man nicht in Küchenkästen aufbewahren)

Noch weitere Beispiele gefällig?
Strèèl = Kamm
Wèèe = ein Obst/Gemüse/Fleisch-Fladen
Herdöpfel = Kartoffeln
Büsi = Katze

Als Österreicherin, an der Grenze zur Schweiz aufgewachsen, bin ich mit der Schweizer-Mundart vertraut; die vielen „ch" in den Wörtern klingen heimelig und gewohnt. Das „ch" ersetzt meist das „k" und wird als Rachenlaut ausgesprochen (vergleichbar mit dem Spanischen, z. B. bei jugar), und das „li" am Wortende (das hat nicht immer etwas mit Verkleinerung zu tun) ist ebenfalls typisch für die Schweiz. Im Vergleich zur Hochsprache kommt der Dialekt nicht so zackig daher, er erscheint oft langsam und breit, wirkt vielleicht etwas hölzern, so, als ob die Wörter nicht so recht aus der Person herauswollten. Aber das ist wahrscheinlich Ansichtssache und hängt auch etwas mit der Region zusammen, in der man sich gerade befindet. Und schließlich haben wir in der Bodensee-Region und in der Deutschschweiz ursprünglich die gleichen Vorfahren, die Alamannen, die allesamt die zweite Lautverschiebung nicht mitmachten und deshalb heißt es heute noch „Hus" anstelle von „Haus", „Lüt" statt „Leute" oder „Rita" im Gegensatz zu „Reiten". Und letztlich haben sie mit den Vorarlbergern das überflüssige Fragewort, das keines ist, am Ende vieler Sätze gemein: „odr?" Die Schweizer lieben ihre Dialekte und machen auch kein Hehl daraus. Wie stark der Dialekt den Alltag durchdringt, zeigt sich beim Schweizer Radio und Fernsehen. In den Radioprogrammen wird im Dialekt munter drauflos moderiert; die ModeratorInnen von „Schweiz aktuell", der Fernseh-Regionalsendung um 19 Uhr, sprechen in breiter Mundart. Dazu kommen dann Sprech-Stimmen und Interviews aus verschiedenen anderen Dialekt-Regionen. Eine bunte Mischung. Verständlich? Nun – zumindest die Schlagzeilen-Texte sind in allgemein verständlichem Deutsch geschrieben.

Bei der „Tagesschau" hingegen wird „Hochdeutsch" gesprochen. Das sollen dann doch alle verstehen, die in der Schweiz arbeiten, leben oder zu Gast sind. Und es sind mittlerweile viele Menschen, die in den letzten Jahren zugezogen sind. Online finden sich inzwischen verschiedenste Tipps und Hinweise für Menschen mit Nicht-Schweizer-Muttersprache, Wörterbücher, Sprachkurse für Schwiitzer-Dütsch; Verhaltensregeln im Small-Talk, etc; unter dem Titel

„Mittelschulvorbereitungen.ch“ zum Beispiel gibt es Tipps zur Aussprache-Regelung. Eine Besonderheit ist die Betonung jeweils auf dem ersten Vokal, „Fondue“ oder „Garage“, was soviel heißt wie „Werkstatt“. Für einen Begriff gibt es oft eine Fülle an Dialektwörtern. Die Mundart unterscheidet sich zum Teil erheblich von der deutschen Sprache, in der Aussprache, Grammatik und beim Wortschatz.

Neben dem Dialekt und der „Hochsprache“ kommt noch die Sprachenvielfalt hinzu. Die Schweiz kennt auf Bundesebene drei Amtssprachen: Deutsch, Französisch und Italienisch, dazu zusätzlich das Rätoromanische im Verkehr mit Personen aus dem Kanton rätoromanischer Sprache. Alle Publikationen werden in den drei Hauptsprachen veröffentlicht, ebenso alle Broschüren, Websites, Kampagnen etc. In den Schulen wird jeweils die Sprache der Region unterrichtet, in der Deutschschweiz Hochdeutsch, und dann auch noch eine Sprache des Landes, oft Französisch; doch Englisch drängt im Zeitalter der Globalisierung unaufhaltsam in die Schulen und Lehrerschaft, und Schulbehörden diskutieren kontrovers die Frage, welchen Platz das Englische einnehmen soll. Die einen beharren auf den Landessprachen; sie seien für den nationalen Zusammenhalt wichtig und müßten deshalb Vorrang haben, während die anderen dem Englischen als erste Fremdsprache den Vorzug geben würden. Und dann ist noch das Schwiitzer-Dütsch in Diskussion: sollen die Kinder im Kindergarten auch schon Hochdeutsch lernen? Das wäre bereits ihre erste Fremdsprache. Darüber wird dann und wann heftig gestritten in der Deutschschweiz.

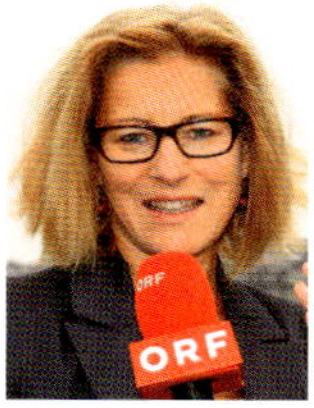

Raphaela Stefandl aus Bern

Auf ihre sprachliche Herkunft legen sie Wert, die Schweizer, und so sind auch die Debatten im Parlament in Bern mehrsprachig; bei Pressekonferenzen der Regierung ist es selbstverständlich, dass die Minister – je nachdem wie sie von den Journalisten angesprochen werden – auf Deutsch oder Französisch antworten.

Nicht immer ist die Abgrenzung friktionsfrei: So spricht man vom Röstigraben, der quer durch das Land verläuft – gemeint ist damit eine Art Trennung zwischen deutscher und französischer Schweiz, der Romandie. Die offizielle Statistik weist 2010 66 Prozent der Schweizer als deutschsprachig aus, 23 Prozent geben als erste Sprache Französisch an, 8 Prozent Italienisch und 0,6 Prozent Rätoromanisch – letzteres wird in den Hochtälern im Ostschweizer Kanton Graubünden verteidigt. Es gibt sogar Radio- und TV-Sendungen in dieser Sprache, die nach einem Mix zwischen extremem Dialekt und dem Italienischen klingt. Es gibt eigentlich fünf verschiedene Dialekte und so entstand erst vor ein paar Jahren mit „Rumantsch Grischun“ eine einheitliche Amtssprache, die aber selbst in der Region umstritten ist.

Diese unterschiedlichen Einflüsse zeigen sich auch in der Alltags-Sprache. Da wird kräftig gemischt, vor allem mit dem Französischen.

Wenn Sie im Hotel eine warme Decke wollen, verlangen Sie ein „Duvet“; zum Nachtisch bestellen Sie ein „Glace“, wenn Sie ein Eis möchten, und wundern Sie sich nicht, wenn Sie von der Mode-Verkäuferin aufgefordert werden das Kleidungstück „anzulegen“; das hat weder mit Schifffahrt noch mit Geld auf einem Schweizer Konto zu tun, sie sollen das Teil probieren; „krampfen“ ist schlicht „arbeiten“; zum „Zmörgeli“ bekommen Sie „Anken, Schwiitzer Bürli und Confiture“ – ein einfaches süsses Frühstück, und wenn es bei der Ankunft im Hotel Probleme gibt, weil sie kein Zimmer bekommen, dann spricht der Wirt von „Puff“: Damit ist nicht seine Herberge definiert, sondern nur das „Durcheinander“ in seinem Reservierungs-System.

Der Dialekt und seine Mischungen finden sich auch in Beschriftungen: „Billet“ heißt es an der Kino-, Theater- oder Schifffahrtskasse; an Bauernhöfen oder in Großstädten – überall laden „Brockenstuben“ zum Besuch ein, hier können Sie nach Lust und Laune nach Trödelartikel oder Antiquitäten suchen.

Wobei Dialekt noch lange nicht Dialekt ist. Fast alle Kantone haben ihre Mundart-Varianten. „Gruezi“ klingt in jeder Region anders, wobei es wirklich „harte Brocken“ gibt; das Wallis ist so ein Fall; nicht jeder Original-Schweizer ist in der Lage, diese Landsleute immer zu verstehen; und ich schon gar nicht. Ganz zu schweigen von den vielen Menschen mit migrantischem Hintergrund, die praktisch zwei neue Sprachen lernen müssen; und selbst deutsche Zuwanderer haben so ihre Mühe. Wird die Mundart zur Sprachbarriere?

„In der Firma ist das kein Problem, bei Meetings wird Englisch gesprochen“, erzählt mir eine Geschäftsführerin, die seit drei Jahren in der Schweiz wohnt. „Gehst du abends mit Kolleginnen auf ein Bier, musst du schon genau hinhören, wenn du alles verstehen willst, was die da so rauslassen.“

Ein Österreicher erzählt mir von seinen Erfahrungen als Coach. „Der Personalchef nahm mich mit in die Führungsetage, ich wurde kurz in ein Dialekt-Gespräch verwickelt und am Ende sagte der Boss: Gut, dass Sie uns verstehen, jetzt können wir Ihnen den Auftrag geben, sonst wäre es schwierig geworden.“

Ist das Nationalstolz, Eigenbrötlerei, Kirchturmdenken, anders sein wollen als die anderen? „Die Schweiz ist ein klassischer Fall einer Willensnation“, stand in der *Neuen Zürcher Zeitung* zu lesen. „Die Deutschschweizer und die Welschen (Französisch), die Tessiner (Italienisch) und die Rätoromanen (Graubünden), sie alle bilden eine Nation, um ein Maximum an politischer Freiheit zu geniessen. Sollte die Freiheit in der Schweiz nicht mehr höher sein als in den Ländern ringsum, wäre die Willensnation gefährdet."

Vielleicht sorgen sich deshalb manch konservative Kreise – und nicht nur diese – über die Zukunft der Dialekte. Ein grüner Abgeordneter hat vorgeschlagen, die Schweizer sollten das „Schwiitzer-Dütsch"verpflichtend sprechen müssen. Ein Aufschrei ging durch die (Boulevard)Presse. Auf Facebook gibt es eine community, die alte Ausdrücke sammelt und anregt, diese in „schwiitzerdütsche" Sätze einzufügen. Damit nicht alles verloren gehe. Wenn geschrieben steht: „Ich gehe posten", hat das nichts mit einem Eintrag bei Facebook zu tun, das bedeutet einkaufen.

Kann man Schwiitzer-Dütsch lernen? Versuchen Sie es. In den meisten Fällen werden Sie damit als Ausländer entlarvt.

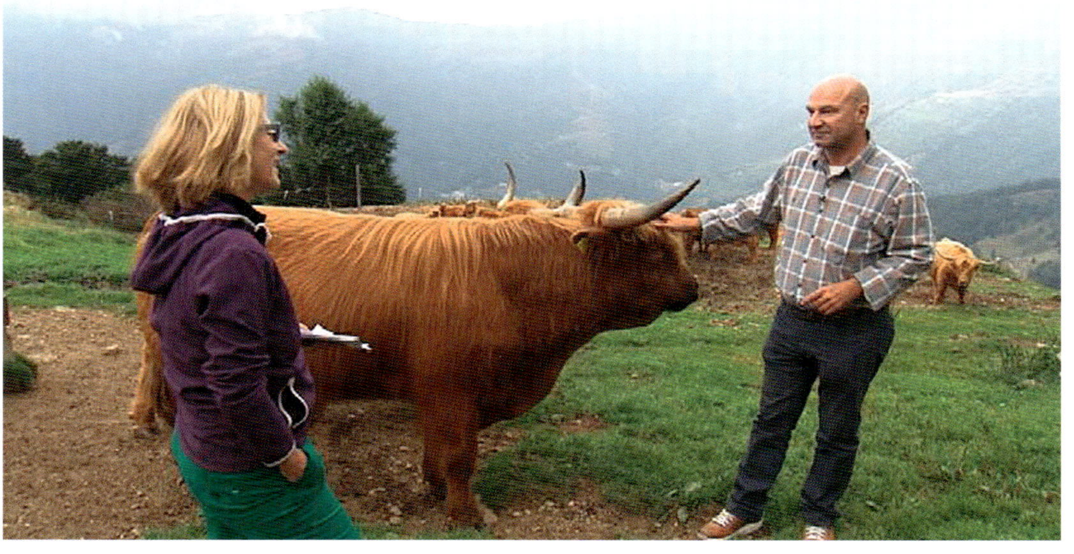

DIE KORRESPONDENTEN

DR. ROLAND ADROWITZER

geboren 1957 in Hallein, Dr. jur., seit 1978 beim ORF. Zunächst im Landesstudio Salzburg, danach in der Innenpolitik-Redaktion des ORF-Hörfunk in Wien und als Auslandskorrespondent in Bonn und London. 1996 wurde er stellvertretender Leiter der „Zeit im Bild 1"; von 1998–2000 Landesintendant des ORF Tirol, dann Sendungsverantwortlicher und Moderator der „ZiB 2". Von 2002 bis 2006 leitete er das ORF-Büro in Brüssel. Seit 2007 ist er als Chefreporter wieder für die „Zeit im Bild" tätig und ist Leiter des Korrespondentenbüros des ORF. 2006 wurde er mit dem Leopold-Kunschak-Pressepreis ausgezeichnet.

TIM CUPAL

Tim Cupal sammelte seine ersten Erfahrungen beim Radio als freier Mitarbeiter und Produktionsassistent bei FM4. 1996 trat er als Mitarbeiter beim ORF ein. Er war Redakteur und Moderator bei Ö1, Ö3, FM4 und den ORF-Regionalradios. Ab 2003 war er bei Ö3 als Chef vom Dienst für die Inhalte der Ö3-Nachrichten und Journale sowie für den „Ö3-Wecker" zuständig.
Auch für die Durchführung großer Projekte wie die US-Wahlen, Nationalratswahlen und EU-Wahlen zeichnete er verantwortlich. 2009 gestaltete er als Gastredakteur des Auslandsressorts im ORF-Fernsehen Beiträge für die „Zeit im Bild", „ZiB 2", „ZiB 20" und „ZiB 24".
Seit 1. August 2010 berichtet er aus Washington.

KARIM EL-GAWHARY

1963 in München als Sohn einer deutschen Mutter und eines ägyptischen Vaters geboren, studierte er Islamwissenschaften und Politik an der FU Berlin. Seit Mai 2004 leitet er das ORF-Büro in Kairo und betreut von dort den gesamten arabischen Raum und den Iran.
Seit 1991 arbeitet er auch als Nahost-Korrespondent für verschiedene deutschsprachige Zeitungen. Fünf Jahre lang war er auch als Korrespondentenvertreter des ARD-Rundfunk-Studios in Kairo tätig. Daneben veröffentlichte der Nahostexperte auch in Fachzeitschriften wie Middle East Report, Middle East International und Al-Ahram Weekly.
2008 hat er sein erstes Buch mit dem Titel „Alltag auf Arabisch – Nahaufnahmen von Kairo bis Bagdad" veröffentlicht, 2011 erschien das „Tagebuch der arabischen Revolution". 2011 wurde er mit dem Concordia-Preis für Pressefreiheit ausgezeichnet.

DR. PETER FRITZ

1961 in Villach geboren, studierte er Germanistik und Geschichte an der Universität in Wien. Parallel zum Studium war er bei der „Kleinen Zeitung" tätig und ab 1982 im Landesstudio Kärnten. Von 1985 bis 1986 arbeitete er bei Radio Österreich International und anschließend beim Aktuellen Dienst Fernsehen in der Inlandsredaktion. Zahlreiche Auslandseinsätze als Sonderkorrespondent (Fall der Berliner Mauer, Golfkrieg, Krise in Albanien).
Von 1991 bis 1992 war er Auslandskorrespondent in Bonn und anschließend Korrespondent in Washington. Danach kehrte er als Redakteur und Chef vom Dienst der „Zeit im Bild 1" nach Wien zurück. Ab 9. Jänner 1998 war er erneut als ORF-Korrespondent in Washington tätig und löste am 1. August 2001 Eugen Freund als Büroleiter ab. Von Mitte August 2003 bis Mai 2007 war Peter Fritz mit der Funktion des „ZIB"-Ressortleiters „Ausland" betraut. Seit 16. Juni 2007 ist er Büroleiter der ORF-Außenstelle in Berlin. 2011 erschien sein Buch „Politik der Angst".

MAG. ERNST GELEGS

1960 in Wien geboren, Studium der Politikwissenschaften, Publizistik und Kommunikationswissenschaften. Er kam 1980 zum ORF und war zunächst in der Radio-Sportredaktion als Reporter und Moderator für die damalige Ö3-Sendung „Sport und Musik“ tätig. Von 1986 bis 1990 arbeitete er als Reporter im Landesstudio Niederösterreich. 1991 holte ihn der damalige Chefredakteur Horst Friedrich Mayer in die „Zeit-im-Bild“-Redaktion, wo er sich ausschließlich innenpolitischen Themen widmete. Anfang 1996 machte die „Job-Rotation“ des damaligen Generaldirektors Gerhard Zeiler den „Innenpolitiker“ quasi über Nacht zum ORF-Auslandskorrespondenten in London. Großbritannien stand 96/97 mit Themen wie BSE (Mad-Cow-Disease), Unterhauswahlen mit Tony Blair als großem Sieger oder dem Unfalltod von Prinzessin Diana im Blickpunkt der Öffentlichkeit. Ab 1998 war Gelegs im Rahmen der „Zeit im Bild“ als Reisekorrespondent tätig. Er gestaltete Reportagen und Live-Berichte aus insgesamt 20 Ländern, darunter aus Krisengebieten wie Irak, Syrien, oder Nordirland. Gelegs berichtete auch vom amerikanischen Flugzeugträger USS Theodore Roosevelt während des Afghanistan-Einsatzes im Oktober 2001.

Im Jahr 2000 baute er als Auslandskorrespondent das Büro Budapest auf, das heute unter seiner Leitung als Osteuropabüro des ORF dient. Von Budapest aus betreut der „echte Wiener“ (mit böhmischer Großmutter und ungarischen Wurzeln) die Länder Ungarn, Slowakei, Tschechien, Polen, Rumänien, Moldawien und Griechenland.

MAG. ERNST KERNMAYER

Geboren 1965 in Kapfenberg, Studium Publizistik und Politikwissenschaft in Wien und Bogotá. Seit den späten 80er-Jahren als Journalist tätig, im ORF seit Ende 1991 in diversen Redaktionen in Radio und Fernsehen (Radio Österreich International, Landesstudio Wien, Hörfunk/Ausland, ZiB, Report, seit Juli 2011 Korrespondent in Brüssel).

DR. RAIMUND LÖW

Geboren 1951, arbeitete der promovierte Politikwissenschafter und Historiker zunächst acht Jahre als Historiker am Ludwig-Boltzmann-Institut und an verschiedenen Universitäten, u. a. in Wien, Salzburg, Innsbruck und Nottingham. Seine Karriere im ORF begann im Jahr 1985 in der Auslandsredaktion des Hörfunks. Zudem machte er sich als ORF-Korrespondent in Moskau, den USA sowie in Brüssel und als Auslandschef der „ZIB 2" einen Namen. Seit vier Jahren leitet er die Außenstelle in Brüssel.
Raimund Löw erhielt im Jahr 2009 den Axel-Corti-Preis der österreichischen Volksbildung für besonders wertvolle Leistungen im Fernsehen und wurde 2007 und 2010 zum „Außenpolitischen Journalisten des Jahres" gewählt.
Für ORF III moderiert er die Diskussionssendung „Inside Brüssel". Von seinen vielen Publikationen seien die zuletzt erschienenen Bücher über 1968 „Die Fantasie und die Macht" sowie über die USA „Einsame Weltmacht" (2007) genannt.

BETTINA MADLENER

Geboren 1975 in Vorarlberg, sammelte sie ihre ersten journalistischen Erfahrungen nach der Matura 1995 in der Jugendredaktion der „Vorarlberger Nachrichten". Nach einem Sprachaufenthalt in den USA kam sie 1997 als freie Mitarbeiterin ins Landesstudio Vorarlberg und arbeitete dort für Radio und Fernsehen im Aktuellen Dienst als Redakteurin und Nachrichtensprecherin. 2001 wechselte sie ins Landesstudio Wien. Ab 2003 war Bettina Madlener für den Liechtensteinischen Rundfunk in der Nachrichtenredaktion mit Schwerpunkt Auslandsberichterstattung tätig.
Aus privaten Gründen zog die Vorarlbergerin 2005 nach London. Seit 1. Juli 2006 ist Bettina Madlener Korrespondentin in Großbritannien und Irland.

JOSEF MANOLA

Geboren 1956 in Wien, arbeitete er bereits während seines Studiums der Publizistik an der Universität Wien als freier Mitarbeiter in der Kulturredaktion des ORF-Hörfunks und als Drehbuchautor und Regisseur von Werbe- und Industriefilmen. Seit 1986 folgten regelmäßige Aufenthalte in Spanien, Portugal und Lateinamerika. Außerdem arbeitete Josef Manola bei verschiedenen in- und ausländischen Zeitungen, Zeitschriften und Nachrichtensendern.
Seit 1988 ist Josef Manola ORF-Korrespondent für die iberische Halbinsel und den Maghreb.

MAG. ESTHER-MARIE MERZ

1974 in Herborn in Deutschland geboren, studierte sie von 1994 bis 2000 Allgemeine Rhetorik und Politikwissenschaften mit Schwerpunkt Lateinamerika in Tübingen. Ein Auslandsjahr an der University of Southern Colorado in Pueblo/ USA und der Universidad Autónoma de Chihuahua/ Mexiko sollten ihr Interesse für Lateinamerika noch mehr entflammen. Nach dem Studium ging es für fünf Monate nach Atlanta/USA, wo sie in verschiedenen Redaktionen von CNN International arbeitete. In Berlin setzte sie diese Arbeit für die damals deutsche Internetseite von CNN fort.
Im Herbst 2001 absolvierte Esther-Marie Merz beim Südwestrundfunk in Stuttgart ein Volontariat, während dessen sie zwei Monate in Buenos Aires beim Fernsehsender Canal 13 in der Auslandsredaktion arbeitete.
Nach Abschluss des Volontariats war sie als feste Freie Journalistin in der Fernsehnachrichten-Redaktion „Baden-Württemberg Aktuell" in Stuttgart tätig. 2003 wechselte Ester-Marie Merz zu ARTE-Info nach Straßburg.
Seit Februar 2005 berichtet sie als freie Südamerika-Korrespondentin mit Sitz in Buenos Aires für den ORF, das Schweizer Fernsehen, ARTE und die Deutsche Welle. 2011 erschien ihr Buch „Südamerika – Zwischen Armut und Wirtschaftsboom".

MAG. CORNELIA PRIMOSCH

Geboren in Oberösterreich, aufgewachsen in Kärnten, arbeitete sie nach der Matura 1998 im ORF-Landesstudio Kärnten, zunächst bei Radio Kärnten, später als Redakteurin beim Aktuellen Dienst für Hörfunk und Fernsehen. Sie moderierte das Drei-Länder-Magazin „Servus-Srečno-Ciao“ und „Kärnten heute“. Von Frühling 2005 bis Herbst 2006 arbeitete sie als ORF-Korrespondentin in Paris. Seit Oktober 2006 ist sie im Innenpolitik- und EU-Ressort der „Zeit im Bild" tätig und berichtete von mehreren Gipfeln in Brüssel.
Parallel zu ihrer Arbeit beim ORF studierte sie – neben Englisch beherrscht sie Französisch, Italienisch, Slowenisch und Japanisch – Medienkommunikation, Geschichte, Romanistik, absolvierte ein Auslandssemester an der Kansai Gaidai University in Osaka/Japan und beendete an der Universität Wien das Studium der Deutschen Philologie mit dem Magister.

MAG. CAROLA SCHNEIDER

Geboren 1972 in Bludenz, begann sie 1990 an der Universität Innsbruck ihr Dolmetsch- und Übersetzerstudium für die Sprachen Französisch und Russisch. Nach mehreren Studienaufenthalten in Moskau schloss sie das Studium 1996 mit der Sponsion zum Magister ab. Von 1996 bis 2001 arbeitete sie als Journalistin im Aktuellen Dienst des ORF-Landesstudios Vorarlberg. Dort war sie als Chefin vom Dienst und als Reporterin in der Politikredaktion tätig. Von März 2001 bis August 2003 verstärkte Carola Schneider das Team der ORF-Korrespondenten in Paris. Ab Herbst 2003 berichtete sie aus der Schweiz mit Hauptsitz in Zürich. Im Oktober 2011 wurde sie Leiterin des ORF-Korrespondentenbüros in Moskau.
Neben der Tätigkeit für den ORF schreibt Carola Schneider als freie Autorin für mehrere Tageszeitungen.

DR. CHRISTIAN SCHÜLLER

Geboren 1958 in Wien, studierte er nach der Matura Linguistik. Seit seinem 19. Lebensjahr arbeitet er als Redakteur und Reporter beim ORF. Zuerst in der Außenpolitik der „ZiB 2", ab 1981 als ORF-Korrespondent in Washington. Anschließend ging er als freier Korrespondent nach Lateinamerika, wo er u. a. von den Bürgerkriegen in Zentralamerika und vom Falklandkrieg berichtete. Ab 1987 war Christian Schüller ORF-Korrespondent in Moskau, von 1989 bis 1994 Büroleiter in Moskau. Glasnost und Perestrojka, der Ausbruch nationaler Konflikte vom Baltikum bis zum Kaukasus, das Ende des Kalten Krieges und schließlich die Auflösung der Sowjetunion fielen in diese Zeit. 1995 baute er gemeinsam mit Peter Resetarits die Reportagereihe „Am Schauplatz" auf, die er bis März 2011 leitete. Seit April 2011 leitet er das neue ORF-Korrespondentenbüro Istanbul. Von dort deckt er auch die Schwarzmeerregion und den Iran ab. Er spricht Französisch, Englisch, Spanisch, Russisch, Italienisch und lernt nun auch Türkisch. 2010 erschienen seine Sozialreportagen als Buch „Unter Außenseitern".

DR. MATHILDE SCHWABENEDER

Die gebürtige Welserin und ausgebildete Logopädin übersiedelte 1983 nach Rom, wo sie an der Universität „La Sapienza" Romanistik studierte und zur „Dottoressa" promovierte. Von 1992 bis 1995 arbeitete sie in der deutschsprachigen Redaktion von Radio Vatikan – mit Schwerpunkt Entwicklungszusammenarbeit. In Rom lernte sie Italien und den Vatikan von Grund auf kennen.

Die Fast-Römerin spricht Italienisch, Spanisch, Englisch und Französisch und kommt bei allen Live-Übertragungen ohne Übersetzer aus. Seit 1995 ist sie Mitarbeiterin des ORF. Sie war zunächst Ö1-Redakteurin in den Bereichen Information und Religion und wechselte 1999 zum Fernsehen. In der TV-Hauptabteilung Religion war sie neben ihrer Kommentatorentätigkeit als Interviewerin und Sendungsgestalterin – mit Schwerpunkt Menschenrechte – tätig. Seit 1. Oktober 2007 ist Mathilde Schwabeneder Korrespondentin und Leiterin der ORF-Außenstelle in Rom.

DR. BEN SEGENREICH

Geboren 1952 in Wien. Nach seinem Studium der Physik und Mathematik in Paris und Wien und seiner Promotion (Physik) arbeitete er als Software-Entwickler und gleichzeitig als Österreich-Korrespondent der israelischen Tageszeitung „Maariv“. 1983 wanderte er nach Israel aus, wo er weiterhin als Software-Entwickler arbeitete. Seit 1989 arbeitet er auch als Korrespondent für österreichische, deutsche und Schweizer Tageszeitungen und Zeitschriften. Seit 1990 ist er als Korrespondent des ORF in Israel tätig.

HANNO SETTELE

Geboren 1964 in Dornbirn, seit Mai 1990 beim ORF. Vier Jahre lang arbeitete er im Landesstudio Vorarlberg als Chef vom Dienst im Radio und aktueller Berichterstatter im Fernsehen. Im Mai 1994 kam er nach Wien und war als innenpolitischer Redakteur im Hörfunk tätig, wo er zahlreiche Beiträge gestaltete und moderierte (u. a. „Freizeichen“, „Journal-Panorama“). Ab Jänner 1997 leitete er die Lehrredaktion im ORF und führte Fortbildungskurse für ORF-Mitarbeiter/innen durch. Von 1998 bis 1999 war er als Redakteur und Gestalter für das Wochenmagazin „Report“ tätig, ehe er im Februar 1999 als stellvertretender Ressortleiter Innenpolitik für zwei Jahre wieder zum Hörfunk wechselte. Von März 2001 bis Februar 2003 wurde er mit der Funktion des stellvertretenden „ZiB“-Ressortleiters „Inland/EU“ betraut, anschließend war er bis August 2003 Chefreporter im Rahmen der „Zeit im Bild“. Weiters ergänzte er ab 2002 das ORF-Journalistenteam bei der „Pressestunde“.

Von 2003 bis 2006 war Settele als Korrespondent im ORF-Büro in Washington, D. C. tätig. Nach seiner Rückkehr arbeitete er in der Innenpolitik-Redaktion der „ZiB“. Seit 1. August 2007 ist er Leiter des ORF-Büros in Washington, D. C.

RAPHAELA STEFANDL

Die gebürtige Feldkircherin begann ihre ORF-Laufbahn 1978 im Radio des Aktuellen Dienstes des ORF-Studios und ist nach langjähriger Moderation von „Vorarlberg heute" seit 1. Jänner 2012 ORF-Korrespondentin für die Schweiz und Liechtenstein. Ihre erste Sendung „Vorarlberg heute" hat sie am 5. Mai 1988 moderiert – damit war sie eine der vier Präsentatoren der ersten Stunde. Daneben war sie vor allem Berichterstatterin über die Landespolitik und hat bei sämtlichen Fernsehwahlsendungen des ORF Vorarlberg mitgewirkt. In den Jahren 2009 und 2010 hat sie zahlreiche Diskussionen zur Landtags- und Gemeindewahl moderiert.

EVA TWAROCH

1963 in Wien geboren, begann sie 1981 ihr Französisch- und Psychologie-Studium an der Universität Wien. Bereits 1982 sammelte sie bei einem Auslandssemester in Orléans erste Erfahrungen im französischsprachigen Ausland. Im selben Jahr begann Eva Twaroch als freie Mitarbeiterin des ORF. Sie war sowohl für die französische Redaktion von „Radio Österreich International" als auch für die Kulturredaktion und die „Seitenblicke" tätig. Parallel dazu arbeitete sie auch als Journalistin für französische Medien. Seit 1991 ist sie ORF-Korrespondentin in Paris. Im Februar 2007 erhielt Eva Twaroch das Goldene Verdienstzeichen der Republik Österreich. Geehrt wurde sie für ihre verdienstvolle Korrespondententätigkeit sowie für die Brückenfunktion, die sie zwischen Österreich und Frankreich einnimmt. Dafür wurde sie bereits 1999 mit dem von Frankreich und Österreich gemeinsam vergebenen Joseph-Roth-Journalistenpreis ausgezeichnet.

MAG. CHRISTIAN WEHRSCHÜTZ

Geboren 1961 in Graz, wurde der „überzeugte Steirer“ und Balkan-Spezialist im November 1999 als ORF-Korrespondent in Belgrad bestellt und betreut das gesamte ehemalige Jugoslawien und Albanien. Im ORF ist er seit 1991: zunächst acht Monate in der „Teletext“-Redaktion, dann sieben Jahre im ORF-Hörfunk. Im Juli 1999 ging er für einige Monate als dritter Korrespondent nach Brüssel. Der studierte Jurist und Milizoffizier spricht unter anderem Russisch, Ukrainisch und Serbisch.
In seinem erfolgreichen Buch „Im Kreuzfeuer – Am Balkan zwischen Brüssel und Belgrad“ beleuchtete er den blutigen Zerfall Jugoslawiens, vor allem die Entwicklung ab dem Jahr 2000.

MAG. JÖRG WINTER

Geboren 1972 in Oberösterreich, studierte er Geografie und Anglistik an den Universitäten Salzburg, Oxford Brookes und Wien. Nach dem Abschluss 1997 war er eineinhalb Jahre Nachrichtenredakteur bei einem österreichischen Privat-TV-Sender. Es folgten Fulbright-Stipendium, Masterprogramm für Broadcast Journalism an der New York University 1998/1999. Ab Jänner 2000 war er beim ORF in der Auslandsredaktion/ZiB tätig. Bei diversen Kriseneinsätzen als Live-Reporter in Afghanistan, Iran, bei der Tsunamikatastrophe in Südostasien 2004, den Terroranschlägen in London 2005, den Erdbeben in Pakistan 2005 und Haiti 2010 und der Flutkatastrophe in Pakistan 2010. Von 2006 bis 2009 im Korrespondentenstudio Washington tätig, ist er seit 2011 Ostasien-Korrespondent des ORF.

BILDNACHWEIS

Die meisten Bilder sind aus dem Privatbesitz der Autorinnen und Autoren resp. Screenshots von Fernseh-Sendungen des ORF.

Roland Adrowitzer: 8, 18, 19
Fritz Orter: 15, 16
Armand Feka: 24 bis 39
Carola Schneider: 40 bis 61
Nico Kernst: 62
Pedro Morales: 65 bis 81
Associated Press: 77 links
Keystone: 77 rechts
Mathilde Schwabeneder: 82 bis 101
ORF/Thomas Ramstorfer: 102
Christian Schüller: 103 bis 115
Bea Sommersguter: 116
ORF: 118 bis 125
Peter Fritz: 127 bis 129
Eva Twaroch: 148 bis 161
Ben Segenreich: 162 bis 175
Jörg Winter: 176 bis 195
Christian Wehrschütz: 196 bis 213
Hanno Settele: 214 bis 227
Tim Cupal: 228 bis 239
Ester-Marie Merz: 240, 242, 248
Jacinta Young: 244, 245, 252, 253
Karim El-Gawhary: 254 bis 267
Ernst Gelegs: 268, 279
EPA/Zsolt Szigetvary: 271
www.cryptome.org: 272, 281
Raphaela Stefandl: 283, 293
Glarner Landsgemeinde: 285 oben, 288
Pascal Mora: 285 unten, 288

IMPRESSUM

ISBN: 978-3-222-13379-4

styria BOOKS

Bücher aus der Verlagsgruppe Styria gibt es in jeder Buchhandlung und im Online-Shop.

styriabooks.at

Die Biografien der Korrespondenten sind aus Unterlagen des ORF erstellt.

Lektorat: Reinhard Deutsch
Buchgestaltung: Bruno Wegscheider
Coverporträts: ORF

Reproduktion: Pixelstorm, Wien
Druck und Bindung:
Druckerei Theiss GmbH, St. Stefan
7 6 5 4